普通高等医学院校药学类专业第二轮教材

药物分析

（第2版）

（供药学类专业用）

主　编　张振秋　马　宁

副主编　齐永秀　张开莲　倪丹蓉　沈报春　麻秋娟

编　者（以姓氏笔画为序）

马　宁（长沙医学院）　　　　　马桂芝（新疆医科大学）

王　静（辽宁中医药大学）　　　尤春雪（天津农学院）

平欲晖（江西中医药大学）　　　卢方晋（沈阳医学院）

丘　琴（广西中医药大学）　　　刘元媛（锦州医科大学）

齐永秀（山东第一医科大学）　　杨　雪（长治医学院）

沈报春（昆明医科大学）　　　　宋成武（湖北中医药大学）

张　楠（郑州大学药学院）　　　张开莲（西南医科大学）

张志涛（蚌埠医学院）　　　　　张振秋（辽宁中医药大学）

陈　纭（安徽医科大学）　　　　陈明刚（哈尔滨医科大学）

范　辉（广东药科大学）　　　　郑艳超（天津中医药大学）

倪丹蓉（牡丹江医学院）　　　　徐　勤（桂林医学院）

高桂花（济宁医学院）　　　　　黄　艳（海南医学院）

崔力剑（河北中医学院）　　　　麻秋娟（河南中医药大学）

楚冬海（徐州工业职业技术学院）

中国健康传媒集团

中国医药科技出版社

内 容 提 要

药物分析是药学类专业的一门主要专业课程，是在学生已学过有机化学、分析化学、药物化学等课程的基础上进行学习。本教材结合《中国药典》（2020年版），在上一版的基础上把全书内容分为四部分，分别为药物分析的基础知识、各类药物的分析、药物分析的应用和药物分析的发展。本教材内容体现了"全面控制药物质量"的基本思想，设置学习导引、课堂互动、知识链接、实例解析、本章小结、知识拓展等模块，可强化学习内容，旨在培养学生具备一定的药品全面质量控制的观念，使学生能胜任药品研究、生产、流通和临床使用过程中的分析检验工作。本教材还建设有配套的在线学习平台电子资源，包括电子教材、题库、思维导图等，使得教材内容立体化、生动化。

本教材供全国高等医学院校药学类专业以及相关专业学生使用。

图书在版编目（CIP）数据

药物分析／张振秋，马宁主编. —2版. —北京：中国医药科技出版社，2021.7（2024.7重印）
普通高等医学院校药学类专业第二轮教材
ISBN 978-7-5214-2473-7

Ⅰ.①药… Ⅱ.①张…②马… Ⅲ.①药物分析-医学院校-教材 Ⅳ.①R917

中国版本图书馆 CIP 数据核字（2021）第 126943 号

美术编辑　陈君杞
版式设计　易维鑫

出版　**中国健康传媒集团 | 中国医药科技出版社**
地址　北京市海淀区文慧园北路甲 22 号
邮编　100082
电话　发行：010-62227427　邮购：010-62236938
网址　www.cmstp.com
规格　889×1194mm　1/16
印张　24½
字数　773 千字
初版　2016 年 1 月第 1 版
版次　2021 年 7 月第 2 版
印次　2024 年 7 月第 3 次印刷
印刷　北京侨友印刷有限公司
经销　全国各地新华书店
书号　ISBN 978-7-5214-2473-7
定价　**59.00 元**

获取新书信息、投稿、为图书纠错，请扫码联系我们。

出版说明

全国普通高等医学院校药学类专业"十三五"规划教材，由中国医药科技出版社于 2016 年初出版，自出版以来受到各院校师生的欢迎和好评。为适应学科发展和药品监管等新要求，进一步提升教材质量，更好地满足教学需求，同时为了落实中共中央、国务院《"健康中国 2030"规划纲要》《中国教育现代化 2035》等文件精神，在充分的院校调研的基础上，针对全国医学院校药学类专业教育教学需求和应用型药学人才培养目标要求，在教育部、国家药品监督管理局的领导下，中国医药科技出版社于 2020 年对该套教材启动修订工作，编写出版"普通高等医学院校药学类专业第二轮教材"。

本套理论教材 35 种，实验指导 9 种，教材定位清晰、特色鲜明，主要体现在以下方面。

一、培养高素质应用型人才，引领教材建设

本套教材建设坚持体现《中国教育现代化 2035》"加强创新型、应用型、技能型人才培养规模"的高等教育教学改革精神，切实满足"药品生产、检验、经营与管理和药学服务等应用型人才"的培养需求，按照《"健康中国 2030"规划纲要》要求培养满足健康中国战略的药学人才，坚持理论与实践、药学与医学相结合，强化培养具有创新能力、实践能力的应用型人才。

二、体现立德树人，融入课程思政

教材编写将价值塑造、知识传授和能力培养三者融为一体，实现"润物无声"的目的。公共基础课程注重体现提高大学生思想道德修养、人文素质、科学精神、法治意识和认知能力，提升学生综合素质；专业基础课程根据药学专业的特色和优势，深度挖掘提炼专业知识体系中所蕴含的思想价值和精神内涵，科学合理拓展专业课程的广度、深度和温度，增加课程的知识性、人文性，提升引领性、时代性和开放性；专业核心课程注重学思结合、知行统一，增强学生勇于探索的创新精神、善于解决问题的实践能力。

三、适应行业发展，构建教材内容

教材建设根据行业发展要求调整结构、更新内容。构建教材内容紧密结合当前国家药品监督管理法规标准、法规要求、现行版《中华人民共和国药典》内容，体现全国卫生类（药学）专业技术资格考试、国家执业药师职业资格考试的有关新精神、新动向和新要求，保证药学教育教学适应医药卫生事业发展要求。

四、创新编写模式，提升学生能力

在不影响教材主体内容基础上注重优化"案例解析"内容，同时保持"学习导引""知识链接""知识拓展""练习题"或"思考题"模块的先进性。注重培养学生理论联系实际，以及分析问题和解决问题的能力，包括药品生产、检验、经营与管理、药学服务等的实际操作能力、创新思维能力和综合分析能力；其他编写模块注重增强教材的可读性和趣味性，培养学生学习的自觉性和主动性。

五、建设书网融合教材，丰富教学资源

搭建与教材配套的"医药大学堂"在线学习平台（包括数字教材、教学课件、图片、视频、动画及练习题等），丰富多样化、立体化教学资源，并提升教学手段，促进师生互动，满足教学管理需要，为提高教育教学水平和质量提供支撑。

数字化教材编委会

主　编　张振秋　马　宁

副主编　齐永秀　张开莲　倪丹蓉　沈报春　麻秋娟

编　者（以姓氏笔画为序）

马　宁（长沙医学院）　　　　　　马桂芝（新疆医科大学）

王　静（辽宁中医药大学）　　　　尤春雪（天津农学院）

平欲晖（江西中医药大学）　　　　卢方晋（沈阳医学院）

丘　琴（广西中医药大学）　　　　刘元媛（锦州医科大学）

齐永秀（山东第一医科大学）　　　杨　雪（长治医学院）

沈报春（昆明医科大学）　　　　　宋成武（湖北中医药大学）

张　楠（郑州大学药学院）　　　　张开莲（西南医科大学）

张志涛（蚌埠医学院）　　　　　　张振秋（辽宁中医药大学）

陈　纭（安徽医科大学）　　　　　陈明刚（哈尔滨医科大学）

范　辉（广东药科大学）　　　　　郑艳超（天津中医药大学）

倪丹蓉（牡丹江医学院）　　　　　徐　勤（桂林医学院）

高桂花（济宁医学院）　　　　　　黄　艳（海南医学院）

崔力剑（河北中医学院）　　　　　麻秋娟（河南中医药大学）

楚冬海（徐州工业职业技术学院）

前言

药物分析是研究药品质量控制的"方法学科",是药品全面质量控制的一个重要组成部分。药物分析是药学专业的一门专业课程,通过药物分析课程的理论和实践教学,能培养学生具备一定的药品全面质量控制的观念,使学生能胜任药品研究、生产、流通和临床使用过程中的分析检验工作。

坚持理论与实践、药学与医学相结合,强化培养学生创新能力、实践能力的教材建设思想,坚持"培养应用型人才,适应行业发展,遵循教材规律,创新编写模式,提升学生能力,体现专业特色,建设学习平台,丰富教学资源"等建设原则与要求,对《药物分析》教材编写模式进行了创新,增加学习导引、课堂互动、知识链接、实例解析、本章小结、练习题或思考题、知识拓展等编写模块,其中每章知识链接和知识拓展内容包括各类药物的化学发现、分类和用途等,增加教材的可读性和趣味性;课堂互动以向学生提出2~3个问题的形式,增加师生在课堂上的互动性,本教材编写模式的改变旨在培养学生学习的自觉性和主动性。本教材为书网融合教材,即纸质教材有机融合电子教材、教学配套资源(PPT、微课、视频等)、题库、数字化教学服务(在线教学、在线作业、在线考试)。

本教材内容共十七章:第一部分为药物分析的基础知识,包括第一章绪论;第二章药物的鉴别;第三章药物的杂质检查;第四章药物的含量测定;第五章药物制剂分析;第六章体内药物分析。第二部分为各类药物的分析,从药物的化学结构、物理化学性质、鉴别、杂质检查和含量测定方面全面介绍各类药物的质量分析,本部分包括第七章巴比妥类药物的分析;第八章芳酸及其酯类药物的分析;第九章芳香胺类药物的分析;第十章杂环类药物的分析;第十一章维生素类药物的分析;第十二章甾体激素类药物的分析;第十三章抗生素类药物的分析。第三部分为药物分析的应用,由于药物质量控制从"静态分析"向"动态分析"的转变,本部分包括第十四章药用辅料和包装材料的分析;第十五章中药分析;第十六章生物制品分析。第四部分为药物分析的发展,包括第十七章药物分析的发展趋势及新技术。

本教材实行主编负责制,经各编者协同分工编写、互审、集体讨论共同完成,由张振秋、马宁、王静、郑艳超统一审改。在编写过程中得到了各所在院校领导的积极支持,在此一并致以深切的谢意。

本教材可供全国高等医学院校药学类专业以及相关专业学生教学使用,也可供药品质量检验部门或相关科研单位科技人员参阅。由于编者专业水平、能力和经验所限,教材中的错误或疏漏之处,敬请广大师生批评指正。

编 者

2021 年 3 月

目录

第一章　绪论 ……………………………………………………………………… 1

一、药物分析的性质和任务 …………………………………………………… 1

二、药品标准 …………………………………………………………………… 2

三、《中国药典》概况 ………………………………………………………… 2

四、国外药典 …………………………………………………………………… 6

五、药品检验程序 ……………………………………………………………… 6

六、药物分析课程的学习要求 ………………………………………………… 8

第二章　药物的鉴别 …………………………………………………………… 10

第一节　鉴别试验的项目 ……………………………………………………… 11

一、性状 ………………………………………………………………………… 11

二、一般鉴别试验 ……………………………………………………………… 14

三、专属鉴别试验 ……………………………………………………………… 20

第二节　鉴别方法 ……………………………………………………………… 20

一、化学鉴别法 ………………………………………………………………… 20

二、光谱鉴别法 ………………………………………………………………… 21

三、色谱鉴别法 ………………………………………………………………… 23

四、其他鉴别法 ………………………………………………………………… 24

第三节　鉴别反应的条件 ……………………………………………………… 24

一、溶液的酸碱度 ……………………………………………………………… 24

二、溶液的浓度 ………………………………………………………………… 25

三、溶液的温度与反应速度 …………………………………………………… 25

四、共存物质的干扰 …………………………………………………………… 25

五、反应的介质 ………………………………………………………………… 25

第三章　药物的杂质检查 ……………………………………………………… 28

第一节　药物的杂质与限量 …………………………………………………… 28

一、药物的纯度 ………………………………………………………………… 28

二、杂质的来源 ………………………………………………………………… 29

三、杂质的分类 ………………………………………………………………… 29

四、杂质的限量 ………………………………………………………………… 29

第二节　一般杂质检查 ………………………………………………………… 31

一、氯化物检查法 ……………………………………………………………… 31

二、硫酸盐检查法 ……………………………………………………………… 32

三、铁盐检查法 ………………………………………………………………… 33

四、重金属检查法 ……………………………………………………………… 34

五、砷盐检查法 ··· 35
六、溶液颜色检查法 ··· 37
七、易炭化物检查法 ··· 37
八、溶液澄清度检查法 ·· 38
九、干燥失重测定法 ··· 38
十、水分测定法 ··· 41
十一、残留溶剂测定法 ·· 42
第三节　特殊杂质检查方法 ·· 44
一、利用药物与杂质在物理性质上的差异 ·· 44
二、利用药物与杂质在化学性质上的差异 ·· 44
三、利用药物与杂质光学性质的差异 ·· 45
四、利用药物和杂质色谱行为的差异 ·· 46

第四章　药物的含量测定 ··· 51
第一节　样品的前处理方法 ·· 52
一、各种剂型中药物的溶出方法 ·· 53
二、含金属或卤素等特殊元素药物含量测定前处理方法 ··························· 55
第二节　药物含量测定方法 ·· 60
一、容量法 ··· 60
二、光谱法 ··· 63
三、色谱法 ··· 64
第三节　药物分析方法验证 ·· 68
一、专属性 ··· 68
二、准确度 ··· 69
三、精密度 ··· 70
四、检测限 ··· 70
五、定量限 ··· 71
六、线性 ··· 71
七、范围 ··· 71
八、耐用性 ··· 71

第五章　药物制剂分析 ··· 76
第一节　药物制剂分析的特点 ·· 76
一、药物制剂鉴别的特点 ·· 77
二、药物制剂检查的特点 ·· 77
三、药物制剂含量测定的特点 ·· 78
四、药物制剂分析的复杂性 ·· 78
第二节　各类剂型的分析 ·· 78
一、片剂分析 ··· 78
二、注射剂分析 ··· 84
三、其他制剂的分析 ··· 89
第三节　复方制剂分析 ·· 91
一、复方制剂分析的特点 ·· 91
二、分析方法 ··· 91

第四节　质量标准的制定 ………………………………………………………… 93
　　一、制剂的质量标准内容 …………………………………………………… 93
　　二、药品质量标准起草说明 ………………………………………………… 95
第五节　制药过程分析 …………………………………………………………… 95
　　一、制药过程分析的含义及特点 …………………………………………… 95
　　二、制药过程分析常用方法 ………………………………………………… 96

第六章　体内药物分析 …………………………………………………………… 101
第一节　体内药物分析的任务、对象及特点 …………………………………… 101
　　一、体内药物分析的任务 …………………………………………………… 101
　　二、体内药物分析的对象 …………………………………………………… 102
　　三、体内药物分析的特点 …………………………………………………… 102
第二节　体内样品种类、采集及特点 …………………………………………… 103
　　一、体内样品的种类 ………………………………………………………… 103
　　二、体内样品的采集与制备 ………………………………………………… 103
第三节　体内样品的测定 ………………………………………………………… 105
　　一、体内样品的预处理 ……………………………………………………… 105
　　二、生物样品分析方法的建立与验证 ……………………………………… 110
第四节　药动学参数的测定 ……………………………………………………… 114
　　一、药物动力学与体内药物分析 …………………………………………… 114
　　二、药物动力学参数 ………………………………………………………… 114
　　三、药动学参数的测定 ……………………………………………………… 115

第七章　巴比妥类药物的分析 …………………………………………………… 119
　　一、结构与性质 ……………………………………………………………… 120
　　二、鉴别试验 ………………………………………………………………… 125
　　三、特殊杂质检查 …………………………………………………………… 127
　　四、含量测定 ………………………………………………………………… 129

第八章　芳酸及其酯类药物的分析 ……………………………………………… 137
　　一、结构与性质 ……………………………………………………………… 138
　　二、鉴别试验 ………………………………………………………………… 140
　　三、特殊杂质检查 …………………………………………………………… 143
　　四、含量测定 ………………………………………………………………… 146

第九章　芳香胺类药物的分析 …………………………………………………… 153
第一节　芳胺类药物的分析 ……………………………………………………… 153
　　一、对氨基苯甲酸酯类药物的结构与典型药物 …………………………… 153
　　二、酰苯胺类药物的结构与典型药物 ……………………………………… 154
　　三、主要理化性质 …………………………………………………………… 155
　　四、鉴别试验 ………………………………………………………………… 155
　　五、特殊杂质检查 …………………………………………………………… 159
　　六、含量测定 ………………………………………………………………… 161
第二节　苯乙胺类药物的分析 …………………………………………………… 163

一、结构与性质 163

二、鉴别试验 165

三、特殊杂质检查 167

四、含量测定 169

第三节 芳氧丙醇胺类药物的分析 174

一、结构与典型药物 174

二、鉴别试验 174

三、盐酸卡替洛尔中有关物质检查 175

四、含量测定 175

第十章 杂环类药物的分析 180

第一节 吡啶类药物的分析 180

一、结构与性质 181

二、鉴别试验 181

三、特殊杂质检查 184

四、含量测定 184

第二节 喹啉类药物的分析 185

一、结构与性质 185

二、鉴别试验 187

三、杂质检查 188

四、含量测定 189

第三节 托烷类药物的分析 191

一、结构与性质 191

二、鉴别试验 192

三、杂质检查 194

四、含量测定 195

第四节 吩噻嗪类药物的分析 197

一、结构与性质 197

二、鉴别试验 199

三、有关物质检查 201

四、含量测定 202

第五节 苯并二氮杂䓬类药物的分析 204

一、结构与性质 205

二、鉴别试验 206

三、有关物质检查 207

四、含量测定 209

第六节 他汀类药物的分析 210

一、结构与性质 210

二、鉴别试验 210

三、有关物质检查 211

四、含量测定 212

第七节 二氢吡啶类药物的分析 212

一、结构与性质 212

二、鉴别试验 214

　　三、有关物质检查 ·· 215
　　四、含量测定 ··· 216

第十一章　维生素类药物的分析 ··· 222

第一节　维生素 A 的分析 ··· 223
　　一、结构与性质 ··· 223
　　二、鉴别试验 ··· 223
　　三、杂质检查 ··· 224
　　四、含量测定 ··· 225

第二节　维生素 B_1 的分析 ·· 229
　　一、结构与性质 ··· 229
　　二、鉴别试验 ··· 229
　　三、杂质检查 ··· 230
　　四、含量测定 ··· 231

第三节　维生素 C 的分析 ··· 233
　　一、结构与性质 ··· 233
　　二、鉴别试验 ··· 234
　　三、杂质检查 ··· 235
　　四、含量测定 ··· 236

第四节　维生素 D 的分析 ··· 237
　　一、结构与性质 ··· 237
　　二、鉴别试验 ··· 238
　　三、杂质检查 ··· 238
　　四、含量测定 ··· 238

第五节　维生素 E 的分析 ··· 241
　　一、结构与性质 ··· 241
　　二、鉴别试验 ··· 241
　　三、杂质检查 ··· 242
　　四、含量测定 ··· 243

第十二章　甾体激素类药物的分析 ··· 248
　　一、结构与性质 ··· 248
　　二、鉴别试验 ··· 251
　　三、杂质检查 ··· 256
　　四、含量测定 ··· 258

第十三章　抗生素类药物的分析 ··· 264

第一节　β-内酰胺类药物的分析 ·· 266
　　一、结构与性质 ··· 266
　　二、鉴别试验 ··· 267
　　三、特殊杂质检查 ·· 268
　　四、含量测定 ··· 270

第二节　氨基糖苷类药物的分析 ·· 271
　　一、结构与性质 ··· 271

二、鉴别试验 ··· 273

三、有关物质及组分分析 ··· 277

四、含量测定 ··· 279

第三节 四环素类药物的分析 ·· 279

一、结构与性质 ··· 280

二、鉴别试验 ··· 282

三、杂质检查 ··· 283

四、含量测定 ··· 285

第十四章 药用辅料和包装材料的分析 ······························· 288

第一节 药用辅料的分析 ·· 288

一、药用辅料概述 ·· 288

二、药用辅料的分类与质量标准特点 ······································· 289

三、药用辅料的分析方法 ··· 290

第二节 药品包装材料的分析 ·· 292

一、药品包装材料概述 ·· 292

二、药品包装材料的分类与分析特点 ······································· 293

三、药品包装材料的分析方法 ··· 294

第十五章 中药分析 ··· 302

第一节 中药分析的特点和检验的基本程序 ······························· 303

一、中药分析的特点 ·· 303

二、中药分析检验的基本程序 ··· 304

第二节 各类成分的分析 ·· 306

一、结构与性质 ··· 306

二、供试液制备 ··· 308

三、鉴别试验 ··· 308

四、含量测定 ··· 312

第三节 中药制剂的分析 ·· 317

一、液体制剂 ··· 317

二、半固体制剂 ··· 320

三、固体制剂 ··· 322

第四节 中药制剂质量标准的制定 ·· 325

一、中药制剂质量标准研究前提 ·· 325

二、中药制剂质量标准主要内容 ·· 325

三、中药制剂质量标准起草说明 ·· 327

第十六章 生物制品分析 ··· 334

第一节 生物制品的种类 ·· 334

一、疫苗类药物 ··· 335

二、抗毒素及抗血清类药物 ·· 335

三、血液制品 ··· 335

四、重组 DNA 制品 ·· 335

五、诊断制品 ··· 335

第二节　生物制品的质量控制 ··· 336

第三节　生物制品的检定 ··· 336

　　一、鉴别试验 ··· 336

　　二、理化检定 ··· 338

　　三、安全检定 ··· 341

　　四、生物学活性测定 ··· 346

第十七章　药物分析的发展趋势及新技术 ··· 352

第一节　药物分析的发展趋势 ··· 352

　　一、药物分析技术的发展 ··· 353

　　二、药物分析内容的发展 ··· 353

　　三、药物分析学科重点发展方向 ··· 355

第二节　药物分析的新技术 ··· 355

　　一、毛细管电泳技术 ··· 355

　　二、超高效液相色谱技术 ··· 358

　　三、高效液相色谱–质谱联用技术及应用 ··· 361

　　四、液相色谱–核磁共振联用技术 ··· 364

　　五、手性高效液相色谱技术 ··· 364

　　六、气相色谱–质谱联用技术 ··· 369

　　七、其他药物分析新技术 ··· 371

练习题参考答案 ··· 374

参考文献 ··· 377

第一章

PPT　　思维导图

绪　论

学习导引

知识要求

1. **掌握**　药物和药品的定义及范围、药物分析的性质和任务。

2. **熟悉**　国家标准和国际标准，国家标准的组成、效力和制定原则；《中国药典》（2020 年版）的内容和结构；药品质量检验的程序、项目与药品监督机构。

3. **了解**　药物分析的学习要求。

能力要求

1. 掌握本章专业名词定义、英文名称及其缩写。

2. 学会熟练查阅《中国药典》（2020 年版）。

课堂互动

1. 近年国外、国内重大的药害事件有哪些？作为药学类专业学生，药害事件的发生对我们有哪些启示？

2. 药物分析课程在药品的质量控制中承担着什么样的任务？

一、药物分析的性质和任务

药物（drugs 或 pharmaceuticals，medicines）是以人为使用对象，用于预防、治疗、减轻、诊断人的疾病，有目的地调节人的生理功能，并规定有适应证或者功能主治、用法和用量的物质。而药品（drug product 或 medicinal product）为一种或多种药物经一定的处方和工艺制备而成的某种剂型（如：片剂、胶囊剂、注射液等）的产品。《中华人民共和国药品管理法》规定：药品包括中药、化学药和生物制品等。药物所涵盖的范围要宽于后者。

药品是一种特殊商品。在我国，国家药品监督管理部门必须依照法定程序对药品的安全性、有效性、质量可控性等进行审查，符合有关规定，才批准其生产和上市销售。作为特殊商品，药品只有合格品与不合格品之分，不合格的药品不得出厂销售或者进口。而且，只有对药物的研究、开发、生产、经营、使用的各个环节，进行全面、动态的检测控制和质量保障，才能实现临床用药的安全、有效、合理。

药物分析学（pharmaceutical analysis）是研究药物质量规律、发展药物质量控制的科学，它是运用化学、物理化学、生物学、计算机等方法和技术，研究化学结构已经明确的药物及其制剂质量控制方法的学科。药物分析是药学领域的重要分支学科之一，它是将分析化学、有机化学、生物学、微生物学等学科的基本理论和基本方法应用于药学领域，以保证药物质量控制为宗旨，而形成的涉及多学科、多环节的综合型应用学科；它与药剂学、药物化学、药理学等学科构成药学科学的主要课程，并且联系紧密、互相促进、共同发展。药物分析学的运用贯穿药物研发、生产、流通经营、临床使用的各个环节，起着全面保证和控制药物质量的重要作用。

1. 药物分析应用于药物研发过程 新药的研究开发（research and development，R&D）过程，如：药物靶点的识别与确认，化合物筛选，结合药效试验结果对先导化合物的结构改造和优化，药物临床前生物利用度和体内吸收、分布、代谢、排泄研究，临床Ⅰ、Ⅱ、Ⅲ期试验，药品注册评审、批准上市和上市后再评价等，均离不开药物分析学科的参与。因此，药物分析是新药研发中的重要工具。

2. 药物分析应用于药物生产 无论是原料药、辅料还是制剂的生产，不能只针对终产品进行分析检验，整个过程都需要药物分析作为"眼睛"监控其质量。如原料药、反应中间体，抑或固体制剂生产的中间产品（片芯或颗粒等）质量都必须严格控制，符合药品质量标准才能投料或进行下一个生产工序。

3. 药物分析应用于药物贮藏和经营 在药物贮藏、运输、经营环节，必须严格按照规定条件（温度、湿度、光照）进行储运和保存，以保证药物性质稳定，并定期对其进行分析检验，只有在有效期内且分析结果符合药品质量标准的药物才可以销售和使用。

4. 药物分析应用于临床用药 质量合格的药品还需临床合理用药，才能最终保证其安全、有效。受患者生理和病理因素、遗传因素、联合用药等的影响，药物在不同个体内的吸收、分布、代谢、排泄会产生差异，最终疗效不同。开展临床治疗药物监测，通过测定血药浓度，以其为指标，达到个体化给药，增强疗效、减少毒副作用，并为药物相互作用研究和药品的改进、发展提供数据和依据。可见，药物分析在临床用药环节同样起着不可或缺的作用。

5. 药物分析应用于药品监督管理 为了确保药品的安全、有效，国家药品监督管理局及各地市药监局，在药品的研发、生产、经营和使用等环节，行使其监督管理职责，来保障人民身体健康和生命安全。在国家对药品进行监督管理的过程中，药物分析是其重要的技术支撑和工具。

总之，有药物的地方就离不开药物分析学，药物分析学是研究和发展药品全面质量控制的"方法"学科。

二、药品标准

国家药品标准（national drug standards）是国家为保证药品质量，对药品的质量指标、检验方法和生产工艺等所做的技术规定，是药品研究、生产、经营、使用及监督管理等各环节必须共同遵守的，具有强制性的技术准则和法定依据。

国家药品标准的制定应该遵循一定的原则，以尽可能地反映和控制药品的内在质量、生产技术水平和管理水平。

1. 检测项目的制订要有针对性 应根据药品在生产、流通、贮藏及临床使用等各个环节中影响药品质量的因素，有针对性地科学设置检测的项目，加强对药品内在质量的控制。

2. 检验方法的选择要有科学性 应根据"准确、灵敏、简便、快速"的原则，科学地选择检验方法，既要注意方法的普及性和适用性，又要注意先进分析技术的应用，不断提高检测的水平。

3. 标准限度的规定要有合理性 应在保证药品质量的前提下，根据我国医药工业的生产和技术能力所能达到的实际水平，在科学合理的基础上，制订标准限度。

在我国，《中华人民共和国药典》、部（局）颁药品标准和药品注册标准为国家药品标准。生产、销售、使用不符合国家药品标准的药品均属违法行为。

三、《中国药典》概况

《中华人民共和国药典》（简称《中国药典》，Pharmacopoeia of the People's Republic of China，Chinese Pharmacopoeia，Ch. P.），是依据《中华人民共和国药品管理法》，由国家药典委员会负责组织制定和修订，国家卫生健康委员会、国家药品监督管理局颁布实施。《中国药典》是国家为保证药品质量、保证人民用药安全有效、质量可控而制定的药品法典，是中国药品研制、生产（进口）、经营、使用和监督管理等相关单位均应遵循的法定技术标准。《中国药典》对于保证药品质量，维护和保障公众身体健康及用药的合法权益，促进我国医药产业健康发展，具有十分重要的作用。

至今，《中国药典》共出版和颁布了 11 版，分别是 1953、1963、1977、1985、1990、1995、2000、2005、2010、2015 和 2020 年版。另从 1985 年版开始，《中国药典》同时发行英文版本。最新的《中国药典》（2020 年版），于 2020 年 12 月 1 日起实施。《中国药典》一经颁布实施，其同品种的上版标准或其原国家药品标准即同时停止使用。本书所列举的实例，除特殊说明外，均参考《中国药典》（2020 年版）［以下除特殊说明，均指《中国药典》（2020 年版）］的内容。

《中国药典》（2020 年版）由一部、二部、三部、四部组成。一部收载中药，二部收载化学药品，三部收载生物制品及相关通用技术要求，四部收载通用技术要求和药用辅料。《中国药典》主要由凡例、品种正文和通用技术要求构成。

（一）凡例

凡例是为正确使用《中国药典》，对品种正文、通用技术要求，以及药品质量检验和检定中有关共性问题的统一规定和基本要求。

1. 项目与要求

（1）制剂规格 系指每一支、片或其他每一单位制剂中含有主药的重量（或效价）或含量（%）或装量。注射液项下，如为"1ml：10mg"，系指 1ml 中含有主药 10mg；对于列有处方或标有浓度的制剂，也可同时规定装量规格。

（2）贮藏 《中国药典》关于贮藏的规定有遮光、避光、密闭、密封、熔封或严封、阴凉处、凉暗处、冷处、常温等。

2. 检验方法和限度

（1）检验方法。《中国药典》正文收载的所有品种，均应按规定的方法进行检验；采用药典规定的方法进行检验时，应对方法的适用性进行确认；如采用其他方法，应进行方法学验证，并与规定的方法比对，根据试验结果选择使用，但应以现行版药典规定的方法为准。

（2）药典中规定的各种纯度和限度数值及制剂的重（装）量差异，系包括上限和下限两个数值本身及中间数值。规定的这些数值不论是百分数还是绝对数字，其最后一位数字都是有效位。

试验结果在运算过程中，可比规定的有效数字多保留一位数，而后根据有效数字的修约规则进舍至规定有效位。计算所得的最后数值或测定读数值均可按修约规则进舍至规定的有效位，取此数值与标准中规定的限度数值比较，以判断是否符合规定的限度。

（3）原料药的含量（%），除另有注明者外，均按重量计。如规定上限为 100% 以上时，系指用现行版药典规定的分析方法测定时可能达到的数值，它为药典规定的限度或允许偏差，并非真实含有量；如未规定上限时，系指不超过 101.0%。

制剂的含量限度范围，系根据主药含量的多少、测定方法误差、生产过程不可避免偏差和贮存期间可能产生降解的可接受程度而制定的，生产中应按标示量 100% 投料。如已知某一成分在生产或贮存期间含量会降低，生产时可适当增加投料量，以保证在有效期内含量能符合规定。

3. 标准品和对照品 标准品与对照品系指用于鉴别、检查、含量测定的标准物质，均由国家药品监督管理部门指定的单位制备、标定和供应。标准品系指用于生物检定效价测定的标准物质，其特性量值一般按效价单位（或 μg）计，以国际标准物质进行标定；对照品系指采用理化方法进行鉴别、检查或含量测定时所用的标准物质，其特性量值一般按纯度（%）计。

标准品与对照品的建立或变更批号，应与国际标准品或原批号标准品或对照品进行对比，并经过协作标定。然后按照国家药品标准物质相应的工作程序进行技术审定，确认其质量能够满足既定用途后方可使用。

4. 计量

（1）符号"%"表示百分比，系指重量的比例；但溶液的百分比，除另有规定外，系指溶液 100ml 中含有溶质若干克；乙醇的百分比，系指在 20℃时容量的比例。

% （g/g）　表示溶液 100g 中含有溶质若干克；

% （ml/ml）　表示溶液 100ml 中含有溶质若干毫升；

% （ml/g）　表示溶液 100g 中含有溶质若干毫升；

% （g/ml）　表示溶液 100ml 中含有溶质若干克。

（2）溶液后标示的"（1→10）"等符号，系指固体溶质 1.0g 或液体溶质 1.0ml 加溶剂使成 10ml 的溶液；未指明用何种溶剂时，均系指水溶液；两种或两种以上液体的混合物，名称间用半字线"-"隔开，其后括号内所示的"："符号，系指各液体混合时的体积（重量）比例。

5. 精确度

（1）试验中供试品与试药等"称重"或"量取"的量，均以阿拉伯数字表示，其精确度可根据数值的有效数位来确定。如称取"0.1g"，指称取重量可为 0.06~0.14g；称取"2g"，指称取重量可为 1.5~2.5g；称取"2.0g"，指称取重量可为 1.95~2.05g；称取"2.00g"，指称取重量可为 1.995~2.005g。

"精密称定"，系指称取重量应准确至所取重量的千分之一；"称定"，系指称取重量应准确至所取重量的百分之一；"精密量取"，系指量取体积的准确度应符合国家标准中对该体积移液管的精密度要求；"量取"，系指可用量筒或按照量取体积的有效数位选用量具。取用量为"约"若干时，系指取用量不得超过规定量的±10%。

（2）"恒重"，除另有规定外，系指供试品经连续两次干燥或炽灼后称重的差异在 0.3mg 以下的重量；干燥至恒重的第二次及以后各次称重均应在规定条件下继续干燥 1 小时后进行；炽灼至恒重的第二次及以后各次称重应在继续炽灼 30 分钟后进行。

（3）试验中规定"按干燥品（或无水物）计算"时，除另有规定外，应取未经干燥（或未去水，或未去溶剂）的供试品进行试验，并将计算中的取用量按检查项下测得的干燥失重（或水分，或溶剂）扣除。

（4）"空白试验"系指在不加供试品或以等量溶剂替代供试液的情况下，按同法操作所得的结果；含量测定中的"并将滴定的结果用空白试验校正"，是指按供试品消耗滴定液的量（ml）与空白试验中所耗滴定液的量（ml）之差进行计算。

（5）试验时的温度，未注明者，系指在室温下进行。温度高低对试验结果有显著影响者，除另有规定外，应以 25℃±2℃为准。

6. 试药、试液、指示剂

（1）试验用的试药，除另有规定外，均应符合试药项下的规定，选用不同等级并符合国家标准或国务院有关行政主管部门规定的试剂标准。试液、缓冲液、指示剂与指示液、滴定液等，均应符合《中国药典》四部的规定。

（2）试验用水，除另有规定外，均系指纯化水。酸碱度检查所用的水，均系指新沸并放冷至室温的水。

（3）酸碱性试验时，如未指明用何种指示剂，均系指石蕊试纸。

（二）正文

正文（monographs）是根据药物自身的理化与生物学特性，按照批准的处方来源、生产工艺、贮藏运输条件等所制定的，用以检测药品质量是否达到用药要求，并衡量其质量是否稳定均一的技术规定。《中国药典》（2020 年版）一部、二部、三部、四部的正文内容略有不同，见表1-1。本书以二部为例进行说明。

表1-1 《中国药典》（2020年版）的正文内容

	正文内容
一部	品名、来源、处方、制法、性状、鉴别、检查、浸出物、特征图谱或指纹图谱、含量测定、炮制、性味与归经、功能与主治、用法与用量、注意、规格、贮藏、制剂、附注
二部	品名、有机药物的结构式、分子式与分子量、来源或有机药物的化学名称、含量或效价规定、处方、制法、性状、鉴别、检查、含量或效价测定、类别、规格、贮藏、制剂、标注、杂质信息等
三部	品名（包括中文通用名称、汉语拼音与英文名称）、定义、组成及用途、基本要求、制造、检定（原液、半成品、成品）、保存、运输及有效期等
四部（辅料）	品名（包括中文名、汉语拼音名与英文名）、有机物的结构式、分子式、分子量与CAS编号、来源、制法、性状、鉴别、检查、含量测定、类别、贮藏、标示、附图、附表、附注等

1. 品名 包括中文名、汉语拼音与英文名。中文名称按照《中国药品通用名称》（Chinese Approved Drug Names，CADN）收载的名称及其命名原则命名。英文名称采用"国际非专利药名"（International Nonproprietary Name for Pharmaceutical Substances，INN）。

2. 有机物的结构式 原料药的质量标准需列出药物的化学结构式。化学结构式须采用世界卫生组织（World Health Organization，WHO）推荐的"药品化学结构式书写指南"书写。

3. 来源或有机药物的化学名称 有机药物的化学名称系根据中国化学会编撰的《有机化学命名原则》命名，母体的选定和国际纯粹与应用化学联合会（International Union of Pure and Applied Chemistry，IUPAC）的命名系统一致。

4. 含量或效价规定 对于原料药，用药物的重量百分数（%）表示；对于抗生素或生化药品，含量限度用效价单位（国际单位IU）表示；对于制剂，用含量占标示量的百分率来表示。

5. 性状 性状是对药物的外观、臭、味、溶解度及物理常数等的规定，反映了药物特有的物理性质。

（1）外观性状是对药品的色泽和外表感观的规定。

（2）溶解度是药品的一种物理性质。药品的近似溶解度可用下列名词术语表示："极易溶解""易溶""溶解""略溶""微溶""极微溶解"和"几乎不溶或不溶"。例如，"极易溶解"系指溶质1g（ml）能在溶剂不到1ml中溶解；"几乎不溶或不溶"系指溶质1g（ml）在溶剂10000ml中不能完全溶解。

（3）物理常数包括相对密度、馏程、熔点、凝点、比旋度、折光率、黏度、吸收系数、碘值、皂化值和酸值等；其测定结果不仅对药品具有鉴别意义，也可反映药品的纯度，是评价药品质量的主要指标之一。

6. 鉴别 药物的鉴别试验是根据药物的分子结构、理化性质，采用物理、化学或生物学方法来判断已知药物的真伪，它是药品质量检验工作中的首项任务。

《中国药典》凡例中，鉴别项下规定的试验方法，仅反映该药品某些物理、化学或生物学等特性，不完全代表对该药品化学结构的确证。

7. 检查 检查项下包括反应药品的安全性与有效性的试验方法和限度、均一性与纯度等制备工艺要求等内容；对于规定中的各种杂质检查项目，系指该药品在按既定工艺进行生产和正常贮藏过程中可能含有或产生并需要控制的杂质（如残留溶剂、有关物质等）；改变生产工艺时需另考虑增订有关项目。

安全性检查包括"无菌""热原""细菌内毒素"；有效性检查为在鉴别、纯度检查和含量测定中不能有效控制的项目，如抗酸药物需检查"制酸力"、难溶性的药物需检查粒度、含乙炔基的药物要检查"乙炔基"；均一性检查主要针对制剂的均匀程度，如"重量差异""含量均匀度"；纯度检查即药物中杂质检查，包括一般杂质和特殊杂质的检查。

8. 含量测定 含量测定项下规定的试验方法是用于测定原料及制剂中有效成分的含量，一般可采用化学、仪器或生物测定方法。化学分析法属经典的分析方法，具有精密度高、准确性好的特点；仪器分析方法具有灵敏度高、专属性强的特点；生物学方法的测定结果与药物作用的强度有很好的相关性。

9. 类别 类别系按药品的主要作用与主要用途或学科的归属划分。

（三）通用技术要求

通用技术要求包括《中国药典》收载的通则、指导原则，以及生物制品通则和相关总论等。

通则主要包括制剂通则、其他通则、通用检测方法。制剂通则系为按照药物剂型分类，针对剂型特点所规定的基本技术要求。通用检测方法系为各品种进行相同项目检验时所应采用的统一规定的设备、程序、方法及限度等，如：光谱法、色谱法、物理常数测定法、其他测定法、限量检查法、特性检查法、生物检查法、生物活性测定法、中药其他方法、生物制品相关检查方法、含量测定法、化学残留物测定法、微生物检查法、生物测定法、生物活性或效价测定法。

指导原则系为规范药典执行，指导药品标准制定和修订，提高药品质量控制水平所规定的非强制性、推荐性技术要求，如原料药物与制剂稳定性试验指导原则，药物制剂人体生物利用度和生物等效性试验指导原则，缓释、控释和迟释制剂指导原则，药品质量标准分析方法验证指导原则，药品杂质分析指导原则，药物引湿性试验指导原则，近红外分光光度法指导原则，中药生物活性测定指导原则，注射剂安全性检查法应用指导原则，药用辅料功能性指标研究指导原则等。

生物制品通则是对生物制品生产和质量控制的基本要求，总论是对某一类生物制品生产和质量控制的相关技术要求。

四、国外药典

世界上还有数十个国家也编订了国家药典。

1.《美国药典》（United States Pharmacopoeia-National Formulary，USP-NF） 现行版本为 USP 43-NF 38，每年修订一次，由美国食品药品监督管理局（Food and Drug Administration，FDA）强制实施，全世界有 140 多个国家或地区也在采用《美国药典》的标准。

2.《英国药典》（British Pharmacopoeia，BP） 现行版本为 2020 年版，每年修订一次。目前，在全球近 100 个国家的药物研发、生产和临床使用中，BP 都发挥着重要的参考作用；并且，澳大利亚和加拿大也将 BP 作为其国家药典来使用。

3.《日本药局方》（Japanese Pharmacopoeia，JP） 现行版本为 2016 年 4 月 1 日发布实施的第十七改正版。

此外，尚有区域性的国际药典。

4.《欧洲药典》（European Pharmacopoeia，EP） 现行版本为第十版，2020 年 1 月生效，在欧盟范围内具有法律效力。

5.《国际药典》（The International Pharmacopoeia，Ph. Int.） 是世界卫生组织（WHO）综合世界各国药品质量标准和质量控制方法编写的，其特殊之处在于仅供 WHO 成员国编定各自的药品规范时作为技术文献参考，并不具有法律约束力。现行版本为 2015 年出版的第五版，同步发行网络版和光盘版。

五、药品检验程序

药品质量优劣与否直接关系到人民身体健康与生命安危，因此对药品的质量评价与控制，即药品检验也应按照一定的程序进行，以确保检验数据与结论的科学、准确和公正。药品检验程序主要分为取样、检验和书写检验报告三部分，其中检验项目一般包括外观性状观察、鉴别、检查、含量测定，即药品质量标准规定的分析项目。

（一）取样

取样是药品检验程序的第一步，也是检验工作的重要组成部分。为了保证取样的科学性、真实性与代表性，应遵循均匀、合理的取样原则。首先准备好干燥洁净的取样器（不锈钢或玻璃材质），根据样品总件数（n）计算取样数量：$n \leqslant 3$，每件均抽样；$3 < n \leqslant 300$，抽取 $\sqrt{n}+1$ 件；$n > 300$，抽取 $\sqrt{n}/2+1$ 件。取样量至少为一次全检量的 3 倍，即 1/3 供实验室分析用、另 1/3 供复核用、其余 1/3 则为留样保存。取样结束，将被取样包件封口并填写取样证（内容：品名、取样人、复核人、取样日期）贴于取过样的包装物上；再填写取样记录并将样品存放于指定地点。

（二）检验

1. 性状观察 在药品检验之初，首先对其外观颜色、臭、味、溶解度及物理常数等进行观察，藉此一方面可以鉴别药物，而且能反映药品的纯杂程度。

2. 鉴别 按照药品质量标准中鉴别项下规定的试验方法操作，并结合性状观测结果，来对药物的真伪作出判断。

3. 检查 是对药物的安全性、有效性、均一性和纯度四个方面的状态所进行的试验分析，是判断药物质量优劣的重要检验项目。

4. 含量测定 采用理化方法或生物学方法对药物中所含有效成分含量进行测定。这一检验项目必须在鉴别无误、检查合格的基础上进行，它是评价药品质量优劣、保证药品疗效的重要手段。

判断药物质量是否符合药品质量标准，必须综合考虑性状、鉴别、检查和含量测定的结果来给出结论。

（三）检验记录和报告

检验记录是出具检验报告书的原始依据，也是进行科学研究和技术总结的原始资料。为保证药品检验工作的科学性和规范化，检验原始记录必须用蓝黑墨水或碳素笔书写，做到记录原始、数据真实、字迹清晰、资料完整齐全。

药品检验的原始记录应详细记载检验过程中的操作、所有原始数据和观察到的现象，包括：检品名称、来源、数量、包装、编号、生产厂家、批号、检验日期、检验依据、检验项目、操作方法、实验条件、观察到的现象、实验数据、计算和结果判断等；上述内容均应及时、完整地记录，严禁事后补记或转抄。如发现记录有误，可用单线划去并保持原有的字迹可辨，不得擦抹涂改；并应在修改处签名或盖章。检验或试验结果，无论成败（包括必要的复试），均应详细记录、保存。对废弃的数据或失败的实验，应及时分析其可能的原因，并在原始记录上注明。检验中使用的标准品或对照品，也应记录其来源、批号和使用前的处理；用于含量（或效价）测定的，应注明其含量（或效价）和干燥失重（或水分）。每个检验项目均应写明标准中规定的限度或范围，根据检验结果作出单项结论（符合规定或不符合规定），并签署检验者的姓名。

药品检验报告书是对药品质量作出的技术鉴定，是具有法律效力的技术文件，应长期保存。药检人员应本着严肃负责、实事求是的态度认真书写检验报告书，做到数据完整、字迹清晰、用语规范、结论明确；每一张药品检验报告书只针对一个批号。

（四）药品质量检验机构和类型

药品质量监督检验是指国家药品检验机构按照国家药品标准对需要进行质量监督的药品进行抽样、检查和验证并发出相关结果报告的药物分析活动。根据其目的和处理方法不同，可以分为四种。

1. 抽查检验

（1）抽查检验是国家的药品检验机构依法对生产、经营和使用的药品质量进行抽查检验。

（2）抽查检验分为评价抽验和监督抽验。评价抽验是药品监督管理部门为掌握、了解辖区内药品质量总体水平与状态而进行的；监督抽验是药品监督管理部门在药品监督管理工作中，为保证人民群众用药安全而对监督检查中发现的质量可疑药品所进行的有针对性的抽验。

（3）抽查检验分为国家和省（自治区、直辖市）两级。国家药品抽验以评价抽验为主，省级药品抽验以监督抽验为主。

2. 注册检验

（1）注册检验包括样品检验和药品标准复核。

（2）注册检验由中国食品药品检定研究院或者省、自治区、直辖市药品检验所承担。进口药品的注册检验由中国食品药品检定研究院组织实施。

3. 指定检验

（1）指定检验是国家法律或国务院药品监督管理部门规定某些药品在销售前或者进口时，指定药品检验机构进行检验。

（2）指定检验的药品：必须检验合格才能销售或者进口的药品；国务院药品监督管理部门规定的生物制品；首次在中国销售的药品；国务院规定的其他药品。

4. 复验

（1）药品抽检者对药品检验机构的检验结果有异议，而向药品检验机构提出的复核检验。

（2）当事人自收到药品检验结果之日起 7 日内提出复验申请。

（3）复验申请应向原药品检验所或原药品检验所的上一级药品检验所提出，也可以直接向中国食品药品检定研究院提出。

六、药物分析课程的学习要求

药物分析是药学类专业的一门主要专业课程，是在学生已学过有机化学、分析化学、药物化学等课程的基础上来进行学习。由于课程内容繁杂，学生在学习过程中应注重培养以"发现问题、分析问题、解决问题"为中心的学习理念和方法，灵活运用基础课程知识，始终围绕"全面控制药品质量"的核心目标来开展学习。

本课程内容主要参照《中国药典》收载的内容进行编写，因此首先要求学生掌握药品质量标准在药物质量控制中的作用；其次，熟悉《中国药典》的结构和内容，熟练使用《中国药典》进行药品质量分析工作，理解药品质量标准需要不断修订、完善在药品安全性和有效性控制中的重要性，并掌握药品质量研究的内容和质量标准的制订步骤。

学生还应掌握药物鉴别、检查、含量测定的共性规律和方法；能对典型药物的化学结构、理化特性与分析方法间的关系进行总结和阐述；能综合运用所学知识评价比较各分析方法之间的优劣，并对药物质量研究中的现代分析技术与进展有所了解和把握。

在药物分析的学习过程中，通过理论知识掌握与实验操作能力提高相结合的模式，旨在培养学生既具备药品全面质量控制的观念，又能够训练出扎实的基本操作技能，从而使学生在即将到来的职业生涯中能胜任药品研究、生产、流通和临床使用过程中的各种分析检验工作，为我国医药产业的发展做出自己应有的贡献。

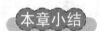

本章小结

一、药物分析的性质和任务

1. 药物分析是用于药物及其制剂质量控制的一门"方法学科"。

2. 药物分析学贯穿药物研发、生产、流通经营、临床使用和药政监管的各个环节，起着全面保证和控制药物质量的重要作用。

二、药品标准

1. 国家药品标准的定义、组成、效力和制定原则。

2. 常用外国药品标准：USP-NF、BP、JP。

3. 常用区域性国际标准：EP、Ph. Int. 。

三、药典概况

1. 《中国药典》的现行版次、内容和结构组成。

2. 《中国药典》（2020 年版）的凡例、正文和通用技术要求的内容。

四、药品检验程序

1. 药品检验的程序和主要项目。

2. 药品质量检验的机构和类型。

练 习 题

题库

一、选择题

A 型题（最佳选择题）

1. 迄今为止，我国共出版了（　　）药典作为药品质量控制的法典。

    A. 8 版　　　　　　B. 9 版　　　　　　C. 10 版　　　　　　D. 11 版

2. 为保证药品的质量，必须对药品进行严格的检验，检验工作应遵循（　　）。

    A. 药物分析　　　　　　　　　　B. 国家药品标准

    C. 物理化学手册　　　　　　　　D. 地方标准

3. "精密称定"系指称取重量应准确至所取重量的（　　）。

    A. 十分之一　　　B. 百分之一　　　C. 千分之一　　　D. 万分之一

4. 取用量为"约"若干时，系指取用量不得超过规定量的（　　）。

    A. ±2.5%　　　B. ±5%　　　C. ±10%　　　D. ±15%

X 型题（多项选择题）

1. 药物分析主要是采用（　　）等的方法和技术，研究化学合成药物和结构已知的天然药物及其制剂的组成、理化性质、真伪鉴别、纯度检查及有效成分的含量测定等。所以，药物分析是用于药物及其制剂质量控制的一门"方法学科"。

    A. 化学　　　　　　　　　　　　B. 物理化学

    C. 生物学　　　　　　　　　　　D. 计算机

    E. 英语

2. 在我国，（　　）均为国家药品标准，生产、销售、使用不符合国家药品标准的药品均属违法行为。

    A. 地方药品标准　　　　　　　　B.《中华人民共和国药典》

    C. 药品标准　　　　　　　　　　D. 药品注册标准

    E. 美国药典

3.《中国药典》（2020 年版）的主要内容由（　　）部分组成。

    A. 凡例　　　　　B. 正文　　　　　C. 通则　　　　　D. 附录

    E. 目录

二、简答题

1. 药物分析在药品质量控制中的主要任务是什么？

2. 国家药品标准的定义是什么？

3.《中国药典》和常用国外药典的现行版本及英文缩写分别是什么？

4. 分别简述恒重、空白试验、标准品和对照品的定义。

5. 药品检验工作的基本程序是什么？

（楚冬海　王　静）

第二章

PPT 　思维导图

药物的鉴别

学习导引

知识要求

1. **掌握** 药物鉴别试验的目的，各种物理常数的测定及其对鉴别的作用，化学鉴别法、光谱鉴别法和色谱鉴别法的基本原理和特点。

2. **熟悉** 一般鉴别试验方法。

3. **了解** 鉴别反应的条件。

能力要求

1. 能够熟练应用常用的鉴别方法对药物进行鉴别，正确判断药物的真伪。

2. 能够针对药物的化学结构、理化性质选择适当的鉴别方法。

课堂互动

1. 药物鉴别的意义是什么？

2. 药物鉴别包括哪些内容？

药物的鉴别（identification）是根据药物的化学结构和理化性质，用规定的试验方法来辨别药物真伪的质量控制过程。由于辨别药物的真伪是保证药品安全、有效的前提条件，所以鉴别是药物分析工作中的首项工作。

药物的鉴别通过鉴别试验来实现。鉴别试验收载在药品质量标准的"鉴别"项下。常用的鉴别试验方法有物理学方法、化学方法和物理化学方法等。物理学方法是指物理常数测定法，如熔点测定、比旋度测定等；化学方法是指利用化学反应进行鉴别，如颜色变化反应、沉淀生成反应、气体生成反应等；物理化学方法主要是指仪器分析方法，如分光光度法和色谱法等。

知识链接

质量标准鉴别项下的试验方法用于证实是否为其标签所标示的药物，是该药物具备的必要条件，而非充分条件，因此一般不足以鉴别未知药物。

从分析的目的来看，药物的鉴别与定性分析的鉴定有所不同。定性分析的鉴定主要任务是分析和确定样品的组成，即回答样品"是什么"的问题；而鉴别试验主要用于证实是否为其标签所标示的药物，即回答样品"是不是"的问题。如同法律上，警察需要利用线索首先分析出谁是嫌疑人，这是鉴定；法官通过多个证据判断出嫌疑人是否是罪犯，这是鉴别。掌握鉴定和鉴别的概念和区别是药物分析的基本要求。

第一节 鉴别试验的项目

一、性状

药物的性状反映了药物特有的物理性质，一般包括外观、溶解度和物理常数等。在"性状"项下记载有药品的外观、溶解度和物理常数。其中，外观和溶解度试验具有主观性；物理常数测定为客观性试验，其结果既具有真伪鉴别的作用，也具有纯度检查的意义，故在此分别论述。

（一）外观性状

1. 基本概念 外观是质量标准品中根据药品的性质和特点及实际生产情况对药品的色泽和外表感观的规定。外观一般包括药品的聚集状态、色泽及臭、味等。如果需要对药品的晶型、粒度或溶液的颜色作严格控制时，应在检查项下另作具体规定。具有特殊臭、味的药品或药品有引湿性、风化、遇光变质等与贮藏条件有关的性质，性状中应予以描述。

2. 观察方法 原料药观察时一般不需预处理，直接置于表面皿等方便观察的器皿中，在充足的光线下，观察药品的聚集状态、色泽及臭、味。"色泽"是指在日光灯下观察到的药品的颜色及光泽度。"臭"应是药品本身所固有的，不包括因混有不应有的残留有机溶剂而带入的异臭。检查气味时，可直接嗅闻，必要时也可以采用一些简易的物理实验，如燃烧、加热等产生的气味进行鉴别。检查"味"感时，可取少量小心口尝，质量标准中对毒、剧等特殊药品不作味的描述。

3. 应用

青霉素钠 本品为白色结晶性粉末，无臭或微有特异性臭，有引湿性，遇酸、碱或氧化剂等即迅速失效，水溶液在室温放置易失效。

二硫化硒 本品为橙黄色至橙红色粉末，略有硫化氢特臭。

（二）溶解度

1. 基本概念 溶解度是物质的一种物理性质，是指在一定温度、压力条件下，物质在一定量的某种溶剂中达到饱和状态时所溶解的克数。《中国药典》采用"极易溶解、易溶、溶解、略溶、微溶、极微溶解、几乎不溶或不溶"等术语来描述药品在不同溶剂中的溶解能力。原料药在性状下常有溶解度的规定，《中国药典》有关溶解度的规定见表2-1。

表2-1 《中国药典》有关溶解度的规定

溶解度术语	溶质量（g 或 ml）	溶剂量（ml）
极易溶解	1	<1
易溶	1	1~<10
溶解	1	10~<30
略溶	1	30~<100
微溶	1	100~<1000
极微溶解	1	1000~<10000
几乎不溶或不溶	1	≥10000

2. 测定方法 《中国药典》溶解度的测定方法：除另有规定外，称取研成细粉的供试品或量取液体供试品，置于25℃±2℃一定容量的溶剂中，每隔5分钟强力振摇30秒；观察30分钟内的溶解情况，如无目视可见的溶质颗粒或液滴时，即视为完全溶解。

测定时应根据供试品的性质确定取样量。对于易于溶解的药品可取1~3g，贵重药品和毒剧药品的取样可以酌情减少。一般常用的溶剂有水、甲醇、乙醇、乙醚、三氯甲烷、无机酸和无机碱等。

3. 应用

布洛芬 本品在乙醇、丙酮、三氯甲烷或乙醚中易溶，在水中几乎不溶，在氢氧化钠或碳酸钠试液中易溶。

（三）物理常数

物理常数（physical constants）是物质的特性常数。《中国药典》四部通则0600物理常数包括：相对密度、馏程、熔点、凝点、比旋度、折光率、黏度、吸收系数、碘值、皂化值和酸值等。物理常数测定结果不仅对药品具有鉴别意义，也反映药品的纯度，是评价药品质量的主要指标之一。本书主要介绍熔点、吸收系数和比旋度的测定法。

1. 熔点

（1）基本概念 熔点（melting point，MP）是指药物按照规定的方法测定，由固体熔化成液体的温度、熔融同时分解的温度或在熔化时自初熔至全熔的一段温度。"初熔"是指供试品在毛细管内开始局部液化出现明显液滴时的温度；"全熔"是指供试品全部液化时的温度；"熔融同时分解"是指供试品在一定温度下熔融同时产生气泡、变色或浑浊等现象。

熔点是大多数固体有机药物重要的物理常数。测定熔点的药品，应是遇热晶型不转化，其初熔点和全熔点容易分辨的药品。药品若纯度低，则熔点下降，熔距延长。因此通过测定药物的熔点，不但可以鉴别药物的真伪，也可用于检查药品的纯度。除直接测定外，有些药品也可经过化学反应转换成另一种物质后测定熔点进行鉴别。

（2）测定方法 《中国药典》四部通则0612规定采用毛细管法测定熔点。根据供试品性质的不同分为第一法、第二法和第三法测定方法，分别用于测定易粉碎的固体药品、不易粉碎的固体药品和凡士林及其类似物质。药品质量标准在正文"性状"项下规定了品种药物应选用的方法，如在"品种"项下未注明方法时，均系指采用第一法。测定时，应根据《中国药典》规定的方法、规定的操作条件和判定标准进行测定，才能获得准确的结果。

（3）测定时的注意事项 影响熔点测定的因素较多。传温液的种类和升温速度，毛细管的内径和壁厚及其洁净与否，供试品装入毛细管内的高度及其紧密程度，温度计的准确度，以及结果判断的正确性均可影响测定结果。为使测定结果准确，应严格按照《中国药典》的规定进行操作。

（4）应用 对乙酰氨基酚 本品熔点为168~172℃。

2. 吸收系数

（1）基本概念 吸收系数（absorption coefficient）是指在一定波长、温度和溶剂等条件下，某物质在单位浓度、单位液层厚度时的吸光度。它随波长的改变和被测物质性质不同而变化，是反映物质吸光性质的重要物理常数。若被测溶液只含单一吸光物质时，将被测溶液放入液层厚度为 L 的吸收池中，由实验测得吸光度 A，根据 Lambert-Beer 定律，即 $E=A/CL$，即可计算出溶液中该物质的吸收系数 E。由于物质浓度的计量单位不同，吸收系数有不同的表示方式。摩尔吸收系数（ε）是吸光物质浓度为1摩尔/升（mol/L），液层厚度为1cm时的吸光度值；百分吸收系数（$E_{1cm}^{1\%}$）是吸光物质浓度为1%（g/ml），液层厚度为1cm时的吸光度值，《中国药典》采用百分吸收系数。

（2）测定方法 精密称取已知含量的供试品或对照品适量（3份），用规定的溶剂配制成吸光度在0.6~0.8之间的溶液，再精密吸取适量，用同批溶剂将溶液稀释1倍，使溶液吸光度在0.3~0.4之间，以配制供试品溶液的同批溶剂为空白，在规定的波长处分别将两种溶液于5台不同的紫外-可见分光光度计上测定吸光度，计算吸收系数。

（3）测定时的注意事项 ①仪器校正：应严格按照《中国药典》四部通则0401紫外-可见分光光度

法项下的仪器校正和检定方法进行仪器校正。控制测定环境的温度为 25℃±2℃。质量标准起草时，所选用的分光光度计应尽量为市场上的主流仪器，并且同一台仪器测定结果的相对标准差不得超过 1.0%，各台仪器测得结果的相对标准差不得超过 1.5%，以平均值确定为该品种的吸收系数。②溶剂选择：在测定波长处，溶剂的吸收应无干扰。应选择价廉、易得、低毒的溶剂，避免使用低沸点、易挥发的溶剂。常用的溶剂有 0.1mol/L 的盐酸溶液、0.1mol/L 氢氧化钠溶液和甲醇等，也可使用缓冲溶液。③供试品处理：一般取干燥的供试品测定，但如果供试品不稳定，可用未经干燥的供试品测定，然后再另取供试品测定干燥失重后，计算时扣除。

（4）应用

贝诺酯　取本品，精密称定，加无水乙醇溶解并定量稀释制成每 1ml 中约含 7.5μg 的溶液，照紫外-可见分光光度法（通则 0401）测定，在 240nm 的波长处测定吸光度，吸收系数（$E_{1cm}^{1\%}$）为 730~760。

3. 比旋度

（1）基本概念　当平面偏振光通过含有不对称因素的某些手性化合物的液体或溶液时，偏振光的振动平面会发生向左或向右偏转，这种现象称为旋光现象（optical rotation），旋转的角度称为旋光度。迎着光传播的方向观察，逆时针方向旋转定义为左旋，以符号"-"表示；顺时针方向旋转定义为右旋，以符号"+"表示。

在一定波长与温度下，偏振光通过长 1dm 且每 1ml 中含有手性化合物 1g 的溶液时，测得的旋光度称为比旋度（specific rotation）。旋光度与比旋度间的关系式如下。

对液体供试品

$$[\alpha]_D^t = \frac{\alpha}{ld} \tag{2-1}$$

对固体供试品

$$[\alpha]_D^t = \frac{100\alpha}{lc} \tag{2-2}$$

式中，$[\alpha]$ 为比旋度；D 为钠光谱的 D 线；t 为测定时的温度，℃；l 为测定管的长度，dm；α 为测得的旋光度；d 为液体的相对密度；c 为每 100ml 溶液中含有被测物质的重量（按干燥品或无水物计算），g。

比旋度是手性化合物重要的物理常数。手性化合物的旋光度与以下因素有关：①旋光物质的化学结构；②平面偏振光的波长；③供试品溶液的温度；④供试品溶液的浓度及液层厚度，浓度越大，液层越厚，则偏振面旋转的角度也越大，即旋光度越大。

由于药物作用的体内环境如受体、酶等具有立体选择性，而手性药物的药理作用是通过与体内生物大分子之间严格的手性匹配实现的，因此有些药物的左旋体和右旋体表现出不同的生物活性。例如，奎宁和奎尼丁化学结构完全相同，但由于含有不对称的手性碳原子，两者的立体结构不同，互为光学对映体。奎宁为左旋体，主要用于治疗疟疾；奎尼丁为右旋体，主要用于治疗心律不齐，心房纤颤。手性药物的两个对映体旋光度数值相同但旋光方向相反，当手性药物含有对映体杂质时，药物的比旋度会有所改变，故测定比旋度不但可以鉴别手性药物的真伪，而且也可用于手性药物的检查和含量测定，如硫酸阿托品中杂质莨菪碱的检查；葡萄糖注射液、葡萄糖氯化钠注射液、右旋糖酐氯化钠注射液和右旋糖酐葡萄糖注射液等的含量测定。

（2）测定方法　按《中国药典》四部通则 0621 测定。除另有规定外，供试液的测定温度应为 20℃±0.5℃，使用波长 589.3nm 的钠光谱的 D 线。将测定管用供试液体或固体药品的供试品溶液冲洗数次，缓缓注入旋光计的样品管中，注意光路中不要有气泡。置于旋光计内检测读数。旋光度读数应重复 3 次，取其平均值。根据旋光度和溶液的浓度与液层厚度，计算比旋度。

（3）测定时的注意事项　①仪器校正：使用读数可至 0.01°的旋光计，用标准石英旋光管进行检定，读数误差应符合规定。纯液体样品测定时以干燥的空白测定管校正仪器零点，溶液样品则用空白溶剂校正仪器零点。每次测定前均应校正，测定后再校正 1 次，以确定测定时零点有无变化。如第二次校正时观察到零点有变化，应重新测定。供试品测定与空白溶剂校正应用同一测定管，并且每次测定应保持测定管方向、位置不变。②温度控制：配制溶液及测定时，均应调节温度至 20℃±0.5℃或各药品项下规定的温度。③供试液制备：澄清的液体样品可直接测定。固体样品按照各药品项下的方法配制供试品溶液，并以干燥品（检查干燥失重的品种）或无水物（检查水分的品种）计算。供试液应澄清，如有浑浊或含有混悬的小粒，应预先滤过，并弃去初滤液，取续滤液测定。

（4）应用

维生素 C

取本品，精密称定，加水溶解并定量稀释成每 1ml 中约含 0.10g 的溶液，依法测定（通则 0621），比旋度为 +20.5°至 +21.5°。

二、一般鉴别试验

一般鉴别试验（universal identification test）是指以某一类药物的化学结构及其物理化学性质为依据，通过化学反应来鉴别该类药物真伪的方法。对无机药物是根据其组成的阳离子和阴离子如 Na^+、K^+、Cl^-、SO_4^{2-} 的特殊反应进行鉴别；对有机药物，如枸橼酸、酒石酸等有机酸盐，以及芳香第一胺类、丙二酰脲类等，则大都采用典型的官能团反应进行鉴别。收载于《中国药典》四部通则项下的一般鉴别试验所包括的项目主要有：丙二酰脲类、托烷生物碱类、芳香第一胺类、有机氟化物、无机金属盐类、有机酸盐、无机酸盐等。下面介绍一般鉴别试验的原理和方法。

（一）无机阴离子的鉴别

1. 氟化物 含氟、氯、溴、碘元素的药物，应根据卤素在分子中所处的状态，选择适宜的预处理方法。无机盐可以直接取样鉴别，有机卤素化合物则应根据卤素与有机分子结合的牢固程度选择适宜的方法进行有机破坏后再进行鉴别。

含氟的药物一般为有机氟化物，在鉴别前应先进行有机破坏。方法为：取供试品约 7mg，照氧瓶燃烧法进行有机破坏，用水 20ml 与 0.01mol/L 氢氧化钠溶液 6.5ml 为吸收液，待燃烧完毕后，充分振摇；取吸收液 2ml，加茜素氟蓝试液 0.5ml，再加 12% 醋酸钠的稀醋酸溶液 0.2ml，用水稀释至 4ml，加硝酸亚铈试液 0.5ml，即显蓝紫色，同时做空白对照试验。

在上述方法中，有机氟化物经氧瓶燃烧法破坏后，被碱性溶液吸收成为无机氟化物后，与茜素氟蓝和硝酸亚铈试液在 pH4.3 的弱酸性条件下生成蓝紫色配位化合物。

反应式为：

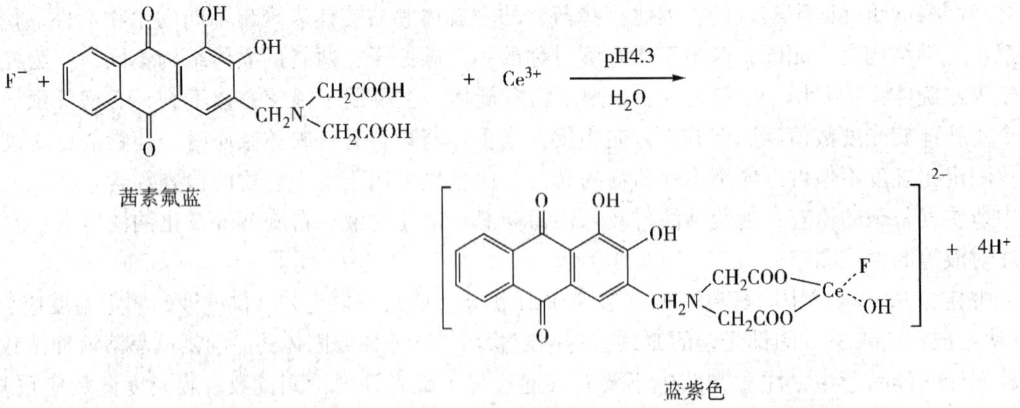

常见的含氟元素药物，如地塞米松、倍他米松、哈西奈德等肾上腺皮质激素，氧氟沙星、环丙沙星和依诺沙星等喹诺酮类抗菌药，有机破坏后均可采用本法进行鉴别。

2. 氯化物

（1）取供试品溶液，加稀硝酸使成酸性后，加硝酸银试液，即生成白色絮状沉淀；分离，沉淀加氨试液，即溶解，再加稀硝酸，沉淀复生成。

反应式为：

$$Cl^- + Ag^+ \longrightarrow AgCl\downarrow \quad （白色絮状沉淀）$$

$$AgCl + 2NH_3 \longrightarrow \left[Ag(NH_3)_2 \right]^+ + Cl^-$$

$$\left[Ag(NH_3)_2 \right]^+ + Cl^- + 2HNO_3 \longrightarrow AgCl\downarrow + 2NH_4NO_3$$

（2）取供试品少量，置试管中，加等量的二氧化锰，混匀，加硫酸湿润，缓缓加热，即产生氯气，能使湿润的碘化钾淀粉试纸显蓝色。

反应式为：

$$2Cl^- + MnO_2 + 2H_2SO_4 \longrightarrow MnO_4 + Cl_2\uparrow + 2H_2O + SO_4^{2-}$$

$$Cl_2 + 2I^- \longrightarrow 2Cl^- + I_2$$

含氯元素的药物很多，有些药物是以有机氯的形式存在，但更多的是有机药物为增加溶解性能而制备成的盐酸盐。无机盐一般可直接取样进行鉴别；生物碱或其他有机碱的盐酸盐，须先加氨试液使成碱性，将析出的沉淀滤过除去，取滤液进行试验；有机氯的药物则需先行有机破坏后再进行鉴别。例如《中国药典》中盐酸二甲双胍的鉴别：本品的水溶液显氯化物的鉴别反应。

3. 溴化物

（1）取供试品溶液，滴加硝酸银试液，即生成淡黄色凝乳状沉淀；分离，沉淀能在氨试液中微溶，但在硝酸中几乎不溶。

反应式为：

$$Br^- + Ag^+ \longrightarrow AgBr\downarrow （淡黄色凝乳状沉淀）$$

（2）取供试品溶液，滴加氯试液，溴即游离，加三氯甲烷振摇，三氯甲烷层显黄色或红棕色。

反应式为：

$$2Br + Cl_2 \longrightarrow Br_2 + 2Cl^-$$

常见的含溴元素的药物有氢溴酸东莨菪碱和氢溴酸烯丙吗啡等生物碱的氢溴酸盐，以及苯扎溴铵、度米芬、溴新斯的明等，均可采用本法或有机破坏后采用本法进行鉴别。

4. 碘化物

（1）取供试品溶液，滴加硝酸银试液，即生成黄色凝乳状沉淀；分离，沉淀在硝酸或氨试液中均不溶解。

反应式为：

$$I^- + Ag^+ \longrightarrow AgI\downarrow （黄色凝乳状沉淀）$$

（2）取供试品溶液，加少量的氯试液，碘即游离；如加三氯甲烷振摇，三氯甲烷层显紫色；如加淀粉指示液，溶液显蓝色。

反应式为：

$$2I^- + Cl_2 \longrightarrow I_2 + 2Cl^-$$

常见的含碘元素的药物有泛影酸和胆影酸等诊断用药，以及碘化钾和碘酸钾等补碘剂，均可采用本法或有机破坏后采用本法进行鉴别。

5. 硫酸盐

（1）取供试品溶液，滴加氯化钡试液，即生成白色沉淀；分离，沉淀在盐酸或硝酸中均不溶解。

反应式为：

$$SO_4^{2-} + Ba^{2+} \longrightarrow BaSO_4\downarrow （白色沉淀）$$

（2）取供试品溶液，滴加醋酸铅试液，即生成白色沉淀；分离，沉淀在醋酸铵试液或氢氧化钠试液中溶解。

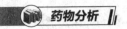

反应式为：

$$SO_4^{2-}+Pb(Ac)_2 \longrightarrow PbSO_4\downarrow（白色沉淀）+2Ac^-$$

$$PbSO_4+2Ac^- \longrightarrow Pb(Ac)_2+SO_4^{2-}$$

$$PbSO_4+4OH^- \longrightarrow PbO_2^{2-}+SO_4^{2-}+2H_2O$$

$PbSO_4$沉淀遇醋酸生成离解度极小的醋酸铅而溶解；又因为铅具有酸碱两性，所以$PbSO_4$沉淀遇NaOH也可溶解。

（3）取供试品溶液，加盐酸，不能生成白色沉淀，从而与硫代硫酸盐相区别。

临床上为硫酸盐的药物很多。无机盐一般可直接取样进行鉴别，含硫元素的药物经处理成硫酸盐的形式后，也可采用硫酸盐的反应进行鉴别。例如，《中国药典》中丙磺舒的鉴别：取本品约0.1g，加氢氧化钠1粒，小火加热熔融数分钟，放冷，残渣加硝酸数滴，再加盐酸溶解使成酸性，加水少许稀释，滤过，滤液显硫酸盐的鉴别反应。

6. 硝酸盐

（1）取供试品溶液，置于试管中，加等量的硫酸，小心混合，放冷后，沿管壁加硫酸亚铁试液，使成两液层，交界面显棕色。

反应式为：

$$3Fe^{2+}+NO_3^-+4H^+ \longrightarrow 3Fe^{3+}+NO+2H_2O$$

$$Fe^{2+}+NO \longrightarrow FeNO^{2+}（棕色配位化合物）$$

在溶液中，Fe^{2+}与NO作用生成棕色配位离子。操作时应缓慢小心沿管壁加硫酸亚铁试液，应使成两液层，观察液层交界面的颜色。

（2）取供试品溶液，加硫酸与铜丝（或铜屑），加热，即发生红棕色的蒸气。

反应式为：

$$Cu+2NO_3^-+4H^+ \xrightarrow{\triangle} Cu^{2+}+2NO_2\uparrow（红棕色蒸气）+2H_2O$$

（3）取供试品溶液，滴加高锰酸钾试液，紫色不应褪去，从而与亚硝酸盐相区别。

常见为硝酸盐的药物多为生物碱的硝酸盐，如硝酸毛果芸香碱等，可采用本法进行鉴别。

7. 磷酸盐

（1）取供试品的中性溶液，加硝酸银试液，即生成浅黄色沉淀；分离，沉淀在氨试液或稀硝酸中均易溶解。

$$PO_4^{3-}+3Ag^+ \longrightarrow Ag_3PO_4\downarrow（黄色沉淀）$$

$$Ag_3PO_4+2H^+ \longrightarrow 3Ag^+ +H_2PO_4^-$$

（2）取供试品溶液，加氯化铵镁试液，即生成白色结晶性沉淀。

反应式为：

$$HPO_4^{2-}+NH_3+Mg^{2+} \longrightarrow MgNH_4PO_4\downarrow（白色结晶性沉淀）$$

氯化铵镁试液，又称镁混合试剂，由$MgCl_2$、NH_3和NH_4Cl组成。

（3）取供试品溶液，加钼酸铵试液与硝酸后，加热，即生成黄色沉淀；分离，沉淀能在氨试液中溶解。

反应式为：

$$PO_4^{3-}+3NH_4^++12MoO_4^{2-}+24H^+ \longrightarrow (NH_4)_3[P(Mo_3O_{10})_4]\downarrow（黄色沉淀）+12H_2O$$

$$(NH_4)_3[P(Mo_3O_{10})_4]+23NH_4OH \longrightarrow (NH_4)_2HPO_4+12(NH_4)_2MoO_4+11H_2O$$

常见为磷酸盐的药物如磷酸氢钙、磷酸可待因、磷酸丙吡胺等，以及磷酸哌嗪、磷酸伯氨喹和磷酸哌喹等抗疟药，均可采用本法进行鉴别。

（二）无机阳离子的鉴别

1. 钠盐

（1）取铂丝，用盐酸湿润后，蘸取供试品，在无色火焰中燃烧，火焰即显鲜黄色。

钠的火焰光谱在可见光区有 589.0nm、589.6nm 主要谱线，故其燃烧的火焰显黄色。本反应灵敏，最低检出量为 0.1ng 钠离子。

（2）取供试品约 100mg，置 10ml 试管中，加水 2ml 溶解，加 15% 碳酸钾溶液 2ml，加热至沸，不得有沉淀生成；加焦锑酸钾试液 4ml，加热至沸，置冰水浴中冷却，必要时，用玻璃棒摩擦试管内壁，应有致密的沉淀生成。

反应式为：

$$2Na^+ + K_2H_2Sb_2O_7 \longrightarrow 2K^+ + Na_2H_2Sb_2O_7 \downarrow$$

钠离子与焦锑酸钾作用，在一定浓度的乙醇溶液中生成难溶的焦锑酸钠沉淀，所产生的浊度与钠含量在一定范围内呈直线关系。由于反应中生成物的溶解度较大，所以反应后应置冰水浴中冷却，必要时，还需用玻璃棒摩擦试管壁，以促进沉淀的生成。

临床上以钠盐形式存在的药物很多。在质量标准中，上述两个反应可同时使用，也可单独使用焰色反应。

2. 钾盐

（1）取铂丝，用盐酸湿润后，蘸取供试品，在无色火焰中燃烧，火焰即显紫色。

钾的火焰光谱在可见光区有 766.49nm、769.90nm 等主要谱线，故钾盐的燃烧火焰显紫色。如有钠盐共存，因钠焰灵敏度很高，对钾焰的观察有干扰，需透过蓝色钴玻璃将钠焰黄色滤去，此时观察到的火焰显粉红色。

（2）取供试品，加热炽灼除去可能含有的铵盐，放冷后，加水溶解，再加 0.1% 四苯硼钠溶液与醋酸，即生成白色沉淀。

反应式为：

$$K^+ + \left[B(C_6H_5)_4 \right]^- \longrightarrow K\left[B(C_6H_5)_4 \right] \downarrow (白色沉淀)$$

常见的钾盐药物有青霉素钾、枸橼酸钾、高锰酸钾及氯化钾等，均可采用本法进行鉴别。

3. 钙盐

（1）取铂丝，用盐酸湿润后，蘸取供试品，在无色火焰中燃烧，火焰即显砖红色。

钙的火焰光谱在可见光区有 622nm、554nm、442.67nm、602nm 几条主要谱线，其中以 622nm 波长的谱线最强，故钙盐的燃烧火焰显砖红色。

（2）取供试品溶液（1→20），加甲基红指示液 2 滴，用氨试液中和，再滴加盐酸至恰呈酸性，加草酸铵试液，即生成白色沉淀；分离，沉淀不溶于醋酸，但可溶于盐酸。

反应式为：

$$Ca^{2+} + C_2O_4^{2-} \xrightarrow{pH \approx 4} CaC_2O_4 \downarrow (白色沉淀)$$

草酸钙沉淀在醋酸中不溶，在盐酸等强酸中可生成草酸而使沉淀溶解。

常见的钙盐药物有葡萄糖酸钙、乳酸钙、氯化钙、碳酸钙等补钙剂，均可采用本法进行鉴别。

4. 铵盐

（1）取供试品，加过量氢氧化钠试液后，加热，即产生氨臭；遇用水湿润的红色石蕊试纸，能使之变蓝色，并能使硝酸亚汞试液湿润的滤纸显黑色。

反应式为：

$$NH_4^+ + OH^- \longrightarrow NH_3\uparrow + H_2O$$

$$4NH_3 + 2Hg_2(NO_3)_2 + H_2O \longrightarrow \left[O{<}^{Hg}_{Hg}{>}NH\right]\cdot NO_3 + 2Hg\downarrow + 3NH_4NO_3$$

（2）取供试品溶液，加碱性碘化汞钾试液1滴，即生成红棕色沉淀。

反应式为：

$$2HgI_4^{2-} + NH_3 + 2OH^- \longrightarrow \left[O{<}^{Hg}_{Hg}{>}NH\right]\cdot I\downarrow + 6I^- + HI + H_2O$$

（红棕色沉淀）

本法专属性强、灵敏度高，最低检出量为0.05 μg。

含氮元素的药物很多，理论上含氮元素的药物均可通过预处理，将氮元素转化成NH_4^+的形式，采用上述方法鉴别，但实际应用并不多。《中国药典》氯化铵等药物采用上述方法进行鉴别。

（三）有机酸盐的鉴别

1. 枸橼酸盐

（1）取供试品溶液2ml（约相当于枸橼酸10mg），加稀硫酸数滴，加热至沸，加高锰酸钾试液数滴，振摇，紫色即消失；溶液分成两份，一份中加硫酸汞试液1滴，另一份中逐滴加入溴试液，均生成白色沉淀。

反应式为：

$$2HO{-}\underset{\substack{|\\CH_2-COOH}}{\overset{\substack{CH_2-COOH\\|}}{C}}{-}COOH + O_2 \xrightarrow{H^+} 2\underset{\substack{|\\CH_2-COOH}}{\overset{\substack{CH_2-COOH\\|}}{C}}{=}O + 2CO_2\uparrow + 2H_2O$$

$$2HgSO_4 + 2H_2O \longrightarrow Hg_2(OH)_2SO_4 + H_2SO_4$$

$$\underset{\substack{|\\CH_2-COOH}}{\overset{\substack{CH_2-COOH\\|}}{C}}{=}O + \underset{HOHg}{\overset{HOHg}{>}}S{<}^O_O \longrightarrow \underset{\substack{|\\CH_2-COOHgO}}{\overset{\substack{CH_2-COOHgO\\|}}{C}}{=}O \cdot S{<}^O_O \downarrow + 2H_2O$$

（白色沉淀）

$$\underset{\substack{|\\CH_2-COOH}}{\overset{\substack{CH_2-COOH\\|}}{C}}{=}O + 5Br_2 \longrightarrow \underset{\substack{|\\CBr_3}}{\overset{\substack{CHBr_2\\|}}{C}}{=}O\downarrow + 2CO_2\uparrow + 5HBr$$

（白色沉淀）

本反应灵敏度较低，需样品量较大。

（2）取供试品约5mg，加吡啶-醋酐（3:1）约5ml，振摇，即生成黄色到红色或紫红色溶液。

枸橼酸的化学名为2-羟基丙烷-1，2，3-三羧酸。常见的枸橼酸盐药物有枸橼酸钠、枸橼酸钾、枸橼酸乙胺嗪、枸橼酸芬太尼、枸橼酸哌嗪、枸橼酸喷托维林和枸橼酸氯米芬等，均可采用上述试验进行鉴别。

2. 酒石酸盐

（1）取供试品的中性溶液，置洁净的试管中，加氨制硝酸银试液数滴，置水浴中加热，银即游离并附在试管的内壁生成银镜。

反应式为：

$$\begin{array}{c} HO-CH-COOH \\ | \\ HO-CH-COOH \end{array} + 2Ag(NH_3)_2OH \xrightarrow{\triangle} 2Ag\downarrow + \begin{array}{c} HO-C-COONH_4 \\ \| \\ HO-C-COONH_4 \end{array} + 2NH_3\uparrow + 2H_2O$$
（银镜生成）

（2）取供试品溶液，加醋酸成酸性后，加硫酸亚铁试液 1 滴和过氧化氢试液 1 滴，待溶液褪色后，用氢氧化钠试液碱化，溶液即显紫色。

反应式为：

$$\begin{array}{c} HO-CH-COOH \\ | \\ HO-CH-COOH \end{array} + H_2O_2 \longrightarrow \begin{array}{c} HO-C-COOH \\ \| \\ HO-C-COOH \end{array} + 2H_2O$$

$$3\begin{array}{c} HO-C-COOH \\ \| \\ HO-C-COOH \end{array} + Fe(CH_3COO)_3 + 6NaOH \longrightarrow Na_3\left[\left(\begin{array}{c} HO-C-COO \\ \| \\ HO-C-COO \end{array}\right)_3 Fe\right] + 3CH_3OONa$$
（紫色配位化合物）

酒石酸的化学名为 2，3-二羟基丁二酸。常见的酒石酸盐药物有酒石酸麦角胺、酒石酸长春瑞滨和酒石酸美托洛尔。例如，《中国药典》酒石酸美托洛尔的鉴别：取本品约 0.3g，置洁净的试管中，加水 10ml 溶解，加过量硝酸银试液，即生成白色沉淀，滴加氨试液恰使沉淀溶解后，将试管置水浴中加热，银即游离并附在试管的内壁生成银镜。

3. 醋酸盐 取供试品，加硫酸和乙醇后加热，产生乙酸乙酯的香气。

反应式为：

$$CH_3COOH + CH_3CH_2OH \xrightarrow{\triangle} CH_3COOC_2H_5 + H_2O$$

醋酸和冰醋酸等可用本法鉴别，含有醋酸酯结构的药物水解后也可采用本法鉴别。例如，《中国药典》醋酸地塞米松的鉴别：取本品约 50mg，加乙醇制氢氧化钾试液 2ml，置水浴上加热 5 分钟，放冷，加硫酸溶液（1→2）2ml，缓缓煮沸 1 分钟，即产生乙酸乙酯的香气。

4. 乳酸盐 取供试品溶液 5ml（约相当于乳酸 5mg），置于试管中，加溴试液 1ml 与稀硫酸 0.5ml，置水浴上加热，并用玻棒小心搅拌至褪色，加硫酸铵 4g，混匀，沿管壁逐滴加入 10% 亚硝基铁氰化钠的稀硫酸溶液 0.2ml 和浓氨试液 1ml，使成两液层；在 30 分钟内，两液层的交界面处出现一暗绿色的环。

反应式为：

$$\begin{array}{c} CH_3 \\ | \\ HC-OH \\ | \\ COO^- \end{array} + Br_2 + H^+ \longrightarrow CH_3CHO + CO_2\uparrow + 2HBr$$

$$CH_3CHO + [Fe(CN)_5NO]^{2-} + 2OH^- \longrightarrow [Fe(CN)_5O{=}CHCHO]^{4-} + 2H_2O$$
（暗绿色）

乳酸的化学名为 2-羟基丙酸。常见的乳酸盐药物有乳酸钠、乳酸钙和乳酸环丙沙星等，均可采用本法进行鉴别。

丙二酰脲类反应的原理与方法参见第七章、水杨酸盐类反应的原理与方法参见第八章、芳香第一胺类反应的原理与方法参见第九章、托烷生物碱类反应的原理与方法参见第十章。

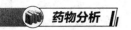

三、专属鉴别试验

药物的专属鉴别试验（specific identification test）是证实某一种药物的依据，它是根据某一种药物化学结构的差异及其所引起的物理化学特性不同，选用某些特有的灵敏的定性反应来鉴别药物的真伪。例如巴比妥类药物含有丙二酰脲母核，主要的区别在于5，5-位取代基和2-位取代基的不同：苯巴比妥含有苯环，司可巴比妥含有双键，硫喷妥钠含有硫原子，可根据这些取代基的性质，采用各自的专属反应鉴别。

一般鉴别试验是以某些类别药物的共同化学结构为依据，根据其相同的物理化学性质进行药物真伪的鉴别，以区别不同类别的药物。而专属鉴别试验是在一般鉴别试验的基础上，利用各种药物的化学结构差异来鉴别药物，用以区别同类药物或具有相同化学结构部分的各个药物单体，达到最终确证药物真伪的目的。

第二节　鉴别方法

药物的鉴别方法要求专属性强，耐用性好，灵敏度高，操作简便、快速等。对于化学药物常用的鉴别方法有化学法、光谱法、色谱法和生物学方法。对于中药的鉴别还有显微鉴别法和特征图谱或指纹图谱鉴别法。

一、化学鉴别法

利用化学反应对药物进行鉴别的方法为化学鉴别法（chemical identification）。化学鉴别法为经典的鉴别试验方法，由于操作简便、快速，在质量标准中用得较多。按照反应产生的现象不同，化学鉴别法又分为颜色变化鉴别法、沉淀生成鉴别法、气体生成鉴别法、荧光反应鉴别法和衍生物生成熔点测定法等。

（一）颜色变化鉴别法

1. 方法特点　颜色变化鉴别法是在供试品溶液中加入适当的试剂，在一定条件下进行反应，观察反应过程颜色变化的鉴别方法。方法简便、快速，应用广泛。在鉴别中，大多数试验是观察加入试剂后，产生颜色的反应，也有观察加入试剂后，药物使试剂褪色的反应。应用较多的试剂有三氯化铁、硫酸铜、硝酸银和无机矿酸等，无机矿酸中又以浓硫酸用得较多。

2. 应用

苯巴比妥　取本品约10mg，加硫酸2滴与亚硝酸钠约5mg，混合，即显橙黄色，随即转橙红色。

盐酸土霉素　取本品约0.5mg，加硫酸2ml，即显深朱红色；再加水1ml，溶液变为黄色。

维生素C　取本品约0.2g，加水10ml溶解后，取溶液5ml，加二氯靛酚钠试液1~2滴，试液的颜色即消失。

（二）沉淀生成鉴别法

1. 方法特点　沉淀生成鉴别法是在供试品溶液中加入适当的试剂，在一定条件下进行反应，观察所生成沉淀的鉴别方法。方法简便、快速，应用广泛。如生物碱类药物与生物碱沉淀试剂的反应、含还原性基团的银镜反应等。

2. 应用

异烟肼　取本品约10mg，置试管中，加水2ml溶解后，加氨制硝酸银试液1ml，即产生气泡与黑色浑浊，并在试管壁上生成银镜。

磺胺嘧啶　取本品约0.1g，加水与0.4%氢氧化钠溶液各3ml，振摇使溶解，滤过，取滤液，加硫酸铜试液1滴，即生成黄绿色沉淀，放置后变为紫色。

（三）气体生成鉴别法

1. 方法特点　气体生成反应法是在供试品溶液中加入适当的试剂，在一定条件下进行反应，观察所生成气体的鉴别方法。方法专属性强。大多数的胺（铵）类药物、酰脲类药物及某些酰胺类药物，可经强碱处理后，加热，产生氨（胺）气，有特殊臭味，并可使红色的石蕊试纸变蓝；乙酸酯和乙酰胺类药物，经硫酸水解后，加乙醇可产生乙酸乙酯的香味；含碘的药物，直火加热生成紫色的碘蒸气，这些反应均可用于药物的鉴别。

2. 应用

泛影酸 取本品约 10mg，置坩埚中，小火加热，即产生紫色的碘蒸气。

（四）荧光反应鉴别法

1. 方法特点 荧光反应鉴别法是将供试品溶解在适当溶剂中，直接观察或加入试剂反应后观察荧光的鉴别方法。本法灵敏度较高、专属性较强。许多中药及其制剂含有荧光物质，或与试剂反应后生成荧光物质，故可采用本法进行鉴别。

2. 应用

维生素 B$_1$ 取本品约 5mg，加氢氧化钠试液 2.5ml 溶解后，加铁氰化钾试液 0.5ml 与正丁醇 5ml，强力振摇 2 分钟，放置使分层，上面的醇层显强烈的蓝色荧光；加酸使成酸性，荧光即消失；再加碱使成碱性，荧光又显出。

（五）衍生物生成熔点测定法

1. 方法特点 对于某些熔点过高、对热不稳定或熔点不敏锐的药物，可通过加入试剂使药物与试剂反应生成衍生物后再测定熔点的方法予以鉴别。制备衍生物应根据药物的结构和性质，选择适宜的条件进行。制备衍生物一般需经洗涤、干燥后方能测定熔点，故样品用量较大、操作复杂费时。但由于方法专属性较强，故目前仍可采用。

2. 应用

硫酸胍乙啶 取本品约 30mg，加水 20ml 溶解后，加入氢氧化钠试液 2ml，再加三硝基苯酚试液 25ml，即有黄色沉淀析出，滤过，沉淀用水洗净后，在 100℃ 干燥，依《中国药典》中的方法测定，熔点为 156~162℃，熔融时同时分解。

二、光谱鉴别法

药物分子由于结构不同，对光能的吸收特性不同，即对不同波长范围的光谱吸收强度存在差异。根据吸收光谱特征可对药物进行鉴别，通常称为光谱法（spectrometry）。常用的光谱法有紫外-可见分光光度法、红外分光光度法、荧光分光光度法、原子吸收分光光度法及 X 射线粉末衍射法。

（一）紫外-可见分光光度法

紫外-可见光谱是一种电子光谱，即物质分子吸收适宜能量的光子后，引起电子能级的跃迁所产生的吸收光谱。利用紫外-可见光谱对物质进行分析的方法称为紫外-可见分光光度法（ultraviolet-visible spectrometry，UV-Vis）。具有共轭结构的有机药物，一般在波长 200~400nm 的紫外光区和 400~760nm 的可见光区有明显的吸收，同一物质在相同的条件下测得的紫外吸收光谱应具有完全相同的特征，故常用于鉴别。

1. 常用方法 使用紫外-可见分光光度计（ultraviolet-visible spectrometer）测定。按规定的方法，取供试品适量，在适当的溶剂中制成溶液，在紫外-可见分光光度计上测定。常用于溶解样品的溶媒有 0.1mol/L 盐酸溶液、0.1mol/L 氢氧化钠溶液、缓冲溶液等。光谱的形状、吸收峰数目、吸收峰（或谷）波长的位置、吸光强度及相应的吸收系数等均可作为鉴别的依据，常见的方法有以下几种。

（1）比较吸收光谱的特征参数 测定供试品溶液的最大吸收波长（λ_{max}），最小吸收波长（λ_{min}）、肩峰、吸光度（A）等，并与规定值比较。如果供试品具有不止一个吸收峰时，可同时用几个峰位进行鉴别。

（2）比较吸光度比值 测定规定波长处的吸光度比值 $A_{\lambda_1}/A_{\lambda_2}$，药物在两个波长的吸光度比值与药物浓度无关，是一个常数，故可用于鉴别。

（3）比较吸收光谱　分别测定供试品溶液和对照品溶液在一定波长范围内的吸收光谱，要求两者的吸收光谱应一致。

2. 方法特点　紫外-可见吸收光谱鉴别法操作简便、仪器普及，故应用范围广。但紫外-可见吸收光谱是一种带状光谱，波长范围较窄、光谱较为简单、平坦，曲线形状变化不大，故吸收光谱相同，不一定就是相同的物质。这是由于发色团所产生的吸收峰较宽，若分子中其他部分结构略有不同，对吸收光谱的影响不大。使用紫外-可见吸收光谱法鉴别药物时应注意溶剂的种类、溶液 pH 值及溶液浓度对鉴别试验结果的影响。

3. 应用

布洛芬　取本品，加 0.4% 氢氧化钠溶液制成每 1ml 中含 0.25mg 的溶液，照紫外-可见分光光度法测定（《中国药典》四部通则 0401），在 265nm 与 273nm 的波长处有最大吸收，在 245nm 与 271nm 的波长处有最小吸收，在 259nm 的波长处有一肩峰。

盐酸赛庚啶　取本品，加无水乙醇溶解并稀释制成每 1ml 中约含 16μg 的溶液，照紫外-可见分光光度法测定，在 286nm 的波长处有最大吸收，在 264nm 的波长处有最小吸收；286nm 波长处的吸光度与 264nm 波长处的吸光度的比值应为 1.6~1.8。

（二）红外分光光度法

红外光谱是由物质分子的振动和转动能级跃迁所产生的光谱。利用红外光谱对物质进行分析的方法称为红外分光光度法（infrared spectrophotometry，IR）。同一物质具有相同的振动和转动形式和能级，除部分光学异构体及长链烷烃同系物外，几乎没有两个化合物具有相同的红外光谱，据此可以对化合物进行定性和结构分析。因此，红外分光光度法是原料药与制剂鉴别中专属性最强的方法。

1. 常用方法　使用红外光谱仪或红外分光光度计（infrared spectrometer）测定，记录中红外区域（波长范围：2.5~25μm，即波数范围：4000~400cm^{-1}）的红外吸收光谱图。

样品制备方法有压片法、糊法、膜法、溶液法和气体吸收池法等，固体药物多采用压片法。压片法的基本过程：取供试品约 1~1.5mg，置玛瑙研钵中，加入干燥的溴化钾或氯化钾细粉约 200~300mg（与供试品的比约 200：1）充分研磨混匀，置于直径为 13mm 的压片模具中，使铺展均匀，压模与真空泵连接，抽真空约 2 分钟，加压至（0.8×10^6）kPa（约 8~10T/cm），保持压力 2~5 分钟，撤去压力并放气后取出制成的供试片，目视检测，片子应呈透明状，其中样品分布应均匀，并无明显的颗粒。将制好的片子，装于红外分光光度计的样品池中，依法测定。

制剂采用红外光谱法鉴别时，各品种鉴别项下应明确规定制剂的前处理方法，通常采用溶剂提取法。提取时应选择适宜的溶剂，以尽可能减少辅料的干扰，避免导致可能的晶型转变。提取的样品再经适当干燥后依法进行红外光谱鉴别。

在用红外光谱法进行鉴别时，《中国药典》采用标准图谱对比法，即在规定的条件下测定供试品的图谱，再与《药品红外光谱集》中记载的该品种的标准图谱对照，要求主要峰位、峰形、相对强度应一致。

2. 应用

甲睾酮　本品的红外光吸收图谱应与《药品红外光谱集》中该药品对照的图谱一致。

（三）其他光谱鉴别法

1. 原子吸收分光光度法　原子吸收分光光度法（atomic absorption spectrophotometry，AAS）是利用高温条件下原子蒸气可以吸收由待测元素作为光源的空心阴极灯所发出的特征谱线的性质，对元素进行定性、定量分析的方法。原子吸收分光光度法测量对象是无机金属元素和部分非金属元素。《中国药典》四部通则 0406 收载了原子吸收分光光度法。

2. X 射线粉末衍射法　X 射线粉末衍射（X-Ray diffraction）是用 X 射线通过照射被测物质并记录衍射图像，对晶体物质的空间结构进行分析的方法。X 射线衍射法准确度高、分辨能力强。根据测定对象不同，又分为单晶衍射法和粉末衍射法两种。

那格列奈 取本品，照 X 射线衍射法测定，在衍射角（2θ）3°~60°的范围内扫描，本品的 X 射线粉末衍射图谱应与对照品的图谱一致，且在 2θ 约为 19.6°与 19.9°处应有特征衍射峰，同时在 2θ 约为 4.9°处不得出现衍射峰。

三、色谱鉴别法

药物分子由于结构不同，吸附或分配等性质不同，所以在一定的色谱条件下可产生差速迁移，根据药物分子的保留值等特征色谱参数可对药物进行鉴别。

（一）薄层色谱法

1. 常用方法 一般采用对照品（或标准品）比较法，要求供试品斑点的比移值（R_f 值）及颜色应与对照品斑点一致。可采用同浓度的对照品溶液，在同一块薄层板上点样、展开与检视，供试品溶液所显主斑点的位置与颜色（或荧光）应与对照品溶液的主斑点一致，而且主斑点的大小与颜色的深浅也应大致相同；也可采用供试品溶液与对照品溶液等体积混合，应显示单一、紧密的斑点；或选用与供试品化学结构相似的药物对照品与供试品溶液的主斑点比较，两者位置应不同，或将上述两种溶液等体积混合，应显示两个清晰分离的斑点。如图 2-1 所示。除采用对照品比较外，对于中药及其制剂的鉴别，为增加方法的专属性，还常使用对照药材进行比较。

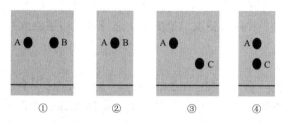

图 2-1 薄层色谱法实例图

①供试品溶液（A）与同浓度对照品溶液（B）分别点样；②供试品溶液（A）与对照品溶液（B）等体积混合后点样；③与供试品化学结构相似的药物对照品溶液（C）和供试品溶液（A）分别点样；④将③项下两种溶液等体积混合后点样

2. 方法特点 薄层色谱法灵敏度高、专属性强、操作简便，故在药物鉴别中应用广泛。操作时应按各品种项下要求对检测方法进行系统适用性试验，使斑点的检测灵敏度、比移值和分离效能符合规定。比移值（R_f）系指从基线至展开斑点中心的距离与从基线至展开剂前沿的距离的比值，如式（2-3）所示。

$$R_f = \frac{从基线至展开斑点中心的距离}{从基线至展开剂前沿的距离} \tag{2-3}$$

鉴别时应特别注意色谱系统的分离效能，要求在对照品与结构相似药物的对照品制成混合对照品溶液的色谱图中，应显示两个清晰分离的斑点。

3. 应用

盐酸土霉素 取本品与土霉素对照品，分别加甲醇溶解并稀释制成每 1ml 中含 1mg 的溶液，作为供试品溶液与对照品溶液；另取土霉素与盐酸四环素对照品，加甲醇溶解并稀释制成每 1ml 中各含 1mg 的混合溶液，作为系统适用性溶液。照薄层色谱法试验，吸取上述三种溶液各 1μl，分别点于同一 G（H）F$_{254}$ 薄层板上，以水-甲醇-二氯甲烷（6∶35∶59）为展开剂，展开，晾干，置紫外光（365nm）灯下检视，系统适用性溶液应显示两个完全分离的斑点，供试品溶液所显主斑点的位置和荧光应与对照品溶液主斑点的位置和荧光相同。

（二）高效液相色谱法

1. 常用方法 使用高效液相色谱仪测定。一般规定按供试品含量测定项下的高效液相色谱条件进行试验。要求供试品和对照品色谱峰的保留时间（t_R）应一致。如图 2-2 所示。

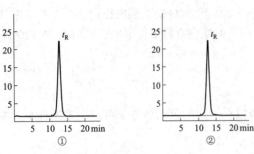

图 2-2 高效液相色谱图
①供试品溶液；②对照品溶液

2. 方法特点 高效液相色谱法具有灵敏度高、专属性强、分析速度快的优点，不受药物气化和热稳定性的限制，适合于大多数药物的鉴别。操作时应按各品种项下要求对检测方法进行系统适用性试验，使理论板数、分离度、重复性和拖尾因子符合要求。为简化操作过程，用高效液相色谱法测定含量的药物，多同时用高效液相色谱法进行鉴别。

3. 应用

地西泮注射液 在含量测定项下记录的色谱图中，供试品溶液主峰的保留时间应与对照品溶液主峰的保留时间一致。

（三）气相色谱法

1. 常用方法 气相色谱法鉴别一般采用对照品（或标准品）比较法，要求供试品的保留时间（t_R）与对照品一致。含量测定方法为内标法时，可要求供试品溶液和对照品溶液色谱图中药物峰的保留时间与内标峰保留时间的比值应相同。

2. 方法特点 气相色谱法具有灵敏度高、专属性强、分析速度快的优点，适合于对热稳定、容易气化药物的鉴别。操作时应按各品种项下要求对检测方法进行系统适用性试验，使理论板数、分离度、重复性和拖尾因子符合要求。

3. 应用

麝香保心丸 取本品约 2g，研碎，加乙醚 5ml，振摇，超声处理 5 分钟，离心，取上清液，作为供试品溶液；药渣备用。另取麝香酮对照品，加乙醚制成每 1ml 含 0.1mg 的溶液，作为对照品溶液。照气相色谱法（通则 0521）试验，以聚乙二醇 20000（PEG-20M）和 5% 二苯基-95% 二甲基聚硅氧烷溶液为混合固定相，涂布浓度分别为 1.64% 和 1.32%，柱长为 2m，柱温为 180℃。分别吸取对照品溶液与供试品溶液适量，注入气相色谱仪。供试品色谱中应呈现与对照品色谱峰保留时间相同的色谱峰。

四、其他鉴别法

1. 显微鉴别法 显微鉴别法（microscopic identification）是指利用显微镜观察生药内部的细胞、组织构造及细胞内含物，描述显微特征，对生药进行鉴别的一种方法。显微鉴别在生药及其制剂的鉴别中广泛使用，一般用于单凭生药性状不易鉴别的生药，性状相似不易区别的多来源生药、破碎生药、粉末生药，以及用粉末生药制成的中药成方制剂的鉴定。

2. 生物学鉴别法 生物学鉴别法是指对于某些有特殊生物效应的药物，可根据药物的药理活性将药物通过一定的途径给予微生物、动物或动物的离体器官，以观察药理作用为判断依据的鉴别方法。按照所用的生物体不同，生物检定法又可分为整体动物试验法、离体组织器官试验法和微生物测定法等。生物学鉴别法可用于抗生素、激素、生化药物和中药的鉴别。

第三节　鉴别反应的条件

鉴别试验是根据药物的结构和物理、化学性质来进行的。理想的鉴别方法要求专属性强、重现性好、灵敏度高、反应速度快、操作简便。为保证试验的可靠性，凡影响试验结果特征的因素，如溶液的酸碱性、溶液的浓度、反应温度、共存物质及反应的介质等条件均应严格控制。

一、溶液的酸碱度

溶液的酸碱度常常影响药物分子的离解状态，也可以影响某些具有氧化还原性质药物的电极电位，

H^+或OH^-还可以催化某些化学反应，因此许多鉴别反应都需要在一定的酸碱度条件下才能进行。

二、溶液的浓度

许多鉴别试验利用的是化学反应现象（沉淀的生成或溶解，颜色的变化，气味的产生）、光谱或色谱参数来判断结果，药物和试剂的浓度直接影响这些变化，均应严格控制。

供试品的取样量应满足鉴别试验的要求。在鉴别试验中一般加入的反应试剂是过量的，所以以溶液的浓度主要是指供试品的浓度。鉴别中应注意鉴别试验的灵敏度（sensitivity）。灵敏度以检测限（limit of detection，LOD）表示，LOD可用最低检出量或最低检出浓度表示。最低检出量是指在一定条件下，某一反应能够观测出试验结果的供试品的最小量；最低检出浓度是指在一定条件下，某一反应能够观测出试验结果的供试品溶液的最低浓度。若药物实际浓度低于此浓度便不能被检出。

三、溶液的温度与反应速度

为便于观察，一般要求鉴别试验应有较快的反应速度。反应速度与药物的结构及反应的类型有关。离子反应一般反应速度较快，而以共价键结合的有机化合物，反应速度较慢。除此之外，反应速度还与温度有关，一般随温度升高10℃，反应速度加快2~4倍，一些鉴别反应需在加热的条件下才能进行。

四、共存物质的干扰

药物中的共存组分，如辅料或复方制剂中其他药物成分，也可能与试剂反应，干扰鉴别试验。这种情况下，可采取提取分离或选择专属性较高的反应来排除干扰。鉴别反应的专属性（specifcity）是指在一定条件下，一个鉴别方法仅对一种成分产生检测信号的性质。药物的鉴别反应要有专属性，共存的药物、附加剂应不干扰鉴别试验。根据反应的专属性可将鉴别试验分为一般鉴别试验和专属鉴别试验。在建立质量标准和进行方法验证时，为避免错误，达到鉴别药物真伪的目的应设计空白试验。空白试验（blank test）是在完全相同的条件下，只用试剂而无待测物存在（用溶剂代替供试品溶液）时的试验，空白试验不出现正反应，说明试剂等不干扰鉴别试验。另外，在鉴别反应中也常用已知物质的溶液代替供试品溶液，同法操作，称为对照试验（reference test）。对照试验用于检查试剂是否变质失效或反应进行的条件是否控制正常。空白试验和对照试验对于鉴别结果的正确判断有重要意义。

五、反应的介质

大多数鉴别反应是以水为溶剂的，但一些药物可在乙醇或其他溶剂中进行。反应介质不同可得到不同的试验结果，故鉴别试验中应注意控制。

综上所述，有多种因素可影响鉴别试验。因此，在按照药品质量标准的方法进行鉴别时，则应严格按照规定的条件进行试验；在建立鉴别试验方法时，应考察试验条件对结果的影响，选出最佳的鉴别试验条件。

知识拓展

"齐二药"事件

2006年4月，"齐二药"生产的亮菌甲素注射液导致患者出现急性肾功能衰竭症状，13名患者死亡。经专家论证，二甘醇是导致事件中患者急性肾功能衰竭的元凶。经调查，"齐二药"原辅料采购、质量检验工序管理不善，相关主管人员和相关工序责任人违反有关药品采购及质量检验的管理规定，采购人员购进了以二甘醇冒充的丙二醇，质检人员在红外光谱鉴别丙二醇试验中，由于没有红外光谱集，未能与对照的图谱对比，无法判断真伪。致使假药用辅料投入生产，制造出假药亮菌甲素注射液。

药品质量和人民生命息息相关，把握药品质量的真伪优劣是一项重大而艰巨的任务，药学工作者应该严守职业道德和操守，求真求实，守好药品质量控制的最后一道防线。同时，作为一名药物分析工作者，必须要有认真负责、实事求是的工作态度，做好实验记录，尊重原始数据的真实性，诚信出具药品检验报告，对药品质量严格把关，保证药品安全、有效。

本章小结

1. 药物鉴别试验是药品检验工作中的首要任务，只有在药物鉴别无误的情况下，药物的杂质检查和含量测定才有意义。

2. 鉴别试验的目的：判断已知药物的真伪。

3. 性状鉴别包括外观、物理常数和溶解度。

4. 根据适用对象不同，药物的鉴别分为一般鉴别试验和专属鉴别试验。

5. 药物的鉴别方法主要包括化学法、光谱法和色谱法。

6. 影响鉴别反应的因素有溶液酸碱度、溶液浓度、溶液温度、反应速度、共存物质的干扰和反应介质。

练习题

题库

一、选择题

A 型题（最佳选择题）

1. 在药品质量标准中，药品的臭、味等内容归属的项目为（   ）。

    A. 性状   B. 鉴别   C. 检查   D. 含量测定

2. 下列叙述中不准确的说法是（   ）。

    A. 鉴别反应完成需要一定时间   B. 鉴别反应结果与反应介质无关

    C. 鉴别反应要有一定专属性   D. 供试品的取样量对鉴别反应有影响

3. GC 用于鉴别的参数是（   ）。

    A. 峰面积   B. 保留时间   C. 峰高   D. 峰宽

4. 取供试品少量，置试管中，加等量的二氧化锰，混匀，加硫酸湿润，缓缓加热，即产生氯气，能使用水湿润的碘化钾淀粉试纸显蓝色。下列物质可用上述试验鉴别的是（   ）。

    A. 硝酸盐   B. 酒石酸盐   C. 氯化物   D. 硫酸盐

5. 鉴别试验鉴别的药物是（   ）。

    A. 未知药物   B. 储藏在有标签容器中的药物

    C. 结构不明确的药物   D. 结构相似的药物

6. 下列既可反映药物纯度，又可用于鉴别的重要指标是（   ）。

    A. 溶解度   B. 物理常数   C. 外观   D. 检查

7. 用茜素氟蓝试液体系进行有机氟化物的鉴别，生成物的颜色为（   ）。

    A. 蓝紫色   B. 砖红色   C. 蓝色   D. 褐色

B 型题（配伍选择题）

[1-4] 选择对应的答案

A. 砖红色　　　　　　　　　　B. 鲜黄色

C. 紫色　　　　　　　　　　　D. 蓝色

E. 红棕色

1. 钠盐焰色反应的颜色为（　　　）

2. 钾盐焰色反应的颜色为（　　　）

3. 钙盐焰色反应的颜色为（　　　）

4. 取铵盐溶液，加碱性碘化汞钾试液 1 滴，生成沉淀的颜色为（　　　）

X 型题（多项选择题）

1. 药物的性状反映了药物特有的物理性质，一般包括（　　　）。

　　A. 外观　　　　　　　　　　B. 溶解度

　　C. 物理常数　　　　　　　　D. 色谱行为

　　E. 光谱特征

2. 影响鉴别试验的主要因素有（　　　）。

　　A. 溶液的浓度　　　　　　　B. 溶液的温度

　　C. 干扰成分　　　　　　　　D. 反应时间

　　E. 溶液的酸碱度

二、简答题

1. 简述常用的药物鉴别方法。

2. 什么是一般鉴别试验？什么是专属鉴别试验？请举例说明。

（黄　艳　沈报春）

第三章

药物的杂质检查

学习导引

知识要求

1. **掌握** 药物杂质限量的定义及计算方法；药物杂质检查的依据与方法。
2. **熟悉** 药物杂质的来源与分类；氯化物、重金属、砷盐和溶剂残留的检查原理。
3. **了解** 热分析法的基本原理及其在杂质研究中的应用。

能力要求

1. 熟练掌握药物中氯化物、重金属、砷盐和溶剂残留等一般杂质检查的操作技能。
2. 学会应用常用分析方法进行药物中杂质检查。

课堂互动

1. 药物中杂质从何而来？
2. 药物中的一般杂质有哪些？

药物的杂质是指药物中存在的无治疗作用、或影响药物的稳定性和疗效、甚至对人体健康有害的物质。《中国药典》将任何影响药品纯度的物质均称为杂质，这些杂质的存在不仅影响药物的质量，有的还反映出生产过程中存在的问题。对药物所含杂质进行检查既可保证用药的安全、有效，而且可为生产、流通过程的质量保证和企业管理的考核提供依据。

第一节　药物的杂质与限量

一、药物的纯度

药物的纯度是指药物的纯净程度，是反映药品质量的一项重要指标。人类对药物纯度的认识是在防治疾病的实践中积累起来，并随着分离、检测技术的提高而进一步发现药物中存在的新杂质，从而不断提高对药物纯度的要求。如盐酸哌替啶（度冷丁，Ⅰ），早在1948年就被收入《英国药典》并广泛使用，直至1970年经气相色谱分离鉴定，才发现其中还混有两种无效的异构体（Ⅱ）和（Ⅲ）。这两种杂质是生产中因工艺条件控制不当而产生的，它们的含量有时甚至高达20%～30%。目前，《中国药典》《英国药典》《美国药典》均对这些杂质的量加以控制。

药物的纯度和化学试剂的纯度不同。前者主要从用药安全、有效及对药物稳定性的影响等方面考虑，后者是从杂质可能引起的化学变化对使用的影响及试剂的使用范围和使用目的来规定的。

二、杂质的来源

药物中存在的杂质，主要来源于两个方面，即药物的生产过程和药物的贮藏过程。

（一）生产过程引入的杂质

在合成药的生产过程中，未反应完全的原料、反应的中间体和副产物，在精制时未能完全除去，就会成为产品中的杂质。如以工业用氯化钠生产注射用氯化钠，从原料中可能引入溴化物、碘化物、硫酸盐、钾盐、钙盐、镁盐、铁盐等杂质。再如双氯非那胺在合成过程中可能因原料未反应完全而引入邻二氯苯，还可能因二氯磺酰氯氨分解产生氯化铵，引入氯化物。

从植物原料中提取分离药物时，由于植物中常含有与药物结构、性质相近的物质，很难完全分离除去，可能引入产品中。如自阿片提取吗啡，有可能引入罂粟碱及阿片中其他生物碱。从植物中提取的盐酸小檗碱也含有药根碱、巴马汀等其他小檗碱型生物碱。

在药物的生产过程中，有些试剂、溶剂若不能完全除去，也会引入有关杂质。如地塞米松磷酸钠在生产过程中大量使用甲醇和丙酮，有可能残留在成品中。此外，在生产中所用的金属器皿、装置，以及其他不耐酸、碱的金属工具，都可能使产品中引入砷盐，以及铅、铁、铜、锌等金属杂质。

药物在制成制剂的过程中，也可能产生新的杂质。如盐酸普鲁卡因注射剂在高温灭菌过程中，可能水解为对氨基苯甲酸和二乙氨基乙醇，因此《中国药典》中盐酸普鲁卡因原料药对氨基苯甲酸限量为0.5%，而注射剂中对氨基苯甲酸限量为1.2%。

（二）贮藏过程引入的杂质

药物在贮藏过程中，由于贮藏时间过长、包装和保管不善，在外界条件如温度、湿度、日光、空气的影响下或因微生物的作用可能发生水解、氧化、分解、异构化、晶型转变、聚合、潮解和发霉等变化，产生有关杂质。水解反应是药物变质的重要因素，如阿司匹林可水解生成水杨酸和醋酸，阿托品水解生成莨菪醇和消旋莨菪酸等。在酸、碱性条件下或温度高时，水解反应更易发生。具有酚羟基、巯基、亚硝基、醛基及长链共轭双键等结构的药物，在空气中容易被氧化，可使这些药物降效、失效甚至产生毒性。如麻醉乙醚在日光、空气及水分的作用下，易氧化分解为醛及有毒的过氧化物。

三、杂质的分类

药物中的杂质按来源可分为一般杂质和特殊杂质。一般杂质是指在自然界中分布较广泛，在多种药物的生产和贮藏过程中容易引入的杂质，如酸、碱、水分、氯化物、硫酸盐、砷盐、重金属等。特殊杂质是指在特定药物的生产和贮藏过程中引入的杂质。如甲硝唑中的2-甲基-5-硝基咪唑、阿司匹林中的水杨酸。

药物中所含的杂质按其结构又可分为无机杂质和有机杂质。无机杂质有氯化物、硫酸盐、硫化物、氰化物、重金属等。有机杂质可能在药物或制剂生产或贮藏中引入，包括引入的原料、中间体、副产物、分解产物、异构体和残留溶剂等，这些杂质可能是已知的也可能是未知的，由于其化学结构一般与活性成分类似或具有渊源关系，通常又称之为有关物质。

杂质按其性质还可以分为信号杂质和有害杂质。信号杂质本身一般无害，但其含量的多少可以反映出药物的纯度水平，如含量过多，表明药物的纯度差，提示药物的生产工艺不合理或生产控制存在问题。氯化物、硫酸盐就属于信号杂质。有害杂质如重金属、砷盐、氰化物等，对人体有毒害，在质量标准中应严格加以控制，以保证用药安全。

四、杂质的限量

单纯从杂质产生的影响来看，杂质含量应越少越好，但要把药物中的杂质完全除去，必然会造成生产上操作处理的困难，降低产率，增加成本，因此，在不致对人体有害，不影响疗效和稳定性的前提下，对药物中可能存在的杂质允许有一定的限量。药物中所含杂质的最大允许量被称为杂质限量。通常用百分之几（%）与百万分之几（ppm）来表示。

$$杂质限量(\%) = \frac{杂质的最大允许量}{供试品量} \times 100\% \tag{3-1}$$

$$杂质限量(ppm) = \frac{杂质的最大允许量}{供试品量} \times 10^6 \tag{3-2}$$

药物中杂质限量的控制方法一般分为两种：一种为限量检查法（limit test），另一种是对杂质进行定量测定。限量检查法不要求测定杂质的含量，而只检查其是否超过限量，检查方法有对照法、灵敏度法和比较法。

限量检查法一般多采用对照法。取限度量的待检杂质的对照品配成对照品溶液，与一定量供试品配成的供试品溶液，在相同条件下处理，比较反应结果，来判断供试品中所含杂质是否符合限量规定，使用此方法时，须注意平行原则。即供试品和对照品应在完全相同的条件下反应，所加入的试剂、反应的温度、放置的时间等均应相同。

当供试品（M）中所含杂质的量是通过与一定量杂质标准溶液进行比较来确定时，杂质的最大允许量可由杂质标准溶液的浓度（C）与体积（V）的乘积获得，式（3-1）又可以表达为：

$$杂质限量 = \frac{标准溶液的浓度 \times 标准溶液的体积}{供试品量} \times 100\% \tag{3-3}$$

即：

$$L = \frac{C \times V}{M} \times 100\% \tag{3-4}$$

灵敏度法是指在供试品溶液中加入试剂，在一定的反应条件下，不得有正反应出现，来判断供试品中所含杂质是否符合限量规定。即以检测条件下反应的灵敏度来控制杂质限量。如纯化水中检查氯化物：是在 50ml 水中加入硝酸与硝酸银试液，不得发生浑浊。由于 50ml 水中含有 0.2mg 的 Cl^- 时，所显浑浊已较明显，所以此检查限制了纯化水中氯化物的含量小于 $4\mu g/ml$。

比较法是指取供试品一定量依法检查，测定特定待检杂质的特征参数（如吸光度等）与规定的限量比较，不得更大。如盐酸甲氧明中酮胺的检查：取本品，加水制成每 1ml 含 1.5mg 的溶液，照紫外-可见分光光度法（通则 0401），在 347nm 的波长处测定，吸光度值不得超过 0.06。

实例解析

实例 3-1： 附子理中丸中乌头碱的限量检查

取本品水蜜丸 25g，切碎，置表面皿中，加氨试液 4ml，拌匀，放置 2 小时，加乙醚 60ml，振摇 1 小时，放置 24 小时，滤过，滤液蒸干，残渣加无水乙醇 1ml 溶解作为供试品溶液。另精密称取乌头碱对照品，加无水乙醇制成 1ml 含 1mg 的溶液，作为对照品溶液。照药典通则中薄层色谱法试验，精密吸取供试品溶液 12μl、对照品溶液 5μl，分别点于同一以羧甲基纤维素钠为黏合剂的硅胶 G 薄层板上，以苯-醋酸乙酯-二乙胺（14：4：1）为展开剂，展开，取出，晾干，喷以稀碘化铋钾试液。供试品色谱中，在与对照品色谱相应位置上出现的斑点应小于对照品的斑点或不出现斑点。计算乌头碱的限量。

解析：  $L = \dfrac{C \times V}{M} = \dfrac{1 \times 0.005}{25000 \times 0.012} \times 100\% = 0.00017\%$

实例 3-2： 葡萄糖中重金属检查

取葡萄糖 4.0g，加水 23ml 溶解后，加醋酸盐缓冲液（pH3.5）2ml，依《中国药典》（四部通则 0821 第一法）检查重金属，含重金属不得超过百万分之五。问应取标准铅溶液多少毫升（每 1ml 相当于 $10\mu g$ 的 Pb）？

解析：$V = \dfrac{L \times M}{C} \times 100\% = \dfrac{5 \times 10^{-6} \times 4.0}{10 \times 10^{-6}} \times 100\% = 2.0$（ml）

实例 3-3：肾上腺素中酮体的检查

取本品 0.2g，置 100ml 量瓶中，加盐酸溶液（9→2000）溶解并稀释至刻度，摇匀，在 310nm 处测定吸光度不得超过 0.05，酮体的百分吸收系数为 435，求酮体的限量。

解析：$L = \dfrac{C_{酮体} \times V}{M} \times 100\% = \dfrac{\dfrac{A_{酮体}}{E \times l \times 100} \times V}{M} \times 100\%$

$= \dfrac{\dfrac{0.05}{435 \times l \times 100} \times 100}{0.2} \times 100\%$

$= 0.06\%$

实例 3-4：泼尼松中有关物质的检查

取本品，加甲醇制成 10mg/ml 溶液作为供试溶液。精密取 1ml，置 100ml 容量瓶中，用甲醇稀释至刻度，作为对照溶液。取上述两溶液各 5μl 液点于同一硅胶 GF_{254} 薄板上，展开，供试溶液中的杂质斑点颜色不得深于对照溶液中主斑点的颜色，计算有关物质的限量。

解析：$L = \dfrac{C_{对} \times V_{对}}{C_{供} \times V_{供}} = \dfrac{\dfrac{10}{100} \times 0.005}{10 \times 0.005} \times 100\% = 0.01\%$

第二节　一般杂质检查

在多种药物的生产或贮藏过程中容易引入一般杂质，主要包括酸、碱、水分、氯化物、硫酸盐、铁盐、重金属、砷盐、铵盐等，一般杂质的检查方法在《中国药典》通则中均有规定。本节介绍一般杂质检查的原理、方法、注意事项及讨论。

一、氯化物检查法

氯化物广泛存在于自然界中，在药品的原料或生产过程中极易被引入。微量的氯化物存在时，对人体无害，但它的量可以反映出药物的纯净程度及生产过程是否正常，可作为信号杂质。因此氯化物在很多药物中需要检查。

1. 原理　药物中微量的氯化物在硝酸酸性溶液中与硝酸银试液作用，生成氯化银白色浑浊液，与一定量标准氯化钠溶液在相同条件下生成的氯化银浑浊液比较，判定供试品中氯化物是否符合限量规定。

$$Cl^- + Ag^+ \longrightarrow AgCl \downarrow （白色）$$

2. 操作方法　除另有规定外，取各药品项下规定量的供试品，加水溶解使成 25ml（溶液如显碱性，可滴加硝酸使成中性），再加稀硝酸 10ml；溶液如不澄清，应滤过；置 50ml 纳氏比色管中，加水使成约 40ml，摇匀得供试品溶液。另取该品种项下规定量的标准氯化钠溶液，置 50ml 纳氏比色管中，加稀硝酸 10ml，加水使成约 40ml，摇匀得对照溶液。于供试品溶液和对照溶液中，分别加入硝酸银试液 1.0ml，用水稀释至 50ml，摇匀，在暗处放置 5 分钟，同置黑色背景上，从比色管上方向下观察，比较。

《中国药典》对无水葡萄糖中氯化物的检查方法为：取本品 0.60g，依法检查（四部通则 0801），与标准氯化钠溶液 6.0ml 制成的对照液比较，不得更浓（0.010%）。

3. 注意事项

（1）药典规定的检查方法中使用的标准氯化钠溶液每 1ml 相当于 10μg 的 Cl^-。以 50ml 中含 Cl^- 0.05~0.08mg（相当于标准氯化钠溶液 5.0~8.0ml）所显浑浊梯度明显，便于比较。应以此计算供试品取样量范围。

（2）氯化物检查宜在硝酸酸性溶液中进行，因加入硝酸可避免弱酸银盐的形成而干扰检查，同时还可加速氯化银沉淀的生成并产生较好的乳浊。

（3）为了避免光线使单质银析出，在观察前应在暗处放置 5 分钟。由于氯化银为白色沉淀，比较时应将比色管置黑色背景上，从上向下观察，比较。

（4）供试品溶液如不澄清，可用含硝酸的水洗净滤纸中的氯化物后滤过。

（5）供试品溶液如带颜色，可按《中国药典》规定的内消色法处理，取供试品溶液两份，一份中先加入硝酸银试液，使其中氯化物生成沉淀，反复滤过，至滤液澄清，再在其中加入规定量的标准氯化钠溶液、硝酸和硝酸银溶液，作为对照溶液；另一份中加入硝酸银试液依法检查，即可消除颜色的干扰。由于以除去氯化物的供试液为对照，保持了比浊色调的一致性，结果可靠。某些有颜色的药物也可根据其化学性质，设计其他的排除干扰的方法。如高锰酸钾中的氯化物检查，可先加乙醇适量使高锰酸钾还原褪色后，再依法检查。

（6）检查碘化物和溴化物中的氯化物时，由于 I^- 和 Br^- 也能与硝酸银形成沉淀，干扰检查。应先采取措施排除干扰，再依法检查。

（7）溶于水的有机药物，可按《中国药典》四部通则规定的方法直接检查氯化物。不溶于水的有机药物，采用加水振摇，使所含氯化物溶解，滤除不溶物或加热溶解供试品，放冷后析出沉淀，滤过，取滤液依法检查。如三氯叔丁醇中氯化物的检查。

（8）检查有机氯杂质，可根据杂质结构，将有机氯转变为离子状态，再依法检查。

二、硫酸盐检查法

药物中存在微量的硫酸盐，对人体无害，但它的量可以反映出药物的纯净程度及生产过程是否正常，因此很多药物中需要做硫酸盐检查。

1. 原理　药物中存在的微量硫酸盐在盐酸酸性介质中与氯化钡反应，生成硫酸钡白色浑浊，与一定量标准硫酸钾溶液在相同条件下生成的硫酸钡浑浊比较，判定供试品中硫酸盐是否符合限量规定。

$$SO_4^{2-} + Ba^{2+} \longrightarrow BaSO_4 \downarrow （白色）$$

2. 操作方法　除另有规定外，取各药品项下规定量的供试品，加水溶解使成约 40ml（溶液如显碱性可滴加盐酸使成中性）；溶液如不澄清，应滤过；置 50ml 纳氏比色管中，加稀盐酸 2ml，摇匀得供试品溶液。另取该品种项下规定量的标准硫酸钾溶液，置 50ml 纳氏比色管中，加水使成约 40ml，加稀盐酸 2ml，摇匀得对照溶液。于供试品溶液与对照溶液中，分别加入 25% 氯化钡溶液 5ml，用水稀释至 50ml，充分摇匀，放置 10 分钟，同置黑色背景上，从比色管上方向下观察，比较。

3. 注意事项及讨论

（1）药典规定的检查方法中使用的标准硫酸钾溶液每 1ml 相当于 0.1mg 的 SO_4^{2-}。本法适宜比浊的浓度范围为每 50ml 溶液中含 0.2~0.5mg 的 SO_4^{2-}，相当于标准硫酸钾溶液 2.0~5.0ml。若 SO_4^{2-} 的浓度小于 0.05mg/50ml，产生的硫酸钡浑浊不明显，若大于 1mg/50ml，则产生的浑浊度较大，无法区别其浓度差异，且重现性也不好。

（2）加入盐酸可防止碳酸钡或磷酸钡等沉淀的生成。溶液的酸度也能影响硫酸钡的溶解度，以 50ml 中含稀盐酸 2ml，溶液的 pH 约为 1 为宜。酸度增加，灵敏度下降，应注意控制。

（3）供试液加稀盐酸后，如不澄明，可用含盐酸的水洗净滤纸中的硫酸盐后滤过。

（4）供试液如有色，可采用内消色法处理。除另有规定外，可取供试品溶液两份，分别置 50ml 纳氏比色管中，一份中加 25% 氯化钡溶液 5ml，摇匀，放置 10 分钟，如显浑浊，可反复滤过，至滤液完全澄清，再加规定量的标准硫酸钾溶液与水适量使成 50ml，摇匀，放置 10 分钟，作为对照溶液；另一份中加 25% 氯化钡溶液 5ml 与水适量使成 50ml，摇匀，放置 10 分钟，按上述方法与对照溶液比较，即得。

（5）氯化钡溶液的浓度在 10%～25% 范围内所呈硫酸钡的浑浊度差异不大。《中国药典》采用 25% 氯化钡溶液，呈现的浑浊度较稳定，使用时不必新配，加入氯化钡试液后，应立即充分摇匀，防止因局部过浓而影响产生浑浊的程度。

三、铁盐检查法

药物中微量铁盐的存在可能会加速药物的氧化和降解。因此需要控制铁盐的存在量，常用下列两种检查方法。

（一）硫氰酸盐法

检查药品中的铁盐杂质，《中国药典》和《美国药典》均采用硫氰酸盐法。

1. 原理 铁盐在盐酸酸性溶液中与硫氰酸铵生成红色可溶性硫氰酸铁配位离子，再与一定量标准铁溶液用同法处理后所呈的颜色进行比较。

$$Fe^{3+} + 6SCN^- \longrightarrow [Fe(SCN)_6]^{3-}$$

2. 操作方法 除另有规定外，取各药品项下规定量的供试品，加水溶解使成 25ml，移置于 50ml 纳氏比色管，加稀盐酸 4ml 与过硫酸铵 50mg，加水稀释至约 35ml 后，加 30% 硫氰酸铵溶液 3ml，再加水稀释成 50ml，摇匀，如显色，立即与标准铁溶液一定量制成的对照溶液比较。

3. 注意事项及讨论

（1）本法用硫酸铁铵 [$FeNH_4(SO_4)_2 \cdot 12H_2O$] 配制标准铁溶液，加入硫酸防止铁盐水解，易于保存。

（2）标准铁溶液每 1ml 相当于 $10\mu g$ 的 Fe^{3+}。当 50ml 溶液中含 Fe^{3+} 为 5～90μg 时，溶液的吸光度与浓度呈良好线性关系。目视比色时以 50ml 溶液中含 10～50μg Fe^{3+} 为宜。在此范围内，溶液的色泽梯度明显，易于区别。

（3）加入盐酸可防止 Fe^{3+} 的水解，并避免弱酸盐的干扰。经试验，以 50ml 溶液中含稀盐酸 4ml 为宜。

（4）加入氧化剂过硫酸铵既可氧化供试品中 Fe^{2+} 成 Fe^{3+}，同时又可防止由于光线使硫氰酸铁还原或分解褪色。

某些药物（如葡萄糖、糊精和硫酸镁等）在检查过程中需加硝酸处理，则不再加过硫酸铵。因硝酸中可能含亚硝酸，它能与硫氰酸根离子作用，生成红色亚硝酰硫氰化物，影响比色，剩余的硝酸必须加热煮沸除去。

（5）若供试液管与对照液管色调不一致，或所呈硫氰酸铁的颜色较浅不便比较时，可分别移入分液漏斗中，各加正丁醇或异戊醇提取，分取醇层比色。

（6）某些有机药物特别是具有环状结构的有机药物，在实验条件下不溶解或对检查有干扰，需经炽灼破坏，使铁盐转变成三氧化二铁留于残渣中，处理后再依法检查。如盐酸普鲁卡因、泛影酸、羟丙纤维素等药物中铁盐检查。

（二）巯基醋酸法

《英国药典》采用巯基醋酸法检查药物中铁盐。原理是巯基醋酸还原 Fe^{3+} 为 Fe^{2+}，在氨碱性溶液中进一步与 Fe^{2+} 作用生成红色配位离子，与一定量标准铁溶液经同法处理后产生的颜色进行比较。

$$2Fe^{3+} + 2HSCH_2COOH \longrightarrow 2Fe^{2+} + \begin{array}{c} SCH_2COOH \\ | \\ SCH_2COOH \end{array} + 2H^+$$

$$Fe^{2+} + 2HSCH_2COOH \longrightarrow Fe(SCH_2COOH)_2 + 2H^+$$

$$Fe(SCH_2COOH)_2 \xrightarrow{2OH^-} [Fe(SCH_2COO)_2]^{2-} + 2H_2O$$

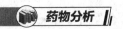

在加巯基醋酸试液前，应先加入 20% 枸橼酸溶液 2ml，使枸橼酸与铁离子形成配位离子，以免在氨碱性溶液中产生氢氧化铁沉淀。本法检查铁盐灵敏度较高，但试剂较贵。

四、重金属检查法

重金属是指在实验条件下能与硫代乙酰胺或硫化钠作用显色的金属杂质，如银、铅、汞、铜、锡、铋、锑、砷、镍、钴、锌等。在药品生产过程中遇到铅的机会较多，铅在体内又易积蓄中毒，所以检查时以铅为代表。重金属的存在影响药物的稳定性及安全性。

《中国药典》四部通则 0821 中规定了重金属检查的三种方法。

（一）硫代乙酰胺法

本法适用于溶于水、稀酸和乙醇的药物，为最常用的方法。

1. 原理 硫代乙酰胺在弱酸性（pH3~3.5 醋酸盐缓冲液）条件下水解，产生硫化氢，与微量重金属离子（以 Pb^{2+} 为代表）生成黄色到棕黑色的硫化物均匀混悬液，与一定量标准铅溶液经同法处理后所呈颜色比较。

$$CH_3CSNH_2+H_2O \xrightarrow{pH3.5} CH_3CONH_2+H_2S \uparrow$$

$$H_2S+Pb^{2+} \longrightarrow PbS \downarrow +2H^+$$

2. 操作方法 除另有规定外，取 25ml 纳氏比色管两支，甲管中加标准铅溶液一定量与乙酸盐缓冲液（pH3.5）2ml 后，加水或规定的溶剂稀释成 25ml，乙管加入按各药品项下规定方法制成的供试液 25ml；丙管中加入与乙同重的供试品，加配制供试品溶液的溶剂适量使溶解，再加与甲管相同量的标准铅溶液与醋酸盐缓冲液（pH3.5）2ml 后，加溶剂稀释成 25ml；再在甲、乙、丙三管中分别加硫代乙酰胺试液各 2ml，摇匀，放置 2 分钟，同置白纸上，自上向下透视，当丙管的颜色不浅于甲管时，乙管中显出的颜色与甲管比较，不得更深。如丙管中显出的颜色浅于甲管时，则取样按第二法检查。

3. 注意事项及讨论

（1）本法标准铅溶液为每 1ml 相当于 10μg 的 Pb^{2+}。适宜目视比色的浓度范围为每 27ml 溶液中含 10~20μg 的 Pb^{2+}，相当于标准铅溶液 1~2ml。

（2）溶液的 pH 值对于金属离子与硫化氢呈色影响较大。当 pH3.0~3.5 时，硫化铅沉淀较完全。酸度增大，重金属离子与硫化氢呈色变浅，甚至不显色。

（3）用硝酸铅配制标准铅贮备液时，加入硝酸防止铅盐水解，使贮备液易于保存。

（4）供试液有色时，可采用外消色法消除干扰。供试品中若有微量高铁盐存在时，可先加抗坏血酸使 Fe^{3+} 还原为 Fe^{2+}，再依法检查。

（5）药物本身也能生成不溶性硫化物，干扰重金属的检查时，应做特殊处理。如葡萄糖酸锑钠中铅盐检查。当供试品加水和酒石酸溶解后，可先加 10% 氢氧化钠试液和氰化钾试液，使锑形成稳定的配位化合物，再加硫化钠试液，这时锑不能生成有色硫化锑，因而不干扰铅的检出。

（二）炽灼后的硫代乙酰胺法

本法适用于检查含芳环、杂环以及在水、稀酸及乙醇中难溶的有机药物的重金属含量。

1. 原理 将供试品炽灼破坏后，加硝酸加热处理，使有机物分解、破坏完全后，再按第一法进行检查。

2. 操作方法 除另有规定外，取炽灼残渣项下遗留的残渣，加硝酸 0.5ml，蒸干，至氧化氮蒸气除尽后（或取供试品一定量，缓缓炽灼至完全炭化，放冷，加硫酸 0.5~1.0ml，使恰湿润，用低温加热至硫酸除尽后，加硝酸 0.5ml，蒸干，至氧化氮蒸气除尽后，放冷，在 500~600℃炽灼使完全灰化），放冷，加盐酸 2ml，置水浴上蒸干后加水 15ml，滴加氨试液至对酚酞指示液显中性，再加醋酸盐缓冲液（pH3.5）2ml，微热溶解后，移置纳氏比色管中，加水稀释成 25ml，作为乙管；另取配制供试品溶液的试剂，置瓷皿中蒸干后，加醋酸盐缓冲液（pH3.5）2ml 与水 15ml，微热溶解后，移置纳氏比色管中，加标准铅溶液一定量，再用水稀释成 25ml，作为甲管；照上述第一法检查，要求乙管中显出的颜色与甲管比较，不得更深。

3. 注意事项　炽灼温度对重金属检查影响较大，温度越高，重金属损失越多，例如铅在 700℃ 经 6 小时炽灼，回收率仅为 32%。因此，应控制炽灼温度在 500~600℃。此外，炽灼残渣加硝酸加热处理后，必须蒸干、除尽氧化氮，否则亚硝酸可氧化硫化氢析出硫，影响比色。

（三）硫化钠法

本法适用于难溶于稀酸但能溶解于碱性水溶液的药物，如磺胺类、巴比妥类药物等。检查原理是在碱性介质中，以硫化钠为显色剂，使 Pb^{2+} 生成 PbS 微粒的混悬液，与一定量标准铅溶液经同法处理后所呈颜色比较，不得更深。硫化钠试液对玻璃有一定的腐蚀性，且久置后会产生絮状物，应临用新制。

该法适用于含 2~5μg 重金属及有色供试液的检查。

五、砷盐检查法

砷盐是有毒的物质，多由药物生产过程所使用的无机试剂引入。多种药物要求检查砷盐。《中国药典》采用古蔡法和二乙基二硫代氨基甲酸银法检查药物中微量的砷盐。

（一）古蔡法

1. 原理　古蔡法（Gutzeit）检查砷的原理是金属锌与酸作用产生新生态的氢，与药物中微量砷盐反应生成具有挥发性的砷化氢，遇溴化汞试纸，产生黄色至棕色的砷斑，与一定量标准砷溶液所生成的砷斑比较，判断砷盐的含量。

$$As^{3+}+3Zn+3H^+ \longrightarrow 3Zn^{2+}+AsH_3 \uparrow$$
$$AsO_3^{3-}+3Zn+9H^+ \longrightarrow 3Zn^{2+}+3H_2O+AsH_3 \uparrow$$
$$AsO_4^{3-}+4Zn+11H^+ \longrightarrow 4Zn^{2+}+4H_2O+AsH_3 \uparrow$$
$$AsH_3+3HgBr_2 \longrightarrow 3HBr+As(HgBr)_3 （黄色）$$
$$2As(HgBr)_3+AsH_3 \longrightarrow 3AsH(HgBr)_2 （棕色）$$
$$As(HgBr)_3+AsH_3 \longrightarrow 3HBr+As_2Hg_3 （棕黑色）$$

2. 装置　如图 3-1 所示。

3. 操作方法　测试时，于导气管 C 中装入醋酸铅棉花 60mg（装管高度约 60~80mm），再于旋塞 D 的顶端平面上放一片溴化汞试纸，盖上旋塞 E 并旋紧。

标准砷斑的制备：精密量取标准砷溶液 2ml，置 A 瓶中，加盐酸 5ml 与水 21ml，再加碘化钾试液 5ml 与酸性氯化亚锡试液 5 滴，在室温放置 10 分钟后，加锌粒 2g，立即将装妥的导气管 C 密塞于 A 瓶上，并将 A 瓶置 25~40℃ 水浴中，反应 45 分钟，取出溴化汞试纸，即得。

检查：另取规定量的供试品，加盐酸 5ml 与水 23ml 溶解后，照标准砷斑制备，自"再加碘化钾试液 5ml"起，依法操作。将生成的砷斑与标准砷斑比较，不得更深。

4. 注意事项及讨论

（1）用三氧化二砷配制贮备液，于临用前取贮备液配制标准砷溶液，每 1ml 标准砷溶液相当于 1μg 的 As。《中国药典》制备标准砷斑采用 2ml 标准砷溶液（相当 2μg 的 As），所得砷斑清晰。砷溶液浓度过大或偏小，制得的砷斑将过深或偏浅，影响比色正确性。因此，药物的含砷限量不同时，应按规定限量改变供试品取用量。

（2）氢气发生的速度过缓或过于剧烈，都将影响砷化氢的逸出速度，使砷斑的色泽和清晰程度受影响。而氢气的发生速度与溶液的酸度、锌粒的粒度与用量，以及反应温度

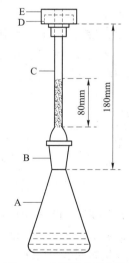

图 3-1　古蔡法检砷装置

A. 砷化氢发生瓶；B. 中空磨口塞；

C. 导气管；D. 具孔有机玻璃旋塞

（孔径与导气管内径一致）；

E. 具孔有机玻璃旋塞

等有关。所用锌粒应无砷，粒度较大时，用量酌情增加，反应时间延长为 1 小时。

（3）五价砷在酸性溶液中也能被金属锌还原为砷化氢，但生成砷化氢的速度较三价砷慢，故在反应液中加入碘化钾及氯化亚锡将五价砷还原为三价砷，碘化钾被氧化生成的碘又可被氯化亚锡还原为碘离子，后者与反应中产生的锌离子能形成稳定的配位离子，有利于生成砷化氢的反应不断进行。

氯化亚锡与碘化钾还可抑制锑化氢的生成，因锑化氢也能与溴化汞试纸作用生成锑斑。在试验条件下，100μg 锑存在也不致干扰测定。氯化亚锡又可与锌作用，在锌粒表面形成锌锡齐，起去极化作用，从而使氢气均匀而连续地发生。

（4）锌粒及供试品中可能含有少量硫化物，在酸性溶液中能产生硫化氢气体，与溴化汞作用生成硫化汞的色斑，干扰试验结果，故用醋酸铅棉花吸收硫化氢。

（5）溴化汞试纸与砷化氢作用较氯化汞试纸灵敏，但所呈砷斑不够稳定，在反应中应保持干燥及避光，并立即与标准砷斑比较。

（6）供试品若为硫化物、亚硫酸盐、硫代硫酸盐等，在酸性溶液中生成硫化氢或二氧化硫气体，与溴化汞作用生成黑色硫化汞或金属汞，干扰砷斑检查。应先加硝酸处理，使其氧化成硫酸盐，除去干扰，如硫代硫酸钠中砷盐的检查。

（7）能溶解于水，且不干扰检查的药物，直接依法检查。多数环状结构的有机药物，因砷在分子中可能以共价键结合，要先进行有机破坏，否则检出结果偏低或难以检出。常用的有机破坏方法有碱破坏法和酸破坏法。常用石灰法破坏，于供试品中加氢氧化钙先小火灼烧使炭化，再于 500~600℃ 炽灼至完全灰化。如《中国药典》酚磺酞中砷盐的检查。

环状结构的有机酸碱金属盐，如苯甲酸钠、对氨基水杨酸钠，用石灰法不能破坏完全，需用无水碳酸钠进行碱融破坏。此外，也有用硝酸镁乙醇溶液进行灼烧破坏分解有机物，使砷生成非挥发性砷酸镁 $[Mg_3(AsO_4)_2]$，残渣质轻，加盐酸后易于溶解。本法操作简便，易于灰化；用于有机药物破坏后砷能定量回收；但操作中需注意充分灰化，使硝酸镁完全分解为氧化镁。若有硝酸盐或亚硝酸盐残留，则在酸性液中能生成硝酸或亚硝酸，影响砷化氢的生成。

（二）二乙基二硫代氨基甲酸银法

二乙基二硫代氨基甲酸银法（silver diethyldithiocarbamate）［简称 Ag（DDC）法］，为《中国药典》和 USP（25）收载的方法。不仅可用于砷盐的限量检查，也可用作微量砷盐的含量测定。

1. 原理　金属锌与酸作用，产生新生态的氢，与微量砷盐反应，生成具有挥发性的砷化氢，砷化氢遇二乙基二硫代氨基甲酸银，使其还原产生红色的胶态银，与一定量标准砷溶液用同法处理后得到的有色溶液进行比较。或在 510nm 波长处测定吸光度，与一定量标准砷对照液按同法测得的吸光度比较。

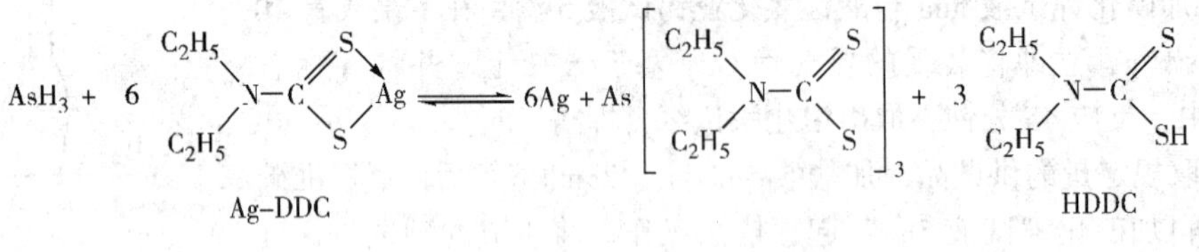

2. 装置　如图 3-2 所示。

3. 操作方法　在砷化氢发生瓶 A 中，供试品溶液（或标准砷溶液）的试验条件（如加酸量和试剂用量）均同古蔡法，加锌粒后立即将生成的砷化氢导入盛有 Ag（DDC）溶液 5.0ml 的 D 管中，将 A 瓶置 25~40℃ 水浴中，反应 45 分钟后，取出 D 管，添加三氯甲烷至 5.0ml，混匀。将供试溶液 D 管和对照溶液 D 管同置白色背景上，自管上方向下观察比色。必要时，可将吸收液分别移入 1cm 吸收池中，以 Ag（DDC）溶液为空白，于 510nm 波长处，测定吸光度，供试溶液的吸光度不得大于标准砷对照液的吸光度。

4. 注意事项及讨论

（1）当 As 浓度为 1~10μg/40ml 范围内时，线性关系良好，显色在 2 小时内稳定，重现性好，并可测得砷盐含量。

（2）锑化氢与 Ag（DDC）的反应灵敏度较低，约 35μg 的锑化氢反应后的吸光度仅与 1μg 砷化氢反应所得吸光度相当。反应液中加入 40%氯化亚锡溶液 3ml、15%碘化钾溶液 5ml 时，500μg 的锑也不干扰测定。

六、溶液颜色检查法

溶液颜色检查法本法系将药物溶液的颜色与规定的标准比色液比较，或在规定的波长处测定其吸光度。

品种项下规定的"无色"系指供试品溶液的颜色相同于水或所用溶剂，"几乎无色"系指供试品溶液的颜色不深于相应色调 0.5 号标准比色液。

《中国药典》四部通则 0901 规定了药物"溶液颜色检查法"的三种方法。

第一法

除另有规定外，取各品种项下规定量的供试品，加水溶解，置于 25ml 的纳氏比色管中，加水稀释至 10ml。另取规定色调和色号的标准比色液 10ml，置于另一 25ml 纳氏比色管中，两管同置白色背景上，自上向下透视，或同置白色背景前，平视观察，供试品管呈现的颜色与对照管比较，不得更深。

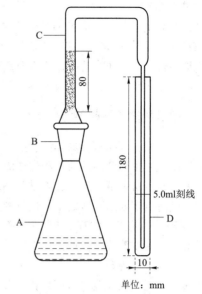

图 3-2　Ag（DDC）法检砷装置
A. 100ml 标准磨口锥形瓶；B. 中空的标准磨口塞，上连导气管；C. 一端的外径为 8mm，内径为 6mm；另一端长 180mm，外径 4mm，内径 1.6mm，尖端内径为 1mm；D. 平底玻璃管（长 180mm，内径 10mm，于 5ml 处有一刻度）

如供试品管呈现的颜色与对照管的颜色深浅非常接近或色调不完全一致，使目视观察无法辨别两者的深浅时，应改用第三法（色差计法）测定，并将其测定结果作为判定依据。

标准比色液是由"比色用重铬酸钾液（0.800mg/ml，黄色）""比色用硫酸铜液（62.4mg/ml，蓝色）"和"比色用氯化钴液（0.800mg/ml，绿色）"按照一定比例与水混合制得不同色调（绿黄色、黄绿色、黄色、橙黄色、橙红色和棕红色）标准贮备液，再经稀释制得各色调色号为 0.5、1、2、3~10 的标准比色液。

第二法

除另有规定外，取各供试品项下规定量的供试品，加水溶解并使成 10ml，必要时滤过，滤液照紫外-可见分光光度法（通则 0401）于规定波长处测定，吸光度不得超过规定值。

第三法（色差计法）

本法是使用具备透射测量功能的测色色差计直接测定溶液的透射三刺激值，对其颜色进行定量表述和分析的方法。

当目视比色法较难判定供试品与标准比色液之间的差异时，应采用本法进行测定与判断。

七、易炭化物检查法

易炭化物检查法是检查药物中遇硫酸易炭化或易氧化而呈色的微量有机杂质。这类杂质多数结构未知，用硫酸呈色的方法可以简便地控制它们的总量。

1. 操作方法　取内径一致的比色管两支：甲管中加各品种项下规定的对照液 5ml；乙管中加硫酸 [含 H_2SO_4 94.5%~95.5%（g/g）] 5ml 后，分次缓缓加入规定量的供试品，振摇使溶解。除另有规定外，静置 15 分钟后，将甲乙两管同置白色背景前，平视观察，乙管中所显颜色不得较甲管更深。

对照液主要有三类：①用"溶液颜色检查"项下的标准比色液作为对照液；②由比色用氯化钴液、比色用重铬酸钾液和比色用硫酸铜液按规定方法配成的对照液；③高锰酸钾液。

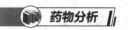

2. 注意事项

（1）比色时，应将甲、乙两管同置白色背景前，平视观察比较，判断结果。

（2）供试品为固体时，应先研成细粉，以利于溶解、呈色和检出。如需加热才能溶解时，可取供试品与硫酸混合均匀，加热溶解，放冷至室温。再移至比色管中。

（3）硫酸的浓度、反应温度与时间均影响易炭化物所呈现的颜色，必须按规定严格控制。

八、溶液澄清度检查法

澄清度是根据药品溶液的浑浊程度，在一定程度上可反映药物溶液中的微量不溶性杂质的存在情况，在一定程度上可反映药品的质量和生产的工艺水平，对于供制备注射液用原料药物的纯度检查，尤为重要。澄清度检查法有第一法（目视法）和第二法（浊度仪法），第一法无法判断两者的澄清度差异时改用第二法进行测定并以其测定结果进行判定。本节重点介绍第一法。

1. 原理　药物溶液中存在分散的细微颗粒，当光线通过溶液时，细微颗粒可引起光的散射，测量光的散射就可以测量溶液的浊度，检查中是通过比较供试品溶液和浊度标准液的浊度，来判断供试品溶液的澄清度是否符合规定。

2. 操作方法　在室温条件下，将用水稀释至一定浓度的供试品溶液与等量的浊度标准液分别置于配对的比浊用玻璃管（内径 15~16mm，平底，具塞，以无色、透明、中性硬质玻璃制成）中，在浊度标准液制备后 5 分钟，在暗室内垂直同置于伞棚灯下，照度为 1000lx，从水平方向观察、比较，以检查溶液的澄清度或其浑浊程度。除另有规定外，供试品溶解后应立即检视。

浊度标准溶液的制备是利用乌洛托品在偏酸性条件下水解产生甲醛，甲醛与硫酸肼缩合生成甲醛腙，不溶于水，形成白色浑浊。

$$(CH_2)_6N_4 + 6H_2O \longrightarrow 6HCHO + 4NH_3$$
$$HCHO + H_2N-NH_2 \longrightarrow H_2C{=\!=}N-NH_2 \downarrow + H_2O$$

浊度标准贮备液的制备：用 1.0% 硫酸肼水溶液，放置 4~6 小时，待浊度稳定后，取此溶液和 10.0% 乌洛托品水溶液等容量混合，摇匀，于 25℃ 避光静置 24 小时，形成白色浑浊液，为浊度标准贮备液，应置冷处避光保存，在 2 个月内使用，用前摇匀。

浊度标准原液的配制：取浊度标准贮备液一定量加水稀释得浊度标准原液。摇匀，取适量，置 1cm 吸收池中，于 550nm 波长处测定，测得的吸光度应在 0.12~0.15 范围内。浊度标准原液应在 48h 内使用，用前摇匀。

浊度标准液的配制：临用时，取浊度标准原液与水按表 3-1 配制，充分摇匀，即得不同级号的浊度标准液。

表 3-1　不同级号浊度标准液的制备

级号	0.5	1	2	3	4
浊度标准原液（ml）	2.5	5.0	10.0	30.0	50.0
水（ml）	97.5	95.0	90.0	70.0	50.0

3. 注意事项

（1）供试品溶液的澄清度与所用溶剂相同或未超过 0.5 号浊度标准液时，为澄清；供试品溶液的浊度比 0.5 号明显，而不及 1 号时，称为浊度 0.5 号；其余依此类推。

（2）多数药物的澄清度检查以水为溶剂，但也有同时用酸、碱或有机溶剂（如乙醇、甲醇、丙酮）作溶剂的。有机酸的碱金属盐类药物强调用"新沸过的冷水"，因为若水中溶有二氧化碳，将影响溶液的澄清度。

九、干燥失重测定法

干燥失重是指药品在规定的条件下，经干燥后所减失的量，以百分率表示。干燥失重的量应恒重，即供试品连续两次干燥或炽灼后称重的差异小于0.3mg，由干燥至恒重的第二次及以后各次称重均应在规定的条件下继续干燥1小时后进行，炽灼至恒重的第二次称重应在继续炽灼30分钟后进行。

干燥失重主要检查药物中的水分及其他挥发性物质，药物若含有较多的水分，不仅降低药物的含量，还会使药物水解或霉变而失效。其测定方法主要有下列四种。

（一）常压恒温干燥法

本法适用于受热较稳定的药物。将供试品置于相同条件下已干燥至恒重的扁形称量瓶中，在烘箱内于规定温度下干燥至恒重，由减失的重量和取样量即可计算供试品的干燥失重。使用常压恒温干燥法时应注意以下几点。

（1）除另有规定外，干燥温度一般为105℃。干燥时间，根据含水量的多少，一般在达到指定温度±2℃干燥至恒重为止。

（2）为了使水分及挥发性物质易于挥散，供试品应平铺于扁形称量瓶中，其厚度不超过5mm。如为疏松物质，厚度不超过10mm。大颗粒结晶药物，应先研细至粒度约2mm。

（3）放入烘箱进行干燥时，应将瓶盖取下，置称量瓶旁，或将瓶盖半开进行干燥。取出时，须先将瓶盖盖好，置干燥器中放冷至室温，然后称定重量。

（4）药物含有较多结晶水时，在105℃不易除去，可提高干燥温度。如枸橼酸钠在180℃干燥至恒重。

（5）某些药物中含有较大量的水分，熔点又较低，如直接在105℃干燥，供试品易融化，表面结成一层薄膜，使水分不易继续挥发。应先在低温干燥，使大部分水分除去后，再于规定温度下干燥。例如硫代硫酸钠，试验时采用先于40~50℃加热，使结晶水缓缓释去；然后逐渐升高温度，在105℃干燥至恒重。

（6）供试品为膏状物，应先置入洗净粗砂粒及一小玻璃棒，在规定条件下干燥至恒重，然后称取一定量的供试品，用玻璃棒搅匀，干燥，并在干燥过程中搅拌数次，促使水分挥发，直至恒重。

（二）干燥剂干燥法

本法适用于受热分解或易于挥发的供试品。方法是将供试品置干燥器中，利用干燥器内的干燥剂吸收水分，干燥至恒重。使用干燥剂干燥法时应注意以下几点。

（1）药典中常用的干燥剂有硅胶、硫酸和五氧化二磷等。五氧化二磷的吸水效率、吸水容量和吸水速度均较好。使用时需将干燥剂铺于培养皿中，置于干燥器内。若发现干燥剂表层结块、出现液滴，应将表层刮去，另加新的五氧化二磷再使用；弃去的五氧化二磷不可倒入下水道，应埋入土中。五氧化二磷价格较贵，且不能反复使用。

（2）硫酸的吸水效率与吸水速度次于五氧化二磷，但吸水容量比五氧化二磷大，价格也较便宜；使用时，应将硫酸盛于培养皿或烧杯中，不能直接倾入干燥器；搬动干燥器时，应注意勿使硫酸溅出；用过的硫酸经加热除水后可再用。

（3）硅胶的吸水效率仅次于五氧化二磷，大于硫酸。试验用硅胶为变色硅胶，其中加有氯化钴。无水氯化钴呈蓝色，吸水后含两分子结晶水时转变为淡红色，于105℃下干燥后又可恢复为无水物。变色硅胶具有使用方便、价廉、无腐蚀性且可重复使用的特点，为最常用的干燥剂。

（三）减压干燥法

本法适用于熔点低、受热不稳定或难驱除水分的药物。相对于常压，减压条件下干燥温度降低、干燥时间缩短。方法是在一定温度下，采用减压干燥器或恒温减压干燥箱干燥，压力应控制在2.67kPa（20mmHg）以下。使用减压干燥法时应注意以下几点。

（1）减压干燥器初次使用时，应用厚布包好再进行减压，以防炸裂伤人。开盖时，因器外压力大于内压，必须先将活塞缓缓旋开，使空气缓缓进入，勿使气流进入太快，将称量瓶中的供试品吹散；在供试品取出后应立即关闭活塞。

（2）恒温减压干燥器中常用的干燥剂为五氧化二磷，除另有规定外，温度为60℃。

《中国药典》中达那唑的干燥失重检查：60℃减压干燥至恒重，减失重量不得超过1.0%。

（四）热分析法

在程序控制温度的情况下，测定物质的物理、化学变化与温度关系的一类仪器分析方法称为热分析法。该方法具有样品用量少，灵敏、快速等优点，在药物分析中广泛用于物质的熔点、多晶型、纯度、溶剂化物、水分及热解产物的测定。

根据测定物理量的不同，热分析法又有不同的名称。药物分析中常用的热分析法是：热重分析法（thermogravimetric analysis，TGA）、差示热分析法（differential thermal analysis，DTA）、差示扫描量热法（differential scanning calorimetry，DSC）。

1. 热重分析法　热重分析法是测量物质的质量随温度变化的热分析技术。热重分析仪主要由安装在程序升温炉中的微量分析天平组成。天平不受温度的影响，经过长时间加热仍有良好稳定性。

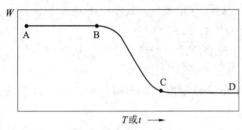

图 3-3　TGA 曲线示意图

热重分析法通常只需 1~20mg 样品。分析时，将样品置于瓷坩埚或铂坩埚等适宜材料制成的容器中，放于天平盘上，按一定速度升高炉温，由氮气流（或其他惰性气流）带走挥发性物质。连续记录加热过程中样品重量随温度的变化，得到供试品的热重曲线（图3-3），图中 AB、CD 为平台，表示 TGA 曲线中重量不变的部分；B 点为起始温度（T_i），是指积累重量变化达到天平能检测程度时的温度；C 点为终止温度（T_f），是指积累重量变化达到最大时的温度；T_f-T_i（B、C 点间温度差）为反应区间。测定曲线上平台之间的质量差值，可计算出样品在相应温度范围内减失质量的百分率。

由于热重分析法能准确地测量出物质的质量变化及变化速度，因此适用于贵重药物或在空气中容易氧化药物的干燥失重测定。如 USP（25）对硫酸长春碱的测定：取供试品约 10mg，精密称定，于氮气流中（流速 40ml/min），以 5℃/min 恒速升温，在 200℃ 范围内记录 TG 曲线，减失重量不得超过 15.0%。

2. 差示热分析法　差示热分析法是测量供试品和参比物之间的温度差与温度（或时间）关系的热分析技术。参比物质应具有惰性（即在加热过程中不发生相变和化学变化），同时与被测物质具有相似的热容。分析时，将供试品与参比物质置于同一可控制的加热器中，按一定的程序升温，用热电偶测量供试品与参比物质之间的温差（ΔT）随温度（或时间）的变化，得到以温度（或加热时间）为横坐标，ΔT 为纵坐标的 DTA 曲线。当供试品发生物理变化，其 DTA 曲线常常出现尖峰；而发生化学变化则相应于较宽的峰形。差示热分析法可用于测定药物的熔点，根据吸热或放热峰的数目、形状和位置还可对供试品进行晶型鉴别和纯度测定。

3. 差示扫描量热法　差示扫描量热法是测量维持样品与参比物质的温度相同，系统所需输给待测物质和参比物的能量差随温度（或时间）变化的热分析技术。

在分析过程中，若供试品发生吸热变化，则温度下降，系统需补充能量使其温度与参比物质相同。反之，样品发生放热反应时，温度升高，系统供给的能量需减少。由于系统供给的能量差相当于供试品发生变化时所吸收或释放的能量，记录这种能量即获得变化所需的热量，因此，DSC 较 DTA 更适用于测量物质在物理变化或化学变化中熵的改变。

DSC 曲线是以热流率（mJ/s）为纵坐标，温度（或加热时间）为横坐标。与 DTA 曲线相似，峰在横轴上的位置、形状、数目与物质的性质有关，因此也可用于药物的熔点测定、晶型鉴别及纯度测定。

例如：马来酸替加色罗是一种新的治疗肠应急综合征的药物，具有多晶型现象，有一水晶型（s型）和无水结晶（w型）两种结晶型态，s型为柱状结晶，w型为针状结晶。采用差示扫描量热法分析，s型结晶的 DSC 曲线有 2 个吸热峰，分别为 143.17℃ 和 186.03℃，w 型结晶 DSC 曲线只有 1 个吸热峰为 186.22℃。

应用热分析法检查药物纯度时，有以下几个前提：①杂质的量要小。有作者认为药物的纯度应大于

98.5%，最好在99%以上，这样结果较为可靠。②杂质与药物能形成低共熔混合物，并能溶解于熔化的药物中。即要求杂质与药物具有相似的化学性质。而应用此法检查某些有机药物中的离子化合物或受热分解的化合物时，往往不能得到满意的结果。③供试品无固体溶液形成。某些药物中的"有关物质"，其分子的形状、大小和性质与药物十分相近，可进入药物晶体的晶格中形成固体溶液。DSC用于此类药物的纯度检查时，往往得到比实际纯度更高的结果，因此应避免使用。

很多物质在加热过程中同时失重，或由于化学反应产生挥发性物质，可将DSC法与TGA法结合使用，以给出正确的判断。

由于热分析法测定的结果受试验条件影响很大，因此《中国药典》规定：热分析报告中应附上测定条件，包括仪器型号、湿度的校正值、供试品的取用量和颗粒细度、温度变化的方向和速率，以及仪器的灵敏度等。

十、水分测定法

药物中水分的测定，《中国药典》收载了费休法、烘干法、减压干燥法、甲苯法、气相色谱法，其中费休法适用于大多数药物中水分的准确测定。但该法无法区分药物中水分是结晶水还是吸附水，其形态可采用热分析法进行识别。

1. 费休法原理　本法是根据碘和二氧化硫在吡啶和甲醇溶液中与水定量反应的原理来测定水分。

2. 费休试液的制备与标定

（1）制备　称取碘（置硫酸干燥器内48小时以上）110g，置干燥的具塞锥形瓶（或烧瓶）中，加无水吡啶160ml，注意冷却，振摇至碘全部溶解，加无水甲醇300ml，称定重量，将锥形瓶（或烧瓶）置冰浴中冷却，在避免空气中水分侵入的条件下，通入干燥的二氧化硫至重量增加72g，再加无水甲醇使成1000ml，密塞，摇匀，在暗处放置24小时。也可以使用稳定的市售费休试液。市售的费休试液可以是不含吡啶的其他碱化试剂，或不含甲醇的其他伯醇类等制成；也可以是单一的溶液或由两种溶液临用前混合而成。

（2）标定　精密称取纯化水10~30mg，用水分测定仪直接标定；或精密称取纯化水10~30mg，置干燥的具塞锥形瓶中，除另有规定外，加无水甲醇适量，在避免空气中水分侵入的条件下，用费休试液滴定至溶液由浅黄色（碘离子溶液的颜色）变为红棕色（过量碘的颜色），或用电化学方法［如永停滴定法［《中国药典》四部通则0701］等指示终点；另做空白试验，按式计算：

$$F = \frac{W}{A-B}$$

式中，F为每1ml费休试液相当于水的重量，mg；W为称取纯化水的重量，mg；A为滴定所消耗费休试液的容积，ml；B为空白所消耗费休试液的容积，ml。

3. 费休容量滴定测定法　除另有规定外，精密称取供试品适量（约消耗费休试液1~5ml），溶剂为无水甲醇，用水分测定仪直接测定。或精密称取供试品适量，置干燥的具塞锥形瓶中，加溶剂适量，在不断振摇（或搅拌）下用费休试液滴定至溶液由浅黄色变为红棕色，或用永停滴定法（《中国药典》四部通则0701）指示终点；另做空白试验，按式计算：

$$供品中水份含量（\%）= \frac{(A-B) \cdot F}{W} \times 100\%$$

式中，A为供试品所消耗费休试液的体积，ml；B为空白所消耗费休试液的体积，ml；F为每1ml费休试液相当于水的重量，mg；W为供试品的重量，mg。

如供试品吸湿性较强，可称取供试品适量置干燥的容器中，密封（可在干燥的隔离箱中操作），精密称定，用干燥的注射器注入适量无水甲醇或其他适宜溶剂，精密称定总重量，振摇使供试品溶解，测定该溶液水分。洗净并烘干容器，精密称定其重量。同时测定溶剂的水分。按式计算：

$$供品中水分含量（\%）= \frac{(W_1-W_3) C_1-(W_1-W_2) C_2}{W_2-W_3} \times 100\%$$

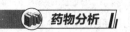

式中，W_1 为供试品、溶剂和容器的重量，g；W_2 为供试品+容器的重量，g；W_3 为容器的重量，g；C_1 为供试品溶液的水分含量，g/g；C_2 为溶剂的水分含量，g/g。

4. 库仑滴定法 本法仍以卡尔-费休反应为基础，应用永停滴定法（《中国药典》四部通则0701）测定水分。与容量滴定法相比，库仑滴定法中滴定剂碘不是从滴定管加入，而是由含有碘离子的阳极电解液电解产生。一旦所有的水被滴定完全，阳极电解液中就会出现少量过量的碘，使铂电极极化而停止碘的产生。根据法拉第定律，产生碘的量与通过的电量成正比，因此可以通过测量电量总消耗的方法来测定水分总量。

本法主要用于测定含微量水分（0.0001%~0.1%）的供试品，特别适用于测定化学惰性物质如烃类、醇类和酯类中的水分。

费休试液：按卡尔-费休库仑滴定仪的要求配制或使用市售费休试液，无需标定滴定度。

测定法：于滴定杯加入适量费休试液，先将试液和系统中的水分预滴定除去，然后精密量取供试品适量（含水量约为0.5~5mg或仪器建议的使用量），迅速转移至滴定杯中，或经适宜的无机溶剂溶解后，迅速注入至滴定杯中，以永停滴定法（《中国药典》四部通则0701）指示终点，从仪器显示屏上直接读取供试品中水分的含量，其中每1mg水相当于10.72库仑电量。

5. 注意事项

（1）所用仪器应干燥，并能避免空气中水分的侵入；测定应在干燥处进行。

（2）适用范围：大多数药物可采用本法测定水分，但易与 I_2 或 SO_2 反应的药物不适用。

（3）应根据水分测定仪的要求正确选用适宜型号的费休试液。

（4）费休试液有毒性，稳定性差，其储存、使用及处理需注意。

十一、残留溶剂测定法

药品的残留溶剂是指在原料药或辅料的生产中，以及在制剂制备过程中使用的，但在工艺过程中未能完全去除的有机溶剂。不少有机溶剂对人体有害，残留在药物中势必影响用药的安全。药品中常见的有机残留溶剂及限度见表3-2。

《中国药典》采用气相色谱法检查残留有机溶剂。在测定残留溶剂前应做色谱系统适用性试验，确定色谱系统应符合：①用待测物的色谱峰计算，毛细管色谱柱的理论板数一般不低于5000，填充柱的理论板数一般不低于1000；②色谱图中，待测物色谱峰与其相邻色谱峰的分离度应大于1.5；③以内标法测定时，对照品溶液连续进样5次，所得待测物与内标物峰面积之比的相对标准偏差（RSD）应不大于5.0%；若用外标法测定，所得待测物峰面积的相对标准偏差RSD应不大于10%。

表3-2 药品中常见的有机残留溶剂及限度

溶剂名称	限度(%)	溶剂名称	限度(%)	溶剂名称	限度(%)	溶剂名称	限度(%)	溶剂名称	限度(%)
第一类溶剂（应该避免使用）		第二类溶剂（应该限制使用）				第三类溶剂（药品GMP或其他质量要求限制使用）		第四类溶剂（尚无足够毒理学资料）	
苯	0.0002	乙腈	0.041	甲酰胺	0.022	醋酸	0.5	1,1-二乙氧基丙烷	
四氯化碳	0.0004	氯苯	0.036	正己烷	0.029	丙酮	0.5	1,1-二甲氧基甲烷	
1,2-二氯乙烷	0.0005	三氯甲烷	0.006	甲醇	0.3	甲氧基苯	0.5	2,2-二甲氧基丙烷	
1,1-二氯乙烯	0.0008	环己烷	0.388	2-甲氧基乙醇	0.005	正丁醇	0.5	异辛烷	
1,1,1-三氯乙烷	0.15	1,2-二氯乙烯	0.187	甲基丁基酮	0.005	仲丁醇	0.5	异丙醚	
		二氯甲烷	0.06	甲基环己烷	0.118	正庚烷	0.5	甲基异丙基酮	
		1,2-二甲氧基乙烷氯乙烯	0.01	N-甲基吡咯烷酮	0.053	乙酸异丁酯	0.5	甲基四氢呋喃	

续表

溶剂名称	限度 （%）	溶剂名称	限度 （%）	溶剂名称	限度 （%）	溶剂名称	限度 （%）	溶剂名称	限度 （%）
		N,N-二甲基乙酰胺	0.109	硝基甲烷	0.005	乙酸异丙酯	0.5	石油醚	
		N,N-二甲基甲酰胺	0.088	吡啶	0.02	乙酸甲酯	0.5	三氯醋酸	
		二氧六环	0.038	环丁砜	0.016	3-甲基-1-丁醇	0.5	三氟醋酸	
		2-乙氧基乙醇	0.016	乙酸丁酯	0.5	丁酮	0.5		
		甲基异丁基酮	0.45	叔丁基甲基醚	0.5	异丁醇	0.5		
		四氢化萘	0.01	二甲基亚砜	0.5	正戊烷	0.5		
		四氢呋喃	0.072	乙醇	0.5	正戊醇	0.5		
		甲苯	0.089	乙酸乙酯	0.5	正丙醇	0.5		
		二甲苯	0.217	乙醚	0.5	异丙醇	0.5		
		1,1,2-三氯乙烯	0.008	甲酸乙酯	0.5	乙酸丙酯	0.5		
		异丙基苯	0.007	甲酸	0.5	三乙胺	0.5		
		乙二醇	0.062						

《中国药典》四部通则收载的残留溶剂测定法有三种方法。

第一法（毛细管柱顶空进样等温法）

本法适用于有机溶剂数量不多，且极性差异较小的残留溶剂检查。方法为取对照品溶液和供试品溶液，分别连续进样不少于 2 次，测得相应的峰面积，比较。色谱条件为：柱温一般为 40～100℃；以氮气为载气，流速为每分钟 1.0～2.0ml；以水为溶剂时顶空瓶平衡温度为 70～85℃，顶空瓶平衡时间为 30～60 分钟；进样口温度为 200℃；如采用火焰离子化检测器（FID），温度为 250℃。

使用毛细管顶空进样等温法时，应注意以下几点。

（1）应根据供试品中残留溶剂的沸点选择顶空平衡温度，且要尽量避免供试品产生的挥发性热分解产物对测定的干扰。

（2）顶空平衡的时间不宜过长，如超过 60 分钟，可能引起顶空瓶的气密性变差，导致定量准确性的降低。

（3）对照品溶液与供试品溶液必须使用相同的顶空条件。

（4）标准加入法可以消除供试品溶液基质与对照品溶液基质不同所导致的基质效应的影响，当标准加入法与其他定量方法结果不一致时，应以标准加入法的结果为准。

（5）供试品中的未知杂质或其挥发性热降解物易对残留溶剂的测定产生干扰。干扰作用包括在测定的色谱系统中未知杂质或其挥发性热降解物与待测物的保留值相同（共出峰）；或热降解产物与待测物的结构相同。当测定的残留溶剂超出限度时，但未能确定供试品中是否有未知杂质或其挥发性热降解物对测定有干扰时，应通过试验排除干扰作用的存在。

（6）测定含氮碱性化合物时，由于不锈钢管路等对其有较强的吸附作用，致使其检出灵敏度降低。通常采用弱极性的色谱柱或其填料预先经碱处理过的色谱柱分析含氮碱性化合物，或采用其他方法测定。

（7）甲酰胺、2-甲氧基乙醇、2-乙氧基乙醇、乙二醇、N-甲基吡咯烷酮等不宜用顶空进样方式测定。

第二法（毛细管柱顶空进样系统程序升温法）

本法适用于有机溶剂数量较多，且极性差异较大的残留溶剂检查。测定的色谱条件为：如为非极性色谱系统，柱温一般先在 40℃维持 8 分钟，再以 8℃/min 的升温速率升至 120℃，维持 10 分钟；如为极性色谱系统，柱温一般先在 60℃维持 6 分钟，再以 8℃/min 的升温速率升至 100℃，维持 20 分钟；注意事项同第一法。

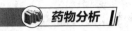

第三法（溶液直接进样法）

本法可采用填充柱，也可采用适宜极性的毛细管柱。测定方法为取对照品溶液和供试品溶液，分别连续进样 2~3 次，测得相应的峰面积。

计算法：①限度检查，除另有规定外，按品种项下规定的供试品溶液浓度测定。以内标法测定时，供试品溶液所得被测溶剂峰面积与内标峰面积之比不得大于对照品溶液的相应比值。以外标法测定时，供试品溶液所得被测溶剂峰面积不得大于对照品溶液的相应峰面积。②定量测定时按内标法或外标法计算各残留溶剂的量。

第三节 特殊杂质检查方法

特殊杂质是指在该药物的生产和贮藏过程中，根据药物的性质、生产方法和工艺条件，有可能引入的杂质，随药物的品种而异。如阿司匹林中的游离水杨酸、咖啡因中的其他生物碱、盐酸普鲁卡因注射液中的对氨基苯甲酸均属特殊杂质。药典中特殊杂质的检查方法均是在各品种的检查项下具体规定。因药品种类繁多，特殊杂质多种多样，检查方法各异，本节根据检查方法的理化性质，对常见的特殊杂质的检查方法进行分类介绍。

一、利用药物与杂质在物理性质上的差异

本法为利用药物的杂质在挥发性、溶解性、臭味及颜色等方面的差异，对杂质的存在情况进行检查。

（1）药物中如存在具有特殊气味的杂质，可以由气味判断该杂质的存在。例如黄凡士林中异性有机物检查，异性有机物主要是指非烃类有机物，利用其灼烧时产生异味可检查黄凡士林精制的程度；又如麻醉乙醚异臭检查，是控制原料乙醇中引入的杂醇油、乙醛和过氧化物等杂质，方法为：取供试品 10ml，置于瓷蒸发皿中，使自然挥发，挥散完毕后，不得有异臭。

（2）挥发性药物中所含不挥发性杂质的检查，一般步骤为：先将供试品水浴加热，使药物挥发，再将残渣于 105℃烘至恒重，称量。如《中国药典》对樟脑中不挥发物质的检查规定：取本品 2.0g，在 100℃加热使樟脑全部挥发并干燥至恒重，遗留残渣不得超过 1mg。

（3）药物自身无色，但从生产中引入了有色的有关物质，或其分解产物有颜色。采用检查供试品溶液颜色的方法，可以控制药物中有色杂质的量。如磺胺嘧啶中有色杂质的检查；又如《中国药典》对酚酞的乙醇溶液颜色检查规定：溶液应无色或几乎无色，以此控制生产时可能引入的碱性杂质及羟基蒽醌黄色氧化物等杂质。

（4）利用药物和其杂质溶解行为的差异，可以对多种药物进行杂质检查。如吡哌酸在碱溶液中易溶，而其可能杂质双吡哌酸甲酯（Ⅰ）及吡哌酸甲酯（Ⅱ）均为碱中不溶物。选用氢氧化钠作为溶剂，控制供试品溶液的澄清度，可以限制（Ⅰ）、（Ⅱ）的量。

二、利用药物与杂质在化学性质上的差异

（1）利用药物与杂质在酸碱性上的差异，可采用如下方法检查杂质：规定消耗滴定液的体积测定 pH 值法和指示剂判断法。如维生素 E 中检查生育酚，《中国药典》在检查项中规定：取本品 0.10g，加无水乙醇 5ml 溶解后，加二苯胺试液 1 滴，用硫酸铈滴定液（0.01mol/L）滴定，消耗硫酸铈滴定液不得超过 1.0ml。又如乙琥胺中酸度的检查，主要检查酰胺化（环合）未反应完全的 2-甲基-2-乙基丁二酸。取本品 0.10g，加水 10ml 使溶解，以玻璃电极为指示电极，用酸度计进行测定，pH 值应为 3.0~4.5。利用酸碱性的不同，可以通过提取方式分离药物及其杂质，再进行检查。

（2）利用药物与杂质氧化还原性的差异，即药物与杂质之间的氧化还原电位的差异进行检查。如盐酸可卡因中检查肉桂酰可卡因与其他易氧化物杂质，可卡因与肉桂酰可卡因共存于古柯叶中，肉桂酰可

卡因中含有双键，与硫酸及高锰酸钾共存时，能使高锰酸钾褪色。利用这一性质，《中国药典》规定：取供试品 0.10g，加水 5ml 溶解后，加 5% 硫酸溶液 0.3ml 与高锰酸钾滴定液（0.02mol/L）0.50ml，密塞，在 15~20℃ 的暗处放置 30 分钟，紫色不得完全消失。

（3）利用药物中存在的杂质能与一定试剂发生沉淀反应的性质，检查杂质。如间苯二酚中邻苯二酚的检查，间苯二酚中邻苯二酚是合成时引入的杂质。邻苯二酚在乙酸酸性条件下，可与铅离子形成白色不溶性铅盐，而间苯二酚由于二酚羟基距离较远，不与醋酸铅发生沉淀。根据这一特征反应，《中国药典》规定：取供试品 0.5g，加水 10ml 溶解后，加稀醋酸 2 滴与醋酸铅试液 0.5ml，不得发生浑浊。

（4）利用药物中杂质与一定试剂发生显色反应的性质，检查杂质。这一类方法是根据限量要求规定：一定反应条件下不得产生某种颜色；或供试品在相同条件下呈现的颜色不得超过杂质对照品相应颜色；或供试品在一定条件下的吸光度不得过一定值。因显色反应很多，此类方法应用也很广泛。如盐酸乙基吗啡中检查吗啡，由于吗啡具有酚羟基，能与亚硝酸钠在酚羟基的邻位的碳原子上发生亚硝化反应，生成的 2-亚硝基吗啡在氨碱性条件下显黄棕色。根据这一特性，盐酸乙基吗啡中检查吗啡方法为：取供试品 0.10g，加盐酸（9→1000）5ml 使溶解，再加亚硝酸钠试液 2ml，摇匀，放置 15 分钟，加氨试液 3ml，摇匀；如显黄棕色，与吗啡溶液［取无水吗啡 2.0mg，加盐酸溶液（9→1000）使溶解成 100ml］5.0ml 用同一方法制成的对照液比较，不得更深。

（5）利用药物中杂质与一定试剂反应产生气体的特性，检查杂质。《中国药典》中利用与一定试剂反应产生气体，可检查的杂质有砷、硫、碳酸盐、氨或胺盐、氰化物等。如氧化镁中碳酸盐的检查。由于原料中残存的碳酸镁，以及由于贮存不当，在空气中吸收二氧化碳，使氧化镁中碳酸盐含量增加。基于有碳酸盐存在时，加乙酸即生成乙酸镁和二氧化碳这一特性，《中国药典》规定：取供试品 0.10g，加水 5ml，煮沸，放冷，加醋酸 5ml，不得泡沸。

三、利用药物与杂质光学性质的差异

（1）利用药物或杂质的光学活性不同，通过测定药物的比旋度（或旋光度）的数值，检查杂质。如《中国药典》规定肾上腺素盐酸溶液的比旋度为 $-50.0°~-53.5°$，如供试品的测定值不在此范围，则表明其纯度不符合要求。这是因为肾上腺素为左旋体，其中存在右旋异构体。

若药物本身没有旋光性，而其杂质有，则可以通过限定药物溶液的旋光度值来控制相应杂质的量。例如《中国药典》对硫酸阿托品中莨菪碱的检查规定：取供试品，加水制成每 1ml 含 50mg 的溶液，依法测定，旋光度不得过 $-0.4°$。

（2）利用药物和杂质对光吸收性质的显著差异，对药物中存在的杂质及其量加以控制。

药物和杂质具有不同的生色体系，二者的紫外-可见吸收光谱会存在一定的差异，利用物质的这一特性，可以对杂质进行控制。

当杂质在某一波长处有最大吸收，而药物在此无吸收时，可以通过控制供试品溶液在此波长处的吸光度来控制杂质的量。如华法林钠中杂质酚酮在 385nm 处有最大吸收，华法林钠在 308nm 处有最大吸收，在 385nm 处吸收较小，《中国药典》中华法林钠中酚酮的检查为：取供试品，加 5% 的氢氧化钠溶液制成每 1ml 中含 0.125g 的溶液，用紫外-可见分光光度法测定，于 15 分钟内在 385nm 的波长处测定吸光度，不得超过 0.30。

若药物在紫外区有明显吸收，而杂质吸收很弱或没有吸收，可以根据吸光度的大小限制杂质的量。如青霉素钠检查项下有吸光度的测定：供试品的水溶液（每 1ml 含 1.80mg）在 280nm 的波长处测定吸光度，不得大于 0.10，在 264nm 处有最大吸收，吸光度应在 0.80~0.88。

（3）红外分光光度法在杂质检查中主要用于药物中无效或低效晶型的检查。某些多晶型药物由于其晶型结构不同，一些化学键的振动发生变化，导致红外吸收光谱中某些特征峰的频率、峰形和强度出现显著差异。利用这些差异，可以检查药物中低效（或无效）晶型杂质，结果可靠，方法简便。《中国药典》采用红外光谱法检查杂质，如甲苯咪唑中无效 A 晶型、棕榈氯霉素混悬液中无效的 A 晶型。

四、利用药物和杂质色谱行为的差异

色谱法可以利用药物与杂质色谱行为进行分离和检测，因而广泛应用于药物的杂质检查中。药物中的一些杂质，如反应的中间体、副产物、分解产物等，和药物的结构相近，与某些试剂的反应也相同或相似，必须分离后再检查。

（一）薄层色谱法

薄层色谱法简便、快速、灵敏度也较高，又不需要特殊设备，在杂质检查中应用很多。药典中常用的方法有杂质对照品法和供试品自身对照法。

1. 杂质对照品法 适用于已知杂质并能制备杂质对照品的情况。根据杂质限量，取供试品溶液和一定浓度的杂质对照品溶液，分别点于同一硅胶（或其他吸附剂）薄层板上，展开，定位，检查，供试品中所含杂质的斑点，不得超过相应杂质的对照斑点。

如克霉唑中二苯基-（2-氯苯基）甲醇的检查方法为：取供试品，加三氯甲烷制成每1ml中约含200mg的溶液，作为供试品溶液。另取二苯基-（2-氯苯基）甲醇对照品，加三氯甲烷制成每1ml中约含1mg的溶液，作为对照品溶液。吸取供试品溶液与对照品溶液各10μl，分别点于同一硅胶 GF_{254} 薄层板上，以二甲苯-正丙醇-浓氨溶液（180∶20∶1）为展开剂，展开后，晾干，置紫外光灯（254nm）下检视。供试品溶液如显与对照品溶液相应的杂质斑点，则与对照品溶液的主斑点比较，不得更深（0.5%）。

2. 供试品溶液自身稀释对照法 供试品自身稀释对照法适用于杂质的结构不能确定，或无杂质对照品的情况。将供试品溶液按限量要求稀释至一定浓度作为对照溶液，与供试品溶液分别点于同一薄层板上，展开、定位、检查。供试品溶液所显杂质斑点不得深于对照溶液所显主斑点颜色（或荧光强度）。

吡哌酸中有关物质检查的方法为：取供试品，加二氯甲烷-甲醇（1∶1）制成每1ml中约含10mg的供试品溶液；精密量取适量，加二氯甲烷-甲醇（1∶1）稀释分别制成每1ml中含0.1mg、0.05mg的溶液，作为对照溶液（1）、（2）。吸取上述三种溶液各5μl，分别点于同一硅胶 HF_{254} 薄层板上，以甲醇-三氯甲烷-甲苯-二乙胺-水（45∶40∶20∶14∶8）为展开剂，展开后，晾干，置紫外光灯（254nm）下检视。供试品溶液如显杂质斑点，不得多于2个，与对照溶液（2）的主斑点比较，不得更深；如有1个斑点超过时，应不深于对照溶液（1）的主斑点。当供试品中有多个杂质存在时，可以配制几种限量的对照品溶液，加以比较。如盐酸异丙嗪中有关物质的检查。

（二）高效液相色谱法

高效液相色谱法不仅分离效能高，而且可以准确地测定各组分的峰面积，在杂质检查中应用日益增多，特别是已使用高效液相色谱法测定含量的药物，可采用同一色谱条件进行杂质检查。应用高效液相色谱法进行杂质检查的方法有五种类型。

1. 面积归一化法 取供试品溶液适量，进样，经高效液相色谱分离、测定后，计算各杂质峰面积及其总和占总峰面积（含药物的峰面积，而不含溶剂峰面积）的百分率，不得超过限量。面积归一化法检查杂质虽简便、易行，但当杂质与药物的吸收程度不一致时，测定误差大。

2. 不加校正因子的主成分自身对照法 用于没有杂质对照品时杂质的限量检查。将供试品溶液稀释成与杂质限度相当的浓度，作为对照溶液。分别取供试品溶液和对照溶液进样，计算供试品溶液色谱图上各杂质峰面积及其总和，与对照溶液主成分峰面积比较，以确定杂质是否超过限量。由于大部分药物的杂质并非全部清楚，该法可以对已知或者未知的杂质进行整体控制，因而是药物中杂质检查最常用的方法。

如《中国药典》对利巴韦林中有关物质的检查：以氢型阳离子交换树脂，磺化交联的苯乙烯-二乙烯基共聚物为填充剂，以水（用稀硫酸调节 pH 值至 2.5±0.1）为流动相，检测波长为207nm。取供试品，加流动相制成每1ml中含0.4mg的供试品溶液，精密量取此溶液1ml，置50ml量瓶中，用流动相稀释至刻度，摇匀，作为对照溶液。取对照溶液20μl，注入液相色谱仪进行预试，调节仪器灵敏度，使主成分峰的峰高为满量程的 20% ~ 25%；再精密量取供试品溶液与对照溶液各 20μl，分别注入液相色谱仪，记录色谱图至主成分峰保留时间的 2 倍，供试品溶液的色谱图中各杂质峰的面积和不得大于对照溶液的主峰面积（1.0%）。

3. 加校正因子的主成分自身对照法　用于有杂质对照品时杂质的含量测定。在检查方法建立时，采用杂质对照品和药物对照品配制一定浓度的溶液，进行色谱分离、分析后，计算校正因子，计算公式为：

$$校正因子(f) = \frac{A_r / C_r}{A_{xr} / C_{xr}}$$

式中，A_r 为药物对照品的峰面积；A_{xr} 为杂质对照品的峰面积；C_r 为药物对照品的浓度；C_{xr} 为杂质对照品的浓度。

此校正因子可直接载入各品种正文中，用于校正杂质的实测峰面积。按规定测定杂质的含量时，将供试品溶液稀释成与杂质限度相当浓度的溶液，作为对照溶液调节仪器灵敏度，使主成分色谱峰的峰高约达满量程的 10% ~ 25%，再分别取供试品溶液和对照溶液进样，测量供试品溶液色谱图上各杂质峰面积，将这些面积分别乘以相应的校正因子后与对照溶液主成分的峰面积比较，按式计算各杂质的含量。

$$浓度(C_x) = f \times \frac{A_x}{A_r} \times C_r$$

式中，A_x 为供试品溶液中杂质的峰面积；C_x 为杂质的浓度；f 为校正因子；A_r 为药物对照品的峰面积；C_r 为药物对照品的浓度。

4. 内标法加校正因子测定供试品中杂质的含量　用于有杂质对照品时杂质的含量测定。按规定，配制含有内标的供试品溶液，进样分析，测量供试品中杂质和内标的峰面积，按公式计算杂质的浓度。

$$浓度(C_x) = f \times \frac{A_x}{A_i} \times C_i$$

式中，A_x 为供试品溶液中杂质的峰面积；C_x 为杂质的浓度；f 为校正因子；A_i 为内标物的峰面积；C_i 为内标物的浓度。

5. 外标法测定供试品中某个杂质或主成分的含量　用于有杂质对照品的情况。配制杂质对照品溶液和供试品溶液，分别取一定量注入色谱仪，测定杂质对照品和供试品中杂质的峰面积，按外标法计算杂质的浓度。由于微量注射器不易精确控制进样量，采用外标法时，宜用定量环进样。

如《中国药典》甲硝唑中 2-甲基-5-硝基咪唑的检查：以十八烷基硅烷键合硅胶为填充剂，甲醇-水（20∶80）为流动相，检测波长为 300nm。理论板数按甲硝唑峰计算应不低于 2000。检查时，取供试品，加甲醇制成每 1ml 含 1mg 的溶液 100ml，精密量取适量，用流动相制成每 1ml 中含 0.1mg 的溶液，作为供试品溶液；另取 2-甲基-5-硝基咪唑对照品 25mg，精密称定，置 100ml 量瓶中，用甲醇溶解并稀释至刻度，摇匀，精密量取适量，用流动相制成每 1ml 中含 1μg 的溶液，作为对照品溶液。取对照溶液 20μl 注入液相色谱仪，调节检测灵敏度，使主成分色谱峰的峰高为满量程的 10% ~ 30%；取上述两种溶液各 20μl，分别注入液相色谱仪，记录色谱图至主成分峰保留时间的 2 倍。供试品溶液的色谱图中，2-甲基-5-硝基咪唑不得大于 1.0%。

（三）气相色谱法

除药物中残留溶剂外，一些挥发性特殊杂质也可以采用气相色谱法检查。检查的方法与高效液相色谱法相同，不同的是标准溶液加入法，是将一定量的对照品溶液精密加入供试品溶液中，根据外标或内标法测定杂质的含量，再扣除加入的对照品溶液含量，即得供试品溶液中杂质的含量。

《中国药典》马来酸氯苯那敏中有关物质检查：用白色硅藻土为担体，以 3% 苯基（50%）甲基聚硅氧烷为固定液，玻璃柱：1.2m，柱温 190℃。配制每 1ml 中含马来酸氯苯那敏 40mg 的二氯甲烷溶液作为供试品溶液；精密量取 1ml，加二氯甲烷溶解并稀释成 100ml，作为对照溶液。取对照溶液 1μl，注入气相色谱仪中，调节检测灵敏度，使主成分色谱峰的峰高为满量程的 10% ~ 20%；取上述两种溶液各 1μl，分别注入气相色谱仪，记录色谱图至主成分峰保留时间的 2 倍。供试品溶液色谱图中如有杂质峰，各杂质峰面积的和不得大于对照溶液主峰面积。

实例解析

实例：红霉素中有关物质的检查

精密称取供试品适量制备成每 1ml 含红霉素 4mg 的供试品溶液，将供试品溶液稀释成 0.04mg/ml 的溶液为对照液，再将对照溶液稀释成 4μg/ml，作为灵敏度溶液。照红霉素组分检查项下的色谱条件，量取灵敏度溶液 100μl 注入色谱仪，记录色谱图，主成分色谱峰高的信噪比应大于 10；精密量取供试品溶液和对照溶液 100μl 分别注入色谱仪，记录色谱图。供试品色谱图中如有杂质峰，杂质 C 峰面积不得大于对照溶液主峰面积的 3 倍（3.0%），杂质 E 和杂质 F 校正后的峰面积（乘以校正因子 0.08）不得大于对照溶液主峰面积的 2 倍（2.0%），杂质 A、杂质 B 及其他单个杂质的峰面积不得大于对照溶液主峰面积的 2 倍（2.0%），各杂质校正后的峰面积之和不得大于对照溶液主峰面积的 7 倍（7.0%）。

解析：红霉素中主要有红霉素 A、红霉素 B 及红霉素 C 等，其中红霉素 A 是红霉素的主要活性物质，红霉素 C 的毒性比红霉素 A 大 2 倍，活性仅为红霉素 A 的 20%。

红霉素中的主要杂质 A~F，杂质 A 为红霉素 F，杂质 B 为 N-去甲基红霉素 A，杂质 C 为红霉素 E，杂质 D 为脱水红霉素 A，杂质 E 为红霉素 A 烯醇醚，杂质 F 为伪红霉素 A 烯醇醚，其中杂质 A、杂质 B、杂质 C 是发酵过程中产生的，杂质 D 可能是酸降解过程产生，杂质 D、杂质 F 可能是高温降解产生。《中国药典》采用高效液相色谱法中的主成分自身对照法检查红霉素中的有关物质。

知识拓展

缬沙坦事件的启示

2018 年 7 月 5 日，EMA 发布召回公告，表示获知华海川南工厂生产的缬沙坦中检测出 N-亚硝基二甲胺（NDMA）杂质，随机抽检杂质含量为 3.4~122ppm，平均值为 66.5ppm。7 月 6 日，华海药业向国家药品监督管理部门报告该公司用于出口的缬沙坦原料药中检出微量 NDMA 杂质的情况，并立即暂停了所有缬沙坦原料药国内外市场放行和发货，采取主动召回。7 月 23 日，华海药业即已完成国内所有缬沙坦原料药的召回工作。7 月 29 日，CFDA 新闻发言人对华海药业缬沙坦原料药中检出微量 N-亚硝基二甲胺（NDMA）杂质有关情况做出了介绍，引起了广泛的关注。8 月 17 日，国家药典委员会正式对缬沙坦的国家标准进行了修订，"必须对生产工艺进行评估以确定形成 N-亚硝基二甲胺的可能性。必要时，需对生产工艺进行验证以说明在成品中 N-亚硝基二甲胺的含量符合规定。" 当时，除了山德士以外，哈尔滨三联药业、重庆康刻尔制药等五家国内企业也因缬沙坦原料药来自华海药业而对相关制剂产品进行了召回。2020 年 5 月 13 日晚间，华海药业发布公告称，山德士及其下属六家公司（仲裁申请人）向位于德国汉堡的中欧仲裁中心提起仲裁，要求华海药业赔偿申请人因杂质事件所遭受的所有直接和间接损失，包括已发生的及部分未来可能发生的损失，共计 1.15 亿美元，约合人民币 8.17 亿元（其中主要组成部分为因该产品的销售损失所导致的利润损失，约 6840 万美元）。

此次缬沙坦杂质事件源于华海药业对工艺的改变。华海药业开发的缬沙坦新工艺中，合成路线中用到了溶剂 DMF，而溶剂 DMF 可与氧化剂亚硝酸钠作用产生杂质 N-亚硝基二甲胺（NDMA）。NDMA 目前已确定为动物致癌物，靶器官主要为肝和肾。据悉，美国政府工业卫生学家协会也已将 NDMA 列为人类可疑化学致癌物。

药物杂质研究是药物研发及制备中重要内容。对患者来说，药物杂质与患者的用药安全直接相关；对药企来说，不注重杂质分析，一旦"东窗事发"往往会给药企带来巨大的损失，比如此次缬沙坦因杂质问题召回就给华海药业等药企带来了巨大的损失。因此，作为制药人，必须对药物杂质问题进行深思，杜绝缬沙坦杂质类似事件的发生。

本章小结

一、药物中杂质的来源

1. 生产过程中（未反应完全的原料、反应的中间体和副产物、试剂、溶剂残留；金属器皿、装置；制剂生产过程药物降解）引入的杂质。

2. 贮藏过程（贮藏时间过长、包装和保管不善）引入的杂质。

二、杂质的分类

1. 按照杂质来源可以分为一般杂质和特殊杂质。

2. 按照杂质毒性可分为毒性杂质和信号杂质。

3. 按杂质理化性质可分为有机杂质、无机杂质和残留溶剂。

三、杂质的限量

杂质限量是指药物中所含杂质的最大允许量。

杂质限量检查方法：对照法、灵敏度法、比较法。

$$杂质限量 = \frac{杂质的最大允许量}{供试品量} \times 100\%$$

四、一般杂质检查

1. 药物中的无机杂质：氯化物、硫酸盐、铁盐、重金属、砷盐。

2. 药物中干燥失重、炽灼残渣、易碳化物、残留溶剂、水分、溶液颜色及澄清度检查。

五、特殊杂质的检查方法

1. 利用药物与杂质在物理性质上的差异进行检查。

2. 利用药物与杂质在化学性质上的差异进行检查。

3. 利用药物与杂质在光谱性质上的差异进行检查。

4. 利用药物与杂质在色谱性质上的差异进行检查：薄层色谱法、高校液相法、气相色谱法。

练 习 题

题库

一、选择题

A 型题（最佳选择题）

1. 杂质限量是指药物中（　　　）。

　　A. 杂质的最小量　　　　　　　　B. 杂质的合适含量

　　C. 杂质的最低量　　　　　　　　D. 杂质的最大允许量

2. 关于杂质以下说法正确的是（　　　）。

　　A. 特殊杂质是多种药物在生产中易引入的共同杂质

　　B. 水杨酸是阿司匹林的特殊杂质

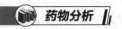

    C. 杂质限量检查法包括外标法、比较法和灵敏度法

    D. 干燥失重检查的是药物中的特殊杂质

X 型题（多项选择题）

1. 以下杂质属于一般杂质的是（   ）。

    A. 葡萄糖中的氯化物   B. 阿司匹林中的水杨酸

    C. 盐酸普鲁卡因中的对氨基苯甲酸   D. 肾上腺素中的砷盐

    E. 对乙酰氨基酚中的铁盐

2. 关于古蔡法的正确叙述为（   ）。

    A. 反应生成的砷化氢遇溴化汞，产生黄色至棕色的砷斑

    B. 加碘化钾可使五价砷还原为三价砷

    C. 金属锌与碱作用生成新生态的氢

    D. 加酸性氯化亚锡可防止碘还原为碘离子

    E. 在反应中氯化亚锡可以与锌发生作用

二、简答题

1. 药物中杂质分为哪几类？

2. 何谓杂质限量？杂质限量检查时应注意什么事项？

3. 药物干燥失重检查方法有几种？分别适合哪种药物的检查？

三、计算题

1. 注射用双黄连（冻干）中砷盐限量检查：取本品 0.4g，加 2% 硝酸镁乙醇溶液 3ml，点燃，燃尽后，先用小火炽灼使炭化，再在 500～600℃ 炽灼使完全灰化，放冷，加盐酸 5ml 与水 21ml 使溶解，依法检查（《中国药典》四部通则 0822）。如果标准砷溶液（1μgAs/ml）取用量为 2ml，计算杂质限量。

2. 克霉唑中二苯基–（2–氯苯基）甲醇的检查方法为：取供试品，加三氯甲烷制成每 1ml 中约含 200mg 的溶液，作为供试品溶液。另取二苯基–（2–氯苯基）甲醇对照品，加三氯甲烷制成每 1ml 中约含 1mg 的溶液，作为对照品溶液。吸取供试品溶液与对照品溶液各 10ml，分别点于同一硅胶 GF_{254} 薄层板上，以二甲苯–正丙醇–浓氨溶液（180：20：1）为展开剂，展开后，晾干，置紫外光灯下（254nm）检视。供试溶液中的杂质斑点颜色不得深于对照溶液中主斑点的颜色，计算杂质限量。

（马桂芝   沈报春）

第四章

药物的含量测定

药物的含量系评价药物纯度的重要指标之一，是药品质量优劣的主要表征。药物的含量测定（assay of drugs）即是检定药物质量的重要手段，系药品标准的主要内容。药物含量测定常用的分析方法有化学法、光谱法、色谱法等。

药物含量测定方法要求具有准确、专属、简便、快速的特点，兼顾方法的普适性与经济性。化学法主要包括容量滴定法与重量法等。重量法存在操作繁琐、耗时长、实验条件较为苛刻等不足，已较少用于药物含量测定；容量滴定法操作简便快速，结果准确度高，但其专属性和灵敏度较差，适用于含量高、成分简单的化学原料药的含量测定。光谱法中紫外分光光度法较其他光谱法在含量测定上应用广泛，具有简便、快速、灵敏的优点，准确度较高，但其专属性较差，且只适用于具有紫外吸收的药物，主要用于药物制剂溶出度、释放度及含量均匀度等检查中药物含量的测定。色谱法具有强大的分离能力，专属性高，其检测器准确度、灵敏度也较高，主要用于药物制剂含量测定及体内药物分析。气相色谱法主要用于挥发性较强的药物分析，高效液相色谱法适用范围更广，最为常用。生物制品、部分抗生素则采用生物检定法、微生物检定法、酶法等生物学方法进行效价测定（assay of potency）。本章主要讲述化学法、光谱法及色谱法等常用含量测定方法的基本原理与应用，生物学方法将在"第十三章抗生素类药物的分析"和"第十七章生物制品分析"中讲述。

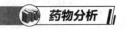

第一节　样品的前处理方法

药物含量测定之前样品是否进行前处理需根据分析方法的特点与待测样品的存在形式而定。容量滴定法和光谱法由于专属性较差对样品纯度要求较高；色谱法自身分离能力强，在不污染色谱柱的前提下，对样品纯度无太高要求。

1. 不同待测样品的前处理方式

(1) 化学原料药　由于化学原料药纯度高，只要药物具备特有的、可直接测定的性质，一般只需溶解后直接采用容量滴定法或光谱法、色谱法测定。若药物无可直接测定的性质，可通过化学衍生化的方法使其具备可测定的性质，如荧光衍生化、紫外衍生化、非对映衍生化、硅烷化、酰化及烷基化等。对于利用药物分子中含有的金属、卤素、硫、磷、氮等特殊元素的性质进行含量测定的样品，则根据这些元素在药物分子中结合的牢固程度采取相应的前处理方法，目的是将这些元素以无机离子的方式解离下来以利于测定。

(2) 药物制剂　药物制剂的含量测定首先需要将药物从制剂里溶解出来，根据剂型的不同，溶出的方法不同。其次需要重点考虑辅料等共存成分对测定方法的干扰。若无干扰则将样品溶解或过滤后即可直接测定；若存在干扰则根据待测药物与干扰辅料的理化性质的差异（如溶解性差异、氧化还原性质差异等）除去干扰，或采用辅料不对其具有干扰的其他方法测定。排除辅料干扰的具体方法详见"第五章药物制剂分析"。

(3) 体内药物　体内药物的含量测定一般需要按测定方法对待测样品的要求进行处理，除少数情况如采用免疫分析法只需对样品简单处理后直接测定外，大多需要对生物样品中药物进行分离、纯化及浓集后再测定。具体方法详见"第六章体内药物分析"。

(4) 中药及其制剂　由于中药及其制剂所含化学成分众多、成分间干扰大，多需要提取纯化待测成分后进行含量测定。具体方法详见"第十六章中药分析"。

2. 前处理方法选择思路　前处理的目的是排除其他共存物对测定的干扰，通过被测物与干扰物在物理化学性质上的差异除去或掩蔽干扰物或提纯待测物。该思路不但适用于含量测定，也适用于鉴别和杂质检查中干扰的排除。只要待测成分与干扰成分存在任何理化性质上的差异，总能利用这些差异达到分离二者的目的。

(1) 待测成分与干扰物若存在溶解性差异，可以通过选择对二者溶解度不同的溶剂沉淀干扰物或提取待测物。如游离弱碱性药物多为脂溶性，可与强酸成盐溶于水，常将其制成盐用于临床。因此可以采用碱性强于药物的碱性试液进行碱化，将成盐药物置换成游离药物后采用有机溶剂提取，则可除去酸性、中性的水溶性干扰物；若还存在脂溶性干扰物，可再用强酸性溶液提取药物，则可除去脂溶性干扰物。以此类推，成盐的弱酸性药物也可以通过酸化的方式除去干扰。

(2) 待测成分与干扰物氧化还原性存在差异，则可通过加入氧化剂或还原剂的方法将还原性强或氧化性强的干扰物除去。如含碘药物中检查氯化物，利用 I^- 的还原性强于 Cl^-，可采用弱氧化剂 H_2O_2 将 I^- 氧化为 I_2，利用其挥发性除去碘的干扰。

(3) 待测成分与干扰物存在其他化学性质差异，如碘量法测定维生素 C 注射液含量，其抗氧剂 $NaHSO_3$ 要消耗碘滴定液故有干扰，可采用加入 CH_3COCH_3 与 $NaHSO_3$ 反应生成 $\begin{array}{c} H_3C \quad SO_3Na \\ \diagdown C \diagup \\ H_3C \quad OH \end{array}$，掩蔽 $NaHSO_3$。

(4) 色谱的各种分离机制，如吸附、分配、离子交换、分子筛、手性拆分等也是将存在相应理化性质差异的待测成分与干扰物分离的有效手段。

本节主要介绍各种剂型中药物的溶出方法，以及含金属或卤素等特殊元素药物含量测定前处理方法。

一、各种剂型中药物的溶出方法

（一）固体制剂中药物的溶出方法

固体制剂中药物的溶出方法主要是采用对药物溶解度大的溶剂进行溶解，并滤除不能溶解于其中的辅料。如片剂通常采用的方法是取该片剂 10 片或 20 片，精密称定，研细（糖衣片除去包衣），取片粉适量，精密称定，加入适量溶剂溶解即可进行滴定；或进一步过滤，取一定体积续滤液并定量稀释至一定浓度后采用光谱法或色谱法测定。胶囊剂、颗粒剂等则取装量差异项下内容物研细或混合均匀再行溶解。中药滴丸、水泛丸处理方式与片剂基本相同，中药蜜丸则需剪碎后再进行提取，但中药及其制剂除通过以上溶解提取外，尚需要进一步分离纯化待测成分。

实例解析

实例 4-1：对乙酰氨基酚的含量测定

供试品溶液：取本品约 40mg，精密称定，置 250ml 量瓶中，加 0.4% 氢氧化钠溶液 50ml 溶解后，用水稀释至刻度，摇匀，精密量取 5ml，置 100ml 量瓶中，加 0.4% 氢氧化钠溶液 10ml，用水稀释至刻度，摇匀。

测定法：取供试品溶液，在 257nm 的波长处测定吸光度，按 $C_8H_9NO_2$ 的吸收系数（$E_{1cm}^{1\%}$）为 715 计算。

实例 4-2：对乙酰氨基酚片的含量测定

供试品溶液：取本品 20 片，精密称定，研细，精密称取适量（约相当于对乙酰氨基酚 40mg），置 250ml 量瓶中，加 0.4% 氢氧化钠溶液 50ml 与水 50ml，振摇 15 分钟，用水稀释至刻度，摇匀，滤过，精密量取续滤液 5ml，置 100ml 量瓶中，加 0.4% 氢氧化钠溶液 10ml，用水稀释至刻度，摇匀。

测定法：见对乙酰氨基酚含量测定项下。

解析：对乙酰氨基酚（$C_8H_9NO_2$）在 0.4% 的氢氧化钠溶液中易溶，因此可以通过过滤除去在 0.4% 的氢氧化钠溶液中不溶的辅料如淀粉、滑石粉等，避免不溶性微粒产生的散射光影响药物的紫外吸收测定。

（二）半固体制剂中药物的溶出方法

半固体制剂中药物的溶出方法主要根据基质的融化特性或基质与药物的溶解性差异进行处理。对于软膏剂和栓剂的操作方法一般为，加入溶剂并水浴加热使基质融化，经搅拌溶剂将药物提取后，再在冰浴中冷却使基质固化，以利于提取溶剂的滤过分离。如软膏剂：取本品适量，精密称定，加入能够对药物溶解性能良好的溶剂适量，置一定温度水浴中搅拌提取一定时间，再在冰浴中冷却，使基质凝固，滤过即可。栓剂则需先切成小片再通过上述方法提取。乳膏剂提取时加热与否，以及过滤后冰浴冷却与否，视基质是否影响药物的顺利溶出或过滤而定。凝胶剂由于基质溶解性良好，只要其不干扰药物的测定，多直接采用适当溶剂溶解药物即可。贴片和膜剂则需要剪碎或玻璃棒捣碎后加入适当溶剂提取并过滤。

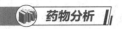

实例解析

实例4-3：对乙酰氨基酚栓的含量测定

供试品溶液：取本品10粒，精密称定，切成小片，混匀，精密称取适量（约相当于对乙酰氨基酚0.25g），置250ml量瓶中，加约60℃的0.01mol/L氢氧化钠溶液80ml，振摇10分钟，放冷，用0.01mol/L氢氧化钠溶液稀释至刻度，摇匀，置冷水浴中冷却1小时，滤过，待续滤液达室温后，精密量取续滤液10ml，置100ml量瓶中，用0.01mol/L氢氧化钠溶液稀释至刻度，摇匀，精密量取5ml，置50ml量瓶中，用0.01mol/L氢氧化钠溶液稀释至刻度，摇匀。

测定法：见对乙酰氨基酚含量测定项下。

解析：栓剂基质在60℃时完全融化成液体状，有利于对乙酰氨基酚的溶出。0.01mol/L氢氧化钠溶液将药物溶解提取后，冷水浴又将栓剂基质固化，利于药物溶液与基质的分离与过滤。

实例4-4：对乙酰氨基酚凝胶的含量测定

供试品溶液：取装量检查项下的内容物，混匀，精密称取适量（约相当于对乙酰氨基酚20mg），置100ml量瓶中，加水适量，置温水浴中振摇使对乙酰氨基酚溶解，放冷，用水稀释至刻度，摇匀，滤过，精密量取续滤液3ml，置50ml量瓶中，用甲醇稀释至刻度，摇匀。

对照品溶液：取对乙酰氨基酚对照品适量，精密称定，加甲醇溶解并定量稀释制成每1ml中约含12μg的溶液。

色谱条件：用十八烷基硅烷键合硅胶为填充剂；甲醇-水-磷酸（22∶78∶0.1）为流动相；检测波长为248nm；进样体积10μl。

系统适用性要求：理论板数按对乙酰氨基酚峰计不低于1000。

测定法：精密量取供试品溶液与对照品溶液，分别注入液相色谱仪，记录色谱图。按外标法以峰面积计算。

解析：对乙酰氨基酚凝胶为水溶性凝胶，对乙酰氨基酚易溶于热水，在水中略溶，因此需要水浴加热提取。

（三）液体制剂中药物的溶出方法

液体制剂中药物本身已经溶解，不需要溶出处理。对于油溶剂液体制剂，可采用加有机溶剂稀释的方式或加甲醇等具有一定水溶性的溶剂提取的方式排除油溶剂的干扰。

实例解析

实例4-5：对乙酰氨基酚注射液的含量测定

供试品溶液：精密量取本品适量，用流动相定量稀释制成每1ml中约含对乙酰氨基酚0.125mg的溶液。

对照品溶液：取对乙酰氨基酚对照品适量，精密称定，加流动相溶解并定量稀释制成每1ml中约含0.125mg的溶液。

色谱条件：用十八烷基硅烷键合硅胶为填充剂；以0.05mol/L醋酸铵溶液-甲醇（85∶15）为流动相；检测波长为257nm；进样体积10μl。

系统适用性要求：理论板数按对乙酰氨基酚峰计算不低于2000。对乙酰氨基酚峰与对氨基酚峰之间的分离度应符合要求。

测定法：精密量取供试品溶液与对照品溶液，分别注入液相色谱仪，记录色谱图。按外标法以峰面积计算。

解析：注射液本身为澄明液体，不会产生杂散光，即使存在与药物吸收光谱重叠的成分，也可以通过色谱法达到分离，因此用流动相稀释后就可直接进样测定。

（四）气体制剂中药物的溶出方法

气体制剂中药物的溶出方法主要采用适当的溶剂吸收气体中的药物。如气雾剂：取本品，以适当溶剂（如无水乙醇）为吸收剂，照气雾剂（《中国药典》四部通则 0113）每揿主药剂量项下的方法操作：取供试品 1 罐，充分振摇，除去盖帽，试喷 5 次，用溶剂洗清套口，充分干燥后，倒置于已加入一定量吸收液的适宜烧杯中，将套口浸入吸收液液面下（至少 25mm）。喷射 10 次或 20 次（注意每次喷射间隔 5 秒并缓缓振摇），取出供试品，用吸收液洗净套口内外，合并吸收液，转移至适宜量瓶中并稀释至刻度后测定。吸入制剂和喷雾剂则分别照每吸主药含量和每喷主药含量项下方法进行操作。

实例解析

实例 4-6：硝酸异山梨酯喷雾剂的含量测定

供试品溶液：取本品 1 瓶，充分振摇，除去帽盖，照使用说明书操作，试喷 5 次，用乙醇洗净喷口，用适宜的管道连接喷口至 100ml 量瓶（量瓶内置一定量的流动相吸收供试品）中，喷射 10 次（注意每次喷射间隔 5 秒），用适量流动相洗净连接管道，用流动相稀释至刻度，摇匀。

对照品溶液：取硝酸异山梨酯对照品，精密称定，加少量甲醇使溶解，用流动相定量稀释制成每 1ml 中约 0.13mg 的溶液。

色谱条件：用十八烷基硅烷键合硅胶为填充剂；以甲醇-水（54∶46）为流动相；检测波长为 230nm；进样体积 20μl。

系统适用性要求：理论板数按硝酸异山梨酯峰计算不低于 5000，硝酸异山梨酯峰与相邻杂质峰之间的分离度应符合要求。

测定法：精密量取供试品溶液与对照品溶液，分别注入液相色谱仪，记录色谱图。按外标法以峰面积计算。所得结果除以 10，即为前 10 喷的每喷主药含量。按上述方法，再分别测定标示喷数的中（标示喷次中间值的±5 喷之间）、后（标示喷次最末值的前 10 个喷次）各 10 喷的平均主药含量，即为中、后 10 喷的每喷主药含量。

解析：本品为非吸入型喷雾剂，硝酸异山梨酯（$C_6H_8N_2O_8$）可溶于甲醇-水混合溶剂，因此直接用流动相吸收药物，辅料不干扰。

二、含金属或卤素等特殊元素药物含量测定前处理方法

利用药物分子中含有的金属、卤素、硫、磷、氮等特殊元素的性质进行含量测定的样品，在测定前通常需要将这些元素以无机离子的方式解离下来以利于测定。其前处理方法根据这些元素在分子中结合的情况而定，对于结合不牢固的情况如有机酸的金属盐或配位化合物、卤素与脂肪链连接的药物，可以采用不经有机破坏的方式将这些元素解离下来测定；对于金属原子直接与碳原子连接的药物或卤素与苯环直接连接的药物，由于其结合牢固，因此需要通过有机破坏的方式解离。

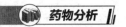

（一）非有机破坏前处理方法

通常有机酸的金属盐或配位化合物在水中溶解性小，但其金属原子可在适宜的无机酸中直接解离为金属离子并与无机酸生成可溶性盐，如富马酸亚铁、枸橼酸铋钾、右旋糖酐铁、十一烯酸锌等。若卤素原子与碳链结合的共价键不牢固，则可以通过水解或还原等方式将卤素解离下来再用银量法测定，如三氯叔丁醇、泛影酸、胆影酸、碘番酸、碘他拉酸、氯烯雌醚等。

实例解析

实例4-7：枸橼酸铋钾的含量测定

取本品约 0.5g，精密称定，加水 50ml 溶解后，再加硝酸溶液（1→3）3ml 与二甲酚橙指示液 2 滴，用乙二胺四醋酸二钠滴定液（0.05mol/L）滴定至溶液显黄色。每 1ml 乙二胺四醋酸二钠滴定液（0.05mol/L）相当于 10.45mg 的 Bi。

解析：枸橼酸铋钾为一种组成不定的含铋复合物，溶解于水后直接解离出 Bi^{3+}，可采用乙二氨四乙酸二钠络合滴定。《中国药典》规定，按干燥品计算，含铋（Bi）应为 35.0% ~ 38.5%。

实例4-8：泛影酸的含量测定

取本品约 0.4g，精密称定，加氢氧化钠试液 30ml 与锌粉 1.0g，加热回流 30 分钟，放冷，冷凝管用少量水洗涤，滤过，烧瓶与滤器用水洗涤 3 次，每次 15ml，合并洗液与滤液，加冰醋酸 5ml 与曙红钠指示液 5 滴，用硝酸银滴定液（0.1mol/L）滴定。每 1ml 硝酸银滴定液（0.1mol/L）相当于 20.46mg 的 $C_{11}H_9I_3N_2O_4$。

解析：泛影酸中碘与苯环直接相连，结合较为牢固，因此先用氢氧化钠使药物成盐溶解，再用锌粉还原裂解出游离的碘离子。

$$\text{（化学反应式）} \quad \xrightarrow{NaOH} \quad$$

$$\xrightarrow[\text{加热回流}]{NaOH+Zn} \quad + \; 3NaI \; + \; 2CH_3COONa \; + \; 3Na_2ZnO_2 \; + \; 3H_2O$$

（二）有机破坏前处理方法

金属、卤素、硫、磷、氮等原子与碳原子结合牢固时，如碘苯酯、甲状腺粉、扑米酮、门冬酰胺、双氯非那胺、甲硫酸新斯的明等，需要采用有机破坏的方式才能够将其完全从分子中解离下来。

有机破坏的方法较多（表4-1），有湿法破坏如硝酸-高氯酸法、硝酸-硫酸法、硫酸-硫酸盐法、硫酸-高锰酸钾法、硝酸-硫酸-高锰酸法、硫酸-过氧化氢法等；干法破坏如高温炽灼法、氧瓶燃烧破坏法等。

表4-1 常见的有机破坏方法

方 法	适用范围	注意事项
硝酸-高氯酸法	尿、血等生物组织的破坏	不适用于含氮杂环药物；方法破坏力强，注意勿蒸干内容物以避免爆炸；解离的金属离子为高价态
硝酸-硫酸法	大多数有机物质	不适用于含碱土金属药物；解离的金属离子为高价态

续表

方 法	适用范围	注意事项
硫酸-硫酸盐法	含砷、锑药物	解离所得金属多为低价态；药物含碳低时，需加入高碳化合物以使炭化完全
氮测定法	含氨基或酰胺药物	对于偶氮或肼等结构的药物需要先加锌粉还原后才进行消解；对于杂环化合物则需将其还原为氢化杂环后再行消解
高温炽灼法	湿法不易破坏完全的药物；不宜用硫酸破坏的药物	不适用于含易挥发金属药物；测定铅时，温度应 500~600℃
氧瓶燃烧法	含卤素或含硫、氮、硒、磷等药物	取样量应适宜以使燃烧完全并避免爆炸；解离的氟、氯元素为一价态，溴、碘、硫、磷等为多价态

本节主要介绍氮测定法、高温炽灼法及氧瓶燃烧法。

1. 氮测定法 该法又称为凯氏定氮法（Kjeldahl nitrogen determination），常用于含氨基或酰胺药物的有机破坏。《中国药典》收载常量法（第一法，约相当于含氮量 25~30mg），半微量法（第二法，约相当于含氮量 1.0mg~2.0mg）和定氮仪法（第三法，常量及半微量）三种方法。

基本原理为：含氮有机物经硫酸消化后，生成的硫酸铵被氢氧化钠分解释放出氨，后者借水蒸气被蒸馏入硼酸液中生成硼酸铵，最后用强酸滴定，依据强酸消耗量可计算出供试品的氮含量。

$$有机含氮化合物 \xrightarrow[\text{催化剂}]{H_2SO_4} NH_4HSO_4$$

$$NH_4HSO_4 + 2NaOH \longrightarrow NH_3 + Na_2SO_4 + 2H_2O$$

$$NH_3 + H_3BO_3 \longrightarrow NH_4BO_2 + H_2O$$

$$2NH_4BO_2 + H_2SO_4 + 2H_2O \longrightarrow (NH_4)_2SO_4 + 2H_3BO_3$$

第一法（常量法）

取供试品适量（相当于含氮量 25~30mg），精密称定，供试品如为固体或半固体，可用滤纸称取，并连同滤纸置干燥的 500ml 凯氏烧瓶中；然后依次加入硫酸钾（或无水硫酸钠）10g 和硫酸铜粉末 0.5g，再沿瓶壁缓缓加硫酸 20ml；在凯氏烧瓶口放一小漏斗并使凯氏烧瓶成 45° 斜置，用直火缓缓加热，使溶液的温度保持在沸点以下，等泡沸停止，强热至沸腾，待溶液成澄明的绿色后，除另有规定外，继续加热 30 分钟，放冷。沿瓶壁缓缓加水 250ml，振摇使混合，放冷后，加 40% 氢氧化钠溶液 75ml，注意使沿瓶壁流至瓶底，自成一液层，加锌粒数粒，用氮气球将凯氏烧瓶与冷凝管连接；另取 2% 硼酸溶液 50ml，置 500ml 锥形瓶中，加甲基红-溴甲酚绿混合指示液 10 滴；将冷凝管的下端插入硼酸溶液的液面下，轻轻摆动凯氏烧瓶，使溶液混合均匀，加热蒸馏，至接收液的总体积约为 250ml 时，将冷凝管尖端提出液面，使蒸气冲洗约 1 分钟，用水淋洗尖端后停止蒸馏；馏出液用硫酸滴定液（0.05mol/L）滴定至溶液由蓝绿色变为灰紫色，并将滴定的结果用空白试验校正。每 1ml 硫酸滴定液（0.05mol/L）相当于 1.401mg 的氮。

第二法（半微量法）

蒸馏装置如图 4-1 所示。图中 A 为 1000ml 圆底烧瓶，B 为安全瓶，C 为连有氮气球的蒸馏器，D 为漏斗，E 为直形冷凝管，F 为 100ml 锥形瓶，G、H 为橡皮管夹。连接蒸馏装置，A 瓶中加水适量与甲基红指示液数滴，加稀硫酸使成酸性，加玻璃珠或沸石数粒，从 D 漏斗加水约 50ml，关 G 夹，开放冷凝水，煮沸 A 瓶中的水，当蒸气从冷凝管尖端冷凝而出时，移去火源，关 H 夹，使 C 瓶中的水反抽到 B 瓶，开 G 夹，放出 B 瓶中的水，关 B 瓶及 G 夹，将冷凝管尖端插入约 50ml 水中，使水自冷凝管尖端反抽至 C 瓶，再抽至 B 瓶，如上法放去。如此将仪器内部洗涤 2~3 次。

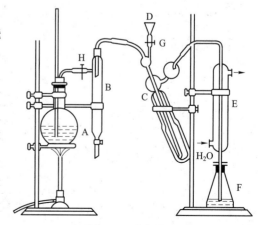

图 4-1 蒸馏装置

取供试品适量（相当于含氮量 1.0～2.0mg），精密称定，置干燥的 30～50ml 凯氏烧瓶中，加硫酸钾（或无水硫酸钠）0.3g 与 30% 硫酸铜溶液 5 滴，再沿瓶壁滴加硫酸 2.0ml；在凯氏烧瓶口放一小漏斗，并使烧瓶成 45° 斜置，用小火缓缓加热使溶液保持在沸点以下，等泡沸停止，逐步加大火力，沸腾至溶液成澄明的绿色后，除另有规定外，继续加热 10 分钟，放冷，加水 2ml。

取 2% 硼酸溶液 10ml，置 100ml 锥形瓶中，加甲基红-溴甲酚绿混合指示液 5 滴，将冷凝管尖端插入液面下。然后，将凯氏烧瓶中内容物经由 D 漏斗转入 C 蒸馏瓶中，用水少量淋洗凯氏烧瓶及漏斗数次，再加入 40% 氢氧化钠溶液 10ml，用少量水再洗漏斗数次，关 G 夹，加热 A 瓶进行蒸气蒸馏，至硼酸液开始由酒红色变为蓝绿色时起，继续蒸馏约 10 分钟后，将冷凝管尖端提出液面，使蒸气继续冲洗约 1 分钟，用水淋洗尖端后停止蒸馏。

馏出液用硫酸滴定液（0.005mol/L）滴定至溶液由蓝绿色变为灰紫色，并将滴定的结果用空白（空白和供试品所得馏出液的容积应基本相同，70～75ml）试验校正。每 1ml 硫酸滴定液（0.005mol/L）相当于 0.1401mg 的氮。

取用的供试品如在 0.1g 以上时，应适当增加硫酸的用量，使消解作用完全，并相应地增加 40% 氢氧化钠溶液的用量。

第三法（定氮仪法）

本法适用于常量及半微量法测定含氮化合物中氮的含量。

半自动定氮仪由消化仪和自动蒸馏仪组成；全自动定氮仪由消化仪、自动蒸馏仪和滴定仪组成。

根据供试品的含氮量参考常量法（第一法）或半微量法（第二法）称取样品置消化管中，依次加入适量硫酸钾、硫酸铜和硫酸，把消化管放入消化仪中，按照仪器说明书的方法开始消解 [通常为 150℃，5 分钟（去除水分）；350℃，5 分钟（接近硫酸沸点）；400℃，60～80 分钟] 至溶液成澄明的绿色，再继续消化 10 分钟，取出，冷却。

将配制好的碱液、吸收液和适宜的滴定液分别置自动蒸馏仪相应的瓶中，按照仪器说明书的要求将已冷却的消化管装入正确位置，关上安全门，连接水源，设定好加入试剂的量、时间、清洗条件及其他仪器参数等。如为全自动定氮仪，即开始自动蒸馏和滴定；如为半自动定氮仪，则取馏出液照第一法或第二法滴定，测定氮的含量。

操作注意事项：

（1）蒸馏前应蒸洗蒸馏器 15 分钟以上。

（2）硫酸为消解剂，汞或汞盐、硒粉、铜盐、二氧化锰等为催化剂，30% 过氧化氢、高氯酸为辅助氧化剂。催化剂和辅助催化剂可使难消解的药物分解完全并加快消解速度。对于含氮量超过 10% 的药物，可在消解液中加入少量蔗糖、淀粉等多碳化合物，有助于氮转化为氨。

（3）仪器应为硅玻璃或硼玻璃制成的凯氏烧瓶；所用试剂和蒸馏水均不应含有被测离子或有干扰的其他金属离子；必须用空白试验校正；操作时应在通风柜中进行。

实例解析

实例 4-9：门冬酰胺的含量测定

取本品约 0.15g，精密称定，照氮测定法（《中国药典》四部通则 0704 第一法）测定。每 1ml 硫酸滴定液（0.05mol/L）相当于 6.606mg 的 $C_4H_8N_2O_3$。

解析： 门冬酰胺化学结构如下：

分子量 132.12

《中国药典》采用氮测定法将 $-NH_2$ 转化成 NH_4^+，用硫酸滴定。

2. 高温炽灼法 高温炽灼法系将含待测元素的有机药物经高温炽灼灰化，使有机结构分解而待测元素转化为无机元素或可溶性无机盐，以供分析。主要适用于含卤素、磷、砷等元素药物。

按《中国药典》四部通则 0841 炽灼残渣检查法项下操作：取供试品 1.0~2.0g 或各药品项下规定的重量，置已炽灼至恒重的坩埚中，精密称定，缓缓炽灼至完全炭化，放冷至室温；除另有规定外，加硫酸 0.5~1ml 使湿润，低温加热至硫酸蒸气除尽后，在 700~800℃ 炽灼使完全灰化，移置干燥器内，放冷至室温，精密称定后，再在 700~800℃ 炽灼至恒重，即得。如为铅的含量测定，则炽灼温度必须控制在 500~600℃。

操作注意事项：

（1）供试品的取样量应根据含量测定方法和称量误差决定。

（2）含氟的药物对瓷坩埚有腐蚀，应采用铂坩埚。

（3）加硫酸处理是使杂质转化为稳定的硫酸盐，并帮助有机物炭化。

3. 氧瓶燃烧法 氧瓶燃烧法（oxygen flask combustion method）系将有机药物在充满氧气的燃烧瓶中进行燃烧，待燃烧产物被吸入吸收液后，再采用适宜的分析方法来检查或测定卤素或硫等元素的含量。

按各品种项下的规定，精密称取供试品（如为固体，应研细）适量，除另有规定外，置于无灰滤纸（图 4-2a）中心，按虚线折叠（图 4-2b）后，固定于铂丝下端的网内或螺旋处，使尾部露出。如为液体供试品，可在透明胶纸和滤纸做成的纸袋中称样，方法为将透明胶纸剪成规定的大小和形状（图 4-2c），中部贴一约 16mm×6mm 的无灰滤纸条，并于其突出部分贴一 6mm×35mm 的无灰滤纸条（图 4-2d），将胶纸对折，紧粘住底部及另一边，并使上口敞开（图 4-2e）；精密称定重量，用滴管将供试品从上口滴在无灰滤纸条上，立即捏紧粘住上口，精密称定重量，两次重量之差即为供试品的重量，将含有供试品的纸袋固定于铂丝下端的网内或螺旋处，使尾部露出。另在燃烧瓶（图 4-2f）内按各品种项下的规定加入吸收液（表 4-2），并将瓶口用水湿润，小心急速通入氧气约 1 分钟（通气管应接近液面，使瓶内空气排尽），立即用表面皿覆盖瓶口，移置他处；点燃包有供试品的滤纸尾部，迅速放入燃烧瓶中，按紧瓶塞，用水少量封闭瓶口，待燃烧完毕（应无黑色碎片），充分振摇，使生成的烟雾被完全吸入吸收液中，放置 15 分钟，用水少量冲洗瓶塞及铂丝，合并洗液及吸收液。同法另做空白试验。然后按各品种项下规定的方法进行检查或测定。

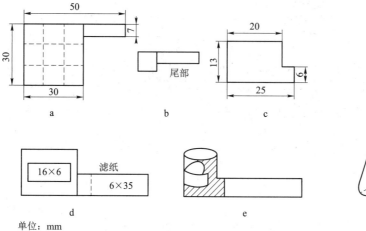

单位：mm

图 4-2 燃烧瓶与滤纸折叠方法示意图

表 4-2 氧瓶燃烧法吸收液的选择

药物	燃烧产物	吸收液
含氟	HF	H_2O
含氯	HCl	H_2O-NaOH
含溴	Br_2，HBr	H_2O-NaOH（SO_2）

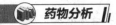
续表

药物	燃烧产物	吸收液
含碘	I_2，HIO_3，HIO，HI	$H_2O-NaOH-SO_2$ 或 $H_2O-NaOH$
含硫	SO_3	$H_2O_2-H_2O$
含磷	P_2O_5	H_2O-HNO_3
含硒	SeO_2	HNO_3

操作注意事项：

（1）操作中在燃烧时要有防爆措施。

（2）实验前检查燃烧瓶是否严密，注意燃烧和吸收都必须完全，并要做空白实验。

（3）燃烧瓶为 500ml、1000ml 或 2000ml 磨口、硬质玻璃锥形瓶，瓶塞应严密、空心，底部熔封铂丝一根（直径为 1mm），铂丝下端做成网状或螺旋状，长度约为瓶身长度的 2/3。根据样品量选择燃烧瓶大小，一般样品量 10~20mg 采用 500ml 燃烧瓶，样品量 200mg 左右宜选用 1000ml 或 2000ml 燃烧瓶。

实例解析

实例 4-10：碘苯酯的含量测定

取本品约 20mg，精密称定，照氧瓶燃烧法（《中国药典》四部通则 0703）进行有机破坏，以氢氧化钠试液 2ml 与水 10ml 为吸收液，待吸收完全后，加溴醋酸溶液（取醋酸钾 10g，加冰醋酸适量使溶解，加溴 0.4ml，再用冰醋酸稀释至 100ml）10ml，密塞，振摇，放置数分钟，加甲酸约 1ml，用水洗涤瓶口，并通入空气流 3~5 分钟以除去剩余的溴蒸气，加碘化钾 2g，密塞，摇匀，用硫代硫酸钠滴定液（0.02mol/L）滴定，至近终点时，加淀粉指示液，继续滴定至蓝色消失，并将滴定的结果用空白试验校正。每 1ml 硫代硫酸钠滴定液（0.02mol/L）相当于 1.388mg 的 $C_{19}H_{29}IO_2$。

解析： 本品主要为 10-对碘苯基十一酸乙酯与邻、间位的碘苯基十一酸乙酯的混合物，结构式如下：

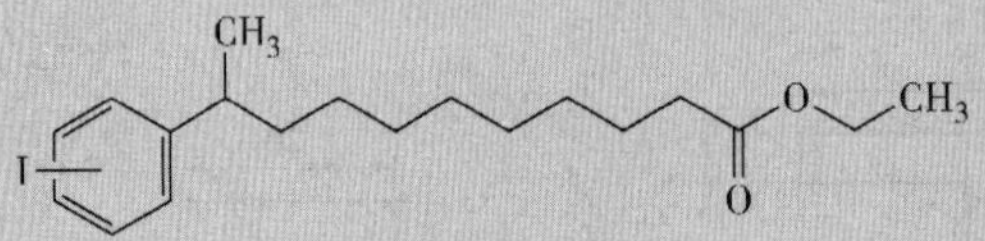

本品系有机碘化物，经氧瓶燃烧法转变为单质碘（同时存在多价态），被定量吸收于吸收液中，并在氢氧化钠作用下生成碘化钠与碘酸钠，再在醋酸溶液中经溴氧化全部转变为碘酸，过量的溴用甲酸还原后通入空气去除。加入碘化钾与碘酸定量反应析出游离碘，再用硫代硫酸钠滴定液滴定。

第二节　药物含量测定方法

本节重点介绍目前收载于《中国药典》的药物含量测定中常用的分析方法：容量法、光谱法和色谱法。

一、容量法

容量法系指将一种已知浓度的滴定液滴加到被测物质的溶液中，根据完成化学反应所消耗的滴定液体积来确定被测物质的量。容量分析所用的仪器简单，具有简便、快速、准确（相对标准误差可至 0.2%

以下）的优点。但其专属性与灵敏度不高，因此适用于化学原料药的含量分析。《中国药典》中常用的容量法有：酸碱滴定法、非水溶液滴定法、氧化还原滴定法、沉淀滴定法及配位滴定法等。滴定的方式有直接滴定和剩余滴定。

（一）直接滴定法

本法用滴定液直接滴定待测药物。例如碘量法测定维生素 C 含量（详见第十一章维生素类药物的分析）。

（二）剩余滴定法

本法系指定量过量加入第一滴定液与待测药物反应完全后，再用第二滴定液滴定剩余的第一滴定液以测得药物含量。例如司可巴比妥钠含量测定（详见第七章巴比妥类药物的分析）。

（三）计算

《中国药典》中容量法的计算均采用滴定度的方式。滴定度系指每 1ml 某摩尔浓度的滴定液所相当的被测药物的重量，以 mg 表示。

若滴定反应式为：

$$aA+bB \rightarrow cC+dD$$

则滴定度为：

$$T(\text{mg/ml}) = m \times \frac{a}{b} \times M \tag{4-1}$$

式中，T 为滴定度；m 为滴定液的摩尔浓度；a 为被测药物的摩尔数；b 为滴定剂的摩尔数；M 为被测药物的摩尔质量。

1. 直接滴定法　药物含量计算公式为：

$$含量\% = \frac{V \times T \times F}{W} \times 100\% \tag{4-2}$$

式中，V 为待测溶液消耗滴定液体积；W 为取样量；F 为滴定液的浓度校正系数。因实际工作中配制的滴定液常常与规定的浓度在允许范围内有一定差异，需要将实际的浓度校正到规定浓度值才能用滴定度计算。

$$F = \frac{实际摩尔浓度}{规定摩尔浓度} \tag{4-3}$$

实例解析

实例 4-11：盐酸二甲双胍含量测定方法

取本品约 60mg，精密称定，加无水甲酸 4ml 使溶解，加醋酐 50ml，充分混匀，照电位滴定法（《中国药典》四部通则 0701），用高氯酸滴定液（0.1mol/L）滴定，并将滴定的结果用空白试验校正。每 1ml 高氯酸滴定液（0.1mol/L）相当于 8.282mg 的 $C_4H_{11}N_5 \cdot HCl$。

解析：已知高氯酸滴定液浓度为 0.0994mol/L，盐酸二甲双胍取样量 $W=0.0584g$，供试品溶液消耗高氯酸 $V=7.32ml$，空白消耗高氯酸 $V_0=0.24ml$。

盐酸二甲双胍与高氯酸反应摩尔比为 1:2，盐酸二甲双胍（$C_4H_{11}N_5 \cdot HCl$）分子量为 165.63。

$$C_4H_{11}N_5 \cdot HCl + 2HClO_4 \rightarrow C_4H_{11}N_5 \cdot (HClO_4)_2 + HCl$$

$$T = m \times \frac{a}{b} \times M = 165.63 \times \frac{1}{2} \times 0.1 = 8.282 \,(\text{mg/ml})$$

$$胍含量\% = \frac{(V-V_0) \times T \times F}{W} 100\%$$

$$= \frac{(7.32-0.24) \times 8.282 \times \dfrac{0.0994}{0.1}}{0.0584 \times 10^{-3}} \times 100\%$$

$$= 99.80\%$$

2. 剩余滴定法 药物含量计算公式为:

$$含量\% = \frac{(V_2^0 - V_2^s) \times F_2 \times T_1}{W} \times 100\% \tag{4-4}$$

式中,V_2^0 为空白试验消耗第二滴定液体积;V_2^s 为样品测定消耗第二滴定液体积;F_2 为第二滴定液浓度校正系数;T_1 为第一滴定液的滴定度;W 为供试品的称取量。

这里第一滴定液与第二滴定液浓度应相当,故可以用第二滴定液的体积代替第一滴定液的体积。

实例解析

实例4-12:司可巴比妥钠的含量测定

取本品约 0.1g,精密称定,置 250ml 碘瓶中,加水 10ml,振摇使溶解,精密加溴滴定液(0.05mol/L)25ml,再加盐酸 5ml,立即密塞并振摇 1 分钟,在暗处静置 15 分钟后,注意微开瓶塞,加碘化钾试液 10ml,立即密塞,摇匀后,用硫代硫酸钠滴定液(0.1mol/L)滴定,至近终点时,加淀粉指示液,继续滴定至蓝色消失,并将滴定的结果用空白试验校正。每 1ml 溴滴定液(0.05mol/L)相当于 13.01mg 的 $C_{12}H_{17}N_2NaO_3$。

解析: 已知司可巴比妥钠的取样量 $W=0.1022$g,硫代硫酸钠滴定液浓度为 0.1038mol/L,供试品溶液消耗硫代硫酸钠滴定液 $V_2^s=15.76$ml,空白消耗硫代硫酸钠滴定液 $V_2^0=23.24$ml。

司可巴比妥钠与溴反应摩尔比为 1:1,司可巴比妥钠($C_{12}H_{17}N_2NaO_3$)分子量为 260.27。

$$Br_2(剩余) + 2KI \longrightarrow 2KBr + I_2$$

$$I_2 + 2Na_2S_2O_3 \longrightarrow 2NaI + Na_2S_4O_6$$

$$T = m \times \frac{a}{b} \times M = 0.05 \times \frac{1}{1} \times 260.27 = 13.01 \text{ (mg/ml)}$$

$$含量\% = \frac{(V_2^0 - V_2^s) \times F_2 \times T_1}{W} \times 100\%$$

$$= \frac{(23.24-15.76) \times \dfrac{0.1038}{0.1} \times 13.01}{0.1022 \times 10^3} \times 100\%$$

$$= 98.8\%$$

二、光谱法

光谱法系指物质与辐射能作用时，测量由物质内部发生量子化的能级之间的跃迁而产生的发射、吸收或散射辐射的波长和强度进行分析的方法。《中国药典》收载的用于药物含量测定的光谱法主要有：紫外-可见分光光度法、荧光分光光度法、原子吸收分光光度法等。

1. 紫外-可见分光光度法　本法测定光谱范围在紫外光区（200～400nm）和可见光区（400～760nm）；具有简便快速、仪器普及性高、准确度较高（相对误差不大于2%）、灵敏度高（可达到10^{-4}～10^{-7}g/ml）的优点。但方法的专属性较差，因此常用于制剂中药物含量的测定和溶出度、释放度、含量均匀度检查中药物的含量测定。《中国药典》收载紫外法较多，但其只适用于具有紫外吸收的药物含量测定；可见分光光度法由于大多显色稳定性差、实验条件较为苛刻，《中国药典》收载较少。

紫外-可见分光光度法定量依据为朗伯-比尔定律：

$$A = ECL \tag{4-5}$$

式中，A为吸光度；E为吸收系数；C为被测溶液浓度；L为光穿过液层的厚度。

常用的含量测定方法有两种：对照品比较法和吸收系数法。

采用对照品比较法测定时计算式如下：

$$C_X = \frac{A_X}{A_S} \times C_S \tag{4-6}$$

式中，C_X为待测溶液浓度；A_X为待测溶液吸光度；C_S为对照品溶液浓度；A_S为对照品溶液吸光度。

采用吸收系数法测定时计算式如下：

$$C_X = \frac{A_X}{E_{1cm}^{1\%} \times 100} \tag{4-7}$$

式中，C_X为待测溶液浓度；A_X为待测溶液吸光度；$E_{1cm}^{1\%} \times 100$为待测物的百分吸收系数；100为浓度换算因子（系将g/100ml换算成g/ml）。

由于《中国药典》中制剂的含量限度规定应为占标示量的百分范围，因此其计算式如下：

$$标示量\% = \frac{C_X \times D \times \overline{W}}{W \times B} \times 100\% \tag{4-8}$$

式中，标示量B系指制剂的规格，如阿司匹林肠溶片规格为0.1g/片，标示量即为0.1g；W为取样量；$\overline{W}$为平均片重或平均装量；D为稀释体积。

《中国药典》对于紫外-可见分光光度法有严格的要求，四部通则0401详细规定了仪器的校正和检定：

（1）仪器波长的允许误差为紫外光区±1nm，500nm附近±2nm。

（2）吸光度的准确度应符合规定。

（3）杂散光检查应符合规定。

（4）溶剂使用范围不能小于截止波长。

（5）一般供试品溶液的吸光度应在0.3～0.7为宜；仪器狭缝波带宽度宜小于供试品吸收带的半高宽度的1/10。测定供试品的吸光度后应减去空白读数，或由仪器自动扣除空白读数。

实例解析

实例4-13：盐酸氯胺酮注射液的含量测定

供试品溶液：精密量取本品适量（约相当于盐酸氯胺酮25mg），置100ml量瓶中，用0.05mol/L盐酸溶液稀释至刻度，摇匀。

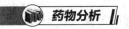

对照品溶液：取盐酸氯胺酮对照品适量，精密称定，加 0.05mol/L 盐酸溶液溶解并定量稀释制成每 1ml 中约含 0.25mg 的溶液。

测定法：取供试品溶液与对照品溶液，在 269nm 的波长处分别测定吸光度，计算。

解析： 已知供试品规格为 2ml：0.1g，取样量为 $W = 0.49$ml，吸光度 $A_X = 0.587$；对照品浓度 $C_S = 0.25$mg/ml，吸光度 $A_S = 0.601$。

$$标示量\% = \frac{C_X \times D \times \overline{W}}{W \times B} \times 100\%$$

$$= \frac{C_S \times A_X \times D \times \overline{W}}{A_S \times W \times B} \times 100\%$$

$$= \frac{0.25 \times 0.587 \times 100 \times 2}{0.601 \times 0.49 \times 0.1 \times 10^3} \times 100\%$$

$$= 99.7\%$$

2. 荧光分光光度法 本法系利用物质吸收较短波长的光能后发射较长波长特征光谱——荧光的性质，对具有荧光的药物进行定量分析。当条件一定时，药物的浓度与其荧光强度成正比。该方法具有灵敏度高（$10^{-10} \sim 10^{-12}$g/ml）的优点，但受药物必须具有荧光性的限制应用范围较窄。

物质的绝对荧光强度不易直接测定，因此测定法一般是在一定条件下，用对照品溶液测定荧光强度与浓度的线性关系。当线性关系良好时，可在每次测定前，用一定浓度的对照品溶液校正仪器的灵敏度，然后在相同条件下，读取对照品溶液及其试剂空白的荧光强度和供试品溶液及其试剂空白的荧光强度，按下式计算供试品溶液的浓度：

$$C_X = \frac{R_X - R_{Xb}}{R_S - R_{Sb}} \cdot C_S \tag{4-9}$$

式中，C_X 为供试品溶液浓度；R_X 和 R_{Xb} 分别为供试品溶液与供试品溶液试剂空白的荧光强度；C_S 为对照品溶液浓度；R_S 和 R_{Sb} 分别为对照品溶液与对照品溶液试剂空白的荧光强度。

荧光法测定注意事项如下：

（1）浓度过高容易产生荧光淬灭，需在低浓度溶液中进行。

（2）干扰因素较多，如溶剂纯度、澄清度、溶解氧、溶液 pH 值，溶液测定时的温度，所用玻璃仪器和测定池的清洁度等对测定结果影响大。

（3）线性范围较窄，供试品溶液与对照品溶液的浓度应调节在二者荧光强度之比为 0.5～2 之间。

三、色谱法

色谱法（chromatography）由于有着强大的分离能力，所以在药物分析中应用越来越广泛，为药物制剂含量测定的首选方法。《中国药典》中采用高效液相色谱法测定药物的含量所占比例越来越高。

（一）高效液相色谱法

高效液相色谱法（High Performance Liquid Chromatography，HPLC）从 20 世纪 60 年代后期开始发展至今，在各个领域应用越来越广泛，已成为化学物质分离分析必不可少的手段，具有以下优点。

1. 快速高效 可在短短几分钟内完成药物的定性定量分析。

2. 灵敏度高 高效液相色谱仪所带检测器灵敏度高，如质谱检测器可达 $10^{-15} \sim 10^{-12}$g/ml。

3. 专属性强，应用范围广 超高压液相色谱、手性色谱、超临界流体色谱、离子对色谱、凝胶色谱等新型分离机制的发展使得高效液相色谱法分离能力越发强大，因此专属性极高，同时使其应用范围更为广泛，保守估计其可分离测定的化合物可占全部化合物的 80% 以上。

《中国药典》对高效液相色谱法有严格的规定。

1. 对仪器的一般要求和色谱条件

（1）色谱柱 反相色谱柱常用十八烷基硅烷键合硅胶为填充剂，辛基硅烷键合硅胶也有使用；正相色谱柱常用填充剂为硅胶。尚有适用于糖类和多肽类药物分析的氨基键合硅胶和氰基键合硅胶。另外还有离子交换填充剂、凝胶或高分子多孔小球填充剂、手性填充剂等。当流动相 pH 值大于 8 时，应选用耐碱的填充柱如采用高纯硅胶为载体并具有高表面覆盖度的键合硅胶填充剂、包覆聚合物填充剂、有机-无机杂化填充剂或非硅胶基键合等。当流动相 pH 值小于 2 时，应选用耐酸的填充柱，如具有大体积侧链能产生空间位阻保护作用的二异丙基或二异丁基取代十八烷基硅烷键合硅胶填充柱、有机-无机杂化填充柱等。

（2）检测器 常用的检测器为紫外检测器，包括二极管阵列检测器，其他常见的还有荧光检测器、蒸发光散射检测器、示差折光检测器、电化学检测器和质谱检测器等。

（3）流动相 反相色谱系统的流动相首选甲醇-水，末端波长检测时首选乙腈-水系统，必须使用缓冲液的流动相含盐浓度尽可能低，流动相中有机溶剂的比例通常应不少于 5%。

各品种项下规定的条件除固定相种类、流动相组分、检测器类型不得改变外，其他如色谱柱内径-长度、填充剂内径、流动相流速、流动相组分比例、柱温、进样量、检测器的灵敏度等，均可适当改变，以达到系统适用性试验的要求。

2. 系统适用性试验 系统适用性试验通常包括理论板数、分离度、灵敏度、拖尾因子和重复性等五个参数，目的是保证待测药物达到准确、专属测定的要求。

（1）色谱柱的理论板数（n） 用于评价色谱柱的分离效能。由于不同物质在同一色谱柱上的色谱行为不同，采用理论板数作为衡量色谱柱的效能指标时，应指明测定物质。在规定的色谱条件下，注入供试品溶液或内标物溶液，记录色谱图，量出供试品主成分或内标物色谱峰的保留时间 t_R 和峰宽（W）或半高峰宽（$W_{h/2}$），按下式计算色谱柱的理论板数：

$$n = 16\left(\frac{t_R}{W}\right)^2 \tag{4-10}$$

$$n = 5.54\left(\frac{t_R}{W_{h/2}}\right)^2 \tag{4-11}$$

式中，t_R、W、$W_{h/2}$ 可用时间或长度计，但应取相同单位。

（2）分离度（R） 用于评价待测物质与被分离物质之间的分离程度，是衡量色谱系统分离效能的关键指标。无论是定性鉴别还是定量测定，均要求待测物质色谱峰与内标物质色谱峰或特定的杂质对照色谱峰及其他色谱峰之间有较好的分离度。除另有规定外，定量分析时待测物质色谱峰与相邻色谱峰之间的分离度应大于 1.5。分离度的计算式如下：

$$R = \frac{2\times(t_{R2}-t_{R1})}{W_1+W_2} \tag{4-12}$$

$$R = \frac{2\times(t_{R2}-t_{R1})}{1.70\times(W_{1,h/2}+W_{2,h/2})} \tag{4-13}$$

式中，t_{R2} 为相邻两峰中后一峰的保留时间；t_{R1} 为相邻两峰中前一峰的保留时间；W_1、W_2 及 $W_{1,h/2}$、$W_{2,h/2}$ 分别为此相邻两峰的峰宽及半高峰宽（图 4-3）。

（3）灵敏度 用于评价色谱系统检测微量物质的能力，通常以信噪比（S/N）来表示。通过测定一系列不同浓度的供试品或对照品溶液来测定信噪比。定量测定时，信噪比应不小于 10；定性测定时，信噪比应不小于 3。

（4）拖尾因子（T） 用于评价色谱峰的对称性。拖尾因子的计算式如下：

$$T = \frac{W_{0.05h}}{2d_1} \tag{4-14}$$

式中，$W_{0.05h}$ 为 0.05 峰高处的峰宽；d_1 为峰顶在 5% 峰高处横坐标平行线的投影点至峰前沿与此平行线交点的距离（图 4-4）。以峰高作定量参数时，除另有规定外，T 值应在 0.95~1.05 之间。

以峰面积作定量参数时，一般的峰拖尾或前伸不会影响峰面积积分，但严重拖尾会影响基线和色谱峰起止的判断，从而影响峰面积积分的准确性，此时应在品种正文项下对拖尾因子作出规定。

（5）**重复性** 用于评价色谱系统连续进样时响应值的重复性能。除另有规定外，通常取各品种项下的对照品溶液，连续进样5次，其峰面积测量值（或内标比值或其校正因子）的相对标准偏差应不大于2.0%。视进样溶液的浓度和（或）体积、色谱峰响应和分析方法所能达到的精度水平等，对相对标准偏差的要求可适当放宽或收紧，放宽或收紧的范围以满足品种项下检测需要的精密度要求为准。

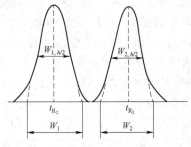

图4-3　色谱分离度示意图

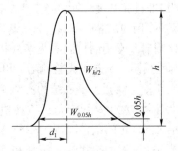

图4-4　拖尾因子示意图

3. 测定法 高效液相色谱法测定方法有内标法、外标法、加校正因子的主成分自身对照法、不加校正因子的主成分自身对照法、面积归一化法。目前高效液相色谱仪均带有色谱工作站，该软件可以根据测定目的自动进行各种计算。药物的含量测定最常用的为外标法，即按各品种项下的规定，精密称（量）取对照品和供试品，配制成溶液，分别精密取一定量，注入仪器，记录色谱图，测定对照品溶液和供试品溶液中待测成分的峰面积（或峰高）。当供试品溶液和对照品溶液进样量相同时，可按式（4-15）计算供试品溶液浓度：

$$C_X = C_S \cdot \frac{A_X}{A_S} \tag{4-15}$$

式中，C_X、C_S分别为供试品溶液浓度和对照品溶液浓度；A_X、A_S分别为供试品峰面积和对照品峰面积。体内药物含量测定多用内标法，详见"第六章体内药物分析"。

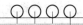

实例解析

实例4-14：盐酸左氧氟沙星胶囊的含量测定

供试品溶液：取装量差异项下的内容物，混合均匀，精密称取适量（约相当于左氧氟沙星，$C_{18}H_{20}FN_3O_4$计0.1g），置100ml量瓶中，加0.1mol/L盐酸溶液溶解并稀释至刻度，摇匀，滤过，精密量取续滤液5ml，置50ml量瓶中，用0.1mol/L盐酸溶液稀释至刻度，摇匀。

对照品溶液：取左氧氟沙星对照品适量，精密称定，加0.1mol/L盐酸溶液溶解并定量稀释制成每1ml中含0.1mg的溶液。

系统适用性溶液：取左氧氟沙星对照品、环丙沙星对照品与杂质E对照品各适量，加0.1mol/L盐酸溶液溶解并稀释制成每1ml中约含左氧氟沙星0.1mg、环丙沙星与杂质E各5μg的混合溶液。

色谱条件：用十八烷基硅烷键合硅胶为填充剂；以醋酸铵高氯酸钠溶液（取醋酸铵4.0g与高氯酸钠7.0g，加水1300ml使溶解，用磷酸调节pH值至2.2）-乙腈（85∶15）为流动相；检测波长为294nm。

系统适用性要求：系统适用性溶液色谱图中，左氧氟沙星峰的保留时间约为15分钟，左氧氟沙星峰与杂质E峰和左氧氟沙星峰与环丙沙星峰之间的分离度应分别大于2.0与2.5。

测定法：精密量取供试品溶液与对照品溶液，分别注入液相色谱仪，记录色谱图。按外标法以峰面积计算供试品中 $C_{18}H_{20}FN_3O_4$ 的含量。

解析： 已知胶囊规格为 0.1g，平均装量为 0.1889g，称取内容物质量为 0.2047g，对照品溶液浓度为 0.0988mg/ml，供试品溶液与对照品溶液的峰面积分别为 1467 和 1389。

$$标示量\% = \frac{C_X \times D \times \overline{W}}{W \times B} \times 100\%$$

$$= \frac{C_S \times A_X \times D \times \overline{W}}{A_S \times W \times B} \times 100\%$$

$$= \frac{0.0988 \times 1467 \times \frac{100 \times 50}{5} \times 0.1889}{1389 \times 0.2047 \times 0.1 \times 10^3} \times 100\%$$

$$= 96.3\%$$

（二）气相色谱法

气相色谱法（Gas Chromatography，GC）主要适用于非极性、易挥发或气体药物的含量测定。《中国药典》四部通则 0521 收载此法，并规定：

1. 对仪器的一般要求

（1）载气源　用作流动相的载气有氮气、氦气和氢气。除另有规定外，常用的载气为氮气。

（2）进样部分　进样方式一般可采用溶液直接进样、自动进样或顶空进样。溶液直接进样和自动进样时，进样口温度应高于柱温 30~50℃。顶空进样适用于固体或液体供试品中挥发性组分的分离和测定。

（3）色谱柱　GC 色谱柱分为填充柱和毛细管柱。常用固定液有甲基聚硅氧烷、聚乙二醇等。新柱或长久未用的柱，使用前应老化处理，使基线稳定后再进行测定。

（4）柱温　柱温箱控温精度应在±1℃，且温度波动小于每小时 0.1℃。温度控制系统分为恒温和程序升温两种。

（5）检测器　适合于气相色谱的检测器有氢火焰离子化检测器（FID）、热导检测器（TCD）、氮磷检测器（NPD）、火焰光度检测器（FPD）、电子捕获检测器（ECD）、质谱检测器（MS）等。FID 对碳氢化合物响应好，适合检测大多数的药物，最常用，使用时注意，检测器温度应高于柱温，并不得低于 150℃。

（6）数据处理系统　可分为记录仪、积分仪以及计算机工作站等。目前常用的气相色谱仪一般都采用的色谱工作站。

各品种项下规定的色谱条件，除检测器种类、固定液品种及特殊指定的色谱柱材料不得改变外，其余如色谱柱内径、长度、载体牌号、粒度、固定液涂布浓度、载气流速、柱温、进样量、检测器的灵敏度等，均可适当改变，以适应供试品并达到系统适用性试验的要求。

2. 系统适用性试验　除另有规定外，同高效液相色谱法。

3. 测定法　气相色谱法测定方法有内标法、外标法、面积归一化法、标准溶液加入法。目前气相色谱仪均带有色谱工作站，该软件可以根据测定目的自动进行各种计算。由于气相色谱法进样准确度较差，药物的含量测定最常用的为内标法，即按各品种项下的规定，精密称（量）取对照品和内标物质，分别配制成溶液，精密量取各适量，混合配成校正因子测定用的对照溶液。取一定量注入仪器，记录色谱图。测量对照品和内标物质的峰面积或峰高，按式（4-16）计算校正因子：

$$校正因子\quad f = \frac{A_S/C_S}{A_R/C_R} \tag{4-16}$$

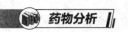

式中，A_S、A_R分别为内标物质和对照品的峰面积或峰高；C_S、C_R分别为内标物质和对照品的浓度。

再取各品种项下含有内标物质的供试品溶液，注入仪器，记录色谱图。测量待测成分和内标物质的峰面积或峰高，按式（4-17）计算供试品溶液浓度：

$$C_X = f \cdot \frac{A_X}{A'_S/C'_0} \tag{4-17}$$

式中，C'_S、C_X分别为内标物质和供试品的浓度；A'_S、A_X分别为内标物质和供试品的峰面积或峰高。

实例解析

实例4-15：樟脑（合成）含量测定方法

内标溶液：取水杨酸甲酯1g，精密称定，置25ml量瓶中，加无水甲醇使溶解并稀释至刻度，摇匀。

供试品溶液：取本品约0.1g，精密称定，置100ml量瓶中，精密加入内标溶液5ml，用无水甲醇稀释至刻度，摇匀。

对照品溶液：取樟脑对照品约0.1g，精密称定，置100ml量瓶中，精密加内标溶液5ml，用无水甲醇稀释至刻度，摇匀。

色谱条件：以聚乙二醇20M（或极性相近）为固定液的毛细管柱为色谱柱；柱温为125℃；进样体积1μl。

系统适用性要求：樟脑峰与内标物质峰的分离度应符合要求。

测定法：精密量取供试品溶液与对照品溶液，分别注入气相色谱仪，按内标法以峰面积计算。

解析：樟脑分天然品，即$(1R,4R)$-1,7,7三甲基二环$[2,2,1]$庚烷-2-酮；以及合成品，即$(1RS,4RS)$-1,7,7三甲基二环$[2,2,1]$庚烷-2-酮。本品在常温中易挥发，因此《中国药典》采用GC法测定其含量，规定含$C_{10}H_{16}O$不少于96.0%。

第三节　药物分析方法验证

药品是关系到人的生命与健康的特殊商品，其质量必须得到严格的控制；因而检验药品质量的分析方法也必须能正确反映药品的质量，故分析方法是否科学、分析结果是否可靠必须加以验证。《中国药典》（四部通则9101）收载了《药品质量标准分析方法验证指导原则》用以证明采用的方法适合于相应检测要求。在建立药品质量标准、变更药品生产工艺或制剂组分、修订原分析方法时，需对分析方法进行验证。

需要验证的分析项目有：鉴别试验、杂质限量检查或定量测定、原料药或制剂中有效成分含量测定，以及制剂中其他成分（如防腐剂等）的测定。药品溶出度、释放度等检查中，其溶出量的测定也应进行必要的验证。

验证指标有：专属性、准确度、精密度（包括重复性、中间精密度和重现性）、检测限、定量限、线性、范围和耐用性。在分析方法验证时，需采用标准物质进行试验。

一、专属性

专属性（specificity）系指在其他成分（如杂质、降解产物、辅料等）可能存在下，采用的分析方法能正确测定被测物的能力。

鉴别反应、杂质检查和含量测定方法，均应考察其专属性。

鉴别的目的在于判定被分析物是目标化合物，而非其他物质，用于鉴别的分析方法要求具有较强的专属性。要求采用的方法能将药品与可能共存的物质或结构相似化合物区分，确保含被分析物的供试品呈正反应，而不含被测成分的阴性对照呈负反应，结构相似或组分中的有关化合物也应呈负反应。

杂质检查主要用于控制主成分以外的杂质，含量占绝对优势的主药是干扰总的杂质或某一类杂质检查的主要因素，若对特定杂质单独检查则除主药外其他杂质也是干扰因素。要求采用方法能专属地检测出待测杂质。可向试样中加入一定量的杂质，考察各成分包括杂质之间能否得到分离。

定量测定包括含量测定、制剂的溶出度测定及杂质测定等。共存的微量杂质、制剂中的辅料是影响主药含量测定的因素。在杂质对照品可获得的情况下，对于含量测定，试样中可加入杂质或辅料，考察测定结果是否受干扰，并可与未加杂质或辅料的试样比较测定结果。在杂质或降解产物不能获得的情况下，可将含有杂质或降解产物的试样进行测定，与另一个经验证了的方法或药典方法比较结果。也可用强光照射、高温、高湿、酸（碱）水解或氧化等方法进行加速破坏，以研究可能存在的降解产物和降解途径对含量测定和杂质测定的影响。

含量测定方法应比对两种方法的结果，杂质检查应比对检出的杂质个数，必要时可采用光二极管阵列检测和质谱检测，进行峰纯度检查。

二、准确度

准确度（accuracy）系指采用该方法测定的结果与真实值或参考值接近的程度，一般用回收率（recovery,%）表示。

准确度应在规定的范围内测定。取同一浓度（相当于100%浓度水平）的供试品，用至少6份样品的测定结果进行评价；或设计至少3种不同浓度，每种浓度分别制备至少3份供试品溶液进行测定，用至少9份样品的测定结果进行评价。对于化学药应报告已知加入量的回收率（%），或测定结果平均值与真实值之差及其相对标准偏差或置信区间（置信度一般为95%）；对于中药应报告供试品取样量、供试品中含有量、对照品加入量、测定结果和回收率（%）计算值，以及回收率（%）的相对标准偏差（RSD%）或置信区间。样品中待测定成分含量和回收率限度关系可参考表4-3。在基质复杂、组分含量低于0.01%及多成分等分析中，回收率限度可适当放宽。

表4-3 样品中待测定成分含量和回收率限度

待测定成分含量			待测定成分质量分数	回收率限度
（%）	（ppm 或 ppb）	（mg/g 或 μg/g）	（g/g）	（%）
100	—	1000mg/g	1.0	98~101
10	100000ppm	100mg/g	0.1	95~102
1	10000ppm	10mg/g	0.01	92~105
0.1	1000ppm	1mg/g	0.001	90~108
0.01	100ppm	100μg/g	0.0001	85~110
0.001	10ppm	10μg/g	0.00001	80~115
0.0001	1ppm	1μg/g	0.000001	75~120
	10ppb	0.01μg/g	0.00000001	70~125

1. 原料药含量测定 原料药含量测定方法的准确度可用已知含量的对照品或样品进行验证，或用本法所得结果与已建立准确度的另一方法测定的结果进行比较。

$$回收率\% = \frac{测得量}{加入量} \times 100\% \tag{4-18}$$

2. 制剂中主药含量测定 制剂中主药含量测定方法的验证，可按处方组成将已知含量的药物与辅料混合后测定主药的含量与已知含量进行比较。

如不能得到制剂的全部组分，可向已知主药含量的制剂中加入已知量的被测物进行测定，必要时，与另一个已建立准确度的方法比较结果。

$$回收率\% = \frac{测得量-本底量}{加入量} \times 100\% \tag{4-19}$$

3. 杂质定量测定 杂质定量测定常采用色谱法，在专属性得到保证的情况下（通过系统适用性试验），可以向已知杂质含量的原料药或制剂中加入一定量的杂质对照品，将测得量与加入量进行比较。

若不能得到杂质对照品，可用本法测定结果与另一成熟方法所得结果进行比较。

三、精密度

精密度（precision）系指在规定的条件下，同一份均匀供试品，经多次取样测定所得结果之间的接近程度。精密度一般用偏差、标准偏差或相对标准偏差表示。

在相同条件下，由同一个分析人员测定所得结果的精密度称为重复性；在同一实验室内的条件改变，如不同时间、不同分析人员、不同设备等测定结果之间的精密度，称为中间精密度；不同实验室测定结果之间的精密度，称为重现性。

1. 重复性 在规定范围内，取同一浓度（相当于100%浓度水平）的供试品，用至少6份的测定结果进行评价；或设计至少3种不同浓度，每种浓度分别制备至少3份供试品溶液进行测定，用至少9份样品的测定结果进行评价。

2. 中间精密度 考察随机变动因素，如不同日期、不同分析人员、不同仪器对精密度的影响。

3. 重现性 国家药品质量标准采用的分析方法，应进行重现性试验，如通过不同实验室协同检验获得重现性结果。

数据要求：均应报告标准偏差、相对标准偏差或置信区间。样品中待测定成分含量和精密度可接受范围参考表4-4（可接受范围可在给出数值0.5~2倍区间，计算公式，重复性：$RSD_r = C^{-0.15}$；重现性：$RSD_R = 2C^{-0.15}$，其中 C 为待测定成分含量）。在基质复杂、组分含量低于0.01%及多成分等分析中，精密度限度可适当放宽。

表4-4 样品中待测定成分含量和精密度可接受范围

待测定成分含量			待测定成分质量分数（g/g）	重复性（RSD$_r$%）	重现性（RSD$_R$%）
（%）	（ppm 或 ppb）	（mg/g 或 μg/g）			
100	—	1000mg/g	1.0	1	2
10	100000ppm	100mg/g	0.1	1.5	3
1	10000ppm	10mg/g	0.01	2	4
0.1	1000ppm	1mg/g	0.001	3	6
0.01	100ppm	100μg/g	0.0001	4	8
0.001	10ppm	10μg/g	0.00001	6	11
0.0001	1ppm	1μg/g	0.000001	8	16
	10ppb	0.01μg/g	0.00000001	15	32

四、检测限

检测限（limit of detection，LOD）系指试样中的被分析物能够被检测到的最低量。

检测限仅作为限度试验指标和定性鉴别的依据，没有定量意义。

检测限的测定主要有两种方法：直观法和信噪比法。直观法是用已知浓度的被测物，试验出能被可靠地检测出的最低浓度来建立。信噪比法用于能显示基线噪音的分析方法，即把已知低浓度试样测出的信号与空白样品测出的信号进行比较，计算出能被可靠地检测出的被测物质最低浓度或量。一般以信噪比为 3：1 时相应的浓度或注入仪器的量确定检测限。其他方法有基于工作曲线的斜率和响应的标准偏差进行计算的方法等。

五、定量限

定量限（limit of quantitation，LOQ）系指试样中的被分析物能够被定量测定的最低量，其测定结果应符合准确度和精密度要求。

定量限考察分析方法是否具备灵敏的定量检测能力。由于微量测定主要采用仪器分析方法，因此常用信噪比法确定定量限。一般以信噪比为 10：1 时相应的浓度或注入仪器的量进行确定。

定量限与检测限的重要区别就在于定量限的确定必须以合格的准确度和精密度为前提，检测限则不必。

六、线性

线性（linearity）系指在设计的范围内，测定响应值与试样中被测物浓度呈比例关系的程度。应在设计的范围内测定线性关系。可用同一对照品贮备液经精密稀释，或分别精密称取对照品，制备一系列对照品溶液的方法进行测定，至少制备 5 个不同浓度水平。以测得的响应信号作为被测物浓度的函数作图，观察是否呈线性，再用最小二乘法进行线性回归。

七、范围

范围（range）系指分析方法能达到精密度、准确度和线性要求时的高低限浓度或量的区间。范围通常用与分析方法的测试结果相同的单位（如百分浓度）表达。

范围是规定值，在试验研究开始前应根据分析方法的具体应用和线性、准确度、精密度结果和要求来确定。

（1）原料药和制剂含量测定　范围应为测试浓度的 80%～120%。

（2）制剂含量均匀度检查　范围应为测试浓度的 70%～130%。特殊剂型，如气雾剂和喷雾剂，范围可适当放宽。

（3）溶出度或释放度中的溶出量测定　范围应为限度的 ±30%；如规定限度范围，则应为下限的 −20% 至上限的 +20%。

（4）杂质测定　范围应根据初步实测结果，拟订为规定限度的 ±20%。如果含量测定与杂质检查同时进行，且仅使用 100% 的对照品，线性范围应覆盖杂质的报告水平至规定含量的 120%。

八、耐用性

耐用性（robustness）系指测定条件发生小的变动时，测定结果不受影响的承受程度。

耐用性主要考察方法本身对于可变试验因素的抗干扰能力。开始研究分析方法时，就应考虑其耐用性。如果测试条件要求苛刻，则建议在方法中予以写明，并注明可以接受变动的范围。

对一些仪器分析方法，在进行方法验证时，有必要将分析设备、电子仪器与实验操作、测试样品等一起当作完整的系统进行评估。系统适用性便是对整个系统进行评估的指标。系统适用性试验参数的设置需根据被验证方法类型而定。色谱方法对分析设备、电子仪器的依赖程度较高，因此所有色谱方法均应进行该指标验证，并将系统适用性作为分析方法的组成部分。

典型的变动因素包括被测溶液的稳定性、样品的提取次数、时间等。液相色谱法中典型的变动因素有流动相的组成、流速和 pH 值、不同品牌或批号的同类型色谱柱、柱温等。气相色谱法变动因素有载气流速、不同品牌或批号的色谱柱、不同类型的担体、柱温、进样口和检测器温度等。

针对不同的检测要求，分析方法需要验证的内容不同。表 4-5 中列出的分析项目和相应的验证指标可供参考。

表4-5　不同分析方法对验证参数的要求

验证内容	分析项目			
	鉴别试验	杂质测定		含量测定及溶出量测定
		定量	限量	
专属性	+	+	+	+
准确度	-	+	-	+
精密度	-	+	-	+
检测限	-	-	+	-
定量限	-	+	-	+
线性	-	+	-	+
范围	-	+	-	+
耐用性	+	+	+	+

注：+：做；-：不做。

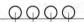

实例解析

实例4-16： 高效液相色谱法测定盐酸瑞伐拉赞片的含量及有关物质。

（1）色谱条件及测定方法　色谱柱：Inertsil ODS-SP C_{18}（4.6mm×150mm，5μm）；流动相：0.01mol/L醋酸铵溶液（用冰醋酸调节pH值至5.0）-乙腈（40∶60）；流速：1ml/min；检测波长：266nm；柱温：35℃；理论板数按瑞伐拉赞峰计算不低于2000。取对照品溶液和供试品溶液各20μl，分别注入液相色谱仪，按外标法以峰面积计算含量。

（2）最低检测限和线性关系　将对照品储备液逐级稀释后，以信噪比（S/N）约为3.0时的浓度为检出限，信噪比（S/N）约为10.0时的浓度为定量限，测得检出限和定量限分别为0.10μg/ml和0.40μg/ml。精密吸取对照品储备液1、2、3、5、10ml，分别置20ml量瓶中，加流动相稀释至刻度，摇匀，即得一系列不同质量浓度的对照品溶液，按上述色谱条件测定。以对照品质量浓度（mg/ml）为横坐标，以峰面积为纵坐标，绘制标准曲线，得回归方程：Y=861.7X+38.98，r=0.9996，浓度在0.010~0.100mg/ml范围内线性关系良好。

（3）专属性试验及峰纯度检测　精密称取盐酸瑞伐拉赞片细粉适量（约相当于盐酸瑞伐拉赞10mg）5份，分别置10ml刻度试管中，进行不同条件下的降解试验。酸破坏：加0.1mol/L盐酸溶液至5ml，煮沸1小时，冷却，用0.1mol/L氢氧化钠溶液调pH值至中性；碱破坏：加0.1mol/L氢氧化钠溶液至5ml，煮沸1小时，冷却，用0.1mol/L盐酸溶液调pH值至中性；氧化破坏：加过氧化氢溶液2ml，煮沸1小时，冷却；热破坏：置105℃烘箱中放置2日；光破坏：置于4500lx光线下照射48小时。上述被破坏的溶液分别加流动相稀释至10ml刻度处，摇匀，按上述色谱条件进样，用DAD检测，得到色谱图。

专属性试验显示，瑞伐拉赞峰的理论板数符合要求；主峰与相邻峰的分离度均大于1.5，能完全分离，符合系统适用性要求。根据DAD扫描图，可知主峰为单一纯度峰，且主成分和各杂质在检测波长266nm处均有吸收，说明在选定色谱条件下可以检出样品中可能存在的杂质。

（4）重复性试验　制备供试品溶液6份，分别测定含量，结果盐酸瑞伐拉赞平均含量为98.6%，RSD为0.1%。

（5）稳定性试验　对常温保存的供试品溶液，分别在0、1、2、4、6、8、12小时进样，测定峰面积，计算3批样品的供试品溶液中瑞伐拉赞峰面积的RSD分别为0.1%、0.2%、0.1%，表明供试品溶液在12小时内稳定。

（6）**加样回收率试验** 精密称取已知含量的盐酸瑞伐拉赞片细粉适量（约相当于盐酸瑞伐拉赞 15mg）共 6 份，分别置 100ml 量瓶中，精密加入盐酸瑞伐拉赞对照品各 15mg，制备供试溶液，并按含量测定项下方法测定，结果平均回收率为 99.3%，RSD 为 0.72%。

解析： 盐酸瑞伐拉赞为新一代可逆质子泵抑制剂（PPI），其化学结构式如下：

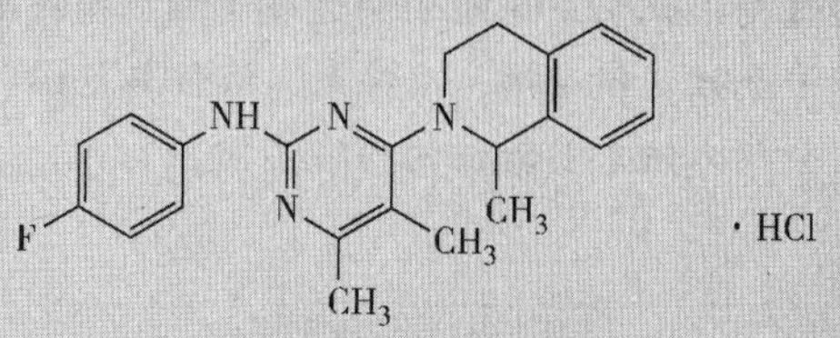

用 HPLC 法测定其含量及有关物质，并分别从专属性、准确度、精密度、线性与范围等方面作了规范的方法学考察。

知识拓展

什么是工匠精神？

工匠精神是指在制作或工作中追求精益求精的态度与品质，是职业道德、职业能力、职业品质的体现，是从业者的一种职业价值取向和行为表现，其基本内涵包括敬业、精益、专注、创新等方面的内容。药品含量分析需要工匠精神。

含量测定评价药物中活性成分的量，是药品质量标准的重要项目。含量测定强调准确性，要求我们必须以一丝不苟、严谨科学的精神把好关口。

首先要根据不同的药物选择具有针对性的含量测定方法，其次是要注意使用的分析方法是否经过科学验证，同时还要考虑适宜的前处理方式。在含量测定的试验中，从取样开始就要规范操作，尽量减少每一步的误差。使用经过标化的仪器，分析质量才能得到保证。最后还要做好数据的统计处理，结果方有可信度。

药品质量关乎百姓的生命健康，要求我们弘扬工匠精神，崇尚工匠精神，扎实学好药学知识，努力练好药学技能，书写属于药学人的"工匠故事"。

本章小结

一、样品的前处理方法

1. 药物含量测定之前样品是否进行前处理需根据分析方法的特点与待测样品的存在形式而定。

2. 制剂中药物的溶出方法根据药物的剂型不同采用不同的方式。

3. 利用药物分子中含有的金属、卤素、硫、磷、氮等特殊元素的性质进行含量测定的样品，在测定前通常需要将这些元素以无机离子的方式解离下来以利于测定。其前处理方法根据这些元素在分子中结合的情况而定。

二、药物含量测定方法

1.《中国药典》的药物含量测定中常用的分析方法：容量法、光谱法和色谱法。

2. 容量分析所用的仪器简单，具有简便、快速、准确的优点。但其专属性与灵敏度不高，因此适用于化学原料药的含量分析。

3. 紫外–可见分光光度法具有简便快速、仪器普及性高、准确度较高、灵敏度高的优点。但方法的专属性较差，因此常用于制剂中药物含量的测定和溶出度、释放度、含量均匀度检查中药物的含量测定。

4. 色谱法由于有着强大的分离能力，在药物分析中应用越来越广泛，为药物制剂含量测定的首选方法。

三、分析方法验证

1. 药品质量标准分析方法验证用以证明采用的方法适合于相应检测要求。

2. 分析方法验证的内容有：专属性、精密度、准确度、线性与范围、检测限、定量限、耐用性。

3. 针对于不同的检测要求，分析方法需要验证的内容不同。

练 习 题

题库

一、选择题

A 型题（最佳选择题）

1. 哪种类型的制剂含量测定前一般需要加入适当溶剂并加热融化后提取药物分析？（　　）

    A. 固体制剂　　　　　　　　　　　　B. 半固体制剂

    C. 液体制剂　　　　　　　　　　　　D. 气体制剂

2. 含下列哪种元素的药物氧瓶燃烧法破坏后只用水作为吸收液即可？（　　）

    A. 氟　　　　　　B. 氯　　　　　　C. 碘　　　　　　D. 硫

3. 原料药含量测定首选容量法的主要原因是（　　）。

    A. 容量法灵敏度高　　　　　　　　　B. 容量法专属性好

    C. 容量法操作简便　　　　　　　　　D. 容量法准确度高

4. 药品标准中对于各品种项下 HPLC 法测定的色谱条件，除下列哪项不能改变外，其他均可适当改变，以适应供试品并达到系统适用性试验的要求？（　　）

    A. 色谱柱内径　　　　　　　　　　　B. 色谱柱长度

    C. 固定相种类　　　　　　　　　　　D. 流动相流速

B 型题（配伍选择题）

[1~4]

    A. 专属性、准确度、精密度、检测限、定量限、线性、范围、耐用性

    B. 专属性、准确度、精密度、定量限、线性、范围、耐用性

    C. 专属性、准确度、精密度、线性、范围、耐用性

    D. 专属性、检测限、耐用性

    E. 专属性、耐用性

1. 药物鉴别方法需要验证的项目（　　）。

2. 药物杂质限量检查需要验证的项目（　　）。

3. 药物杂质定量检查需要验证的项目（　　）。

4. 药物原料药、制剂含量测定方法需要验证的项目（　　）。

X 型题（多项选择题）

1. 《中国药典》规定紫外–可见分光光度仪必须定期校正和检定的项目有（　　）。

    A. 仪器波长　　　　　　　　　　　　B. 吸光度的准确度

    C. 氘灯和钨灯的光源强度　　　　　　D. 杂散光

    E. 仪器的灵敏度

2. HPLC 系统适用性试验要求以下哪些指标必须达到规定？（　　）

A. 理论板数　　　　　　　　　　B. 分离度

C. 重复性　　　　　　　　　　　D. 拖尾因子

E. 峰面积

二、简答题

1. 试述容量法、光谱法以及色谱法在药物含量测定中的应用特点。

2. 制剂中药物含量测定方法的准确度验证可以采用哪些方法？对验证的数据有什么要求？

三、计算题

1. 取标示量为 25mg 的盐酸氯丙嗪片 10 片，除去糖衣后精密称定，总重量为 1.2060g，研细，精密称量片粉 0.4736g，置 100ml 量瓶中，加盐酸溶液（9→1000）70ml，振摇使盐酸氯丙嗪溶解，用同一溶剂稀释至刻度，摇匀，滤过，精密量取续滤液 5ml，置 100ml 量瓶中，加同一溶剂稀释至刻度，摇匀，在 254nm 波长处测得吸光度为 0.435。已知 $C_{17}H_{19}ClN_2S \cdot HCl$ 的吸收系数（$E_{1cm}^{1\%}$）为 915，求该片剂相当于标示量的百分含量？

2. 氯贝丁酯含量测定：取本品 2g，精密称定（2.0631g），加中性乙醇 10ml 与酚酞指示剂数滴，滴加氢氧化钠滴定液（0.1mol/L）至显粉红色（0.25ml），再精密加氢氧化钠滴定液（0.5mol/L）20ml，加热回流 1 小时至油珠完全消失，放冷，加酚酞指示液数滴，用盐酸滴定液（0.5mol/L，$F = 0.995$）滴定（消耗 3.36ml），将滴定结果用空白试验校正（消耗 20.34ml）。每 1ml 氢氧化钠滴定液（0.5mol/L）相当于 121.4mg 的 $C_{12}H_{15}ClO_3$。计算本品的含量。

（张志涛　沈报春）

第五章

PPT　　思维导图

药物制剂分析

学习导引

知识要求

1. **掌握** 药物制剂分析的特点；片剂、注射剂等常用制剂的常规检查项目和含量测定的原理及计算方法。

2. **熟悉** 片剂、注射剂等常用制剂中常用辅料对含量测定的干扰和排除方法。

3. **了解** 制药过程分析特征、常用方法与技术。复方制剂分析的特点与方法的选择。

能力要求

1. 掌握药物制剂溶出度和释放度测定法、含量均匀度检查法的基本操作。

2. 学会应用不同的分析方法对片剂、注射剂等常用制剂中主药成分的质量控制。

课堂互动

1. 什么叫制剂分析？制剂分析与原料药分析相比较有哪些不同？

2. 什么是含量均匀度？含量均匀度检查有什么意义？

3. 片剂、注射剂的常规检查项目分别有哪些？

　　任何药物在供临床使用前，为了便于使用、运输、贮存和更好地发挥疗效，降低毒副作用，都往往将其原料药和辅料等经过加工制成适合于疾病的诊断、治疗或预防需要的某种药物剂型，称为药物制剂。药物的制剂种类很多，常用的剂型有：片剂、注射剂、酊剂、栓剂、胶囊剂、软膏剂、丸剂、眼膏剂、糖浆剂、颗粒剂、气雾剂和膜剂等，根据制剂中含有有效成分的种类，又可将制剂分为单方制剂和复方制剂。《中国药典》"制剂通则"中已收载三十八种药物剂型，每种剂型中又包括多种药物制剂，因此药物制剂分析是药物分析学的一个重要组成部分。

　　药物制剂分析针对不同剂型的药物，主要利用化学、物理化学、生物学等方法，对药物制剂进行全面质量控制，以检验药物制剂在研发、生产、流通、临床使用等各个环节的质量是否符合质量标准规定的要求。原料药制成制剂需要经过一定的生产工艺，需加入一些赋形剂、稀释剂、抗氧剂等附加剂。由于这些附加成分的存在，使制剂分析的方法也不尽相同。

第一节　药物制剂分析的特点

　　与原料药相比，药物制剂组成复杂（除含有药物、杂质外，还含有大量辅料）、药物含量较低、剂型多样。因此，药物制剂分析相比于原料药分析更为复杂，在鉴别、检查、含量测定等方面均有其自身的特点。

一、药物制剂鉴别的特点

药物制剂的鉴别方法通常以原料药的鉴别方法为依据。当辅料不干扰药物的鉴别时，可以直接采用原料药的鉴别方法鉴别药物制剂。但当辅料干扰药物的鉴别时，需先排除辅料的干扰，再采用原料药的鉴别方法鉴别药物制剂；或者改用其他鉴别方法。此外，由于药物制剂是采用经鉴别且符合规定的原料药制备而得，故其鉴别试验的项目数通常比原料药的少。

实例解析

实例5-1：阿司匹林及其制剂的鉴别试验比较

（1）阿司匹林的鉴别　①取本品约0.1g，加水10ml，煮沸，放冷，加三氯化铁试液1滴，即显紫堇色；②取本品约0.5g，加碳酸钠试液10ml，煮沸2分钟后，放冷，加过量的稀硫酸，即析出白色沉淀，并发生醋酸的臭气；③本品的红外光吸收图谱应与对照的图谱一致。

（2）阿司匹林片的鉴别　①取本品细粉适量（约相当于阿司匹林0.1g），加水10ml，煮沸，放冷，加三氯化铁试液1滴，即显紫堇色；②在含量测定项下记录的色谱图中，供试品溶液主峰的保留时间应与对照品溶液主峰的保留时间一致。

（3）阿司匹林栓的鉴别　①取本品适量（约相当于阿司匹林0.6g），加乙醇20ml，微温使阿司匹林溶解，置冰浴中冷却5分钟，并不断搅拌，滤过，滤液置水浴上蒸干，残渣照阿司匹林项下的鉴别①、②项试验，显相同的结果。

解析：阿司匹林片剂直接采用了原料药的鉴别方法①，舍弃了原料药的鉴别方法②和③，增加了具有分离分析能力的HPLC鉴别方法。而阿司匹林栓剂的鉴别是先过滤除去栓剂基质的干扰，再采用原料药的①和②项鉴别方法进行鉴别，同样也舍弃了原料药的鉴别方法③。

二、药物制剂检查的特点

药物制剂的检查包括剂型检查和杂质检查。由于药物制剂是由质量合格的原料药和辅料制备而成的，药物制剂的杂质检查通常不需要重复检查，对于制剂的制备和贮藏过程中可能引入的杂质，这些杂质既可能是原料药要求检查的，也可能是原料药不要求检查的。另外，药物制剂对所检查杂质的限量控制往往没有原料药严格。

实例解析

实例5-2：比较阿司匹林及其片剂的检查

解析：阿司匹林片剂在制备和贮藏过程中，阿司匹林可能水解形成水杨酸，因此与原料药一样，也要求检查游离水杨酸，限量为标示量的0.3%，高于原料药中游离水杨酸的限量（标示量的0.1%）。阿司匹林片剂不需再检查溶液的澄清度、易炭化物、有关物质、干燥失重、炽灼残渣、重金属等这些原料药已经检查过、而在片剂的制备和贮藏过程中一般不会增加的杂质。

剂型方面的常规检查是药物制剂检查的另一非常重要的内容，目的是确保药物制剂的安全性、有效性和均一性。《中国药典》四部通则中规定了每种剂型的常规检查项目及其检查方法，相同剂型的药物制

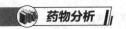

剂均应符合相关规定。

三、药物制剂含量测定的特点

与化学原料药的含量测定方法的精密度相比，药物制剂的含量测定更注重方法的选择性，以消除辅料或复方制剂中共存主成分对测定结果的干扰；对于药物含量较低的制剂，还需要考虑方法的灵敏度。如硫酸阿托品原料药，《中国药典》采用非水溶液滴定法测定其含量；而它的片剂与注射剂则用酸性染料比色法测定含量。因为其片剂与注射剂中存在对非水溶液滴定法有影响的物质，而这些物质对酸性染料比色法无干扰，同时酸性染料比色法灵敏度较高，更适合用于含量低的片剂和注射剂的测定。

药物制剂的含量测定结果多数按标示量（即为药物制剂的规格值）的百分比来表示，即标示量% =（测得量/标示量）×100%，且含量限度要求一般较宽；而原料药以百分含量（即有效成分的量占总量的百分数）表示，亦即百分含量=（测得量/取样量）×100%，且含量限度要求更严格，为制剂工艺提供更可靠的数据。

四、药物制剂分析的复杂性

制剂分析除了要考虑主药的结构和性质外，还要考虑辅料成分有无干扰、干扰的程度如何，如何消除或防止干扰，以及主药含量的多少。有时候原料药可采用的分析方法，制剂就不一定适用，选用分析方法时需要特别注重其专属性和灵敏性。如盐酸氯丙嗪的原料药，规定用非水溶液滴定法测定其含量，其片剂和注射剂则采用紫外分光光度法测定较合适。其原因，首先是片剂中的附加成分硬脂酸镁、注射剂中的溶剂水对非水溶液滴定法都有干扰，其次是片剂和注射剂主药含量低，采用灵敏度更高的分光光度法测定比较合适。

复方制剂的分析更复杂，不仅要考虑附加成分对主药测定的影响，还要考虑各种有效成分之间可能存在的相互干扰。尤其复方制剂中性质比较相似的各有效成分，更增加了制剂分析的复杂性。

第二节　各类剂型的分析

本节主要介绍片剂和注射剂等常用药物剂型的剂型检查项目及含量测定中的有关问题。含量测定实例参见"第四章药物的含量测定"和其他各章各类药物的具体分析。

一、片剂分析

片剂（tablet）系指原料药物或与适宜的辅料制成的圆形或异形的片状固体制剂。常用辅料有淀粉、糊精、蔗糖、乳糖、硬脂酸镁、滑石粉等。片剂的分析步骤：对片剂进行外观检查，如色泽、嗅、味等，然后进行鉴别，判断药物的真伪；其次进行常规检查及杂质检查，以检查片剂在生产过程中是否有杂质带入或在贮藏过程中是否有变质；最后进行含量测定，以检查该片剂是否符合质量标准规定的含量限度。

（一）片剂的常规检查

1. 外观、硬度和耐磨性　片剂外观应完整光洁，色泽均匀，有适宜的硬度和耐磨性，防止包装、运输过程中发生破碎或磨损。除另有规定外，非包衣片应符合片剂脆碎度检查法的要求。片剂脆碎度检查法采用片剂脆碎度检查仪进行，具体方法见《中国药典》四部通则0923。

2. 重量差异　重量差异（weight variation）系指以规定称量方法测得的每片重量与平均片重之间的差异程度。在片剂的生产过程中，由于生产设备和工艺、颗粒的均匀度、流动性等因素的影响，会使片剂产生重量差异，而片剂的重量差异又会使各片间的主药含量产生差异。重量差异检查的目的是通过控制各片重量的一致性，来控制片剂中药物含量的均匀程度，从而保证用药剂量的准确。事实上，重量差异并不能完全反映药物含量的均匀程度。药物含量的均匀程度要按"含量均匀度检查法"检查，但"含量均匀度检查法"所需工作量大，时间长，因而主要用于小剂量或单剂量片剂的检查。对于常规片剂，还是通过简便快捷的重量差异检查来控制药物含量的均匀程度。《中国药典》规定凡规定检查含量均匀度的片剂，一般不再进行重量差异检查。

检查法：取供试品 20 片，精密称定总重量，求得平均片重后，再分别精密称定每片的重量，每片重量与平均片重相比较（凡无含量测定的片剂每片重量应与标示片重比较），按表 5-1 中规定，超出重量差异限度的不得多于 2 片，并不得有 1 片超出限度 1 倍。

值得注意的是：①糖衣片的片芯应检查重量差异并符合规定，包糖衣后不再检查重量差异；②薄膜衣片应在包薄膜衣后检查重量差异并符合规定；③操作过程中勿让手直接接触片剂，用平头镊子拿取片剂；④易吸湿的供试品注意防潮，应置于密闭的称量瓶，快速称量。

表 5-1　片剂的重量差异限度

平均片重或标示片重	重量差异限度
<0.30g	±7.5%
≥0.30g	±5%

3. 崩解时限　口服片剂通常在胃肠道中需经过崩解，药物才能溶出，被机体吸收而达到治疗目的。对水溶性药物的口服片剂，崩解后药物可很快溶出、迅速被吸收，故崩解是水溶性药物吸收的限速因素，通过检查崩解时限来控制片剂质量，保证药物疗效。崩解时限系指口服固体制剂在规定条件下全部崩解溶散或成碎粒，并全部通过筛网（不溶性包衣材料或破碎的胶囊壳除外；如有少量碎粒不能通过筛网，应软化或轻质上漂且无硬心）所需时间的规定限度。《中国药典》规定凡规定检查溶出度、释放度或分散均匀性的片剂，不再进行崩解时限检查。

检查法：仪器装置为升降式崩解仪，崩解介质为 37℃±1℃ 的水。取供试品 6 片，分别置于崩解仪吊篮的 6 根玻璃管中，启动崩解仪，各片均应在 15 分钟内全部崩解。如有 1 片不能完全崩解，应另取 6 片复试，均应符合规定。

各种片剂崩解时限的检查方法及规定并不完全相同，见表 5-2。与其他片剂相比，泡腾片的崩解时限检查法差异很大。另外，阴道片照《中国药典》四部通则"融变时限检查法"检查，应符合规定；咀嚼片不检查崩解时限。

表 5-2　不同片剂的崩解时限检查

片剂	仪器装置	崩解介质	介质温度	规定
普通片	升降式崩解仪	水	37℃±1℃	15 分钟内应全部崩解
薄膜衣片	同上	水或盐酸溶液（9→1000）	37℃±1℃	30 分钟内应全部崩解
糖衣片	同上	水	37℃±1℃	1 小时内应全部崩解
肠溶衣片	同上	①先在盐酸溶液（9→1000）中检查 ②将吊篮取出，用少量水洗涤后，每管加入挡板 1 块，再在磷酸盐缓冲液（pH6.8）中检查	37℃±1℃	①2 小时内，每片均不得有裂缝、崩解或软化现象 ②1 小时内应全部崩解
含片	同上	水	37℃±1℃	10 分钟内应全部崩解或溶化
舌下片	同上	水	37℃±1℃	5 分钟内应全部崩解并溶化
可溶片	同上	水	15~25℃	3 分钟内应全部崩解并溶化
结肠定位肠溶片	升降式崩解仪	①盐酸溶液（9→1000）及 pH6.8 以下的磷酸盐缓冲液 ②pH7.5~8.0 的磷酸盐缓冲液	37℃±1℃	①均应不释放或不崩解 ②1 小时内应全部释放或崩解，片心亦应崩解
泡腾片	取 1 片，置 250ml 烧杯中，烧杯内盛有 200ml 水，水温为 15~25℃，有许多气泡放出，当片剂或碎片周围的气体停止逸出时，片剂应溶解或分散在水中，无聚集的颗粒剩留。同法检查 6 片，各片均应在 5 分钟内崩解			

4. 含量均匀度的检查　含量均匀度系指小剂量或单剂量的固体制剂、半固体制剂和非均相液体制剂

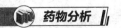

的每片（个）含量符合标示量的程度。在制剂的实际生产中，由于采用混合法不可能制备出含量完全相同的单个制剂，特别是当制剂中药物的含量较低时，药物含量的均匀程度更难以控制，此时重（装）量差异的检查并不能完全反映药物含量的均匀程度。为了更好地控制小剂量或单剂量制剂的质量，保证给药剂量的准确性，应进行含量均匀度检查。

《中国药典》含量均匀度检查方法：取供试品 10 片（个），照各品种项下规定的方法，分别测定每片（个）以标示量为 100 的相对含量 X_i，求其均值 $\bar{X}$、标准差 S $\left[S = \sqrt{\dfrac{\sum\limits_{i=1}^{n}(X_i - \bar{X})^2}{n-1}} \right]$ 及标示量与均值之差的绝对值 A（$A = |100 - \bar{X}|$）：若 $A + 2.2S \le L$，则供试品的含量均匀度符合规定；若 $A + S > L$，则不符合规定；若 $A + 2.2S > L$，且 $A + S \le L$，则应另取 20 片（个）复试。

根据初、复试结果，计算 30 片（个）的均值 $\bar{X}$、标准差 S 和标示量与均值之差的绝对值 A。再按下述公式计算并判定。当 $A \le 0.25L$ 时，若 $A^2 + S^2 \le 0.25L^2$，则供试品的含量均匀度符合规定；若 $A^2 + S^2 > 0.25L^2$，则不符合规定。$A > 0.25L$ 时，若 $A + 1.7S \le L$，则供试品的含量均匀度符合规定；若 $A + 1.7S > L$，则不符合规定。

除另有规定外，L 规定值为 15.0。

含量均匀度的限度应符合各品种项下的规定。除另有规定外，单剂量包装的口服混悬剂、内充混悬物的软胶囊剂、胶囊型或泡囊型粉雾剂，单剂量包装的眼用、耳用、鼻用混悬剂，固体或半固体制剂，其限度均应为 ±20%；透皮贴剂、栓剂的限度应为 ±25%。如该品种项下规定含量均匀度的限度为 ±20% 或其他数值时，应将上述各判断式中的 L 改为 20.0 或其他相应的数值，但各判断式中的系数不变。

在含量测定与含量均匀度检查所用方法不同时，而且含量均匀度未能从响应值求出每片（个）含量情况下，可取供试品 10 片（个），照该品种含量均匀度项下规定的方法，分别测定，得仪器测得的响应值 Y（可为吸光度、峰面积等），求其均值 $\bar{Y}$。另由含量测定法测得以标示量为 100 的含量 X_A，由 X_A 除以响应值的均值 $\bar{Y}$，得比例系数 K（$K = X_A / \bar{Y}$）。将上述诸响应值 Y 与 K 相乘，求得每片以标示量为 100 的相对含量（%）X（$X = KY$），同上法求 $\bar{X}$、S 及 A，计算，判定结果，即得。

知识拓展

含量均匀度检查方法

USP、BP 和 JP 均采用相同的含量均匀度检查方法。采用公式（$|M - \bar{X}| + kS$）计算"合格判断值"，但在参照值 M 和系数 k 值的规定方面却不同。《中国药典》以标示量（100）为 M 值，USP、BP 和 JP 均设计了四种不同的 M 值（$\bar{X}$、98.5、101.5，100）。系数 k 值的规定见表 5-3，此外，《中国药典》规定初试后有合格、复试和不合格（初试中含量均匀度"非常差"时不再进行复试）三种判断标准，而 USP、BP 和 JP 均规定初试后仅有合格和复试两种判断标准，这一区别体现了《中国药典》含量均匀度检查法的高效性，在保证判断准确性的前提下，减少工作量。

表 5-3　各国药典含量均匀度检查法的 k 值

	USP、BP、JP	《中国药典》
初试，$n = 10$	2.4	1.8
复试，$n = 30$	2.0	1.45

《中国药典》对含量均匀度检查的指导原则是：①片剂、硬胶囊剂或注射用无菌粉末，每片（个）标示量不大于25mg或主药含量不大于每片（个）重量25%者，内容物非均一溶液的软胶囊、单剂量包装的口服混悬液、透皮贴剂、吸入剂和栓剂，均应检查含量均匀度；②复方制剂仅检查符合上述条件的组分；③凡检查含量均匀度的制剂，一般不再检查重（装）量差异。

5. 溶出度的检查

（1）溶出度试验　溶出度系指活性药物从片剂、胶囊剂或颗粒剂等制剂在规定条件下溶出的速率和程度。测定药物制剂溶出度的过程称为溶出度试验。它是一种模拟口服固体制剂在胃肠道中崩解、溶解和溶出的体外试验方法。目前，溶出度试验已成为评价口服固体制剂内在质量的重要方法。虽然口服固体制剂如片剂的药物吸收一般首先取决于制剂在胃肠道中的崩解状况，但在制剂崩解成小块、分散成小颗粒后，药物的吸收则取决于药物的溶出状况。崩解仅仅是药物溶解的最初阶段，并不能客观地反映药物在体内溶解、吸收的全过程，况且有些口服固体制剂并没有崩解过程。可见，相对于崩解时限的检查，溶出度试验能更好地评价口服固体制剂的内在质量。

《中国药典》规定凡检查溶出度的片剂，不再进行崩解时限的检查。它收载有五种测定方法：第一法（篮法）、第二法（桨法）、第三法（小杯法）、第四法（桨碟法）、第五法（转筒法）。

（2）溶出度试验结果　常常作为口服固体制剂质量控制的重要指标，用于评价和优化制剂的处方和工艺。例如，对同一种固体制剂的不同产品（如不同厂家生产的产品或同一厂家生产的不同批号），如果它们的溶出度试验结果差异较大，则表明不同产品在药物的晶型和粒度、处方组成、生产工艺、辅料性质或包衣材料等方面存在较大差异，需要进一步严格控制制剂的处方和工艺，以保证制剂质量和疗效的一致性。在新剂型、新处方、新工艺等研究中，也常将溶出度试验结果作为指导研究工作的重要依据，避免研究工作的盲目性，使口服固体制剂达到预期的生物有效性。如筛选剂型时，将新、旧剂型的溶出度试验结果进行比较，可以判断新剂型的设计是否科学合理；筛选处方和工艺时，通过研究各种辅料、工艺等对药物溶出度的影响，可以科学地选择辅料的种类和用量，判断工艺的优劣。

（3）影响溶出度试验结果的因素　影响溶出度试验结果的因素主要包括仪器因素和试验操作因素。此外，溶出度数据的处理方法、药品质量标准本身的科学性和可操作性对溶出度试验结果也会有一定影响。采用溶出度校正可调试溶出仪的性能状态及规范试验操作条件，从而减小仪器因素和试验操作因素的影响，测得供试品的真实溶出度。

溶出仪运转时整套装置应保持平稳，不能产生明显的晃动或振动；试验时，最好使用同一型号的仪器，以减小系统误差。搅拌轴、桨叶、网篮及溶出杯的内壁均不应有吸附反应或干扰供试品有效成分的测定。搅拌轴与溶出杯的中心度和垂直度应符合规定。各溶出杯大小一致、厚薄均匀。水浴温度应均匀恒定，搅拌轴转速应稳定。

试验操作因素主要有溶出介质、转速设置、过滤方法、取样位置、转篮干湿、仪器工作环境等。搅拌轴的转速应比较温和，以尽量模拟人体胃部和小肠的蠕动；人为地增加转速，虽能使药物溶出加快，但并不能反映药物在体内的真实溶出状况。对绝大部分药物制剂，由于不溶性辅料颗粒混悬在溶出介质中，必须过滤后才能测定；应使用惰性材料制成的滤器过滤，以免吸附药物或干扰测定；也可反复滤过药物的溶出液，使吸附饱和，然后取续滤液测定，以避免因可能的吸附而造成的测定误差。应采用与溶出介质用量相配套的取样器，并在取样孔内取样，以保证取样位置在转篮或桨叶顶端至液面的中点，距溶出杯内壁10mm处（小杯法为6mm处）。采用篮法时，药品应投入干燥的转篮中。试验时应排除外界的振动因素，保持环境温度和湿度的相对恒定，避免强光照射，对光不稳定的药物应避光操作。

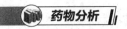

知识拓展

溶出度试验

《中国药典》采用篮法、桨法和小杯法测定溶出度。篮法和桨法具有通用性强、耐用性好、装置简单等优点，适用于大部分口服固体制剂。一般情况下，篮法适用于胶囊剂和易于漂浮的固体制剂，桨法适用于片剂。但当有样品堵塞转篮孔隙、塌陷于篮底或黏附于篮顶等现象发生时，桨法可能更合适；而有些片剂崩解后的颗粒沉积在溶出杯底部，而使药物的溶出可能变慢，此时篮法可能更适合。小杯法可视为桨法，适用于小剂量规格的固体制剂。

1. 篮法　测定前，应对仪器装置进行必要的调试，使转篮底部距溶出杯的内底部25mm±2mm。分别量取经脱气处理的溶出介质，置各溶出杯（1000ml）内，实际量取的体积与规定体积的偏差应不超过±1%，待溶出介质温度恒定在37℃±0.5℃后，取供试品6片（粒、袋），分别投入6个干燥的转篮内，将转篮降入溶出杯中（注意供试品表面上不应有气泡），按各品种项下规定的转速启动仪器，计时；至规定的取样时间（实际取样时间与规定时间的差异不得过±2%），吸取溶出液适量（取样位置应在转篮顶端至液面的中点，距溶出杯内壁不小于10mm处；须多次取样时，所量取溶出介质的体积之和应在溶出介质的1%之内，如果超过1%，应及时补充相同体积的温度为37℃±0.5℃的溶出介质，或在计算时加以校正），立即用适当的微孔滤膜滤过，自取样至滤过应在30秒内完成。取澄清滤液，照该品种项下规定的方法测定，计算每片（粒、袋）的溶出量。

2. 桨法　以搅拌桨代替转篮测定时，取供试品6片（袋、粒），分别投入6个溶出杯（1000ml）内（当品种项下规定需要使用沉降篮或其他沉降装置时，可将固体制剂先装入规定的沉降篮内）。其余同转篮法。

3. 小杯法　调试仪器装置，使桨叶底部距溶出杯的内底部15mm±2mm。分别量取经脱气处理的溶出介质，置各溶出杯（250ml）内。取样位置应在桨叶顶端至液面的中点，距溶出杯内壁不小于6mm处。其余同桨法。

4. 结果判定　符合下述条件之一者，可判为符合规定：①6片（粒、袋）中，每片（粒、袋）的溶出量按标示量计算，均不低于规定限度（Q）；②6片（粒、袋）中，如有1~2片（粒、袋）低于Q，但不低于Q-10%，且其平均溶出量不低于Q；③6片（粒、袋）中，有1~2片（粒、袋）低于Q，其中仅有1片（粒、袋）低于Q-10%，但不低于Q-20%，且其平均溶出量不低于Q时，应另取6片（粒、袋）复试；初、复试的12片（粒、袋）中有1~3片（粒、袋）低于Q，其中仅有1片（粒、袋）低于Q-10%，但不低于Q-20%，且其平均溶出量不低于Q。以上所示的10%、20%是指相对于标示量的百分率（%）。

6. 释放度的测定　药物从缓释制剂、控释制剂或肠溶制剂及透皮贴剂在规定条件下释放的速率和程度称为释放度。溶出度与释放度两者在本质上没有区别，均表示药物从制剂进入介质中的速率和程度。除另有规定外，仪器装置同溶出度测定法。

第一法　用于缓释制剂或控释制剂

测定法　照溶出度测定法项下进行，但至少采用三个时间取样，在规定取样时间点，吸取溶液适量（及时补充相同体积的温度为37℃±5℃的溶出介质），滤过，自取样至滤过应在30秒内完成。取滤液，照各品种项下规定的方法测定，计算每片（粒）的释放量。

三个取样时间点分布在释放度测定的早期（一般在开始后的0.5~2小时内）、中期和晚期（累积释放率一般应为90%以上），三个时间点的释放量分别用于考察药物是否有突释、确定释药特性和考察释药是否基本完全，此3点可用于表征缓释制剂的体外药物释放度。

控释制剂除以上3点外，还应增加2个取样时间点，此5点可用于表征控释制剂的体外药物释放度；

释放百分率的范围应小于缓释制剂；如果需要，可以再增加取样时间点。

结果判定 除另有规定外，符合下述条件之一者，可判为符合规定：①6 片（粒）中，每片（粒）在每个时间点测得的释放量按标示量计算，均未超出规定范围；②6 片（粒）中，在每个时间点测得的释放量，如有 1~2 片（粒）超出规定范围，但未超出规定范围的 10%，且在每个时间点测得的平均释放量未超出规定范围；③6 片（粒）中，在每个时间点测得的释放量，如有 1~2 片（粒）超出规定范围，其中仅有 1 片（粒）超出规定范围的 10%，但未超出规定范围的 20%，且其平均释放量未超出规定范围，应另取 6 片（粒）复试；初、复试的 12 片（粒）中，在每个时间点测得的释放量，如有 1~3 片（粒）超出规定范围，其中仅有 1 片（粒）超出规定范围的 10%，但未超出规定范围的 20%，且其平均释放量未超出规定范围。以上所示超出规定范围的 10%、20% 是指相对于标示量的百分率（%）。

第二法 用于肠溶制剂

方法 1 酸中释放量：除另有规定外，量取 0.1mol/L 盐酸溶液 750ml，注入每个溶出杯，实际量取的体积与规定体积的偏差应不超过 ±1%，待溶出介质温度恒定在 37℃±0.5℃，取 6 片（粒）分别投入转篮或溶出杯中（当品种项下规定需要使用沉降装置时，可将固体制剂先装入规定的沉降装置内），注意供试品表面不要有气泡，按各品种项下规定的转速启动仪器，2 小时后在规定取样点吸取溶液适量，滤过，自取样至滤过应在 30 秒内完成。按各品种项下规定的方法测定，计算每片（粒）的酸中释放量。

缓冲液中释放量：上述酸液中加入温度为 37℃±0.5℃ 的 0.2mol/L 磷酸钠溶液 250ml（必要时用 2mol/L 盐酸溶液或 2mol/L 氢氧化钠溶液调节 pH 值至 6.8），继续运转 45 分钟，或按各品种项下规定的时间，在规定取样点吸取溶液适量，滤过，自取样至滤过应在 30 秒内完成。按各品种项下规定的方法测定，计算每片（粒）的缓冲液中释放量。

方法 2 酸中释放量：除另有规定外，量取 0.1mol/L 盐酸溶液 900ml，注入每个溶出杯中，照方法 1 酸中释放量项下进行测定。

缓冲液中释放量：弃去上述各溶出杯中酸液，立即加入温度为 37℃±0.5℃ 的磷酸盐缓冲液（pH6.8）（取 0.1mol/L 盐酸溶液和 0.2mol/L 磷酸钠溶液，按 3:1 混合均匀，必要时用 2mol/L 盐酸溶液或 2mol/L 氢氧化钠溶液调节 pH 值至 6.8）900ml，或将每片（粒）转移入另一盛有温度为 37℃±0.5℃ 的磷酸盐缓冲液（pH6.8）900ml 的溶出杯中，照方法 1 缓冲液中释放量项下进行测定。

结果判定 除另有规定外，符合下述条件之一者，可判为符合规定：

酸中释放量：①6 片（粒）中，每片（粒）的释放量均不大于标示量的 10%；②6 片（粒）中，有 1~2 片（粒）大于 10%，但其平均释放量不大于 10%。

缓冲液中释放量：①6 片（粒）中，每片（粒）的释放量按标示量计算均不低于规定限度（Q）；除另有规定外，Q 应为标示量的 70%。②6 片（粒）中仅有 1~2 片（粒）低于 Q，但不低于 Q-10%，且其平均释放量不低于 Q。③6 片（粒）中如有 1~2 片（粒）低于 Q，其中仅有 1 片（粒）低于 Q-10%，但不低于 Q-20%，且其平均释放量不低于 Q 时，应另取 6 片（粒）复试；初、复试的 12 片（粒）中有 1~3 片（粒）低于 Q，其中仅有 1 片（粒）低于 Q-10%，但不低于 Q-20%，且其平均释放量不低于 Q。以上所示的 10%、20% 是指相对于标示量的百分率（%）。

第三法 用于透皮贴剂

具体方法参见《中国药典》通则。

7. 其他检查

（1）发泡量 阴道泡腾片需检查。取 25ml 具塞刻度试管（内径 1.5cm）10 支，各精密加水 2ml，置 37℃±1℃ 水浴中 5 分钟后，各管中分别投入供试品 1 片，密塞，20 分钟内观察最大发泡量的体积，平均发泡体积应不少于 6ml，且少于 3ml 的不得超过 2 片。

（2）分散均匀性 分散片需检查。取供试品 6 片，置 250ml 烧杯中，加 15~25℃ 的水 100ml，振摇 3 分钟，应全部崩解并通过二号筛。

（3）微生物限度 口腔贴片、阴道片、阴道泡腾片和外用可溶片等局部用片剂需检查，包括细菌、霉菌、酵母菌及控制菌的检查。

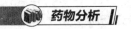

(二) 片剂的含量测定

1. 常用辅料的干扰及其排除

(1) 糖类　淀粉、糊精、蔗糖、乳糖等是片剂常用的糖类辅料，其中乳糖本身具有还原性，淀粉、糊精和蔗糖水解后均可产生具有还原性的葡萄糖。当采用氧化还原滴定法测定片剂中主药的含量时，糖类辅料可能干扰测定（含量偏高），特别是使用强氧化剂时干扰更严重，因此应避免使用强氧化剂作滴定剂。同时，可以采用阴性对照品做对照试验，若阴性对照品消耗滴定剂，说明糖类辅料对测定有干扰，需改进含量测定方法。也可采用过滤法去除不溶性糖类辅料的干扰。

如《中国药典》采用铈量法测定硫酸亚铁片的含量，而采用高锰酸钾法测定硫酸亚铁原料的含量。因为高锰酸钾是强氧化剂，它既可氧化亚铁离子，也可氧化还原糖；而硫酸铈的氧化性比高锰酸钾弱，它能氧化亚铁离子，但不能氧化还原糖，故铈量法可排除还原糖的干扰。

(2) 硬脂酸镁　硬脂酸镁的干扰包括两个方面。

其一，Mg^{2+}干扰配位滴定法。Mg^{2+}在pH10左右可以和EDTA形成稳定的配位化合物（稳定常数lgK_{MY}为8.64）。当被测金属离子与EDTA形成的配位化合物的稳定常数低于8.64时，则Mg^{2+}的干扰不能忽略。加入掩蔽剂可以消除Mg^{2+}的干扰，例如，在pH6~7.5条件下，酒石酸可以与Mg^{2+}形成稳定的配位化合物而将其掩蔽。

其二，硬脂酸根离子干扰非水滴定法。硬脂酸根离子在冰醋酸中碱性增强，能被高氯酸滴定，故干扰非水溶液滴定法。若主药含量大，硬脂酸镁含量小，对测定结果的影响不大，可不考虑其干扰，直接进行测定；若主药含量较少而硬脂酸镁含量较大时，硬脂酸镁的干扰会使测定结果偏高。下列几种方法可排除干扰。

①对脂溶性药物，可采用三氯甲烷、丙酮、乙醇等有机溶剂提取出主药后再测定。例如，硫酸奎宁片的含量测定：取片粉适量，置分液漏斗中，加氯化钠0.5g与0.1mol/L氢氧化钠溶液10ml，混匀，精密加三氯甲烷50ml提取奎宁，分取三氯甲烷液，用干燥滤纸过滤，精密量取续滤液25ml，加醋酐5ml与二甲基黄指示液2滴，用高氯酸滴定液滴定。而硫酸奎宁原料直接采用非水溶液滴定法测定含量。

②采用草酸作掩蔽剂排除硬脂酸根离子的干扰。加入无水草酸的醋酐溶液，硬脂酸镁与草酸反应，生成难溶性的草酸镁和硬脂酸，两者均不干扰非水溶液滴定。

③改用其他含量测定方法。如《中国药典》中盐酸吗啡、盐酸氯丙嗪的原料药采用非水溶液滴定法测定含量，而它们的片剂采用紫外分光光度法测定。

2. 含量测定中的取样方法　制剂生产过程中不可能将所有药片都制备得完全一致，因此取样要具有代表性。一般取10片或20片或按规定取样，精密称定总重量（糖衣片需去除包衣），计算平均片重，然后研细，混匀，精密称取适量（约相当于规定的主药含量即标示量，或按规定称样），照规定方法测定含量。

3. 含量测定结果的表示与计算　片剂的含量测定结果通常以相当于标示量的百分含量表示。计算公式如下：

$$本品相当于标示量的百分含量 = \frac{测得量(g) \times 平均片重(g)}{供试品质量(g) \times 标示量(g)} \times 100\%$$

二、注射剂分析

注射剂系指药物与适宜的溶剂或分散介质制成的供注入体内的溶液、乳状液或混悬液，以及供临用前配制或稀释成溶液或混悬液的粉末或浓溶液的无菌制剂。注射剂可分为注射液、注射用无菌粉末与注射用浓溶液。

(一) 注射剂的常规检查

1. 装量　注射液及注射用浓溶液需检查装量，其目的是保证单剂量注射液及注射用浓溶液的注射用量不少于标示量，以达到临床用药剂量的要求。

检查法：标示装量为不大于2ml者取供试品5支，2ml以上至50ml者取供试品3支；开启，将内容物分别用相应体积的干燥注射器及注射针头抽尽，然后注入经标化的量入式量筒内（量筒的大小应使待测体积至少占其额定体积的40%），在室温下检视。测定油溶液或混悬液的装量时，应先加温摇匀，再用干燥注射器及注射针头抽尽后，同前法操作，放冷，检视，每支的装量均不得少于其标示量。

标示装量为50ml以上的注射液及注射用浓溶液，照《中国药典》中最低装量检查法检查，应符合规定（3个容器的平均装量不少于标示装量，每个容器装量不少于标示装量的97%，如有1个容器装量不符合规定，则另取3个复试，应全部符合规定）。

2. 装量差异 注射用无菌粉末需检查装量差异，其目的是控制各瓶间装量的一致性，以保证药物含量的均匀性，从而保证用药剂量的准确。凡规定检查含量均匀度的注射用无菌粉末，一般不再检查装量差异。

检查法：取供试品5瓶（支），除去标签、铝盖，容器外壁用乙醇擦净，干燥，开启，分别迅速精密称定，倾出内容物，容器用水或乙醇洗净，在适宜条件下干燥后，再分别精密称定每一容器的重量，求出每瓶（支）的装量与平均装量。每瓶（支）装量与平均装量相比较，应符合下列规定，如有1瓶（支）不符合规定，应另取10瓶（支）复试，应符合规定（表5-4）。

表5-4 注射用无菌粉末的装量差异限度

平均装量	装量差异限度
0.05g及0.05g以下	±15%
0.05g以上至0.15g	±10%
0.15g以上至0.50g	±7%
0.50g以上	±5%

3. 渗透压摩尔浓度 生物膜（如人体的细胞膜或毛细血管壁）一般具有半透膜的性质，溶剂通过半透膜由低浓度溶液向高浓度溶液扩散的现象称为渗透，阻止渗透所需施加的压力，即为渗透压。溶液的渗透压，依赖于溶液中溶质粒子的数量，是溶液的依数性之一，通常以渗透压摩尔浓度来表示，它反映的是溶液中各种溶质对溶液渗透压贡献的总和。渗透压摩尔浓度的单位，通常以每千克溶剂中溶质的毫渗透压摩尔来表示，可按下列公式计算毫渗透压摩尔浓度（mOsmol/kg）：

$$\text{毫渗透压摩尔浓度（mOsmol/kg）} = \frac{\text{每千克溶剂中溶解溶质的克数}}{\text{分子量}} \times n \times 1000 \tag{5-1}$$

式中，n为一个溶质分子溶解或解离时形成的粒子数。在理想溶液中，例如，葡萄糖$n=1$，氯化钠或硫酸镁$n=2$，氯化钙$n=3$。

凡处方中添加了渗透压调节剂的制剂，均应控制其渗透压摩尔浓度。静脉输液、营养液、电解质或渗透利尿药（如甘露醇注射液）等制剂，应在药品说明书上标明其渗透压摩尔浓度，以便临床医生根据实际需要对所用制剂进行适当的处置（如稀释）。

知识拓展

渗透压摩尔浓度的测定

通常采用测量溶液的冰点下降来间接测定其渗透压摩尔浓度。在理想的稀溶液中，冰点下降符合$\Delta T_f = K_f \cdot m$的关系，式中，ΔT_f为冰点下降，K_f为冰点下降常数（当水为溶剂时为1.86），m为重量摩尔浓度。而渗透压符合$P_o = K_o \cdot m$的关系，式中，P_o为渗透压，K_o为渗透压常数，m为溶液的重量摩尔浓度。由于两式中的浓度等同，故可以用冰点下降法测定溶液的渗透压摩尔浓度。具体测定方法参见《中国药典》四部通则。

4. 可见异物 可见异物是指存在于注射剂、眼用液体制剂和无菌原料药中，在规定条件下目视可以观测到的不溶性物质，其粒径或长度通常大于 50μm。注射剂中若有可见异物，可能引起静脉炎、过敏反应，较大的微粒甚至可以堵塞毛细血管，故需检查可见异物。检查方法包括灯检法和光散射法。一般常用灯检法，灯检法不适用的品种，如用深色透明容器包装或液体色泽较深（一般深于各标准比色液 7号）的品种，则可选用光散射法。当制备注射用无菌粉末和无菌原料药的供试品溶液时，或供试品溶液的容器不适于检测（如不透明、不规则形状容器等）而需转移至适宜容器中时，均应在 B 级的洁净环境（如层流净化台）中进行。

知识链接

可见异物检查方法

1.《中国药典》第一法（灯检法） 应在暗室中进行。

溶液型、乳状液及混悬型制剂：取供试品 20 支（瓶），除去容器标签，擦净容器外壁，必要时将药液转移至洁净透明的适宜容器内；置供试品于遮光板边缘处，在明视距离（指供试品至人眼的清晰观测距离，通常为 25cm），分别在黑色和白色背景下，手持供试品颈部轻轻旋转和翻转容器使药液中可能存在的可见异物悬浮（但应避免产生气泡），轻轻翻摇后即目检视，重复 3次，总时限为 20 秒。

注射用无菌粉末：取供试品 5 支（瓶），用适宜的溶剂及适当的方法使药粉全部溶解后，按上述方法检查。所选用的适宜溶剂应无可见异物，溶解所用的适当方法应与其制剂使用说明书中注明的临床使用前处理的方式相同。配带有专用溶剂的注射用无菌粉末，应先将专用溶剂按溶液型制剂检查合格后，再用于溶解注射用无菌粉末。

对于用无色透明容器包装的无色供试品溶液，用透明塑料容器包装或用棕色透明容器包装的供试品溶液或有色供试品溶液、混悬型供试品或乳状液，检查时被观察样品所在处的光照度应分别为 1000~1500lx、2000~3000lx、4000lx。

结果判定：供试品均不得检出烟雾状微粒沉积物，且不得检出金属屑、玻璃屑、长度或最大粒径超过 2mm 的纤维和块状物等明显可见异物。微细可见异物（如点状物、2mm 以下的短纤维和块状物等）如有检出，除另有规定外，应分别符合《中国药典》规定和《可见异物检查法补充规定》。

2.《中国药典》第二法（光散射法） 当一束单色激光照射溶液时，溶液中存在的不溶性物质使入射光发生散射，散射的能量与不溶性物质的大小有关。本方法通过测量溶液中不溶性物质引起的光散射能量，并与规定的阈值比较，以检查可见异物。

溶液型注射液：取供试品 20 支（瓶），除去不透明标签，擦净容器外壁，置仪器检测装置上，选择适宜的测定参数，启动仪器，将供试品检测 3 次并记录检测结果。凡仪器判定有 1 次不合格者，须用灯检法作进一步确认。用深色透明容器包装或液体色泽较深等灯检法检查困难的品种不用灯检法确认。

注射用无菌粉末：取供试品 5 支（瓶），用适宜的溶剂及适当的方法使药物全部溶解后，按上述方法检查。

结果判定：同灯检法。

5. 不溶性微粒 不溶性微粒检查系在可见异物检查符合规定后，用以检查静脉用注射剂（溶液型注射液、注射用无菌粉末、注射用浓溶液）及供静脉注射用无菌原料药中不溶性微粒的大小及数量。可见异物检查中，目视观察到的通常是粒径或长度大于 50μm 的不溶性物质，难以检查出更小的不溶性微粒。

但是，静脉用注射剂用量大、直接被注入静脉，故需严格控制不溶性微粒。检查方法包括光阻法和显微计数法。

光阻法所用仪器装置包括取样器、传感器和数据处理三部分。当液体中的微粒通过一窄小的检测区时，与液体流向垂直的入射光由于被微粒阻挡而减弱，因此由传感器输出的信号降低，这种信号变化与微粒的截面积成正比。据此可以检测出注射剂不溶性微粒的大小和数量。光阻法不适用于黏度过高和易析出结晶的制剂，也不适用于进入传感器时容易产生气泡的注射剂。

当光阻法测定结果不符合规定或供试品不适于用光阻法测定时，应采用显微计数法测定，并以显微计数法的测定结果作为判定依据。对于黏度过高，采用两种方法都无法直接测定的注射液，可用适宜的溶剂经适当稀释后测定。

本法测定前的操作应在层流净化台中进行，所用微粒检查用水（或其他适宜溶剂）使用前须经不大于 1.0μm 的微孔滤膜滤过。

检查法：具体检查方法参见《中国药典》四部通则。

结果判定：①标示装量为 100ml 或 100ml 以上的静脉用注射液：每 1ml 中含 10μm 及 10μm 以上的微粒不得超过 25 粒（光阻法）、12 粒（显微计数法），含 25μm 及 25μm 以上的微粒不得超过 3 粒（光阻法）、2 粒（显微计数法）。②标示装量为 100ml 以下的静脉用注射液、注射用无菌粉末、注射用浓溶液及供注射用无菌原料药：每个供试品容器中含 10μm 及 10μm 以上的微粒不得超过 6000 粒（光阻法）、3000 粒（显微计数法），含 25μm 及 25μm 以上的微粒不得超过 600 粒（光阻法）、300 粒（显微计数法）。

6. 无菌 无菌检查法（sterility test）系用于检查药典要求无菌的药品、医疗器具、原料、辅料及其他品种是否无菌的一种方法。若供试品符合无菌检查法的规定，仅表明供试品在该检验条件下未发现微生物污染。无菌检查应在无菌条件下进行，试验环境必须达到无菌检查的要求，检验全过程应严格遵守无菌操作，防止微生物污染，防止污染的措施不得影响供试品中微生物的检出。

无菌检查法包括薄膜过滤法和直接接种法。只要供试品性状允许，应采用薄膜过滤法。具体检查方法见《中国药典》四部通则。

7. 热原或细菌内毒素 静脉用注射剂需检查热原或细菌内毒素，以控制引起体温升高的杂质。

（1）热原 系指由微生物产生的能引起恒温动物体温异常升高的致热物质。其中，由革兰阴性菌产生的致热物质的致热能力最强。注入人体的注射剂中含有热原时，会引起发热、出汗、寒战、恶心、呕吐等"热原反应"症状，有时体温可升至 40℃ 以上，严重者甚至休克、死亡。因此，除在注射剂的生产工艺中必须采取除去热原的措施外，对成品也要检查热原或细菌内毒素。

《中国药典》采用家兔法检查热原的限度，并对供试用家兔和试验前的准备工作都要求非常严格。取适用的家兔 3 只，测定其正常体温后 15 分钟以内，自耳静脉缓缓注入规定剂量并温热至约 38℃ 的供试品溶液，然后每隔 30 分钟测量其体温 1 次，共测 6 次，以 6 次体温中最高的一次减去正常体温，即为该兔体温的升高温度（℃）。如 3 只家兔中有 1 只体温升高 0.6℃ 或高于 0.6℃，或 3 只家兔体温升高的总和达 1.3℃ 或高于 1.3℃，应另取 5 只家兔复试，检查方法同上。当家兔升温为负值时，均以 0℃ 计。

结果判断：在初试的 3 只家兔中，体温升高均低于 0.6℃，并且 3 只家兔体温升高总和低于 1.3℃；或在复试的 5 只家兔中，体温升高 0.6℃ 或高于 0.6℃ 的家兔不超过 1 只，并且初试、复试合并 8 只家兔的体温升高总和为 3.5℃ 或低于 3.5℃，均判定供试品的热原检查符合规定。

在初试的 3 只家兔中，体温升高 0.6℃ 或高于 0.6℃ 的家兔超过 1 只；或在复试的 5 只家兔中，体温升高 0.6℃ 或高于 0.6℃ 的家兔超过 1 只；或在初试、复试合并 8 只家兔的体温升高总和超过 3.5℃，均判定供试品的热原检查不符合规定。

（2）细菌内毒素 细菌内毒素（endotoxin）是革兰阴性菌细胞壁的组分，由脂多糖和微量蛋白组成，其量用内毒素单位（EU）表示。热原主要来源于细菌内毒素。

《中国药典》利用鲎试剂来检测或量化由革兰阴性菌产生的细菌内毒素。包括凝胶法和光度测定法，后者包括浊度法和显色基质法。供试品检测时，可使用其中任何一种方法进行试验。当测定结果有争议时，除另有规定外，以凝胶法结果为准。凝胶法又分为限度试验和半定量试验。具体检查方法详见《中国药典》通则。

（二）注射剂的含量测定

1. 常用辅料的干扰及其排除 注射剂中除含有药物和溶剂外，还常含有附加剂。溶剂主要分为注射用水、注射用油等；附加剂主要分为抗氧剂、渗透压调节剂、pH 调节剂、增溶剂、乳化剂、助悬剂、抑菌剂等。当溶剂和附加剂干扰药物的含量测定时，需进行必要的预处理来排除其干扰。下面主要介绍抗氧剂和溶剂油的干扰及其排除方法。

（1）抗氧剂　将具有还原性的药物制成注射剂时，常需加入抗氧剂以增加药物的稳定性。常用的抗氧剂有亚硫酸钠、亚硫酸氢钠、焦亚硫酸钠、维生素 C 等。这些抗氧剂本身具有较强的还原性，当用氧化还原滴定法或亚硝酸钠滴定法测定主药含量时，常会产生干扰，使测定结果偏高。排除干扰的方法如下。

①加掩蔽剂：丙酮和甲醛常作为掩蔽剂，用于排除亚硫酸氢钠、焦亚硫酸钠等的干扰。由于甲醛也具有还原性，用作掩蔽剂时，宜选择氧化电位较甲醛低的滴定剂测定主药含量，否则应选用丙酮作掩蔽剂。反应式如下：

$$Na_2S_2O_5 + H_2O \longrightarrow 2NaHSO_3$$

$$NaHSO_3 + \underset{CH_3}{\overset{CH_3}{\diagdown}}C=O \longrightarrow \underset{CH_3}{\overset{CH_3}{\diagdown}}C\underset{OH}{\overset{SO_3Na}{\diagup}}$$

$$NaHSO_3 + \underset{H}{\overset{H}{\diagdown}}C=O \longrightarrow \underset{H}{\overset{H}{\diagdown}}C\underset{OH}{\overset{SO_3Na}{\diagup}}$$

如：维生素 C 具有还原性，易被氧化变质，故其注射液中常加有还原性更强的焦亚硫酸钠或亚硫酸氢钠作为抗氧剂，当直接采用氧化还原滴定法测定含量时，抗氧剂会优先与滴定剂反应，使测定结果偏高。《中国药典》采用碘量法测定维生素 C 注射液中维生素 C 的含量，并在滴定前加入丙酮，以消除抗氧剂的干扰。

②加酸分解：亚硫酸钠、亚硫酸氢钠及焦亚硫酸钠均可被强酸分解，产生二氧化硫气体，经加热可全部逸出。分解反应如下：

$$Na_2SO_3 + 2HCl \longrightarrow 2NaCl + H_2O + SO_2 \uparrow$$

$$NaHSO_3 + HCl \longrightarrow NaCl + H_2O + SO_2 \uparrow$$

$$Na_2S_2O_5 + 2HCl \longrightarrow 2NaCl + H_2O + 2SO_2 \uparrow$$

③加弱氧化剂氧化：即加入一种弱氧化剂将亚硫酸钠或亚硫酸氢钠氧化，但不会氧化药物，亦不消耗滴定液。常用的弱氧化剂为过氧化氢和硝酸。

$$Na_2SO_3 + H_2O_2 \longrightarrow Na_2SO_4 + H_2O$$

$$NaHSO_3 + H_2O_2 \longrightarrow NaHSO_4 + H_2O$$

$$Na_2SO_3 + 2HNO_3 \longrightarrow Na_2SO_4 + H_2O + 2NO_2 \uparrow$$

$$2NaHSO_3 + 4HNO_3 \longrightarrow Na_2SO_4 + 2H_2O + H_2SO_4 + 4NO_2$$

（2）溶剂油　脂溶性药物的注射剂常以注射用植物油为溶剂。溶剂油对以水为溶剂的含量测定方法产生干扰。排除干扰的方法有以下几种。

①有机溶剂稀释法：对药物含量较高、含量测定时取样量较少的注射剂，可用有机溶剂稀释后直接测定，溶剂油对测定的影响可忽略。如己酸羟孕酮注射液（标示量为 0.125g/ml 或 0.25g/ml，药物含量较高）为油溶液，《中国药典》采用 RP-HPLC 法测定其含量时，精密量取注射液适量，加甲醇定量稀释制成每 1ml 中约含 20μg 的溶液后，直接进样分析。

②有机溶剂提取法：选择适当的有机溶剂，将药物提取后再进行测定。如《中国药典》采用 RP-HPLC 法测定黄体酮注射液的含量时，用甲醇分次提取黄体酮，合并甲醇提取液，进行测定。

③柱色谱法：选择合适的固定相和流动相，通过柱色谱分离，排除溶剂油的干扰。

实例解析

实例 5-3：USP 采用紫外分光光度法测定庚酸睾酮注射液的含量时，利用反相柱色谱法消除溶剂油的干扰。

柱分离系统：250mm×25mm 色谱柱；硅烷化硅藻土 3g 与 95% 乙醇饱和的正庚烷 [乙醇-水-正庚烷（95∶5∶50）混合溶剂的上层] 3ml 混合均匀，装入色谱柱中作为固定相，正庚烷饱和的 95% 乙醇（上述混合溶剂的下层）作为流动相。

供试品溶液的制备：精密量取庚酸睾酮注射液适量，置 10ml 量瓶中，用正庚烷稀释至刻度，摇匀；精密量取 5ml，置 100ml 量瓶中，用正庚烷稀释至刻度，摇匀。

测定法：取 2ml 供试品溶液与硅烷化硅藻土 3g 混匀，装入已填装了固定相的色谱柱中，以流动相 35ml 洗脱色谱柱。取适量洗脱液，水浴蒸干，残渣用甲醇溶解后与异烟肼试液反应，于 380nm 波长处测定吸光度；取庚酸睾酮对照品溶液适量，同法与异烟肼试液反应后于 380nm 波长处测定吸光度。按下式计算：

$$\text{每 ml 供试品溶液中庚酸睾酮}(C_{26}H_4O_3)\text{的量}(mg) = 2.5\,(C_r/V)\,(A_x/A_r) \tag{5-2}$$

式中，C_r（μg/ml）为对照品溶液的浓度；V（ml）为所取庚酸睾酮注射液的体积；A_x 和 A_r 分别为供试品溶液和对照品溶液的吸光度。

解析：由于固定相（正庚烷）的极性小于流动相（95% 乙醇）的极性，溶剂油的极性小于庚酸睾酮的极性，因此当用流动相洗脱色谱柱时，庚酸睾酮被洗脱下来，而溶剂油被滞留在色谱柱上，从而排除了溶剂油的干扰。

---

2. 含量测定结果的表示与计算 通常精密量取一定体积的供试品（约相当于规定的主药含量或按规定取样），按规定方法测定，计算出注射剂中的药物相当于标示量的百分含量。计算公式如下：

$$\text{本品相当于标示量的百分含量} = \frac{m}{V \times \text{标示量}} \times 100\% \tag{5-3}$$

式中，m 为供试品的量（mg）；V 为供试品的体积（ml）；标示量的单位为（mg/ml）。

三、其他制剂的分析

（一）胶囊剂分析

胶囊剂系指药物或加有辅料充填于空心胶囊或密封于软质囊材中的固体制剂。由于胶囊剂的常用辅料与片剂的比较相似，故胶囊剂辅料的干扰及其排除也与片剂的相似。

1. 胶囊剂的常规检查

（1）外观 胶囊剂应整洁，不得有粘结、变形、渗漏或囊壳破裂现象，并应无异臭。

（2）装量差异 在生产过程中，由于空胶囊容积、粉末的流动性，以及工艺、设备等原因，可能引起胶囊内容物装量的差异。装量差异检查的目的在于控制各粒胶囊装量的一致性，保证用药剂量的准确。

检查法：取供试品 20 粒，分别精密称定重量后，倾出内容物（不得损失囊壳），硬胶囊用小刷或其他适宜用具拭净，软胶囊用乙醚等易挥发性溶剂洗净，置通风处使溶剂自然挥尽，再分别精密称定囊壳重量，求出每粒内容物的装量与平均装量。每粒的装量与平均装量相比较，超出装量差异限度（表 5-

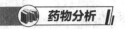

5）的不得多于2粒，并不得有1粒超出限度1倍。

表5-5 胶囊剂的装量差异限度

平均装量	装量差异限度
<0.30g	±10%
≥0.30g	±7.5%

（3）其他项目 包括崩解时限、溶出度或释放度、含量均匀度等项目的检查。凡规定检查溶出度或释放度的胶囊剂，不再进行崩解时限的检查。凡规定检查含量均匀度的胶囊剂，不再进行装量差异的检查。

2. 胶囊剂的含量测定 一般取胶囊20粒，照装量差异项下求出平均装量。将内容物混匀，必要时研细，精密称取适量（约相当于规定的主药含量或按规定称样），照规定的方法测定含量。测定结果以相当于标示量的百分含量表示：

$$本品相当于标示量的百分含量 = \frac{测得量(g) \times 平均装量(g)}{供试品质量(g) \times 标示量(g)} \times 100\%$$

（二）软膏剂、乳膏剂和糊剂的分析

软膏剂系指药物与油脂性或水溶性基质混合制成的均匀半固体外用制剂。乳膏剂系指药物溶解或分散于乳状液型基质中形成的均匀半固体外用制剂。糊剂系指大量的固体粉末（一般25%以上）均匀分散在适宜基质中所组成的半固体外用制剂。

1. 常规检查 包括粒度、最低装量、无菌和微生物限度检查。

（1）粒度检查 药物颗粒过大，不仅影响释药特性，而且对皮肤产生刺激，故混悬型软膏剂需检查粒度。取适量供试品，涂成薄层，薄层面积相当于盖玻片面积，共涂三片，照《中国药典》四部通则"粒度和粒度分布测定法"（第一法）检查，均不得检出大于180μm的粒子。

（2）无菌检查 用于烧伤或严重创伤的软膏剂与乳膏剂，照无菌检查法检查，应符合规定。

2. 含量测定

（1）基质干扰的排除 软膏剂、乳膏剂和糊剂中含有大量基质，这些基质尤其是油脂性基质和乳状液型基质的存在，往往干扰药物的含量测定。可采取下列方法排除基质的干扰。

①液化基质后测定：如《中国药典》中硼酸软膏的含量测定：取本品，加甘露醇与新沸过的冷水，水浴加热，搅拌使硼酸溶解，放冷至室温，用酸碱滴定法测定。

②溶解基质后测定：加入有机溶剂使基质溶解后直接测定。如《中国药典》中氧化锌软膏的含量测定：取本品，加三氯甲烷，微温，使凡士林融化并溶解，再加0.5mol/L硫酸溶液，搅拌使氧化锌溶解，用配位滴定法测定。

③滤除基质后测定：取一定量软膏，加入适宜溶剂，加热溶解药物并使基质液化，放冷，待基质重新凝固，迅速滤过，取滤液测定药物的含量。如《中国药典》中醋酸氟轻松乳膏的含量测定：取本品，以甲醇作溶剂，加热溶解药物，冰浴中冷却后过滤，续滤液用HPLC法测定。

④提取分离后测定：先用有机溶剂将基质溶解，再用酸性或碱性溶液提取药物后测定。如《中国药典》中盐酸金霉素软膏的含量测定：取本品，加石油醚，使基质溶解，用盐酸溶液提取药物，采用HPLC法测定。

（2）含量测定结果的表示与计算 称取一定量供试品（约相当于规定的主药含量或按规定取样），照规定方法测定后，以如下公式计算含量：

$$本品相当于标示量的百分含量 = \frac{测得量(g)}{供试品质量(g) \times 标示量(g/g)} \times 100\%$$

第三节 复方制剂分析

一、复方制剂分析的特点

复方制剂是指含有两种或两种以上有效成分的药物制剂。与原料药、单方制剂的分析相比，复方制剂分析更为复杂。复方制剂分析的特点在于干扰多，其检测方法比单方制剂及原料药复杂得多。其干扰不仅来自于附加成分或辅料，也有来自于有效成分之间的相互干扰。如果各有效成分之间不发生干扰，就可以不经分离直接测出各成分的含量；如果各有效成分之间相互有干扰，则可根据它们的理化性质，采取适当的分离处理后，再分别进行测定。色谱法，如高效液相色谱法、气相色谱法等，同时具有分离和定量的功能，是目前复方制剂质量检测中应用较广泛的方法。以下简要介绍用化学分析方法测定复方制剂含量的几种方法。

二、分析方法

鉴于复方制剂的特点，其检测方法主要根据其是否需要分离测定进行分类。

（一）不经分离直接测定制剂中各主要成分的含量

根据药物的理化性质，通常采用下列 3 种方法。

1. 同一种方法，不同条件下进行测定　当复方制剂中的两种有效成分有共性，又有一定差异性时，可考虑选用同一种方法，通过控制不同条件（如 pH 值不同、指示剂不同）分别测定各主药的含量。

实例解析

实例 5-4：复方铝酸铋片的含量测定

（1）铋的测定　取 20 片，精密称定，研细，精密称取适量片粉置于坩埚中炽灼至完全炭化，放冷至室温，加硝酸，低温加热至硝酸气除尽后，炽灼使完全灰比；放至室温后加水，调节 pH 值至 1.0。加二甲酚橙指示液，用乙二胺四醋酸二钠滴定液（0.05mol/L）滴定，至溶液由橘红色转变成柠檬黄色。

（2）铝的测定　取测定铋后的溶液，滴加氨试液至恰析出沉淀，再滴加稀硝酸使沉淀恰好溶解（pH 值约为 6.0），加乙酸-乙酸铵缓冲液（pH6.0），加定量过量乙二胺四乙酸二钠滴定液（0.05mol/L）煮沸，放冷至室温，加二甲酚橙指示液，用锌滴定液（0.05mol/L）滴定至溶液由柠檬黄色转变为橘红色，试验结果用空白试验校正。

（3）氧化镁的测定　精密称取上述细粉适量，置于坩埚中炽灼至完全炭化，放冷至室温，加硝酸，低温加热至硝酸气除尽后，使完全灰化，放至室温，加稀盐酸煮沸，使残渣溶解，然后加水，加甲基红指示液，滴加氨试液使溶液红色消失，再加热煮沸，趁热滤过，滤渣用温热的氯化铵溶液洗涤，合并滤液与洗液，加氨-氯化铵缓冲液（pH10.0）及三乙醇胺溶液（1→2）掩蔽余下的少量铝盐，以铬黑 T 为指示剂，再用乙二胺四乙酸二钠滴定液（0.05mol/L）滴定至溶液显纯蓝色。

解析：复方铝酸铋片的处方中的两个主药铝酸铋和重质碳酸镁均系无机盐类药物，每片含铝酸铋分别以铋（Bi）和铝（Al）计算，含重质碳酸镁以氧化镁（MgO）计算，它们都是采用配位滴定法测定，但必须控制不同的测定条件分别加以测定。

2. 采用专属性较强的方法测定各组分的含量　利用复方制剂中各成分的物理化学性质的差异，采用互不干扰的方法测定其含量。

实例解析

实例5-5：葡萄糖氯化钠注射液的含量测定

（1）葡萄糖的测定　精密量取供试品适量（约相当于葡萄糖10g，置于100ml量瓶中，加氨试液0.2ml（10%或10%以下规格的本品可直接取样测定），用水稀释至刻度，摇匀，静置10分钟，依法测定旋光度，再乘以2.0852，即得供试品中含有$C_6H_{12}O_6 \cdot H_2O$质量（g）。

（2）氯化钠的测定　精密量取本品10ml。加水40ml，加2%糊精溶液5ml、2.5%硼砂溶液2ml，与荧光黄指示液5~8滴，用硝酸银滴定液（0.1mol/L）滴定。每1ml的硝酸银滴定液（0.1mol/L）相当于5.844mg NaCl。

解析：葡萄糖氯化钠注射液中含有葡萄糖和氯化钠两种组分。氯化钠可用银量法测定，葡萄糖则用旋光法测定。

3. 采用不同的方法分析后通过简单计算求得各自含量　例如，复方碘口服溶液中碘和碘化钾的含量测定。

本品中含碘应为4.5%~5.5%，含碘化钾应为9.5%~10.5%，复方碘口服溶液组成为碘50g，碘化钾100g，加水适量，共配成1000ml溶液。《中国药典》采用以下的方法进行测定。

（1）碘的含量测定　精密量取本品15ml，置于50ml量瓶中，加水稀释至刻度，摇匀；精密量取10ml，置于具塞锥形瓶中，加醋酸1滴，用硫代硫酸钠滴定液（0.1mol/L）滴定至溶液无色。每1ml硫代硫酸钠滴定液（0.1mol/L）相当于12.69mg的碘。

（2）碘化钾的含量测定　取上述滴定后的溶液，加醋酸2ml与曙红钠指示液0.5ml，用硝酸银滴定液（0.1mol/L）滴定，至沉淀由黄色转变为玫瑰红色。每1ml硝酸银滴定液（0.1mol/L）相当于16.60mg的碘化钾。

在测定碘化钾时，除复方碘溶液中的碘化钾消耗硝酸银滴定液外，上述测定碘时产生的碘化物也同时消耗硝酸银滴定液。由于碘产生的碘化物的量与测碘时消耗硫代硫酸钠滴定液的量相等，故碘化钾的量应为消耗的硝酸银滴定液（0.1mol/L）的总量（ml）减去上述测碘时消耗硫代硫酸钠滴定液（0.1mol/L）的量（ml），即得碘化钾的含量。

在制剂分析中，采用这种方法测定复方制剂中主要成分含量的情况较为常见。

（二）经分离测定复方制剂中主要成分的含量

复方制剂中主要成分相互间存在干扰，可预先分离处理后，再分别进行测定。

例如复方甲苯咪唑片（含甲苯咪唑、盐酸左旋咪唑和辅料），用非水滴定法测定盐酸左旋咪唑的含量时，甲苯咪唑和辅料都干扰测定，因为它们消耗少量的高氯酸滴定液，导致测定结果偏高。故测定时，可先加入定量的水使盐酸左旋咪唑完全溶解，滤过，定量吸取滤液，加碱碱化后，生成游离左旋咪唑，用三氯甲烷提取后，再用非水滴定法测定。

（三）只测定制剂中少数主要成分的含量

某些复方制剂所含成分难以逐一测定，或某些成分尚无适当的测定方法，因此，在质量标准中规定只测定其中少数主要成分的含量。如复方十一烯酸锌软膏（含十一烯酸锌、十一烯酸、基质）的含量测定，《中国药典》规定选用配位滴定法测定十一烯酸锌的含量。

第四节　质量标准的制定

药物制剂的质量制定，通常在原料药质量标准研究的基础上结合制剂的处方工艺进行相关项目研究。

一、制剂的质量标准内容

制剂的质量标准制定一般包括性状、鉴别、检查和含量测定等几个方面。

（一）性状

制剂的性状是考察样品的外形和颜色。片剂应描述是什么颜色的压制片或包衣片（薄膜衣或糖衣），除去包衣后片芯的颜色，以及片子的形状，如异形片（长条形，椭圆形，三角形等）。若片面有印字、刻痕、商标记号等也应描述。硬胶囊剂应描述内容物的颜色、形状等。注射液一般为澄明液体（水溶液），但也有混悬液或黏稠性溶液，需对颜色描述。性状可因生产条件的不同而有差异，只要这些差异不影响药品的质量和药效，一般是允许的。因此，在制订质量标准时，规定药品的性状既要体现药品的性质和特点，又要考虑生产的实际水平。例如：

多巴丝肼片：本品为加有着色片。

注射用吲哚菁绿：本品为暗绿青色疏松状固体，遇光和热易变质。

格列吡嗪胶囊：本品内容物为白色或类白色。

复方莪术油栓：本品为乳黄色至浅黄棕色栓。

右旋糖酐铁片：本品为糖衣片，除去包衣后显棕褐色。

（二）鉴别

制剂的鉴别试验，其方法要求同原料药，通常尽可能采用与原料药相同的方法，一般至少采用 2 种以上不同类的方法，如化学法和 HPLC 法等。

（1）由于多数制剂中均加有辅料，不宜用原料药性状项下的物理常数作为鉴别，一般应增订能与同类药物或化学结构相近药物相区别的鉴别试验。

（2）有些制剂的主药含量甚微，必须采用灵敏度高，专属性强，操作较简便的方法，如色谱法等。

（3）考虑排除制剂中辅料对鉴别的干扰。如采用 IR 鉴别，须将药物分离提取后试验。

（4）制剂的含量测定采用紫外分光光度法时，可用含量测定的最大吸收波长或特定波长下的吸光度或吸光度比值作鉴别。

（三）检查

制剂检查项目分二类，一类是《中国药典》四部中制剂通则规定的该剂型检查项目，另一类根据该药品制剂的特性、工艺及稳定性考察结果制订的其他的检查项目。如口服片剂、胶囊剂除按制剂通则检查外，一般还应进行溶出度、有关物质等检查；缓释、控释制剂，肠溶制剂，透皮吸收制剂等应进行释放度检查；小剂量制剂（主药含量低）应进行含量均匀度检查；注射剂应进行 pH 值、颜色（或溶液的颜色）、有关物质检查，注射用粉末或冻干品还要检查干燥失重或水分，大输液检查重金属与不溶性微粒等。

《中国药典》在制剂通则中规定了各种剂型的有关标准、检查方法等，如片剂、胶囊剂、注射剂、酊剂、栓剂、软膏剂、乳膏剂、糊剂、眼用制剂、丸剂、植入剂、糖浆剂、气雾剂、粉雾剂、喷雾剂、冲洗剂、灌肠剂、涂剂、涂膜剂、贴剂等，制剂通则项下还有多种亚类剂型，如片剂通则项下增加了可溶片、阴道泡腾片，胶囊剂通则项下增加了缓释胶囊和控释胶囊等。以下对未列入药典制剂通则的部分检查项目做一些说明。

（1）含量均匀度。

（2）溶出度　对易溶于水的药物，在质量研究中亦应考察其溶出度，如制剂过程不改变其溶解性能，溶出度项目可以订入质量标准研究数据列入起草说明中即可。

溶出度测定首先应按规定对仪器进行校正，再对药物分析方法进行验证，然后对研究制剂的溶出度测定方法进行研究，如选择转速、介质、取样时间、取样点等。胶囊剂还应考察空心胶囊的影响。

溶出度测定时，取样数量和对测定结果的判断可按现行版《中国药典》通则的规定进行。测定中除按规定的条件外，还应注意介质的脱气、温度控制，以及取样位置等操作。试验需提供达到90%以上溶出量的累积溶出曲线，并计算每个取样时间点累积溶出量的RSD。如是仿制药品，则应与原研制剂在pH1.0、4.5、6.8缓冲液和水四种溶出介质中进行累积溶出曲线的比较。根据多批中试产品的溶出度数据，制订溶出度检查的溶出时间和溶出限量。

（3）释放度　缓释、控释制剂、肠溶制剂、透皮贴剂在质量研究中均应进行释放度检查。通常应测定释放曲线和释放均一性，并对释药模式（零级、一级、Higuchi方程等）进行分析。缓释、控释制剂按《中国药典》四部通则释放度第一法检查，肠溶制剂按第二法检查，透皮贴剂按第三法检查。释放度检查所用的溶剂，原则上与溶出度检查相同。

（4）有关物质　制剂的有关物质除原料药中带入的杂质外，还来源于生产工艺与贮藏过程，应进行考察。制剂中杂质的检查方法基本同原料药，但要研究制剂中辅料对杂质检查的干扰，所建立方法应有专属性。制剂杂质考察重点是制剂工艺和贮藏过程中产生的降解产物。

（5）脆碎度　脆碎度是用于检查非包衣片的脆碎情况及其他物理强度，如压碎强度等。

（6）pH值　pH值是注射剂必须检查的项目。其他液体制剂，如口服溶液、滴眼剂等，一般亦应进行pH值的检查。

（7）安全性检查　一些化学结构不清楚或尚未完全清楚的杂质，以及一些由生物技术制得的抗生素或生化药品及酶制品在没有适当的理化方法进行检验时，应根据其药理作用或其他的生理活性，采用适当的生物方法作为监控指标，以保证用药的安全。药典规定常用的方法有：①安全试验；②热原检查；③无菌检查；④过敏试验；⑤升压物质检查；⑥降压物质检查；⑦异常毒性检查等。

（8）有机溶剂残留量　制剂工艺中若使用了有机溶剂，参照原料药应进行相应有机溶剂残留量的检查。

（9）其他　静脉注射剂，若处方中加有抗氧剂、抑菌剂、稳定剂和增溶剂等，眼用制剂处方中加有防腐剂等；口服溶液剂、埋植剂和黏膜给药制剂等处方中加入影响产品安全性和有效性的辅料时，应视具体情况进行相应检查。

（四）含量（效价）测定

由于制剂的含量限度较原料药宽，且含有辅料，与原料药相比，含量测定法对专属性的要求更高。

（1）当原料药的含量测定方法不受辅料的干扰时，可采用原料药的含量测定方法作为制剂的含量测定方法。

（2）UV法操作简便，适用性广，适于测定制剂的含量，并可同时用于含量均匀度和溶出度的测定。UV法测定宜采用对照品法，以减少不同仪器间的误差。但是应充分考察辅料、共存物质和降解产物等对测定结果的干扰。测定中应避免使用有毒或价格昂贵的有机溶剂，宜用水、各种缓冲液、稀酸、稀碱溶液作溶剂。

（3）复方制剂或需经过复杂分离除去杂质与辅料干扰的品种，或在鉴别、检查项中未能进行专属控制质量的品种，可以采用HPLC法或GC法测定含量。

（4）当制剂中主药含量很低或无较强的发色团，以及杂质干扰UV法测定时，可考虑选择显色较灵敏、专属性和稳定性较好的比色法或荧光分光光度法测定含量。

（五）其他

在质量标准中规定类别、剂量、注意、贮藏等内容。

（1）类别、剂量、注意、贮藏、有效期等一般与原料药相同。

（2）规格指单位剂型中主药的含量（标示量）。规格要与常用剂量相适应，方便临床。

二、药品质量标准起草说明

制剂的起草说明基本与原料药相似，但需增加下述内容：

（1）列出实验数据，说明鉴别方法不受处方中辅料的干扰、复方制剂各主药间互不干扰。

（2）药品的生产方法。简略说明合成路线、工艺、处方、原辅料的来源及质量要求。化学合成药需着重说明结晶、精制、干燥等工序的细节。需要技术保密的工艺、特殊的添加剂、辅料等，可以另外列出，只供有关审批部门审查和参考，并予保密。

（3）详细叙述各检查项目选定的理由。固体制剂应结合生物利用度或溶出度说明新药制剂疗效的可靠性及剂型、处方、制造工艺的合理性。

（4）详细叙述含量测定方法的原理。通过按处方精密配制的模拟制剂进行的分析方法学验证，来说明测定方法的可靠性，列出实验数据。

（5）结合剂型特点、主药含量、生产工艺、测定方法和给药途径等因素，说明制订含量限度的依据。

（6）制剂的检查项目，如固体制剂的崩解时限，溶出度，缓释、控释制剂的释放度考察数据，热原与安全性试验结果，选择剂量的参考资料、无菌试验的测定结果、微生物检查情况等，都应一一列出。

第五节　制药过程分析

随着科学技术的发展，分析仪器的类型不断更新，为制药行业的发展提供了更大的空间，然而分析仪器多属于结果分析设备，不能反映制药过程的实时变化，应运而生的在线分析设备则可以解决这一问题。过程分析仪器应用领域特定，除了在生产流水线上用于过程控制的在线分析仪器外，过程分析仪器还包括能够进行批量测试和现场环境测试的便携式分析仪。到目前为止，制药过程分析仪器已有光学、色谱、质谱和电化学等在线分析仪器设备。

一、制药过程分析的含义及特点

（一）含义

过程分析技术（process analysis technology，简称 PAT）是通过测定关键性的过程参数和指标来设计、分析、控制生产过程，以确保最终产品质量的一种系统方法。其操作程序不同，可分为线内（in-line）、在线（on-line）和近线（at-line）三大类。制药过程分析技术是针对药品生产过程进行实时分析的控制体系，以保证成品药物质量，常用的分析方法有在线光谱技术、在线色谱技术和其他在线技术。

（二）基本特点

制药过程在线分析有如下特点。

1. 分析对象广泛　由于各种药品及其制备工艺的不同，决定了制药过程分析的对象是多种多样的，从整个过程看，包括：合成反应、提取分离、纯化结晶、干燥粉碎、制剂、包装、清洁等过程；从待测物聚集状态看，包括气态、固态、液态等。不同的对象所选用的分析方法和要求亦不同，因此，制药过程在线分析的对象广泛。

2. 采样具有代表性　由于制药工业生产物料量大，组成有时不均匀，故采样点是关键，采样必须注意代表性。样品自动采集和预处理是过程分析的发展趋势。

3. 分析方法具有时效性　制药过程分析的样品采集于生产线，要求在较短时间内迅速获取分析结果信息，并及时反馈，以便监测生产环节，调节生产参数，控制生产过程，减小生产风险，从而达到控制生产过程质量的目的。因此，过程分析与一般药物分析要求不同，其时效性是第一要求，分析方法要快速、简便、重现性好，而准确度则可以根据实际情况在允许限度内适当放宽。

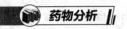

二、制药过程分析常用方法

（一）在线光谱技术

在线光谱技术是制药过程分析中一类非常重要的分析方法，常用的有紫外–可见分光光度法、近红外光谱法、拉曼光谱法等。

1. 紫外–可见分光光度法 用于过程分析的紫外–可见分光光度计只是将样品池改为流通池，其他部件与普通仪器相同。若需进行显色反应，则在取样器和分光光度计之间增加一个反应池。

（1）过程 紫外–可见分光光度法一般用自动采样器从生产工艺流程中取样，同时进行过滤、稀释、定容等预处理，然后进入反应池，依法加入相应试剂（如显色剂等），反应后流入比色池测量。本法适用于在紫外–可见区有吸收或能产生一定显色反应且无其他干扰的液体样品。

（2）定量分析 广泛用于各种物料中微量、超微量和常量的无机和有机物质的测定。

（3）定性和结构分析 可用于推断空间阻碍效应、氢键的强度、互变异构、几何异构现象等。

（4）反应动力学研究 研究反应物浓度随时间而变化的函数关系，测定反应速度和反应级数，探讨反应机制。

（5）研究溶液平衡 测定络合物的组成、稳定常数、酸碱离解常数等。

2. 近红外光谱分析法 近红外光谱分析法（Near Infrared，NIR）在线分析中较为常用。随着化学计量学、光纤和计算机技术的发展，在线近红外光谱分析技术应用于包括制药、食品、农牧、化工、石化、烟草等在内的许多领域，为生产过程控制提供了广阔的使用空间。

在线近红外光谱分析是一种间接测量方法，需要先建立标准样品的近红外光谱和待测组分含量的校正模型，然后再将待测样品的 NIR 数据带入校正模型，计算其含量。NIR 的检测极限为 0.1%，一般只能作常量分析，尚难进行痕量分析。

（1）定性分析 对药品活性成分、辅料、制剂、中间产物、化学原料及包装材料等进行鉴别，如包装材料高密度聚乙烯、聚氯乙烯、锡箔、铝塑板等，通过 NIR 在线分析，测定其密度、交联度、结晶度等进行综合评价。

（2）定量分析 可快速测定药品活性成分和辅料在生产过程中的变化，判断化学反应进行程度及终点；监测发酵反应过程中的营养素的变化；测定脂肪类化合物的酸值、碘值、皂化值等，进行羟化程度、水分、吸收溶剂量的测定与控制。

（3）物理性状分析 晶形、结晶性及粒度测定；片剂厚度、溶出度、崩解模式、硬度及包衣情况等测定；物料混合均匀度测定等。

3. 拉曼光谱法 拉曼光谱法（Raman spectroscopy）是建立在拉曼散射基础上的光谱分析法，主要研究化合物分子受光照射后所产生的非弹性散射，散射光与入射光能级差及化合物振动频率、转动频率间关系。拉曼光谱能够单机、联机、现场或在线用于过程分析，当使用长距离光纤，适用于远距离检测。现代拉曼光谱仪使用简单，分析速度快（几秒到几分钟），性能可靠。因此，拉曼光谱与其他分析技术联用，与其他光谱联用技术相比，从某种意义上说更加简便（可以使用单变量和多变量方法及校准）。

拉曼光谱在化学、高分子、制药、医学相关领域、过程控制、质量控制、成分鉴定、药物鉴别、疾病诊断、刑侦、毒品检测和珠宝鉴定都有广泛的应用。拉曼光谱法可进行无损、实时在线多点检测进行远程测量，提供制药工艺的动态信息，一般不需样品预处理。适用于有毒、高温、高压或样品处于保护气体中而不适于人工干预或有危害的情况下进行测量。在线拉曼光谱分析仪由采样装置、在线拉曼探头、拉曼分析仪主机和连接光纤组成。激光光源发出的单色激发光经过在线拉曼探头与视窗直接照射采样管内的液体样本，由拉曼探头收集样本中的拉曼散射光，再由收集光纤送至光谱仪。

（1）定性分析 拉曼光谱可以用于鉴别化学物质的种类、特殊的结构特征或特征基团，其位移大小、强度及拉曼峰形状是化学键、官能团鉴定的重要依据，其偏振特性，可以作为分子异构体判断的依据。与红外光谱类似，也具有库检索功能，可用于化合物结构分析。

（2）定量分析 利用拉曼光谱谱线强度和样品分子浓度的正比例关系，可进行定量分析。为了克服干扰，增强准确性，通常采用内标法，即在样品中加入内标物，通过与内标物的拉曼光谱强度比较而进行定量，或利用溶剂本身的拉曼性作为内标线；对于非水溶液，常用的内标物为四氯化碳溶液（459cm^{-1}）；对于水溶液样品常用硝酸根离子（1050cm^{-1}）和高氯酸根离子（930cm^{-1}）作为内标物；对于固体样品也可以用样品中某一条拉曼线作为内标物。拉曼光谱的定量分析，在各组分拉曼线互不干扰的情况下，还可以进行多组分同时测定。

（二）在线色谱技术

过程色谱分析是利用不同物质在不同两相中具有不同分配系数的特性，当两相在色谱柱里作相对运动时，这些物质在两相间多次反复分配，使分配系数不同的组分分离出来，并依先后顺序在检测器中逐个测出，各组分及其浓度的信号被自动记录，形成色谱图。据图可定性和定量地求出被测物质的组成和含量。在色谱柱中，相对运动的两相为固定相及流动相。用气体作为流动相载运样品的称气相色谱法；用液体作为流动相的称液相色谱法。色谱分析法能进行多点、多组分周期性的自动分析，选择性好，灵敏度高，响应速度快。

1. 过程气相色谱法　过程气相色谱法是在气相色谱基础上安装现场检测装置进行分析检测的方法，可应用于中药挥发油的提取、辅料的在线监控等。

（1）药物中易挥发性成分分析　制药过程中有机残留溶剂、包装材料中为挥发单体等，可采用 GC 法或快速 GC 法监测。

（2）生物药物分析　蛋白质分离等。

2. 过程高效液相色谱法　受样品采集、在线预处理、分析时间长等问题的限制，液相色谱法在过程分析中的应用不如气相色谱法广泛。但近年来，随着高效液相色谱法（HPLC）的发展，实现了从实验室到过程分析的转变，如超高效液相色谱法（UPLC）使色谱分离度达到新的高度，同时大大缩短分析时间，能在生产现场直接快速检测、分析多组分样品。同时自动取样和一些新的样品处理方法亦为 HPLC 的应用提供了有力条件。

过程色谱仪的功能比较单一，在线高效液相色谱仪系统主要由取样与样品预处理装置、分析单元和程序控制单元组成。检测器、色谱柱、样品和系统动作都是固定的，要求能够自动连续可靠的重复运行；它安装在取样点附近，在结构上要适合现场要求。

（1）发酵过程监测　通常将自动取样器装在反应器上，自动从发酵罐中取样，采用 HPLC 法监测抗生素发酵过程糖的消耗量；也有报道，采用亲和色谱在线监测发酵过程中产物浓度变化，从而选择适宜的发酵时间。

（2）药物合成过程监测　利用 HPLC 法可进行药物合成反应过程的自动监测，一般将取样装置安装在反应器中取样，再经过滤、稀释和定容等操作，注入色谱系统进行分析，如有报道用此方法进行抗病毒药物 azaindole 衍生物合成的监测和 2,4-二硝基苯氢化单元中间体合成的监测，降低了生产过程的风险。

（三）在线其他技术

1. 在线质谱分析技术　质谱法（Mass Spectrometry，MS）是使待测化合物产生气态离子，再按质荷比（m/z）将离子分离、检测的分析方法，检测限可达 $10^{-15} \sim 10^{-12}$mol 数量级。质谱法可提供分子质量和结构的信息，定量测定可采用内标法或外标法。

由于质谱分析具有灵敏度高，样品用量少，分析速度快，分离和鉴定同时进行等优点，广泛用于医药卫生、食品化学、石油化工、地质学、矿物学、地球化学、核工业、材料科学、环境科学等领域，以及空间技术和公安工作等特种分析方面。

2. 在线电化学分析技术　电化学分析法（electrochemical analysis）是依据物质在溶液中的电化学性质，以电导、电位、电流和电量等参数与待测成分含量之间的关系进行定量的一类分析方法。许多电化学分析法既可定性，又可定量，既能分析有机物，又能分析无机物，可与计算机联用，适于在线监测和自动控制。可用于连续、自动及遥控测定，在医药生产、科研和医药卫生等各个领域有着广泛的应用。

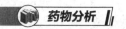
在线电化学分析技术主要应用于在线酸碱度的检查、生产过程中液体分析、制药生产过程分析和生产过程的水分析。

用于制药过程检测的电化学仪器主要有电位检测器、电导检测器和自动电位滴定检测系统。制药过程检测应用最多的电位检测器是酸度计，即 pH 计，酸度计不仅与被测样品 pH 值有关，而且与其温度密切相关，所以一般需要进行温度补偿处理。除 pH 电极以外，钠离子、氯离子、溶解氧等在线检测电极亦有应用。

 本章小结

一、基本概念

药物制剂、药物制剂分析、复方制剂、重量差异、溶出度、含量均匀度。

二、主要内容

1. 制剂分析的特点

（1）药物制剂的鉴别方法通常以原料药的鉴别方法为依据，当辅料干扰药物的鉴别时，需先排除辅料的干扰，再采用原料药的鉴别方法鉴别药物制剂；或者改用其他鉴别方法。

（2）药物制剂的检查包括剂型检查和杂质检查。

（3）药物制剂的含量测定更注重方法的选择性和灵敏度，要充分考虑消除辅料或复方制剂中共存主成分对测定结果的干扰。

（4）药物制剂分析具有复杂性。

2. 药物制剂含量的表达方式。

3. 片剂常规分析的主要内容：重量差异、崩解时限、溶出度、含量均匀度。

4. 注射剂常规分析的主要检查项目：装量差异、渗透压摩尔浓度、可见异物、不溶性微粒、无菌、热原或细菌内毒素。

5. 复方制剂的特点及其含量测定方法的选择原则。

6. 制药过程在线分析的特点：分析对象广泛、采样具有代表性、分析方法具有时效性。

7. 制药过程在线分析方法：在线光谱技术、在线色谱技术和在线其他技术。其中常用的在线光谱技术包括紫外-可见分光光度法、近红外光谱法、拉曼光谱法等；常用的在线色谱技术有气相色谱法、液相色谱法等；常用的其他在线色谱技术有质谱法、电化学法等。

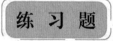 练 习 题

题库

一、选择题

A 型题（最佳选择题）

1. 在《中国药典》含量均匀度检查法的判别式 $A+1.80S=15.0$ 中，A 是（　　）。

    A. 初试中以 mg 表示的标示量与测定均值之差

    B. 复试中以 mg 表示的标示量与测定均值之差

    C. 初试中以 100 表示的标示量与测定均值之差的绝对值

    D. 复试中以 100 表示的标示量与测定均值之差的绝对值

2. 采用碘量法测定加有亚硫酸氢钠抗氧剂的维生素 C 注射液的含量时，滴定前应加入（　　）。

    A. 丙酮　　　　　　　B. 乙醇　　　　　　　C. 盐酸　　　　　　　D. 氯化钠

3. 糖类辅料可能对下列哪种定量方法产生干扰？（　　）

    A. 酸碱滴定法　　　　　　　　　　B. 非水溶液滴定法

C. 氧化还原滴定法　　　　　　　D. 配位滴定法

4. 片剂含量测定时，硬脂酸镁中的硬脂酸根离子可干扰（　　）。

　　A. 高锰酸钾法　　　B. 配位滴定法　　　C. 非水溶液滴定法　　D. 溴酸钾法

5. 片剂含量测定时，硬脂酸镁中的镁离子可干扰（　　）。

　　A. 高锰酸钾法　　　B. 配位滴定法　　　C. 非水溶液滴定法　　D. 溴酸钾法

6. PAT 为（　　）。

　　A. 离线分析技术　　　　　　　　B. 过程分析技术

　　C. 近红外光谱分析技术　　　　　D. 质谱分析技术

B 型题（配伍选择题）

[1~5]

　　A. 重量差异检查　　　B. 含量均匀度检查　　C. 两者均需　　　　D. 两者均不需

下列检查适用于哪些制剂：

1. 标示量小于 10mg 的片剂（　　）

2. 治疗量与中毒量比较接近，标示量不大于 25mg 的片剂（　　）

3. 混匀工艺较困难，标示量不大于 25mg 的片剂（　　）

4. 透皮贴剂（　　）

5. 标示量为 0.3g 的片剂（　　）

[6~10]

　　A. 溶出度检查　　　B. 崩解时限检查　　　C. 两者均需　　　　D. 两者均不需

下列检查适用于哪些制剂：

6. 水难溶性药物的常规片剂（　　）

7. 治疗量与中毒量比较接近的口服固体制剂（　　）

8. 易溶于水的药物的常规片剂（　　）

9. 因制剂处方与生产工艺不佳造成临床疗效不稳定的口服固体制剂（　　）

10. 软膏剂（　　）

X 型题（多项选择题）

1. 《中国药典》中有哪几种溶出度测定法？（　　）

　　A. 转篮法　　　　　B. 桨法　　　　　　　C. 小杯法

　　D. 桨碟法　　　　　E. 转筒法

2. 制剂分析与原料药分析的不同在于（　　）。

　　A. 检查项目不同

　　B. 制剂分析要考虑辅料的影响

　　C. 含量表示方法和含量限度要求不同

　　D. 杂质限量要求不同

　　E. 复方制剂分析还要考虑各主成分间的干扰

3. 需作含量均匀度检查的药品有（　　）。

　　A. 主药含量在 10mg 以下，而辅料较多的药品

　　B. 注射液和糖浆剂

　　C. 溶解性能差，或体内吸收不良的口服固体制剂

　　D. 主药含量小于 20mg，且分散性不好，难于混合均匀的药品

　　E. 主药含量虽较大（如 50mg），但不能用重量差异控制质量的药品

4. 药物制剂的检查中（　　）。

　　A. 杂质检查项目应与原料药的检查项目相同

　　B. 杂质检查项目应与辅料的检查项目相同

C. 除杂质检查外还应进行剂剂方面的常规检查

D. 不再进行杂质检查

E. 杂质检查主要是检查制剂生产、贮存过程中引入或产生的杂质

5. 当注射剂中有抗氧剂亚硫酸钠或亚硫酸氢钠时，可被干扰的含量测定方法是（　　）。

    A. 络合滴定法　　　　　　　　　B. 亚硝酸钠滴定法

    C. 铈量法　　　　　　　　　　　D. 碘量法

    E. 非水溶液滴定法

6. 排除注射剂中注射用植物油干扰的方法有（　　）。

    A. 加入掩蔽剂　　　B. 加入氧化剂　　　C. 有机溶剂稀释法

    D. 有机溶剂提取法　E. 柱色谱法

7. 制药过程在线分析的特点有（　　）。

    A. 分析对象广泛　　B. 采样具有代表性　C. 分析方法具有时效性

    D. 准确度高　　　　E. 采样具有广泛性

二、简答题

1. 溶出度可以用于评价片剂哪方面的质量？

2. 片剂中的糖类对哪些分析测定方法有干扰？如何进行消除？

3. 硬酯酸镁对哪些方面有干扰？如何进行消除？

4. 如何排除注射液中抗氧剂的干扰？

5. 以复方甲苯咪唑片的含量测定为例，说明复方制剂的分析应注意哪些？

6. 复方制剂分析中不经分离而直接测定的有哪些方法？

7. 主要有哪些方法可以用于复方制剂分离的分析测定？

（范　辉　尤春雪　倪丹蓉）

第六章

PPT　　　思维导图

体内药物分析

学习导引

知识要求

1. **掌握**　生物样品去除蛋白质、提取纯化的方法，体内药物分析方法的建立。
2. **熟悉**　生物样品的采集与制备，体内药物分析方法的验证。
3. **了解**　体内药物分析的对象、任务及特点，药动学参数的测定。

能力要求

学会生物样品预处理的基本方法。

课堂互动

1. 什么是体内药物分析？
2. 体内药物分析在哪些研究领域有应用？

　　通过规范药物的生产过程及研究药物的各类理化指标和分析手段实现了药物的质量控制。但药物在不同用药者个体上所体现的临床疗效与不良反应却存在着差异，存在"化学上等价而生物学上不等价"的问题，对于药物外在质量进行控制的同时，还应对药物在体内的过程进行研究，考察药物在体内的吸收、分布和代谢过程，更好地使用药物，发挥药物的疗效，降低药物的不良反应，更好地服务社会。

　　生物药剂学、临床药理学等交叉学科通过获得各种药物动力学参数、药物转化、代谢方式与途径，在药物的研究、生产和临床等各方面对药物做出估计。药物在体内质量与数量的变化，由体内药物分析来完成。

　　体内药物分析是研究生物机体中药物及其代谢物和内源性物质的质与量变化规律，了解药物在体内数量与质量的变化。

第一节　体内药物分析的任务、对象及特点

一、体内药物分析的任务

　　体内药物分析与新药研究、药物临床试验、药物相互作用、临床合理用药等密切相关。

　　1. 体内药物分析方法学研究　在体外有很多分析药物的方法，但并非都适用于体内药物分析，体内样品中药物含量较低、干扰成分多，因此只有在灵敏度、专属性及可靠性等都能满足一定要求的方法才

可用于体内药物分析。考察分析方法在体内药物分析中的应用规律，通过对所选择分析方法进行方法学研究，对方法的灵敏度、专属性、准确度等性能指标进行验证，才能建立符合要求的体内药物分析方法。

2. 为药物体内研究提供数据　药物在研发过程中，需要对药物及其制剂在动物或人体内吸收、分布、代谢和排泄等过程的量-时变化进行研究，研究血药浓度随时间变化的动态规律，这些研究的基础就是通过体内药物分析方法测定血液、尿液及组织等样品中药物及其代谢物的浓度。

3. 治疗药物监测　在临床药学工作中，为了保证临床用药安全有效，对于安全范围较窄的药物需测定患者血药浓度，开展治疗药物监测，以指导临床合理用药，提高药物疗效，降低不良反应，制订个体化药物治疗方案。

4. 内源性物质测定　在正常生理条件下，体内某些有生理活性的内源性物质应处在一定的浓度范围内，这些内源性物质浓度的异常变化通常与某些疾病的发病机制密切相关。因此测定这些内源性物质的含量，对某些疾病的诊断与治疗具有十分重要意义。随着代谢组学在药物作用及疾病发病机制方面的研究取得不断突破，内源性物质测定在体内药物分析研究领域中获得越来越多的关注。

5. 滥用药物的检测　在世界范围内，麻醉药品、精神药品的滥用问题越来越严重，尤其是苯丙胺类中枢兴奋剂在青少年中的滥用已成为一个严重的社会问题，对吸毒人员体内毒品种类及浓度的确定也是体内药物分析主要任务之一。在各类体育运动比赛中，部分运动员会服用兴奋剂来提高运动成绩，可以通过对运动员尿检来确定其是否服用兴奋剂及兴奋剂种类。

二、体内药物分析的对象

体内药物分析的对象包括人体和动物体。药物研发的非临床试验阶段中，药理、毒理研究都需要选择合适的试验动物作为研究对象；而在药物的临床试验阶段中，则需要以人体为研究对象进行药物动力学、生物利用度等研究；在临床药学研究中，一般也是采用人体作为治疗药物监测的研究对象。

三、体内药物分析的特点

与在体外对药物进行质量控制的分析工作相比较，体内药物分析工作要复杂得多，主要具有如下特点。

1. 生物样品组成复杂，干扰成分多，分析前通常需要预处理　从人体或动物体采集的生物样品包括血液、尿液、器官、组织、头发等，这些生物样品除了包含待测药物及其代谢物以外，还包含了大量的内源性物质，如蛋白质、脂肪、尿素等有机物和钾、钠、钙、镁等无机物质。有些内源性物质还可以与药物或其代谢物生成新的产物，如蛋白质可以与药物结合成结合性药物，葡萄糖醛酸、硫酸可以和药物形成缀合物。

由于体内药物分析的生物样品大多组成成分复杂，有些内源性物质可能对测定构成干扰，所以在进行分析前，一般需对生物样品进行分离、浓缩等预处理。

2. 采集的生物样品一般数量少，不易重复获得　生物样品的采集量通常都较少，而且不易重复获得完全相同的生物样品。如在小鼠药动学试验中，每个采血时间点只能得到十几至几十微升血样供分析，而且某个时间点上的血样无法重复获得，个别关键时间点的血样缺失甚至可能会影响整个试验的结果。

3. 被测药物浓度偏低，对分析方法及仪器设备要求高　通常进入体内药物的量都较少，在整个生物体中经过吸收、分布、代谢及排泄后，所收集的生物样品中的药物浓度则更低，一般只有 μg/ml 或 ng/ml，有些动物体内药物浓度甚至低至 pg/ml。加之生物样品采集量少，因此对生物样品中较低浓度的物质进行测定时，对分析方法的灵敏度及专属性要求较高，目前普遍采用的分析方法都是色谱法、色谱质谱联用法和各种免疫分析测定法。开展体内药物分析工作的实验室，除了具有分析设备外，还需要有配套的贮藏、萃取、离心、浓集等设备，设备购置及运行费用较高。

第二节　体内样品种类、采集及特点

一、体内样品的种类

常用的体内样品包括血液、尿液、唾液、头发、器官、组织等。此外，乳汁、精液、脑脊液、泪液、胆汁、胃液、粪便等有时也会作为体内药物分析的样品。根据体内药物分析目的不同，选择不同的生物样品。

药物在体内依靠血液运输至作用部位，而各部位药物浓度与药物产生的药效强度是直接相关的，因此体内药物分析采用的最多的生物样品就是血液样品。

肾脏是药物排泄的主要器官，一般药物在体内大部分以代谢产物或原型药物的形式通过肾脏由尿排出，因此在进行药物动力学的药物排泄和药物代谢研究时，通常选择尿液作为分析的样品。

对于某些药物来说，其在唾液中的浓度与血药浓度具有相关性，在临床上对这些药物进行治疗药物监测时，可以选择唾液进行分析。

毛发通常可用于体内微量元素含量的测定和用来检测药物滥用。

研究药物在动物体内分布和对药物中毒死亡者进行法医鉴定时多采用胃、肠、肝、肾等器官作为研究对象。

二、体内样品的采集与制备

（一）血样

血样包括血清、血浆和全血，血浆与血清是体内药物分析最常用的样本，通常所说血中药物浓度均是指这两者中的药物浓度。其中选用最多的是血浆，因为当药物在体内达到稳态血药浓度时，血浆中药物浓度被认为与药物在作用部位的浓度紧密相关。全血只在极少数体内药物分析中采用，如在环孢菌素A的治疗药物监测中采用全血样品。

1. 血样的采集　血样的采集应待药物在血液中分布均匀后进行，如果能够从动脉或心脏取血则最为理想，但通常只有个别动物实验是如此，血样采集大多是通过动物或人的静脉。取血的方式可采用注射器针头插入静脉血管中抽取，也可采用取血针连接负压管从静脉血管中取血，对于长期多次取血还可以采用预埋静脉留置针的方式，采血时应尽量避免血细胞破裂。取血量取决于试验目的、分析方法、采血对象和采血部位等因素，人体每次采血量一般为 1~5ml，动物实验中采血量不宜超过动物总血量的十分之一。

2. 血样的制备

（1）血浆的制备　在离心管中预先加入一定量的抗凝剂，再加入采集的血液，混合后，以 2500~3000r/min 离心 5~10 分钟，使血浆与血细胞分离，所得淡黄色上清液即为血浆。抗凝剂包括肝素、EDTA、枸橼酸盐、氟化钠、草酸等，抗凝剂能阻止凝血酶原转化为凝血酶，从而抑制纤维蛋白原转化为纤维蛋白，产生抗凝作用。应用最多的抗凝剂是肝素，肝素是一种含硫酸的黏多糖，是体内正常生理成分，不会干扰药物的测定，1ml 血液需用肝素 0.1~0.2mg 或 20IU 左右（1mg 相当于 126IU），通常使用肝素时不必精确控制加入量，只需在离心管中加入少量肝素钠溶液，并旋转离心管使肝素钠溶液均匀分布在管壁上，干燥后加入血样，轻轻旋摇混合均匀即可，不可剧烈振荡离心管，避免使血细胞破碎产生溶血。

（2）血清的制备　将采集的血液置于离心管中，于 37℃ 或室温下放置 0.5~1 小时，待血液凝固后，用细竹棒或玻璃棒轻轻剥去凝固在试管壁上的血饼，2500~3000r/min 离心 5~10 分钟，所得淡黄色上清液即为血清。血清的主要成分与血浆基本相同，只是血浆中多含了一种纤维蛋白原，血浆中药物浓度与血清中药物浓度通常是相同的，作为血药浓度测定的样品，两者可以任意选用，通常测定两者中药物浓度的分析方法是可以通用的。血浆制备无需等待凝血的过程，制备时间比血清要短，而且同样体积血液制备的血浆比制备的血清要多（血浆约为全血量的 50%～60%，血清约为全血量的 20%～40%），所以血浆在实际测定中应用较多，如加入的抗凝剂干扰测定则可考虑使用血清用于测定。

（3）全血的制备　将采集的血液加入含有抗凝剂的试管中，混合后不经离心操作，保持血浆与血细胞处于均相，即为全血样品。全血样品经过放置或冷冻后融化，可分为血浆和血细胞两层，测定前应轻微摇动使其混匀。

3. 血样的储存　经制备后的血液样品如不能立刻分析，应放于具塞试管或微量离心管中进行冷藏或冷冻储存，短期储存可以置于 4℃ 冰箱中保存，若需长期保存时则应放置于 -20℃ 冰柜中保存，如有必要还可置于 -80℃ 超低温冰箱或液氮中保存。

（二）尿液

体内药物的清除主要通过尿液排出，测定尿液中原型药物、药物代谢物或缀合物的浓度主要用于药物的剂量回收、尿清除率研究，并可推断患者是否违反医嘱用药，同时根据药物剂量回收研究可以预测药物的代谢过程及测定药物的代谢途径、类型及速率等。当血样中药物浓度过低难以测定时，还可以通过测定尿药浓度用于药物制剂的生物利用度研究。

尿液的主要成分是水、含氮化合物（其中大部分是尿素）及各种盐类，健康人排出的尿液是淡黄色或黄褐色，成年人一天排尿量为 1～5L，尿液 pH 值在 4.0～8.0 之间。采集的尿样如不能立即分析，则应加入防腐剂后冷藏或冷冻保存，常用的防腐剂包括：甲苯、二甲苯、三氯甲烷、麝香草酚、醋酸、盐酸等。

采集的尿液包括随时尿、晨尿、白天尿、夜间尿及时间尿几种。尿液浓度在一定时间内变化较大，通常收集规定时间内所有的尿液，并测定体积和尿药浓度。如采集 24 小时的尿液时，可在服药者排空尿液后服药，将服药后连续 24 小时排出的尿液全部收集于干净容器中，测定 24 小时所有尿液体积及尿中药物浓度即可。与血液样品不同的是，尿液收集方式是非损伤性采样，尿液中药物浓度普遍较高，收集量一般较多，所以通常尿样测定时需用水或空白尿稀释一定倍数后再行测定。

（三）唾液

唾液是由腮腺、舌下腺和颌下腺三个主要的唾液腺分泌汇集而成的混合液体，这些腺体由外颈动脉供血，在血管系统中血流向与唾液流向相反，交感和副交感神经的兴奋控制血流和腺体活性。有些药物在唾液中浓度与血浆中药物浓度密切相关，可以利用唾液样品进行治疗药物监测。

正常成年人每天的分泌量约为 1200ml，与细胞外液所含电解质相同，pH 值在 6.2～7.4 之间，主要成分是水、无机盐、蛋白质和少量其他物质，唾液的组成受时间、饮食、年龄、性别及分泌速度变化等因素的影响会发生变化。

唾液的采集一般在漱口 15 分钟后进行，在刺激少的安静状态下进行，用插有漏斗的试管接收口腔内自然流出的唾液，采集时间至少需要 10 分钟。若需要在短时间内得到较大量的唾液，可采用嚼石蜡片、聚四氟乙烯、纱布球等物理方法刺激，也可采用将柠檬酸或维生素 C 放于舌尖上的化学方法刺激。

唾液样品采集后，应立即测量其除去泡沫部分的体积，放置分层后，以 3000r/min 离心 10 分钟，取上清液作为药物浓度测定的样品，如不能立刻进行分析，应根据具体情况选择冷藏或冷冻储藏。唾液采集是非损伤采样，易于收集，且收集量较多，适合于某些药物的治疗药物监测。

（四）组织

在药物的动物试验中及临床上服用药物中毒致死时，常常需要采集肝、肾、肺、胃、脑等脏器及其他组织进行药物检测，药物在脏器的贮存情况可为药物的吸收、分布、代谢及排泄等体内过程提供重要信息。

脏器组织在测定前需要先均化制成水基质匀浆溶液，再进行提取、分离和测定。组织样品处理匀浆化法是在组织样品中加入一定量的水或缓冲液，在刀片式匀浆机中匀浆，使待测物释放、溶解，分取上清液供预处理用，此法操作简便，但对于大多数药物（或毒物）的回收率低。

第三节 体内样品的测定

一、体内样品的预处理

生物样品具有组成复杂、干扰多、药物浓度低等特点，因此大多数生物样品在最后测定前都需要进行预处理，如分离、净化、浓集、化学衍生化等，为药物测定创造良好条件。样品预处理是体内药物分析中最困难、最繁复的环节，但也是极为重要的环节。

（一）体内样品预处理的目的

1. 使药物从结合物和缀合物中释放 药物进入生物体内后，除了以游离的原型药物形式存在外，还可以与蛋白质形成结合型药物，也可以与内源性的葡萄糖醛酸或硫酸结合成缀合物。通过预处理可以使药物（或代谢物）从结合物或缀合物中释放出来，以便测定药物（或代谢物）的总浓度。

2. 将样品中药物纯化、浓集 生物样品中药物浓度是微量的，其中包含的内源性物质可能对药物的测定构成干扰。为了准确测定药物浓度，必须先除去生物样品中大量的内源性杂质，并将低浓度的药物进行纯化浓集后再进行测定。

3. 测定方法与测试仪器的需要 免疫分析法具有专属性高、特异性强的特点，生物样品采用此法时可不做预处理直接分析。紫外分光光度法、荧光分析法等光谱法专属性不高，较易受到各种杂质干扰，必须对生物样品中的药物进行纯化后测定。色谱法及色谱-质谱联用法属于分离分析方法，专属性较高，但其所使用的精密分析仪器很容易被生物样品中的脂肪、蛋白质等污染，导致仪器性能下降或损坏，因此必须对生物样品进行预处理以排除使仪器污染和劣化的杂质，提高仪器寿命，改善方法的专属性、精密度和准确度。

（二）体内样品预处理方法的选择

预处理方法包括去除蛋白质、纯化、浓集、化学衍生化等，在实际的分析工作中应综合考虑以下因素来选择适合的预处理方法。

1. 生物样品的种类 根据所选用的生物样品的类型选择样品的预处理方法。如血浆、血清可选择去除蛋白质使结合型药物释放；尿液需要采用水解的方法将药物从缀合物中释放出来；唾液通过离心去除黏蛋白沉淀获得上清液；头发需通过有机破坏或水解使微量元素释放出来。

2. 药物理化性质、存在形式及浓度范围 依据药物的酸碱性、溶解性来选择合适的提取溶剂与水相pH值；药物的稳定与否则决定了药物的制备处理手段；药物是否具有挥发性决定了其采用气相色谱法测定时是否需要化学衍生化；药物在生物样品中的浓度大小决定了其是否需要经过浓集后方可进行分析，如药物多以缀合物或结合物的形式存在，则必须通过水解等前处理方式使药物释放。

3. 生物样品测定的目的 生物样品测定的目的不同也决定了样品预处理的要求不同。对于急性中毒病例，为帮助临床抢救，应在尽可能短的时间获得中毒药物的种类、浓度，对样品预处理要求可以粗放些；如果测定药物及代谢物，要求使代谢物从缀合物中释放出来则对选用的酶及其浓度、水浴温度及时间等就要全面控制。

4. 选用的分析方法 样品预处理和需要净化的程度与所用分析方法是否专属、是否具有分离能力、检测系统对杂质污染的耐受程度等有关。如对于同一血浆样品，采用放射免疫测定法则可以不经预处理直接分析；采用高效液相色谱法则需要去除蛋白质后再用溶剂提取后分析；采用气相色谱法分析则还可能在分离浓集后再进行化学衍生化。

（三）常用体内样品的预处理方法

常用生物样品的预处理方法包括：去除蛋白质、分离纯化与浓集、缀合物水解、化学衍生化、有机破坏等。有机破坏所用方法与体外药物分析所采用方法类似，在此不做赘述。

1. 去除蛋白质 血样中的药物和蛋白质形成结合型药物，可以通过去除蛋白质把药物释放出来，以便测定药物总浓度；去除蛋白质还可以预防提取过程中蛋白质发泡，减少乳化的生成；还可以保护仪器，增加仪器的使用寿命。

（1）加入有机溶剂 在血样中加入与水混溶的有机溶剂，可使蛋白质分子间的静电引力增加而聚集，加之溶剂可以使蛋白质水化膜脱水而析出沉降，使与蛋白质结合的药物释放出来。常用的水溶性有机溶剂有甲醇、乙腈、乙醇、丙醇、丙酮、四氢呋喃等。

按照一定比例加入有机溶剂与血样混合均匀后，于10000r/min高速离心1~2分钟，蛋白质则完全沉淀于管底，取上清液为样品。血浆或血清与有机溶剂的体积比为1:1~1:3时，可以除去90%以上的蛋白质。普通离心机无法将蛋白质沉淀完全，必须采用转速不低于10000r/min的高速离心机。离心时应用尖底EP管，可使析出的蛋白质牢固地黏在管底，便于吸取上清液。

（2）加入强酸 在血样中加入强酸，使溶液pH值低于蛋白质等电点时，蛋白质以阳离子形式存在，并可与酸根阴离子形成不溶性盐而沉淀。常用的强酸有：10%三氯醋酸、6%高氯酸、5%偏磷酸及硫酸-钨酸混和液等。

将血样与强酸按一定体积比混合均匀后，于10000r/min高速离心1~2分钟，蛋白质则完全沉淀于管底，取上清液为样品。血浆或血清与有机溶剂的体积比为1:0.6时，即可以除去90%以上的蛋白质。上清液为强酸性，pH值范围为0~4。如药物在酸性条件下水解，则不适合用本法去除蛋白。过量的三氯醋酸可煮沸使其分解或用乙醚提取的方法除去；过量的高氯酸可用碳酸钾、醋酸钾、氢氧化钠等中和后加乙醇使产生高氯酸钾或高氯酸钠沉淀而除去，过量的偏磷酸及硫酸-钨酸也可用同法除去。

（3）加入中性盐 血样中加入中性盐，使溶液的离子强度发生变化，部分蛋白质的电性被中和，蛋白质因分子间电排斥作用减弱而凝集，同时中性盐的亲水性使蛋白质水化膜脱水而析出沉降。常用的中性盐有饱和硫酸铵、硫酸钠、硫酸镁、氯化钠、磷酸钠等。

将血样与饱和硫酸铵溶液按照体积比1:2混合均匀后，于10000r/min高速离心1~2分钟，蛋白质则完全沉淀于管底，取上清液为样品。此法可除去90%以上的蛋白质，上清液的pH值为7.0~7.7。

（4）加入锌盐、铜盐等沉淀剂 当pH值高于蛋白质的等电点时，蛋白质分子中带负电荷的羧基可以与金属阳离子形成不溶性盐而沉淀。常用的沉淀剂有：$CuSO_4$-Na_2WO_4、$ZnSO_4$-$NaOH$等。

血样与沉淀剂按体积比1:1~1:3混合均匀后，于10000r/min高速离心1~2分钟，蛋白质则完全沉淀于管底，取上清液为样品。此法可除去90%以上的蛋白质，上清液的pH值为5.7~7.3和6.5~7.5。

（5）超滤法 超滤法是利用半透膜原理，采用多孔性半透膜——超滤膜作为分离介质的一种膜分离技术。按照截留分子量的大小，不同孔径的超滤膜可分离300~1000kD的可溶性生物大分子物质。

超滤法是游离型药物分析首选的预处理方法，采用分子量截留值在5万左右的超滤膜，用加压过滤法或高速离心法，血样中小分子的游离型药物可以通过超滤膜，大分子量的蛋白质及结合型药物则被截留，获得的超滤液或离心液即可用于游离型药物分析。

（6）酶解法 对于一些与蛋白质结合牢固且对酸不稳定的药物，多采用酶解法使蛋白质分解以释放药物。最常用的酶是蛋白水解酶中的枯草菌溶素，将血样或组织等生物样品中加入pH10.5的Tris缓冲液及酶，在60℃培育1小时后，用玻璃棉过滤，所得澄清滤液可供分析或进一步处理用。

酶解法相对于酸水解，反应条件温和，不会使不稳定药物在蛋白水解过程中降解；可以提高与蛋白质结合紧密药物的回收率；采用有机溶剂进一步萃取时，不会产生乳化现象；但此法不适用于在碱性条件下水解的药物。

（7）加热法 如被测药物热稳定性较好，还可利用加热法使热变性蛋白质沉淀。加热温度视药物热稳定性而定，通常可加热至90℃，蛋白沉淀后采用离心或过滤法除去，此法操作简便，不需额外使用试剂，但只能除去热变性蛋白。

2. 分离、纯化与浓集 对于专属性不强的分析方法，欲除去内源性杂质、代谢产物及共存药物的干扰，即对待测样品进行分离纯化后进行分析。对于灵敏度不高的分析方法，可以通过对待测药物进行浓集，提高其浓度，以满足分析方法的需要。

常用的分离、浓集方法主要有液-液提取法和固相萃取法，还有液相微萃取、固相微萃取、微透析等新技术也获得迅速的发展，应用日渐广泛。

（1）液-液提取法（liquid-liquid extraction，LLE）

1）LLE原理：液-液提取法是利用待测药物与内源性干扰物的油-水分配系数不同而进行的液相分离技术。多数药物是亲脂的，而血样或尿样中的大多数内源性物质是强极性的水溶性物质，在生物样品中加入适当的有机溶剂后，药物因为在有机溶剂中的溶解度大于在水相中的溶解度，而被提取至有机溶剂中，水溶性的内源性杂质则依然保留在水相中而实现分离。

2）影响液-液提取法提取效率的因素：①选择一种合适的有机溶剂是液-液提取法成功的关键，在选择溶剂时应注意以下几个方面：根据相似相溶的原则，结合药物的化学结构和性质选择合适的有机溶剂；有机溶剂要与水不相混溶；溶剂的沸点低，容易挥发；溶剂具有较高的化学稳定性和惰性，不与药物发生反应；无毒或毒性较低；不易形成乳化。②一般有机溶剂与水相生物样品的体积比在1∶1或2∶1，在实际处理样品时，还可根据药物与分析方法的实际情况，通过考察有机溶剂用量与测定响应值之间的关系来进行调整。③在液-液提取法中，水相的pH主要依据药物的pK_a确定。对于碱性药物来说，在pH高于药物pK_a 1~2个pH单位的碱性环境下萃取效果较好，而对于酸性药物则应选择在低于pK_a 1~2个pH单位的酸性环境下萃取，这样可以使约90%的药物以非电离的分子形式存在而更易溶于有机溶剂中，从而提高药物的回收率。由于多数药物都是亲脂的碱性物质，而生物样品中的内源性物质多是酸性的，所以在碱性下对生物样品中的药物进行提取。若药物在碱性环境下不稳定，则应在近中性pH条件下用三氯甲烷或异丙醇提取；若药物自身是中性的，通常选择在pH7附近提取。

3）特点：液-液提取法的优点在于它的选择性，药物能与多数内源性物质分离，操作方便，应用广泛；缺点则是易产生乳化现象，乳化作用会引起药物的损失，导致较低的回收率，另外有些有机溶剂有毒性，对环境有污染。

（2）固相萃取法（solid-phase extraction，SPE） 固相萃取法是利用色谱理论，采用装有不同填料的小柱进行生物样品制备的方法。20世纪70年代初引入分析领域，它的引入大大缩短了样品制备时间，减少了所需样品量，且易于实现自动化操作。

1）SPE原理：SPE小柱中装入了固定相填料，当含有药物的生物样品溶液通过小柱时，由于受到吸附、分配、离子交换或其他亲和力作用，药物或干扰物质被保留在固定相上，用适当溶剂洗除干扰物质后，再用适当溶剂洗脱药物。根据药物与固定相表面的活性基团之间及药物与溶剂之间的分子间作用力，SPE的保留或洗脱机制可以有两种。一种是药物与固定相之间的亲和力比干扰物要强，先用冲洗溶剂洗去干扰物质而药物被保留在SPE柱上，再用一种对药物亲和力更强的溶剂来洗脱药物；一种是干扰物质与固定相之间的亲和力比药物要强，药物直接从SPE柱上被洗脱，前一种洗脱模式的SPE使用的更多。

2）SPE柱的固定相：SPE柱的固定相可以分为亲脂型（亲脂性键合硅胶、大孔吸附树脂）、亲水型（硅胶、硅藻土、棉纤维）和离子交换型三类，其中亲脂型固定相应用较多。

①亲脂性键合硅胶：常用的有烷基、苯基、氰基键合硅胶固定相，其中十八烷基硅烷键合硅胶最常用。亲脂性键合硅胶容易吸附水中的非极性物质，易用有机溶剂洗脱，适于萃取、纯化水基质生物样品中的亲脂性药物。使用亲脂性键合相硅胶SPE柱时，液体样品可直接上柱，上样体积多在0.1~2ml，萃取的流速控制在1~2ml/min。

②大孔吸附树脂：大孔吸附树脂具有极大的表面积，适用于吸附较大的分子，具有高传质速率，并可具有不同极性。由苯乙烯与二乙烯苯共聚而成的非极性型最为常用，其吸附性质与烷基键合硅胶相似。吸附主要发生于树脂的外表面，很少进入内部空隙，因此较易洗脱，大孔吸附树脂在生物样品预处理中的应用不如亲脂性键合硅胶广泛。

③离子交换树脂：离子交换树脂适用于高极性、可电离的化合物。阳离子交换树脂通常在硅胶上键合脂肪族磺酸基、脂肪族羧酸基作为固定相，阴离子交换树脂常用脂肪族季铵盐、氨基键合作为固定相。对于弱酸性药物，可在中性或碱性条件下用银离子交换方法萃取，用水及有机溶剂清洗后，用酸性溶液

洗脱，碱性药物则与之相反。用离子交换法萃取回收率可达到90%以上，且选择性较高，但操作较麻烦，费时。

④亲水型填料：用作SPE的亲水型填料有硅藻土、硅胶、棉纤维等，填料为支持物，其原理为分配作用，水基质分布于填料表面为固定相，流动相为与水不混溶的有机溶剂，较亲脂的药物从固定相转移到流动相，从而达到萃取的目的。从本质上看，亲水型填料SPE与LLE差别不大，样品分布在表面积很大的SPE支持物表面，使有机溶剂与水相充分接触，比LLE更易达到平衡。亲水型填料SPE萃取回收率一般都大于80%，萃取液较纯净，但洗脱剂用量大，无浓集作用。

3）SPE的操作：以亲脂性键合相硅胶SPE柱为例，简述SPE的操作步骤。①活化：使用甲醇润湿小柱，活化填料，以使固定相表面易于和待测组分发生分子间相互作用，同时可以除去填料中可能存在的干扰物质，再用水或缓冲液冲洗小柱除去过多的甲醇，以便样品与固定相表面发生作用；②上样：将生物样品加入柱中，调节样品过柱流速不宜过快，否则样品中的药物不能被有效吸附；③清洗：用水或适当的缓冲液冲洗小柱，以除去内源性物质和其他杂质；④洗脱：根据被测药物性质选择适当的洗脱溶剂洗脱待测组分，收集洗脱液，直接分析或进一步处理。SPE法完全避免了乳化的产生，引入干扰物质少，有机溶剂用量少，处理速度快，易于实现自动化，但是也有易堵塞，价格昂贵，各厂家之间、不同批次之间萃取效果有差异等问题存在。

（3）被测组分的浓集　生物样品通过LLE法、SPE法得到的提取液中，待测组分得到了纯化，但因微量的组分分布在较大体积的提取溶剂中，可能达不到检测灵敏度要求，还需要对其进行浓集。传统的浓集方法主要有两种：一种方法是在末次提取时加入的提取液尽量少，使待测组分提取到小体积溶剂中，然后直接吸出适量供测定。另一种方法是挥去提取溶剂，残渣复溶于小体积的溶剂。挥去提取溶剂的常用方法是直接通入氮气流吹干，对于易随气流挥发或遇热不稳定的药物，可采用减压法挥去溶剂。挥去溶剂时应避免直接加热，防止待测组分破坏，或挥发损失。

3. 缀合物的水解　药物或其代谢物与体内的内源性物质结合生成的产物，称为缀合物，尿中药物多数呈缀合状态，有些药物在血中也主要以缀合物形式存在。内源性物质有葡萄糖醛酸、硫酸、甘氨酸、谷胱甘肽和醋酸等，特别是前两种为最重要的内源性物质。葡萄糖醛酸可与一些含羟基、羧基、氨基和巯基的药物形成葡萄糖醛酸苷缀合物，硫酸与一些含酚羟基、芳胺及醇类药物形成硫酸酯缀合物。缀合物极性较原型药物要大，故不易被有机溶剂提取，为了测定生物样品中药物总量，无论是直接测定或萃取分离之前，都需要将缀合物水解，将其中的药物释出。

（1）酸水解　酸水解采用适量的盐酸溶液对缀合物进行水解，酸的用量和浓度、反应时间及温度等条件随药物的不同而异。酸水解法简便快速，但有些药物在水解过程中也会发生分解，与酶水解法相比，专一性较差。

（2）酶水解：对于遇酸及受热不稳定的药物，可以采用酶水解法。葡萄糖醛酸苷酶可专一地水解药物的葡萄糖醛酸苷缀合物，硫酸酯酶用来水解药物的硫酸酯缀合物，实际应用中常将两种酶混合使用，一般控制pH4.5~5.5，37℃培育数小时进行水解。酶水解比酸水解温和，一般不会引起待测物分解，且酶水解专属性强，缺点是酶水解时间稍长、实验费用较高及酶制剂可能带入的黏蛋白导致乳化或色谱柱阻塞。在尿液中采用酶水解应事先除去尿中能抑制酶活性的阳离子。

（3）溶剂解　缀合物（主要是硫酸酯）往往可通过加入的溶剂，在萃取过程中被分解，称为溶剂解，例如尿中的甾体硫酸酯在pH1时加乙酸乙酯提取，产生溶剂解，这时的条件也比较温和。

4. 化学衍生化法　化学衍生化是利用化学反应使样品中的待测组分与衍生化试剂作用生成衍生物，使之能够适应特定分析方法的要求。药物分子中含有活泼氢者均可被化学衍生化，化学衍生化反应要求反应条件不苛刻，能够迅速进行，对某个样品只生成一种衍生物，反应副产物不能干扰测定，还要求衍生化试剂方便易得，通用性好。

（1）光谱分析法

①紫外分光光度法中的化学衍生化：有些药物在紫外光区没有吸收或吸收系数小，无法采用紫外分光光度法进行分析，可以使之与紫外衍生化试剂反应，通过在药物中引入芳香环结构，生成对紫外检测

器具有较高灵敏度的衍生物。常见的紫外衍生化试剂包括苯甲酰甲基溴和萘甲酰甲基溴类试剂、芳香胺类试剂、酰氯类试剂、异氰酸苯酯、2,4-二硝基苯肼、取代苯甲酰氯类试剂、芳基环酰氯类试剂、硝基苯类试剂等。

②荧光分光光度法中的化学衍生化：荧光分光光度法灵敏度高，具有一定专属性，但具有天然荧光的药物很少，可以使药物与荧光衍生化试剂进行衍生化，生成具有荧光的衍生物供分析。常用衍生化试剂有荧光胺、邻苯二醛、丹酰氯、邻苯二胺等。

（2）气相色谱法中的化学衍生化　气相色谱法中进行化学衍生化的目的是使极性药物变成非极性、易于挥发的衍生物，增加药物稳定性，提高对光学异构体的分离能力。气相色谱法的主要衍生化反应有烷基化、酰化、硅烷化和生成非对映异构体等，其中硅烷化法应用的最广泛。

①硅烷化：硅烷化法常用于具有 R-OH、R-COOH、R-NH-R′等极性基团的药物，所用的三甲基硅烷化试剂可以取代药物分子极性基团上的活泼氢原子，而使药物生成三甲基硅烷化衍生物。常用的三甲基硅烷化试剂有三甲基氯硅烷（trimethylchlorosilane，TMCS）、双三甲基硅烷乙酰胺［bis(trimethylsilyl)-acetamide，BSA］、双三甲基硅烷三氟乙酰胺［bis(trimethylsilyl)trifluoroacetamide，BSTFA］、三甲基硅咪唑（trimethylsilyl imidazole，TMSI）等。

②酰化：本法常用于具有 R—OH、R—NH$_2$、R—NH—R′等极性基团药物的衍生化。常用酰化试剂有三氟乙酸酐（trifiuoroacetic anhydride，TFAA）、五氟丙酸酐（pentafiuoropropionic anhydride，PFPA）、五氟苯甲酰氯（pentafluorobenzoyl chloride，PFBC）等。

③烷基化：烷基化法常用于具有 R—OH、R—COOH、R—NH—R′等极性基团的药物的衍生化。常用烷基化试剂有碘庚烷、叠氮甲烷、氢氧化三甲基苯胺（TMAH）等。

④不对称衍生化：对映异构体药物通常不易直接通过气相色谱法分离，使用不对称试剂，使其生成非对映异构体衍生物，然后用气相色谱法进行分析测定。常用的不对称试剂有 S-N-三氟乙酰脯氨酰氯、S-N-五氟乙酰脯氨酰氯等。采用含氟原子的衍生化试剂不仅可以提高药物的挥发性，而且由于衍生化之后使药物含有电负性强的氟原子，大大提高了电子捕获检测器的灵敏度。

（3）高效液相色谱法中的化学衍生化　高效液相色谱法最常用的检测器是紫外吸收检测器和荧光检测器，近年来灵敏的电化学检测器也得到了较快的发展，它们都属于选择性检测器，只能检测到具有特定结构的药物。对于不能采用高效液相色谱法直接分离分析或在这些检测器上灵敏度低的药物，通过对药物进行衍生化的方法来提高检测灵敏度和改善分离效果。

根据衍生化反应与色谱分离的时间先后区分，化学衍生化可分为柱前衍生法与柱后衍生法两种。柱前衍生法是在色谱分离前，预先将样品制成适当的衍生物，然后进样分离和检测。柱前衍生的优点是衍生化反应条件不受色谱系统的限制，缺点是衍生化条件不能准确控制，容易影响定量的准确性。柱后衍生则是在样品进入色谱系统，并经色谱分离后，柱后流出组分直接在管路中与衍生化试剂反应，然后检测衍生化产物。柱后衍生化的优点是操作简便，可连续反应，易实现自动化分析，缺点是由于在色谱系统中反应，对衍生化试剂、反应条件和反应时间有很多限制，同时由于色谱管路的死体积增加，还会导致色谱峰展宽。另外，根据是否与高效液相色谱仪系统联机，又可以分为在线衍生化与离线衍生化两种。

①紫外衍生化反应：对于在紫外光区没有吸收或吸收较弱的药物，要使用高效液相色谱法的紫外检测器进行检测，则必须对其进行紫外衍生化，使之生成具有紫外吸收的衍生物。常用衍生化试剂与紫外分光光度法相同。

②荧光衍生化反应：荧光检测器是一种高灵敏度、高选择性的检测器，比紫外检测器灵敏度高 10～100 倍，适合痕量分析。只有阿霉素、奎尼丁等少数具有荧光的药物，可以直接用高效液相色谱法的荧光检测器进行分析。而脂肪酸、氨基酸、胺类、生物碱、甾体类药物等本身不具荧光性，必须与荧光化试剂反应生成具有强荧光的衍生物方可。常用衍生化试剂与荧光分光光度法相同。

③电化学衍生化：电化学检测器灵敏度高、选择性强，但药物没有电化学活性就不能被检测。电化学衍生化是指药物与某些试剂反应，生成具有电化学活性的衍生物，以便在电化学检测器上被检测。常见的电化学活性基团包括氧化法检测的酚和芳胺、还原法检测的硝基苯，常用的电化学衍生化试剂有酰

氯和酸酐类试剂、对氨基苯酚、对硝基苯肼等。

④非对映衍生化：采用手性衍生化试剂将药物对映异构体转变为相应的非对映异构体，从而用常规非手性高效液相色谱法进行分离分析。手性衍生化试剂主要有伯胺和仲胺类、伯醇和仲醇类、含羧基的手性衍生试剂。目前，生物样品中应用手性衍生化法测定的研究还很少。

二、生物样品分析方法的建立与验证

（一）分析方法的选择

目前，用于体内药物分析的方法有色谱分析法、免疫分析法和生物学方法，各种方法的特点及适用对象简述如下。

1. 色谱分析法 色谱分析法是可以对复杂样品进行分离后分析的方法，具有很高的选择性和较高的灵敏度，色谱分析法主要包括气相色谱法、高效液相色谱法及色谱质谱联用法，随着色谱联用技术的完善与仪器的普及，高效液相色谱及其联用技术已经成为体内药物分析的首要手段。气相色谱法适合于分析易挥发、热稳定的药物，通过化学衍生化技术可使应用范围大大增加。

2. 免疫分析法 免疫分析法利用抗原-抗体的特异反应来测定体内药物的含量，常用的免疫分析法有放射免疫分析法、酶免疫分析法、荧光免疫分析法，多用于蛋白质、多肽类大分子药物的分析，具有特异性好、灵敏度高、操作简便快速、可不经预处理直接分析等优点，但原型药物与其代谢产物或内源性物质常有交叉反应。此法主要应用于治疗药物监测及生物大分子物质的药物动力学研究。

3. 生物学方法 生物学方法可以反映药效学的本质，可用于抗生素类药物的体内分析，如微生物学方法。但是生物学方法一般特异性差，常需要与特异性高的分析方法平行监测，随着色谱分析法的发展，其在体内药物分析中的应用日趋减少。

体内药物分析方法的选择受药物结构性质、生物介质种类、药物存在形式等多种因素的影响，但一般而言，生物样品中待测物的预期浓度范围是决定生物样品检测方法的首要因素。无论从动物还是人体内获得的生物样品，其中所含药物或代谢产物的浓度都很低，只有 $10^{-6} \sim 10^{-10}$ g/ml，且获得的生物样品量也较少，因此只有通过选择高灵敏度的分析方法才能满足在体内药物分析的需要。在实际工作中，应根据这些因素和实验室实际条件选择适宜的分析检测方法。

（二）生物样品分析方法建立的一般步骤

分析方法初步选定后，需要进行一系列试验工作来选择最佳分析条件，并对分析方法进行方法学验证，以确认是否适用于实际生物样品的分析。分析方法建立和验证是一个统一的过程，没有泾渭分明的界限。以最常用的色谱分析法为例，讨论分析方法建立的一般过程。

1. 色谱条件的筛选 取待测药物与内标物质的标准物质按照拟定的分析方法进行测定，通过调整色谱柱种类、流动相组成及流速、检测器种类及参数、柱温等条件使待测组分与内标物质均具有适当的保留时间、良好的色谱参数及足够的灵敏度。

2. 色谱条件的优化

（1）试剂与溶剂试验 取待测药物的非生物介质溶液，按照拟定的分析方法进行衍生化反应、萃取分离等预处理后，进样分析以考察衍生化试剂、反应试剂、萃取溶剂等对测定的干扰。如有干扰存在，则应通过改变反应条件、萃取方法与条件使空白试剂色谱峰不干扰药物及内标的测定。本步骤主要考察需经化学反应的预处理过程，若预处理过程仅为生物样品的提取分离，则可不进行该步骤，直接进行空白生物介质试验。

（2）空白生物介质试验 取空白生物介质按照拟定的生物样品预处理与样品分析方法操作。考察生物介质中的内源性物质对测定是否有干扰，在待测药物、待测的活性代谢产物、内标物质等色谱峰附近一定范围内，不应出现内源性物质信号。如内源性物质有干扰，则应调整预处理过程或色谱条件，使其具有良好的特异性。

（3）模拟生物样品试验 在空白生物介质中加入不同量的待测药物的标准物质，配制成不同浓度的标准样品和质控样品，照"空白生物介质试验"中建立的方法试验，建立分析方法的定量范围与标准曲线，并进行方法的精密度与准确度、灵敏度、萃取回收率及模拟生物样品与溶液的稳定性等各项参数的验证；同时进一步验证色谱条件对待测药物、内标物质与内源性物质或其他药物的分离效能。

（4）实际样品的测试　通过空白生物介质和模拟生物样品试验，所建立的分析方法及其条件尚不能最终确定是否适合于实际样品的测定。因为待测药物在体内可能与血浆蛋白结合，或经历各相代谢生成新的代谢产物及其进一步的结合物或缀合物，使得从体内获得的实际生物样品比模拟生物样品的组成更为复杂。因此在分析方法建立后，还需对实际生物样品进行试验，考察代谢产物对药物、内标物质的干扰情况，进一步验证方法的可行性。

（三）分析方法验证的内容与要求

建立可靠、可重复的定量分析方法是进行生物样品分析的基础，因此生物样品分析方法在用于实际样品的分析之前，必须对方法进行充分的方法学验证，分析方法验证的主要目的是，证明特定方法对于测定在某种生物基质中分析物浓度的可靠性，生物样品分析方法的验证包括全面验证、部分验证和交叉验证。

方法验证所选用的生物基质一定要与实际生物样品中的保持一致，包括抗凝剂也应与实际样品相同。当难以获得相同的基质时，可以采用适当基质替代，但要说明理由。需要测定多个分析物时，验证和分析的原则适用于所有涉及的分析物。待测物的标准物质应该从可追溯的来源获得，应该科学论证对照标准物质的适用性，分析证书应该确认对照标准物质的纯度，并提供储存条件、失效日期和批号。对于内标，只要能证明其适用性即可。

1. 全面验证　对于首次建立的生物样品分析方法、新的药物或新增代谢物定量分析，应进行方法学的全面验证。分析方法验证的内容包括分析方法的效能指标、样品稳定性以及提取回收率的验证。效能指标包括选择性、标准曲线、精密度和准确度等。方法验证通常采用质控样品和用药后的实际生物样品进行。以下仍以色谱分析法作为对象讨论生物样品分析方法的全面验证过程。

（1）选择性　选择性是指有干扰物质存在时，分析方法能够准确专一地测定待测物的能力，应着重考察内源性物质、未知代谢物、同服药物等对测定方法的干扰，分析方法应该能够区分待测物和内标与基质的内源性组分或样品中其他组分。

测定方法与要求：使用至少 6 个来源的适宜的空白基质来证明选择性，分别分析这些空白基质，要求干扰组分的响应低于分析物定量下限响应的 20%，并低于内标响应的 5%。

对于色谱法，选择性结果应至少包括空白生物样品色谱图、空白生物样品外加待测物的色谱图（注明浓度）及用药后的实际生物样品色谱图。

（2）残留效应　在分析高浓度样品或校正标样后，分析仪器内残留的待测物可能会干扰测定，因此应该在方法建立中考察残留并使之最小。

测定方法与要求：通过在注射高浓度样品或校正标样后，注射空白样品来估计残留效应，高浓度样品之后在空白样品中的残留应不超过定量下限的 20%，并且不超过内标的 5%。

如存在残留效应则应考虑特殊措施，如在高浓度样品后先注射空白样品，然后再分析下一个试验样品。在方法验证时检验并在试验样品分析时应用这些措施，以确保不影响准确度和精密度。

（3）标准曲线　标准曲线也称为校正曲线或工作曲线，反映了在指定的浓度范围内生物样品中待测药物浓度与仪器响应值的关系，一般用回归方程来评价。在进行分析方法验证之前，最好应该了解预期的浓度范围，标准曲线范围应该尽量覆盖预期浓度范围，标准曲线的定量下限和定量上限（校正标样的最高浓度）浓度范围即为定量范围。标准曲线通常为线性模式，常用的回归分析方法是最小二乘法或加权最小二乘法。回归方程的自变量为生物样品中待测药物的浓度，因变量为仪器响应信号的强度。

测定方法与要求：除了空白样品（处理过的不含分析物与内标的基质样品）和零浓度样品（处理过的含内标的基质样品）以外，每条标准曲线至少应该使用 6 个校正浓度水平。通过加入已知浓度的分析物（和内标）到空白基质中，制备各浓度的校正标样，其基质应该与目标试验样品基质相同，将校正标样浓度与仪器信号进行线性回归，获得回归方程。空白和零浓度样品结果不参与计算标准曲线参数。

方法验证中，每一种待测物至少应该评价 3 条标准曲线。校正标样回算的浓度一般应该在标示值的 ±15% 以内，定量下限处应该在 ±20% 以内。至少 75% 校正标样，含最少 6 个有效浓度，应满足上述标准。如果某个校正标样结果不符合这些标准，应该拒绝这一标样，重新对不含这一标样的标准曲线进行评价，包括回归分析。

标准曲线回归方程的截距应接近于零，若显著偏离零点，可能会导致回算浓度偏差超限。相关系数应接近于 1，色谱法中通常要求不小于 0.99。

(4) 定量下限　定量下限是能够被可靠定量的样品中分析物的最低浓度，具有可接受的准确度和精密度。定量下限是标准曲线的最低点，应适用于预期的浓度和试验要求。

测定方法与要求：取同一生物介质，制备至少 5 个独立的标准样品进行分析，信噪比应大于 5，准确度应在标示值的浓度的 ±20% 以内，相对标准偏差（变异系数）应小于 20%。

(5) 准确度　分析方法的准确度是描述该方法测得值与分析物标示浓度的接近程度，表示为：（测得值/标示值）×100%，应采用加入已知量分析物的样品来评估准确度，即质控样品，包括不高于定量下限浓度 3 倍的低浓度质控样品、标准曲线范围中部附近的中浓度质控样品及标准曲线范围上限约 75% 处的高浓度质控样品。质控样品的配制应该与校正标样分开进行，使用另行配制的储备液。

测定方法与要求：根据标准曲线计算所分析质控样品的测得值，并与标示浓度对比，准确度应报告为标示值的百分比，通过单一分析批（批内准确度）和不同分析批（批间准确度）获得质控样品值来评价准确度。

①批内准确度：为了验证批内准确度，应取一个分析批的定量下限及低、中、高浓度质控样品，每个浓度至少用 5 个样品。准确度均值一般应在质控样品标示值的 ±15% 之内，定量下限准确度应在标示值的 ±20% 范围内。

②批间准确度：通过至少 3 个分析批，且至少两天进行，每批用定量下限以及低、中、高浓度质控样品，每个浓度至少 5 个测定值来评价。准确度均值一般应在质控样品标示值的 ±15% 范围内，对于定量下限，应在标示值的 ±20% 范围内。

(6) 精密度　分析方法的精密度是描述分析物重复测定的接近程度，定义为测量值的相对标准差（变异系数）。应使用与证明准确度相同浓度分析批样品的结果，获得在同一批内和不同批间定量下限，以及低、中、高浓度质控样品的精密度。

测定方法与要求：对于验证批内精密度，至少需要一个分析批的 4 个浓度，即定量下限，以及低、中、高浓度，每个浓度至少 5 个样品。对于质控样品，批内变异系数一般不得超过 15%，定量下限的变异系数不得超过 20%。

对于验证批间精密度，至少需要 3 个分析批（至少 2 天）的定量下限，以及低、中、高浓度，每个浓度至少 5 个样品。对于质控样品，批间变异系数一般不得超过 15%，定量下限的变异系数不得超过 20%。

(7) 提取回收率　提取回收率指从生物介质中回收得到待测物的响应值与标准物质产生的响应值之比值，通常用百分比（%）表示。提取回收率用于评价样品处理方法将生物样品中待测物从生物介质中提取出来的能力。对于样品处理方法的评价重点在于结果的精密与重现，并非待测物提取的完全与否。

测定方法与要求：取空白生物介质，加入待测物标准溶液制备成低、中、高 3 个浓度的质控样品，每一浓度至少 5 个样品，依据拟定的方法预处理后分析，每个样品分析测定 1 次；另取空白生物介质，依据拟定的方法预处理后，再加入等量的标准溶液，制备成浓度相同的高、中、低 3 个浓度的标准对照样品，同法测定。将测得的质控样品信号强度（如峰面积）与标准对照样品测得的信号强度比较，计算提取回收率。

$$R = \frac{A_T}{A_S} \times 100\% \tag{6-1}$$

式中，R 为提取回收率；A_T 为质控样品经制备处理后的信号强度；A_S 为标准对照样品的信号强度。在药代动力学和生物利用度研究中，3 个浓度的提取回收率应一致、精密和可重现。中、高浓度的 RSD

应不大于 15%，低浓度的 RSD 应不大于 20%。

（8）基质效应 当采用质谱方法时，生物基质中的共存成分可能会降低或增强被测离子的离子强度，故应该考察基质效应。使用至少 6 批来自不同供体的空白基质，不应使用合并的基质。如果基质难以获得，则使用少于 6 批基质，但应该说明理由。

测定方法与要求：对于每批基质，应该通过计算基质存在下的峰面积（由空白基质提取后加入分析物和内标测得）与不含基质的相应峰面积（分析物和内标的纯溶液）比值，计算每一分析物和内标的基质因子。进一步通过分析物的基质因子除以内标的基质因子，计算经内标归一化的基质因子。从 6 批基质计算的内标归一化的基因子的变异系数不得大于 15%。该测定应分别在低浓度和高浓度下进行。

如果不能适用上述方式，例如采用在线样品预处理的情况，则应该通过分析至少 6 批基质，分别加入高浓度和低浓度（定量下限浓度 3 倍以内及接近定量上限），来获得批间响应的变异系数。其验证报告应包括分析物和内标的峰面积，以及每一样品的计算浓度。这些浓度计算值的总体变异系数不得大于 15%。

（9）稳定性 必须在分析方法的每一步骤确保稳定性，用于检查稳定性的条件，例如样品基质、抗凝剂、容器材料、储存和分析条件，都应该与实际试验样品的条件相似。

测定方法与要求：采用低和高浓度质控样品（空白基质加入分析物至定量下限浓度 3 倍以内及接近定量上限），在预处理后以及在所评价的条件储存后立即分析。由新鲜制备的校正标样获得标准曲线，根据标准曲线分析质控样品，将测得浓度与标示浓度相比较，每一浓度的均值与标示浓度的偏差应在 ±15% 范围内。

稳定性检查应考察不同储存条件，时间尺度应不小于试验样品储存的时间。通常应该进行下列稳定性考察：①分析物和内标的储备液和工作溶液的稳定性；②从冰箱储存条件到室温或样品处理温度，基质中分析物的冷冻和融化稳定性；③基质中分析物在冰箱储存的长期稳定性。

此外，如果适用也应该进行下列考察：①处理过的样品在室温下或在试验过程储存条件下的稳定性；②处理过的样品在自动进样器温度下的稳定性。

还应关注受试者采血时，以及在储存前预处理的基质中分析物的稳定性，以确保由分析方法获得的浓度反映受试者采样时刻的分析物浓度。

2. 部分验证 在对已被验证的分析方法进行小幅改变情况下，根据改变的实质内容，可能需要部分方法验证。可能的改变包括：生物分析方法转移到另一个实验室，改变仪器、校正浓度范围、样品体积，其他基质或物种，改变抗凝剂、样品处理步骤、储存条件等。应报告所有的改变，并对重新验证或部分验证的范围说明理由。

3. 交叉验证 应用不同方法从一项或多项试验获得数据，或者应用同一方法从不同试验地点获得数据时，需要互相比较这些数据时，需要进行分析方法的交叉验证。如果可能，应在试验样品被分析之前进行交叉验证，同一系列质控样品或试验样品应被两种分析方法测定。对于质控样品，不同方法获得的平均准确度应在 ±15% 范围内，如果放宽，应该说明理由。对于试验样品，至少 67% 样品测得的两组数值差异应在两者均值的 ±20% 范围内。

（四）试验样品分析

1. 分析批 一个分析批包括空白样品和零浓度样品，包括至少 6 个浓度水平的校正标样，至少 3 个浓度水平质控样品（低、中、高浓度双重样品或至少试验样品总数的 5%，两者中取数目更多者），以及被分析的试验样品。所有样品应按照它们将被分析的顺序，在同一样品批中被处理和提取。一个分析批包括的样品在同一时间处理，即没有时间间隔，由同一分析者相继处理，使用相同的试剂，保持一致的条件。质控样品应该分散到整个批中，以此保证整个分析批的准确度和精密度。

对于生物等效性试验，建议一名受试者的全部样品在同一分析批中分析，以减少结果的变异。

2. 分析批的接受标准 应在分析试验计划或标准操作规程中，规定接受或拒绝一个分析批的标准。在整个分析批包含多个部分批次的情况时，应该针对整个分析批，也应该针对分析批中每一部分批次样品定义接受标准。应该使用下列接受标准。

校正标样测定回算浓度一般应在标示值的 ±15% 范围内，定量下限应在 ±20% 范围内。不少于 6 个校正标样，至少75%标样应符合这些标准。如果校正标样中有一个不符合标准，则应该拒绝这个标样，重新计算不含该标样的标准曲线，并进行回归分析。

质控样品的准确度值应该在标示值的±15%范围内。至少67%质控样品，且每一浓度水平至少50%样品应符合这一标准。在不满足这些标准的情况下，应该拒绝该分析批，相应的试验样品应该重新提取和分析。

在同时测定几个分析物的情况下，对每个分析物都要有一条标准曲线。如果一个分析批对于一个分析物可以接受，而对于另一个分析物不能接受，则接受的分析物数据可以被使用，但应该重新提取和分析样品，测定被拒绝的分析物。

计算所有接受的分析批中每个浓度质控样品的平均准确度和精密度。如果总平均准确度和精密度超过15%，则需要进行额外的考察。

3. 校正范围　如果在试验样品分析开始前，已知或预期试验样品中的分析物浓度范围较窄，则推荐缩窄标准曲线范围，调整质控样品浓度，或者适当加入质控样品新的浓度，以充分反映试验样品的浓度。

如果看起来很多试验样品的分析物浓度高于定量上限，在可能的情况下，应该延伸标准曲线的范围，加入额外浓度的质控样品或改变其浓度。至少2个质控样品浓度应该落在试验样品的浓度范围内。如果标准曲线范围被改变，则生物分析方法应被重新验证（部分验证），以确认响应函数并保证准确度和精密度。

第四节　药动学参数的测定

一、药物动力学与体内药物分析

药物动力学是应用动力学原理与数学处理方法，研究药物通过各种途径（如静脉注射、静脉滴注、口服等）给药后在体内的吸收、分布、代谢、排泄过程的量变规律的学科，致力于用数学表达式阐明不同部位药物浓度与时间之间的关系。药物动力学研究所得的药动学参数可以用于药物及药物制剂的研发，还可以用于临床合理用药、提高有效性、降低不良反应。

药物动力学的研究方法有很多，多数都以体内药物分析作为关键的技术手段。体内药物浓度法作为药动学研究的经典方法，适用面广、灵敏度高、准确性和重现性好。随着体内药物分析技术的发展，尤其是各种联用技术的日渐成熟，大大促进了药物动力学研究的深度与广度。

二、药物动力学参数

（一）速率常数

药物通过各种不同途径进入体内，在不同时间内发生量的变化，必然涉及速度过程或称速率过程。药物进入体内后，体内的药物浓度是在不停变化的，药动学研究中把药物体内转运的速率过程分为一级速率过程、零级速率过程及非线性速率过程。

速率常数是描述速率过程的一个重要的动力学参数，它能使转运速率过程用一个简单的数字表示。测定速率常数的大小可以定量地比较药物转运速率的快慢，速率常数越大，过程进行的越快。

一定量的药物从一个部位转运到另一个部位，转运速率与转运的药物量的关系用公式（6-2）表示：

$$\frac{dX}{dt} = -k \cdot X^n \tag{6-2}$$

式中，dX/dt表示药物转运的速率；X表示药物量；k表示转运速率常数；n为级数。一级速率常数用"时间"的倒数为单位，零级速率常数单位是"浓度·时间$^{-1}$"。

常见的速率常数有一级吸收速率常数（k_a），一级总消除速率常数（k），尿药排泄速率常数（k_u），零级滴注速率常数（k_0），缓释、控释制剂中释放速率常数（k_r）等，用于描述不同的药物转运过程。

（二）生物半衰期

生物半衰期是指某一药物在体内的药物量或血药浓度通过各种途径消除一半所需的时间，用"$t_{1/2}$"表示。生物半衰期是衡量一种药物从体内消除快慢的指标，由于这一过程发生在生物体内（人或动物）并且为了与放射性同位素的半衰期相区别，故称之为生物半衰期。

一般来说，代谢快、排泄快的药物，其生物半衰期短；代谢慢、排泄慢的药物，其生物半衰期长。对于线性动力学特征的药物，$t_{1/2}$是特征参数，不因药物制剂或给药方法不同而改变。$t_{1/2}$在临床给药方案设计中具有重要意义，若按$t_{1/2}$给药，经过约6个$t_{1/2}$的时间，体内即可达到平均稳态血药浓度；一次给药后，约经过6个$t_{1/2}$可基本完成药物在体内的消除。

（三）表观分布容积

表观分布容积是体内药量与血药浓度间相互关系的一个比例常数，即体内药物按照血药浓度分布时所需体液的理论容积，用"V"表示。

$$X = VC \tag{6-3}$$

式中，X表示药物量；C表示血药浓度。表观分布容积不代表真实的容积，不具有直接的生理意义，因而是表观的容积。V是药的特征参数，对于具体药物来说其值是确定的。对于水溶性或极性大的药物，不容易进入细胞或脂肪组织内，血药浓度高，表观分布容积较小；对于亲脂性药物来说，其血药浓度低，表观分布容积较大，往往会超过体液总体积。

（四）清除率

整个机体或机体内某些消除器官、组织中药物的清除率，是指机体或机体上述部位在单位时间内能消除掉相当于多少体积的流经血液中的药物，即单位时间内从体内消除的药物表观分布容积，用"Cl"表示。

$$Cl = \frac{-\mathrm{d}X/\mathrm{d}t}{C} = \frac{kX}{C} = kV \tag{6-4}$$

式中，$-\mathrm{d}X/\mathrm{d}t$代表机体或消除器官中单位时间内消除的药物量，除以血药浓度C后换算成体积数，单位用"体积/时间"表示。机体或消除器官中药物的清除率是消除速率常数与表观分布溶剂的乘积，所以清除率综合包括了速率与容积两种要素，同时它又具有明确的生理学意义。

三、药动学参数的测定

测定药物动力学参数时，大多采集给药前与给药后多个时间点的样本，包括药物（代谢产物）在体内的吸收、分布、代谢和排泄各阶段，以便获得完整的经时过程及其行为特征，为新药评价与临床用药提供参考。

实例解析

实例：血清中左氧氟沙星浓度分析方法验证

实验仪器：高效液相色谱仪（包含紫外检测器、输液泵、柱温箱、自动进样器、色谱数据工作站软件），250mm×4.6mm，5μm C_{18}色谱柱。

色谱条件：流动相采用甲醇-50mmol/L枸橼酸水溶液体积比为30:70，流速为1.0ml/min，检测波长为293nm，柱温40℃，进样量20μl。

血清样品处理方法：精密量取200μl血清于空白离心管中，再加入20μl内标溶液，涡旋1分钟混匀，再加入400μl 6%高氯酸溶液，涡旋混匀3分钟，10000r/min离心10分钟，取上清液20μl进样高效液相色谱分析。

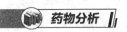

标准曲线试验结果显示血清中左氧氟沙星浓度在 1.0~50.0μg/ml 范围内线性关系良好，定量下限为 1.0μg/ml。

请设计该方法的准确度及精密度验证试验。

解析：生物样品分析方法的准确度及精密度验证，至少需要制备定量下限及低、中、高浓度四个浓度的质控样品，根据质控样品浓度要求及线性范围与定量下限结果，可选择 2.0、10、40μg/ml 三个浓度作为低、中、高的质控样品浓度。

（1）批内准确度　在一个分析批内，制备定量下限及低、中、高浓度四个浓度（1.0、2.0、10、40μg/ml，下同）的质控样品，每个浓度至少制备 5 个样品，均按照血清样品处理方法处理后测定，计算准确度。要求准确度均值一般应在质控样品标示值的 ±15% 之内，定量下限准确度应在标示值的 ±20% 范围内。

（2）批间准确度　通过至少 3 个分析批，且至少两天进行，每个分析批制备定量下限及低、中、高浓度四个浓度的质控样品，每个浓度至少制备 5 个样品，均按照血清样品处理方法处理后测定，计算准确度。准确度均值一般应在质控样品标示值的 ±15% 范围内，对于定量下限，应在标示值的 ±20% 范围内。

（3）批内精密度　制备定量下限及低、中、高浓度四个浓度的质控样品，每个浓度至少制备 5 个样品，均按照血清样品处理方法处理后测定，计算变异系数。批内变异系数一般不得超过 15%，定量下限的变异系数不得超过 20%。

（4）批间精密度　在不同天内，按照"批内精密度"方法制备并测定 3 个分析批的定量下限及低、中、高浓度四个浓度的质控样品，计算批间变异系数一般不得超过 15%，定量下限的变异系数不得超过 20%。

知识拓展

体内药物分析的发展

20 世纪 70 年代初期，体内药物分析开始在发达国家建立与发展，至 70 年代末，血药浓度监测已广泛用于临床。进入 80 年代后，体内药物分析学科已初具雏形，出版了一些颇具影响的专著，如《Drug Level Monitoring》《Textbook of Biopharmaceutic Analysis》等。同时在各种药学杂志上也发表了大量的体内药物分析研究论文，一些文摘性期刊也将体内药物分析内容列出专项，并出现专业学术会议及会议论文集，这也标志着体内药物分析学科已日趋成熟。进入 90 年代后，随着各种微量、超微量分离分析技术的应用，学科得到了快速发展，成为一门综合性较强的应用学科。

药物动力学试验中，每个采血时间点只能得到十几至几十微升血样，而且某个时间点的血样无法重复获得，个别关键时间点的血样缺失会影响整个试验的结果。由此教育学生，人的一生也同样要在正确的时间做正确的事情，错过了这一时间，可能无法补救。大学时代提升各项能力是主要的任务，犹如马克思主义哲学原理中的主要矛盾与次要矛盾，如在大学期间未能抓住主要矛盾，提升个人的各项技能，将来在社会竞争中很难有立足之地。引导学生用马克思主义哲学原理指导个人的学习、工作和生活。

本章小结

一、体内药物分析的对象、任务及特点

1. 体内药物分析的任务包括体内药物分析方法学研究、为药物体内研究提供数据、治疗药物监测、内源性物质测定、滥用药物的检测等。

2. 体内药物分析的对象包括人体和动物体。

3. 体内药物分析的特点有生物样品组成复杂，干扰成分多，分析前通常需要预处理；采集的生物样品一般数量少，不易重复获得；被测药物浓度偏低，对分析方法及仪器设备要求高。

二、体内样品种类、采集及特点

1. 常用的体内样品有血液、尿液、唾液、头发、器官、组织等。

2. 血液、尿样、唾液采集后，应选择合适的制备方法，并在合适条件下进行贮藏。

三、体内样品的测定

1. 生物样品的预处理方法有去除蛋白质、液-液提取法、固相萃取法、缀合物的水解、化学衍生化法等。

2. 生物样品分析方法建立和验证是一个统一的过程，验证的指标包括选择性、残留效应、标准曲线、定量下限、准确度、精密度、提取回收率、基质效应、稳定性等。

四、药动学参数的测定

1. 常用的药物动力学参数有速率常数、生物半衰期、表观分布容积、清除率等。

2. 采集给药前与给药后多个时间点的生物样本，通过测定生物样品中药物浓度来计算药物动力学参数。

练 习 题

题库

一、选择题

A 型题（最佳选择题）

1. 通常选择哪种生物样品用于药物剂量回收试验？（　　）

　　A. 唾液　　　　　　　B. 尿液　　　　　　　C. 血浆　　　　　　　D. 血清

2. 开展药物动力学研究时，生物样品中药物浓度的测定最常用方法是（　　）。

　　A. 红外光谱法　　　B. 紫外光谱法　　　C. 气相色谱法　　　D. 高效液相色谱法

3. 以下哪个不属于体内药物分析方法验证的内容？（　　）

　　A. 检测限　　　　　B. 选择性　　　　　C. 准确度　　　　　D. 稳定性

B 型题（配伍选择题）

[1~5]

　　A. 肝素　　　　　　　B. 甲苯　　　　　　　C. 乙醚

　　D. 葡萄糖醛酸苷酶　　E. 枯草菌溶素

以上试剂分别可以用于：

1. 缀合物水解（　　）

2. 液-液提取法的有机溶剂（　　）

3. 尿液样品防腐剂（　　）

4. 血清样品的抗凝剂（　　）

5. 水解去除生物样本中的蛋白质（　　）

X 型题（多项选择题）

1. 去除血样中的蛋白质，可采用哪些方法（　　　）。

　　A. 加入 10% 三氯醋酸　　　　　　　　B. 加入甲醇

　　C. 超滤法　　　　　　　　　　　　　　D. 薄层色谱

　　E. 化学衍生化法

2. 选择液–液提取法的有机溶剂时，应考虑的因素有（　　　）。

　　A. 药物在溶剂中溶解度　　　　　　　　B. 溶剂能否与水混溶

　　C. 溶剂的化学稳定性　　　　　　　　　D. 溶剂是否易挥发

　　E. 溶剂毒性的大小

二、简答题

1. 以亲脂性键合相硅胶 SPE 柱为例，简述 SPE 的操作步骤。

2. 以色谱分析法为例，简述生物样品分析方法建立的一般步骤。

（陈明刚　倪丹蓉）

第七章

巴比妥类药物的分析

学习导引

知识要求

1. **掌握** 巴比妥类药物的化学结构与分析方法之间的关系；苯巴比妥、司可巴比妥钠及注射用硫喷妥钠的鉴别和含量测定的原理与方法。

2. **熟悉** 巴比妥类药物的特殊杂质检查。

3. **了解** 巴比妥类药物的体内药物分析方法。

能力要求

1. 熟练掌握银量法测定巴比妥类药物含量的操作技能。

2. 学会应用化学鉴别试验鉴别巴比妥类药物。

课堂互动

1. 巴比妥类药物的药理作用及临床应用有哪些？

2. 若服用巴比妥类药物中毒，如何解救？

巴比妥类药物（barbiturate）是一类临床常用的催眠镇静药。其抑制中枢神经的深度，一般与剂量成正比，随剂量增大，相继出现镇静、催眠、抗惊厥和麻醉作用。适用于镇静、癫痫发作预防、癫痫持续状态的治疗，以及缺血性卒中和脑外伤后神经元保护等。长期服用则可成瘾，服用过量可引起昏迷，严重的可能致死。巴比妥类药物目前在临床上已很大程度上被苯二氮䓬类药物所替代，后者过量服用后产生的副作用远小于前者。不过，在全身麻醉或癫痫的治疗中仍会使用巴比妥类药物。

知识链接

巴比妥类药物的发现历史

1864 年，德国化学家拜耳合成出的一种新化合物——丙二酰脲，命名为巴比妥酸（barbituric acid）。1902 年德国化学家 Emil Fischer 和 Josef，Baron von Mering 合成第一个商品化的巴比妥类药物，巴比妥（Barbitone）。1904 年拜耳公司将巴比妥的商品名定为"佛罗拿（Veronal）"。1912 年苯巴比妥（Phenobarbital）由拜耳公司上市，商品名为鲁米那（Luminal）。它不仅是一个安眠药，而且有良好的抗惊厥效果，并且没有溴化钾的毒性，成为二十世纪初到七十年代最广为使用的安眠药。1922 年，正丁巴比妥（新眠那）上市，作用时间较鲁米那短，能减少催眠过度的发生；1923 年，美国 Eli Lilly 公司两位科学家合成出异戊巴比妥"阿米妥"（Amobarbital）；1929 年，美国肖恩尔又合成出"司可巴比妥钠"（速可眠 Seconal）。

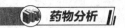
一、结构与性质

(一) 基本结构

巴比妥类药物均为巴比妥酸的衍生物，具有丙二酰脲基本结构。基本结构通式为：

$$\text{结构式}$$

随着 5 位取代基 R_1 和 R_2 的不同，形成不同的巴比妥类药物，具有不同理化性质。临床上常用的本类药物多为巴比妥酸的 5,5-二取代衍生物，少数为 1,5,5-三取代或 C_2 位羰基上的氧为硫取代的硫代巴比妥酸的 5,5-二取代衍生物。《中国药典》收载的本类药物有苯巴比妥及其钠盐，异戊巴比妥及其钠盐，司可巴比妥钠，以及注射用硫喷妥钠。巴比妥酸的 1,5,5-三取代衍生物，均未被国内外药典收载。

常用巴比妥类药物及其结构列于表 7-1 中。

表 7-1　常见巴比妥类药物的化学结构

药物名称	R_1	R_2	备注
巴比妥（Barbital）	$-C_2H_5$	$-C_2H_5$	
苯巴比妥（Phenobarbital）	$-C_2H_5$	$-C_6H_5$	
司可巴比妥（Secobarbital）	$-CH_2CH=CH_2$	$-CH(CH_3)(CH_2)_2CH_3$	
戊巴比妥（Pentobarbital）	$-C_2H_5$	$-CH(CH_3)(CH_2)_2CH_3$	
异戊巴比妥（Amobarbital）	$-C_2H_5$	$-CH_2CH_2CH(CH_3)_2$	
硫喷妥钠（Thiopental sodium）	$-C_2H_5$	$-CH(CH_3)(CH_2)_2CH_3$	C_2 上 S 取代物的钠盐

由上述结构可知，巴比妥类药物的基本结构可分为两部分：一部分为母核巴比妥酸环状丙二酰脲结构。此结构是巴比妥类药物的共同部分，决定巴比妥类药物的共性，可用于与其他类药物相区别。另一部分是 5 位取代基部分，即 R_1 和 R_2。由于取代基的不同，形成不同的巴比妥类药物，并具有不同的理化性质。这些理化性质可用于各种巴比妥类药物之间的相互区别。

此外，USP43-NF38 收载了异戊巴比妥、仲丁巴比妥、甲苯巴比妥、苯巴比妥、司可巴比妥钠、戊巴比妥及其钠盐，所收载巴比妥类药物品种最多。BP2020 还收载了巴比妥、甲苯巴比妥、异戊巴比妥、戊巴比妥及其钠盐。

(二) 性质

1. 性状　通常为白色结晶或结晶性粉末，注射用硫喷妥钠为淡黄色粉末。具有一定的熔点。在空气中较稳定，加热多能升华。

2. 溶解性　游离巴比妥类药物微溶或极微溶于水，易溶于乙醇等有机溶剂；临床上常用其钠盐，则易溶于水，难溶于有机溶剂。

3. 弱酸性　巴比妥类药物分子结构中均有 1,3-二酰亚胺基团（—NH—CO—NH—），能发生酮式和烯醇式互变异构，在水溶液中可以发生二级电离。

反应机制为：

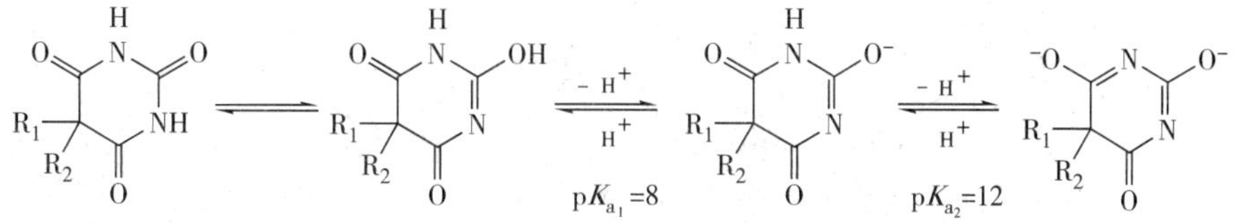

因此，巴比妥类药物的水溶液显弱酸性，pK_a 值为 7.3~8.4，可与强碱形成水溶性的盐类，一般为钠盐。与强碱的成盐反应：

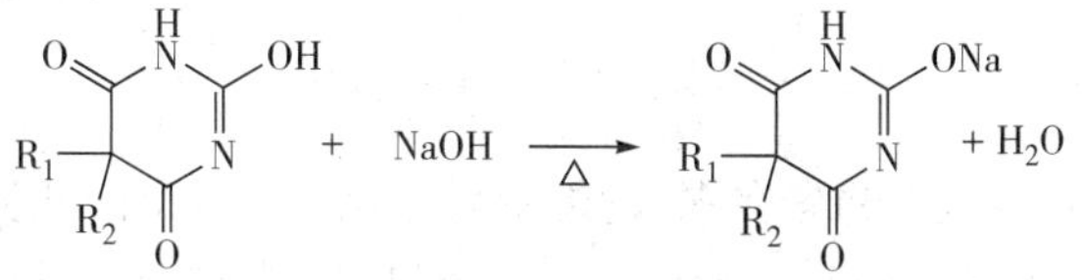

由弱酸与强碱形成的巴比妥钠盐，其水溶液呈碱性，加酸酸化后，析出结晶性的游离巴比妥类药物，可用有机溶剂将其提取出来。利用上述这些性质可以对巴比妥类药物进行分离、鉴别、检查和含量测定。

4. 水解反应 巴比妥类药物的六元环结构比较稳定，遇酸、氧化剂、还原剂时，一般情况不会开环。但与碱液共沸即发生水解反应，分子结构中酰亚胺键（—CONH—）断裂，释放出氨气，可使红色石蕊试纸变蓝。此反应被用于鉴别异戊巴比妥、巴比妥。

游离巴比妥药物的水解反应：

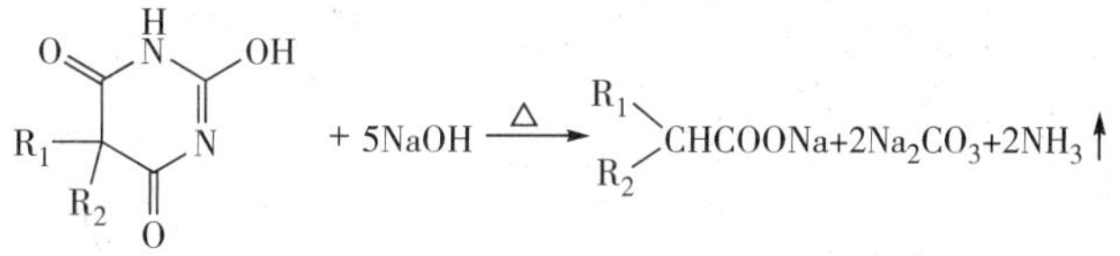

巴比妥药物钠盐的水解反应：

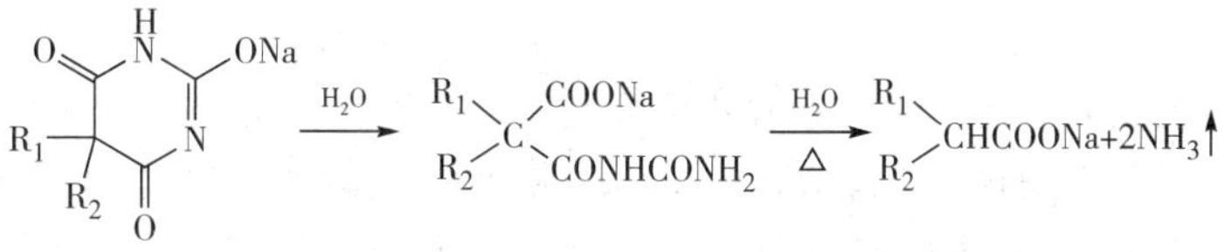

知识链接

《日本药局方》中巴比妥的鉴别方法

取巴比妥 0.2g，加氢氧化钠试液 10ml，加热煮沸，则产生具氨臭的气体。

注意事项：本类药物的钠盐，在吸湿的情况下也能发生水解，生成无效物质。一般情况下，在室温和 pH10 以下水解较慢；pH11 以上随着碱度的增加水解速度加快。故临床上巴比妥钠注射液不能预先配制进行加热灭菌，须制成粉针剂，临用时溶解。

5. 与重金属离子反应 巴比妥类药物分子结构中含有丙二酰脲（—CONHCONHCO—）或酰亚胺（—CONH—）基团，在适当的 pH 值溶液中，可与某些重金属离子，如 Ag^+、Cu^{2+}、Co^{2+}、Hg^{2+} 等反应呈色或产生有色沉淀。虽然这类化学反应的专属性不强，但仍常用于本类药物的鉴别和含量测定。

（1）与银盐的反应 巴比妥类药物在碳酸钠溶液中，与硝酸银试液反应，先生成可溶性的一银盐，加入过量的硝酸银溶液，则生成难溶性的二银盐白色沉淀。该反应可用于本类药物的鉴别和含量测定。

反应机制为：

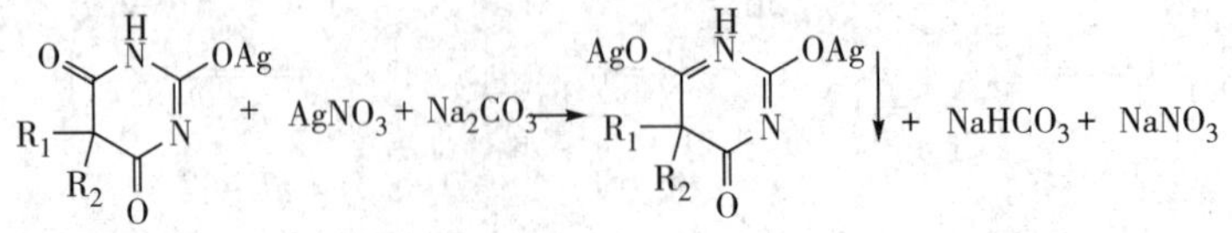

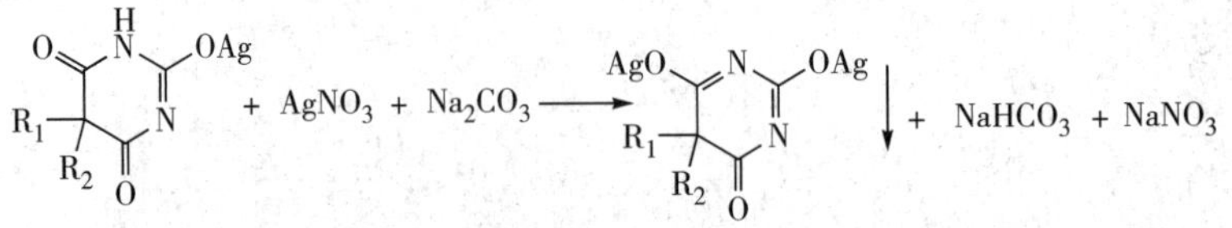

（2）与铜盐的反应　巴比妥类药物先在水-吡啶中烯醇化，生成烯醇式异构体，部分解离为负离子，再与吡啶硫酸铜作用形成稳定的有色配位化合物，产生类似双缩脲的呈色反应。

反应机制为：

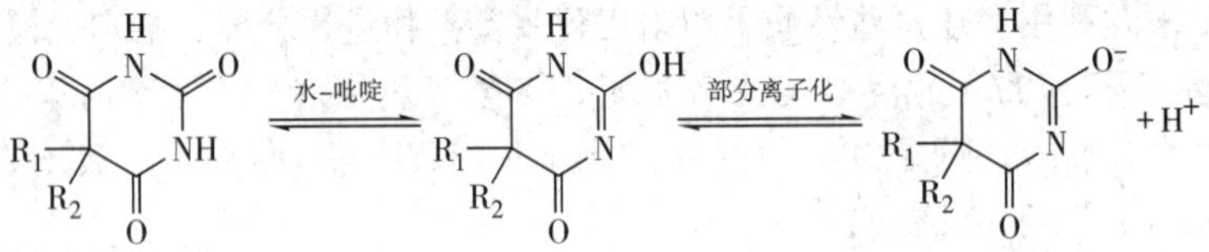

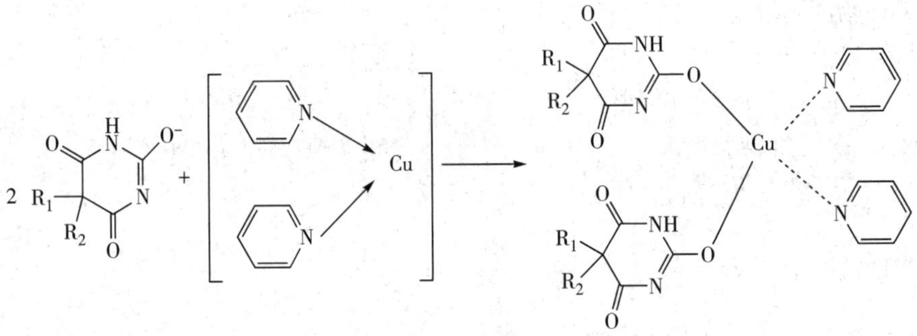

在此反应中，含氧巴比妥呈紫堇色或生成紫色沉淀，含硫巴比妥类药物则显绿色，故此反应可用于区别巴比妥类或硫代巴比妥类药物。该反应已收录于药典通则，作为丙二酰脲类的鉴别试验。

此反应还可以通过在 pH 值较高的溶液中，5,5-二取代基不同的巴比妥类药物与铜盐生成的紫色化合物在三氯甲烷中溶解度不同，用以区别巴比妥类药物。5,5-二取代基的亲脂性越强，与铜盐生成的紫色化合物越易溶解于三氯甲烷。

注意事项：铜吡啶试液应临用新配。具体制备方法：取硫酸铜 4g，加水 90ml 使溶解后，加吡啶 30ml，即得。生成硫酸二吡啶络铜，即为铜吡啶试液。

（3）与钴盐的反应　巴比妥类药物在碱性溶液中可与钴盐反应，生成紫堇色配位化合物。可用于本类药物的鉴别和含量测定。

反应机制为：

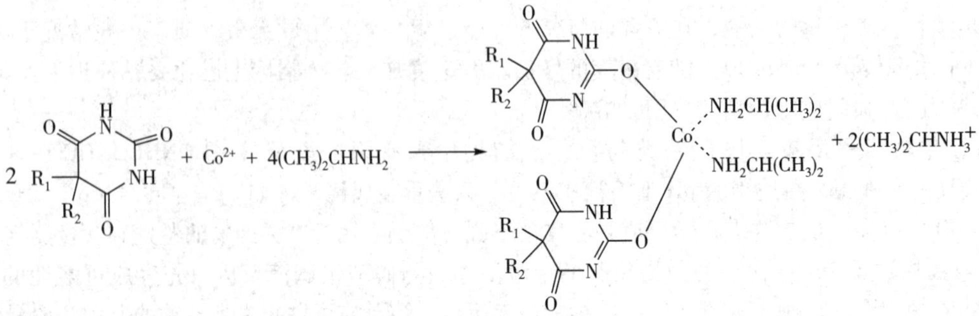

注意事项：此反应在无水条件下比较灵敏，生成的有色产物也较稳定，故该反应所用试剂均应不含水分；常用溶剂为无水甲醇或乙醇。钴盐为醋酸钴、硝酸钴或氧化钴；碱以有机碱为佳，一般采用异丙胺。

（4）与汞盐的反应 巴比妥类药物与硝酸汞或氯化汞试液反应，生成白色汞盐沉淀，该沉淀溶于氨试液。但本法因汞的毒性不被药典采用，但毒物分析的系统鉴别中常用此法。

反应机制为：

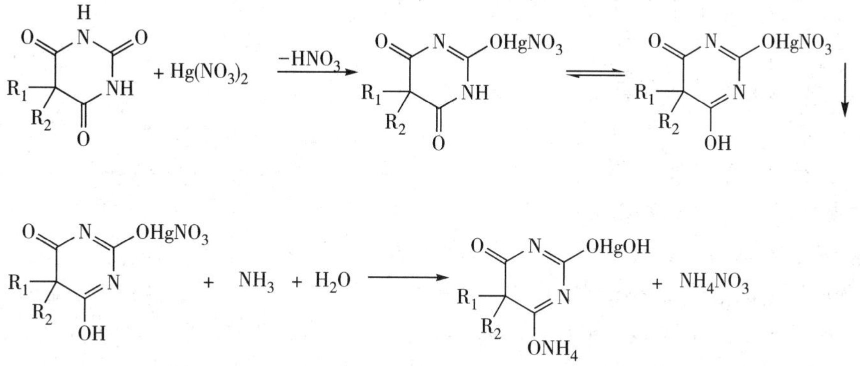

6. 与香草醛（Vanilin）反应 巴比妥类药物分子结构中，丙二酰脲基团中的氢（1,3位）比较活泼，与香草醛在浓硫酸存在的情况下发生缩合反应，生成棕红色产物。

反应机制为：

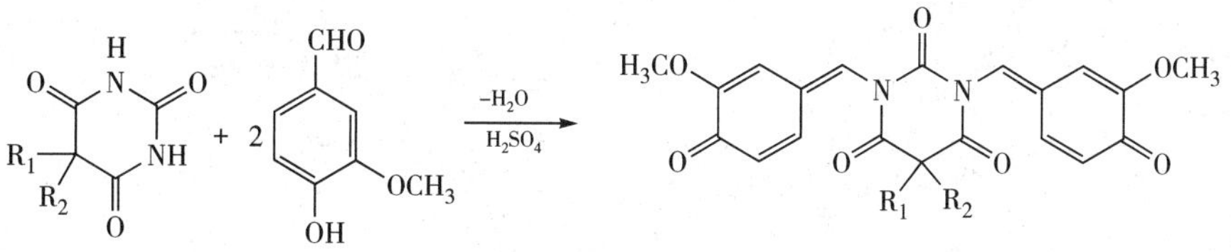

加入乙醇后，其反应产物由棕红色变为蓝色，其反应式为：

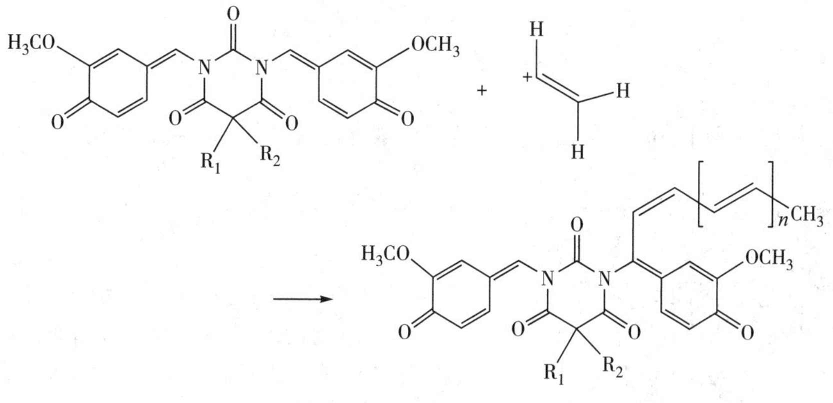

知识链接

《英国药典》中戊巴比妥的鉴别

　　取戊巴比妥10mg，加香草醛约10mg和硫酸2ml，混合后在水浴上加热2分钟，显棕红色，放冷，小心加入乙醇5ml，即显紫色并变为蓝色。

7. 紫外吸收光谱特征 巴比妥类药物的紫外吸收光谱随着其电离级数不同，而发生显著的变化，如图7-1所示。在酸性溶液中，5,5-二取代和1,5,5-三取代的巴比妥类药物不电离，故无明显的紫外吸收；在pH10的碱性溶液中，发生一级电离，形成共轭体结构，于240nm处出现最大吸收峰；在pH13的强碱性溶液中，5,5-二取代巴比妥类药物发生二级电离，引起共轭体系延长，最大吸收红移至255nm波长处。1,5,5-三取代的巴比妥类药物，因1位取代基的存在，故不发生二级电离，最大吸收峰不变，仍位于240nm。

硫代巴比妥类药物的紫外吸收光谱在酸性或碱性溶液中均具有较明显的紫外吸收。如图7-2所示的硫喷妥钠的紫外吸收光谱：在盐酸溶液（0.1mol/L）中，于287nm和238nm有最大吸收；在氢氧化钠溶液（0.1mol/L）中，两个吸收峰分别移至304nm和255nm。另外，在pH13的强碱性溶液中，硫代巴比妥类药物在255nm处的吸收峰消失，只存在304nm处的吸收峰。

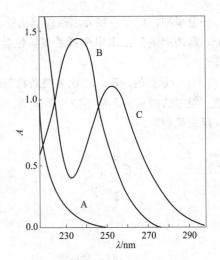

图7-1 巴比妥类药物的紫外
吸收光谱（2.5mg/100ml）

A. H_2SO_4溶液（0.05mol/L）（未电离）；

B. pH9.9缓冲溶液（一级电离）；

C. 0.1mol/L NaOH溶液（二级电离）

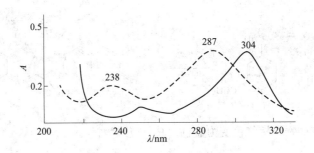

图7-2 硫喷妥的紫外吸收光谱
———: 0.1mol/L HCl；——: 0.1mol/L NaOH溶液

根据巴比妥类药物在不同pH值的溶液中的紫外吸收光谱的特征性变化，可用于本类药物的鉴别、检查和含量测定。

8. 薄层色谱行为特征 巴比妥类药物具有不同的分子结构，则其色谱行为亦不同，可用于鉴别，常用的方法有薄层色谱法。在毒物分析中尤其如此。

BP2020中苯巴比妥的TLC鉴别：取苯巴比妥供试品和对照品各适量，分别加乙醇制成每1ml中约含1mg的溶液作为供试品和对照品溶液，各量取10μl，分别点于同一硅胶GF$_{254}$薄层板上，以三氯甲烷-乙醇-浓氨水（80：15：5）混合液的下层溶液为展开剂，展开后，晾干，立即于254nm紫外光下检测。供试品溶液的主斑点位置和大小与对照品溶液的均一致。

9. 显微特征 巴比妥类药物可根据其本身或与某种试剂的反应产物的特殊晶型，进行同类或不类药物的鉴别。此法亦适用于生物样品中微量巴比妥类药物的检验。

（1）药物本身的晶形 将热的1%巴比妥类药物的酸性水溶液，置载玻片上，可立即析出其特征结晶，在显微镜下观察结晶形状。如图7-3所示，巴比妥为长方形结晶；苯巴比妥在开始结晶时呈现球形，后变花瓣状。

若供试品为巴比妥类药物钠盐，可取3~4滴5%水溶液，置于载玻片上，在其液滴边缘加1滴稀硫酸，即析出相应的游离巴比妥类药物结晶，可进行鉴别。

（2）反应产物的晶形 某些巴比妥类药物可与重金属离子反应，生成具有特殊晶形的沉淀。

如图7-4所示，巴比妥与硫酸铜-吡啶试液反应，生成十字形的紫色结晶，苯巴比妥反应后，则生成浅紫色细小不规则或似菱形的结晶，其他巴比妥类药物则不能形成结晶，可利用这一特征来区别。

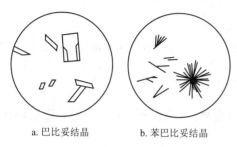

a. 巴比妥结晶　　　b. 苯巴比妥结晶

图 7-3　巴比妥与苯巴比妥的显微结晶示意图

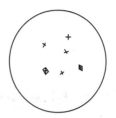

图 7-4　巴比妥铜吡啶结晶示意图

二、鉴别试验

（一）丙二酰脲类的鉴别试验

丙二酰脲类反应是巴比妥类药物母核的反应，因而是本类药物共有的反应，收载于《中国药典》四部通则0301"一般鉴别试验"项下，包括银盐反应和铜盐反应。原理见本章的"一、结构与性质"。

1. 银盐反应　方法：取供试品约0.1g，加碳酸钠试液1ml与水10ml，振摇2分钟，滤过，滤液中逐滴加入硝酸银试液，即生成白色沉淀，振摇，沉淀即溶解；继续滴加过量的硝酸银试液，沉淀不再溶解。

2. 铜盐反应　方法：取供试品约50mg，加吡啶溶液（1→10）5ml，溶解后，加铜吡啶试液（硫酸铜4g，水90ml溶解后，加吡啶30ml，即得）1ml，即显紫色或生成紫色沉淀。

（二）利用特殊取代基或元素的鉴别试验

根据巴比妥类药物分子中5位取代基或分子中特殊元素反应，可用于本类药物的鉴别。

1. 不饱和烃取代基的鉴别试验　具有不饱和取代基的巴比妥类药物，《中国药典》收载了司可巴比妥钠。因其分子结构中含有不饱和取代基（烯丙基），不饱和键可与碘、溴或高锰酸钾反应。发生加成或氧化反应，而使碘、溴或高锰酸钾褪色，故可用以下方法进行鉴别。

（1）与溴试液或碘试液的反应　司可巴比妥钠与碘发生加成反应，可使碘试液的棕色褪去。司可巴比妥钠与溴试液发生加成反应，可使溴试液的深红色褪去。

反应机制为：

$$
\text{司可巴比妥钠} + I_2 \longrightarrow \text{加成产物}
$$

司可巴比妥钠的鉴别反应　取本品0.1g，加水10ml溶解后，加碘试液2ml，所显棕黄色在5分钟内消失。

（2）与$KMnO_4$的反应　司可巴比妥钠可在碱性溶液中与高锰酸钾发生氧化反应，将使紫色的高锰酸钾还原为棕色的二氧化锰。

反应机制为：

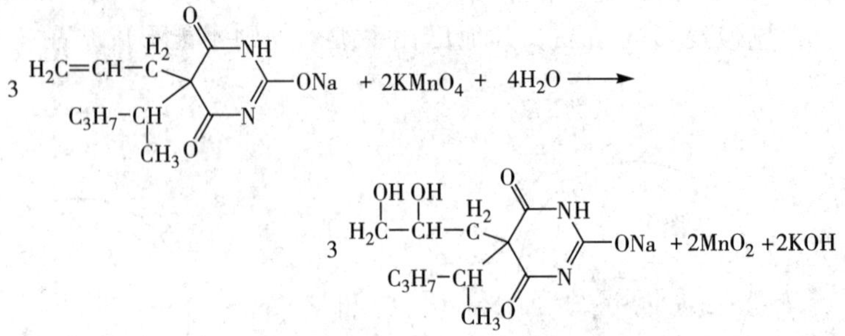

$$3 \quad \text{(结构式)} + 2KMnO_4 + 4H_2O \longrightarrow$$

$$3 \quad \text{(结构式)} + 2MnO_2 + 2KOH$$

2. 芳环取代基的鉴别试验　具有芳环取代基的巴比妥类药物,《中国药典》收载有苯巴比妥及其钠盐,可发生以下反应。

（1）硝化反应　含有芳香取代基的巴比妥类药物,与硝酸钾及硫酸共热,可发生硝化反应,生成硝基化合物。

反应机制为：

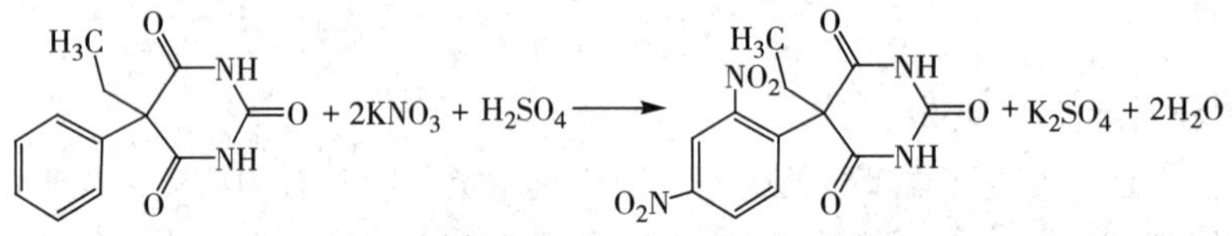

$$\text{(结构式)} + 2KNO_3 + H_2SO_4 \longrightarrow \text{(结构式)} + K_2SO_4 + 2H_2O$$

（2）与硫酸-亚硝酸钠的反应　确切的机制尚不明了,可能为苯环上的亚硝基化反应。经试验,本法对巴比妥不显色,故可用此法区别苯巴比妥与其他不含苯环取代基的巴比妥类药物。

（3）与甲醛-硫酸反应　苯巴比妥与甲醛-硫酸反应生成玫瑰红色环,巴比妥和其他无芳环的巴比妥类药物无此反应,可供区别。

3. 硫元素的反应　分子结构中含有硫的药物,经有机破坏后,变为硫离子,可显硫化物反应。硫喷妥钠在氢氧化钠试液中与铅离子反应,生成白色铅盐沉淀;加热后,有机硫生成无机硫离子,白色铅盐沉淀转变为黑色硫化铅沉淀。本试验可供区别硫代巴比妥类与巴比妥类药物。

反应机制为：

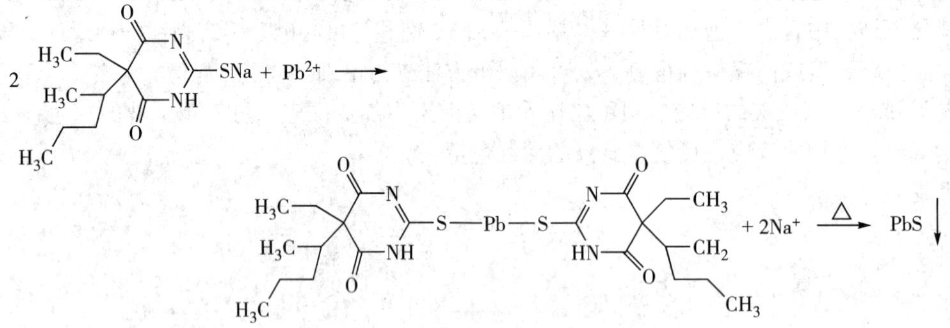

$$2 \quad \text{(结构式)} \, SNa + Pb^{2+} \longrightarrow$$

$$\text{(结构式)} \, S\!-\!Pb\!-\!S \, \text{(结构式)} + 2Na^+ \overset{\triangle}{\longrightarrow} PbS \downarrow$$

知识链接

硫喷妥钠的鉴别

取本品约 0.2g,加氢氧化钠试液 5ml 与醋酸铅试液 2ml,生成白色沉淀,加热后,沉淀变为黑色。

（三）钠盐的鉴别反应

以苯巴比妥钠的鉴别为例，介绍钠盐的鉴别反应。

（1）焰色反应。取铂丝，用盐酸湿润，蘸取供试品，在无色火焰中燃烧，火焰即显鲜黄色。

（2）取本品适量（相当于苯巴比妥约100mg），置10ml试管中，加水2ml溶解，加15%碳酸钾溶液2ml，加热至沸，不得有沉淀生成；加焦锑酸钾试液4ml，加热至沸；置冰水中冷却，必要时，用玻棒摩擦试管内壁，应有致密的沉淀生成。

（四）红外分光光度法

红外分光光度法是一种有效而可靠的定性分析手段，《中国药典》收载的巴比妥类药物，几乎都采用红外分光光度法（标准图谱对照法）作为鉴别方法。USP43-NF38和BP2020也采用该法鉴别所收载的巴比妥类药物。

三、特殊杂质检查

巴比妥类药物杂质的检查，除了酸度、乙醇溶液的澄清度、干燥失重、重金属、炽灼残渣等项目外，还对其中性或碱性杂质进行检查，特殊杂质的检查与其合成工艺有关。下面以苯巴比妥和司可巴比妥为例说明特殊杂质的检查方法。

（一）苯巴比妥的特殊杂质检查

苯巴比妥的合成工艺如下：

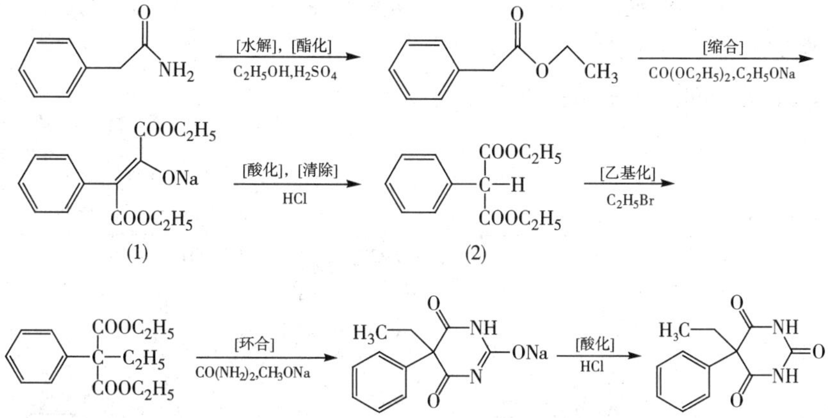

由上述合成工艺过程可知，苯巴比妥中的特殊杂质主要是中间体（1）和（2），以及副反应产物。这些特殊杂质常通过检查酸度、乙醇溶液的澄清度及中性或碱性物质来加以控制。《中国药典》中采用HPLC法来检查苯巴比妥的有关物质。

1. 酸度

（1）原理　主要用于控制副产物苯丙基二酰脲。在苯巴比妥合成过程中，中间体（2）的乙基化反应不完全时，会与尿素缩合生成副产物苯丙基二酰脲，该产物分子中5位碳原子上的氢受相邻两羰基的影响，其酸性较苯巴比妥强，能使甲基橙指示剂显红色，故《中国药典》采用指示剂法，在一定量苯巴比妥供试品水溶液中，加入甲基橙指示剂不得显红色的方法，控制酸性杂质的量。

（2）方法　取本品0.2g，加水10ml，煮沸搅拌1分钟，放冷，滤过，取滤液5ml，加甲基橙指示剂1滴，不得显红色。

（3）注意事项　苯巴比妥在水中极微溶解，因此采用煮沸搅拌，使酸性物质进入溶液。

2. 乙醇溶液的澄清度

（1）原理　主要是严格控制苯巴比妥中的乙醇不溶性杂质，如苯巴比妥酸等。利用其在乙醇溶液中溶解度比苯巴比妥小，通过乙醇溶液的澄清度检查来控制其酸性杂质。

（2）方法　取供试品 1.0g，加乙醇 5ml，加热回流 3 分钟，溶液应澄清。

（3）注意事项　苯巴比妥可在乙醇中溶解，加热是为了增加其溶解度。

3. 中性或碱性物质

（1）原理　这类杂质主要是指中间体（1）的副产物 2-苯基丁酰胺、2-苯基丁酰脲或分解产物等杂质，均为中性或碱性物质，难溶于氢氧化钠但可溶于乙醚；而苯巴比妥具有酸性，可溶于氢氧化钠难溶于乙醚，利用中性、碱性杂质与苯巴比妥在氢氧化钠试液和乙醚中的溶解度不同，采用提取重量法测定杂质含量。

（2）方法　取本品 1.0g，置分液漏斗中，加氢氧化钠试液 10ml 溶解后，加水 5ml 与乙醚 25ml，振摇 1 分钟，分取醚层，用水振摇洗涤 3 次，每次 5ml，取醚液经干燥滤纸滤过，滤液置 105℃ 恒重的蒸发皿中，蒸干，在 105℃ 干燥 1 小时，遗留残渣不得超过 3mg。

4. 有关物质　以苯巴比妥的有关物质检查方法采用 HPLC 法为例说明。取本品，加流动相溶解并稀释制成每 1ml 中含 1mg 的溶液，作为供试品溶液。精密量取供试品溶液 1ml，置 200ml 量瓶中，用流动相稀释至刻度，摇匀，作为对照溶液。用辛烷基硅烷键合硅胶为填充剂，以乙腈-水（25∶75）为流动相，检测波长为 220nm；理论板数按苯巴比妥峰计算不低于 2500，苯巴比妥峰与相邻杂质峰的分离度应符合要求。取对照溶液 5μl 注入液相色谱仪，调节检测灵敏度，使主成分色谱峰的峰高约为满量程的 15%。精密量取供试品溶液与对照溶液各 5μl，分别注入液相色谱仪，记录色谱图至主成分峰保留时间的 3 倍，供试品溶液色谱图中如有杂质峰，单个杂质峰面积不得大于对照溶液主峰面积（0.5%），各杂质峰面积的和不得大于对照溶液主峰面积的 2 倍（1.0%）

此外，除上述酸度、乙醇溶液的澄清度、中性或碱性物质，《中国药典》苯巴比妥的检查项目还有干燥失重和炽灼残渣等项目。

（二）司可巴比妥钠的特殊杂质检查

司可巴比妥钠的合成工艺如下：

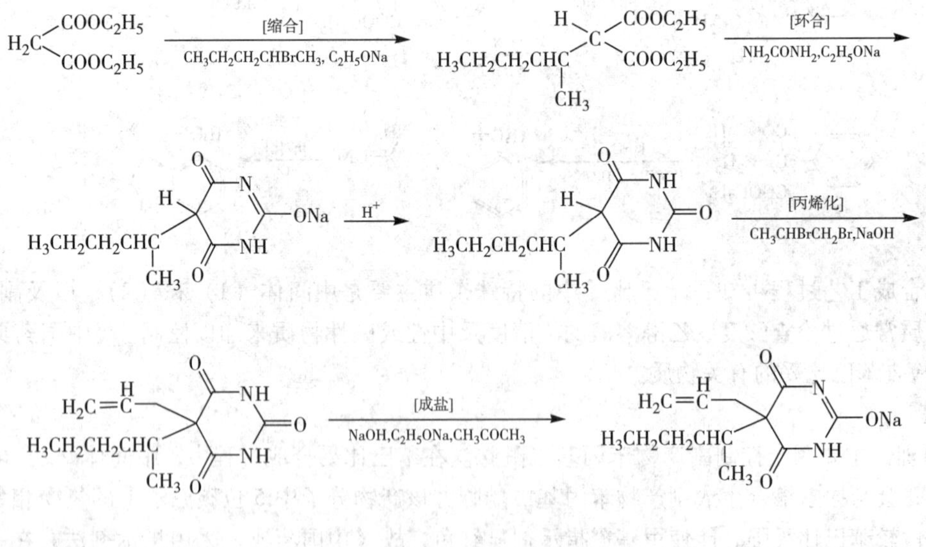

1. 溶液的澄清度

（1）原理　司可巴比妥钠在水中极易溶解，水溶液应该澄清，否则表明含有水不溶性杂质。

（2）方法　取本品 1.0g，加新沸过的冷水 10ml 溶解后，溶液应澄清。

（3）注意事项　因司可巴比妥钠水溶液遇水中二氧化碳作用析出司可巴比妥，故溶解样品所用的水应事先煮沸放冷，以除去二氧化碳的干扰。

2. 中性或碱性物质

（1）原理　此类杂质主要是指合成过程中产生的中性或碱性副产物，如酰脲、酰胺类物质。这类杂质不溶于氢氧化钠而溶于乙醚，可用乙醚提取后，称重，检查其限量。

（2）方法　取本品 1.0g，照苯巴比妥项下的方法检查，应符合规定。

四、含量测定

本类药物常用的含量测定方法有银量法、溴量法、酸碱滴定法、紫外分光光度法、高效液相色谱法、气相色谱法及电泳法等。

（一）银量法

基于巴比妥类药物在适当的碱性溶液中，可与银离子定量成盐，其反应原理与丙二酰脲类鉴别反应中的银盐反应相同。在滴定过程中，巴比妥类药物首先与硝酸银生成可溶性一银盐，当被测定的巴比妥类药物完全形成一银盐后，继续用硝酸银滴定液滴定，稍过量的银离子就与巴比妥类药物形成难溶性二银盐沉淀，使溶液变浑浊，以此指示滴定终点。

因此，可采用银量法测定本类药物及其制剂的含量。《中国药典》采用银量法测定苯巴比妥及其钠盐，异戊巴比妥及其钠盐，以及其制剂的含量。

此法操作简便、应用广泛，分解产物或其他一些可能产生的杂质不与硝酸银反应，该法具有一定的专属性。可作为一般巴比妥类药物及其制剂的测定方法。但接近终点时反应较慢，难以准确观察浑浊的出现，同时二银盐沉淀具有一定的溶解度，沉淀的乳光要在化学计量点以后才出现，因此测定结果偏高。用电位法指示终点可消除这一缺点。另外，本法受温度影响较大，滴定时必须控制温度。为了减少目测误差，曾用丙酮作为介质来克服滴定过程中温度变化的影响和目视法的主观性倾向，结果仍不能令人满意；《中国药典》（1985 年版）改用甲醇及 3.0% 无水碳酸钠溶剂系统，以饱和甘汞电池为参比电极，银电极为指示电极，用硝酸银液电位滴定，使本法获得显著改善，并沿用至今。

实例解析

实例 7-1：苯巴比妥钠的含量测定

取本品 0.2g，精密称定，加甲醇 40ml 使溶解，再加新制的 3% 无水碳酸钠溶液 15ml，照电位滴定法，用硝酸银滴定液（0.1mol/L）滴定。

解析：

（1）反应摩尔比（1：1）。

（2）AgNO$_3$ 滴定液应新鲜配制。

（3）银电极在临用前需要硝酸浸洗 1~2 分钟，再用水淋洗干净后使用。

（4）无水碳酸钠应新配，因为碳酸钠溶液久置后可吸收空气中二氧化碳，产生碳酸氢钠，使含量明显下降，导致测定时溶液碱度不足。

（二）溴量法

凡在 5 位取代基中含有不饱和双键的巴比妥类药物，其不饱和键可与溴定量地发生加成反应，故可用溴量法进行含量测定。本法操作简单、专属性强，针对结构中的双键特征，可与其他巴比妥类药物区别。《中国药典》采用此法测定司可巴比妥钠及其胶囊的含量。

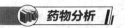
反应机制为：

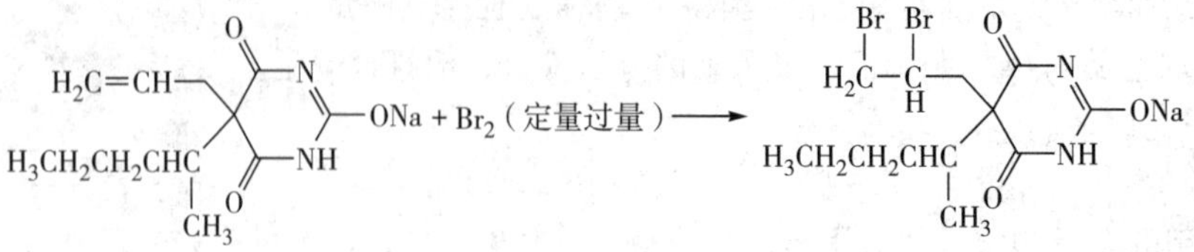

$$H_2C=CH \quad \cdots \quad ONa + Br_2（定量过量）\longrightarrow \cdots$$

$$Br_2（剩余）+2KI \longrightarrow 2KBr+I_2$$
$$I_2+2Na_2S_2O_3 \longrightarrow 2NaI+Na_2S_4O_6$$

实例解析

实例7-2：司可巴比妥钠的含量测定

取本品约0.1g，精密称定，置250ml碘瓶中，加水10ml，振摇使溶解，精密加溴滴定液（0.1mol/L）25ml，再加盐酸5ml，立即密塞并振摇1分钟，在暗处静置15分钟后，注意微开瓶塞，加碘化钾试液10ml，立即密塞，摇匀后，用硫代硫酸钠滴定液（0.1mol/L）滴定，至近终点时，加淀粉指示液，继续滴定至蓝色消失，并将滴定结果用空白试验校正。每1ml溴滴定液（0.1mol/L）相当于13.01mg的 $C_{12}H_{17}N_2NaO_3$。

解析：

（1）在实际工作中，由于溴易挥发，影响滴定液浓度的准确性，且腐蚀性强，不宜直接配成标准溶液。而是用定量的溴酸钾与过量的溴化钾配制成的混合溶液作为溴滴定液，亦称溴液。

溴滴定液（0.1mol/L）的配制：取溴酸钾3.0g与溴化钾15g，加水适量使溶解成1000ml，摇匀。滴定时，在供试品溶液中加入适量盐酸，在酸性条件下，溴酸钾和溴化钾反应生成新生态的溴，再与被测药物发生作用。

$$KBrO_3+5KBr+6HCl \longrightarrow 3Br_2+6KCl+3H_2O$$

（2）滴定时常用剩余滴定方式。滴定时，过量的溴与司可巴比妥定量反应完成后，剩余溴滴定液将碘化钾中碘离子氧化为碘，碘再与硫代硫酸钠滴定液反应。在整个操作中应注意溴和碘的损失。

（3）空白试验为了消除因反应多、过程长而产生的系统误差，也是为了不标定 Br_2 滴定液的浓度。

（三）酸碱滴定法

巴比妥类药物呈弱酸性，可作为一元酸以标准碱液直接滴定。用于巴比妥类原料药及其制剂的分析。根据所用溶剂的不同，可分为以下三种滴定方法。

1. 在水-醇混合溶剂中的滴定法 本类药物在水中溶解度较小，反应生成的弱酸盐易水解使滴定突跃不明显而影响终点的观察，故滴定时多在醇溶液或含水的醇溶液中进行。以麝香草酚酞为指示剂，滴定至溶液显淡蓝色为终点。

异戊巴比妥的含量测定

取本品约 0.5g，精密称定，加乙醇 20ml 溶解后，加麝香草酚酞指示剂 6 滴，用氢氧化钠滴定液（0.1mol/L）滴定，并将滴定结果用空白试验校正，即得。每 1ml 氢氧化钠滴定液（0.1mol/L）相当于 22.63mg 的 $C_{11}H_{18}N_2O_3$。

反应机制为：

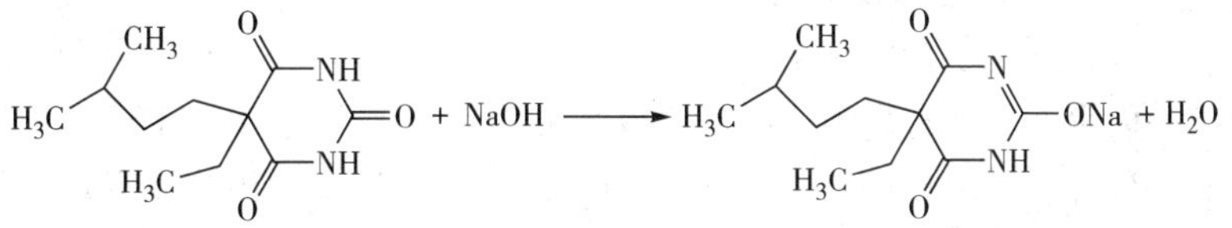

本法操作简单，但终点较难判断，采用空白对照可帮助终点的确定。由于操作过程中易吸收空气中的二氧化碳，而使终点的淡蓝色褪去，采用空白对照亦难以取得满意的结果，故可采用电位法指示终点。

2. 在胶束水溶液中的滴定方法　本法是在有机表面活性剂的胶束水溶液中进行滴定，采用指示剂或电位法指示终点。因表面活性剂能改变巴比妥类药物的离解平衡，使药物的 K_a 增大，使巴比妥类药物酸性增强，因此使滴定终点变化明显。常用的有机表面活性剂有：溴化十六烷基三甲基苄胺和氯化四癸基二甲基苄胺。

测定方法：取巴比妥类药物适量，精密称定，加表面活性剂水溶液（0.05mol/L）50ml 溶解后，加 5% 麝香草酚酞指示剂 0.5ml，用氢氧化钠滴定液（0.1mol/L）滴定。

本法简便，优于在水−乙醇混合溶液中的滴定法。

3. 非水溶液滴定法　巴比妥类药物在非水溶液中的酸性增强，用碱性标准溶液滴定时，终点较明显。测定时常用的溶剂有二甲基甲酰胺、甲醇、三氯甲烷、丙酮、无水乙醇、苯、吡啶、甲醇−苯（15：85）、乙醇−三氯甲烷（1：10）等；常用的滴定剂有甲醇钾（钠）的甲醇或乙醇溶液，氢氧化四丁基铵的氯苯溶液等，常用的指示剂为麝香草酚蓝等，也可用玻璃−甘汞电极系统，以电位法指示终点。各国药典均有应用。

各国药典中对于巴比妥类的测定

1. USP43−NF38 中司可巴比妥的测定　取供试品约 0.45g，精密称定，加二甲基甲酰胺 60ml 使溶解后，加麝香草酚蓝指示液 4 滴，在隔绝二氧化碳的条件下，以电磁搅拌器搅拌，用甲醇钠溶液（0.1mol/L）滴定，并将测定结果用空白试验校正。每 1ml 甲醇钠滴定液（0.1mol/L）相当于 23.83mg 的 $C_{12}H_{18}N_2O_3$。

2. BP2020 中戊巴比妥的测定　取本品约 0.1g，精密称定，溶于 5ml 吡啶溶液中。加 0.5ml 百里酚酞溶液和 10ml 硝酸银的吡啶溶液。用甲醇钠溶液（0.1mol/L）滴定至溶液变为纯蓝色，并将测定结果用空白试验校正。每 1ml 甲醇钠溶液（0.1mol/L）相当于 11.31mg 的 $C_{11}H_{18}N_2O_3$。

3. JP17 中巴比妥的测定　取本品约 0.4g，精密称定，溶于 5ml 乙醇−三氯甲烷（95：5）。加 1ml 茜素黄−百里酚酞试液。用乙醇钠溶液（0.1mol/L）滴定至溶液由黄色转变为浅蓝色再转为紫色，并将测定结果用空白试验校正。每 1ml 乙醇钠溶液（0.1mol/L）相当于 18.42mg 的 $C_8H_{12}N_2O_3$。

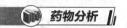

（四）紫外分光光度法

巴比妥类药物在碱性溶液中电离为具有紫外吸收特征的结构，在紫外区产生特征吸收，可用紫外分光光度法测定其含量。本法专属性强、灵敏度高，被广泛应用于巴比妥类药物及制剂的含量测定，以及固体制剂的溶出度和含量均匀度检查，也常用于体内巴比妥类药物的检测。当测定含有干扰性物质的样品时，须经提取分离除去干扰物后，再进行测定。

1. 直接紫外分光光度法　本法是将供试品溶解后，根据供试品溶液的 pH 值，选用其相应的最大吸收波长（λ_{max}）处，直接测定供试品溶液的吸光度，再计算药物的含量。硫代巴比妥类药物在酸性和碱性溶液中均有紫外吸收，强碱性溶液中，在 304nm 处有吸收峰。

例如：注射用硫喷妥钠的含量测定

本品为硫喷妥钠 100 份与无水碳酸钠 6 份混合的灭菌粉末。按平均装量计算，含硫喷妥钠（$C_{11}H_{17}N_2NaO_2S$）应为标示量的 93.0%～107.0%。

取装量差异项下的内容物，混合均匀，精密称取适量（约相当于硫喷妥钠 0.25g），置 500ml 量瓶中，加水使硫喷妥钠溶解并稀释至刻度，摇匀，精密量取适量。用 0.4% NaOH 溶液定量稀释制成每 1ml 中约含 5μg 的溶液，作为供试品溶液。照紫外-可见分光光度法（《中国药典》四部通则 0401），在波长 304nm 处测定吸光度；另取硫喷妥对照品适量，精密称定，用 0.4% NaOH 溶液定量稀释制成每 1ml 中约含 5μg 的溶液，作为对照品溶液。同法测定吸光度。计算，即得。根据每支的平均装量计算。每 1mg 硫喷妥相当于 1.091mg 的 $C_{11}H_{17}N_2NaO_2S$。

供试品中硫喷妥钠的量按下式计算：

$$硫喷妥钠的量（mg） = 1.091 \times C_s \times (A_u/A_s) \times D \times 10^{-3} \tag{7-1}$$

式中，A_u 和 A_s 分别为供试品溶液和对照品溶液的吸光度；C_s 为对照品溶液的浓度（μg/ml）；1.091 为硫喷妥钠和硫喷妥的分子量比值；D 为稀释体积（ml）。

2. 差示分光光度法（简称 ΔA 法）　差示分光光度法既保留了通常的分光光度法简易快速、直接读数的优点，又无需预先分离，且能消除背景与辅料的干扰。其原理为利用共存组分间化学性质的不同，通过某些反应（如酸碱反应、配位反应、氧化还原反应或其他反应）或改变某些条件（如 pH 值），供试品中待测组分发生了特征性的光谱变化，而赋形剂或其他共存物则不受影响，光谱行为不发生变化，从而消除了它们的干扰。在测定时，取两份相等的供试溶液，经不同的处理（如调节不同的 pH 值或加入不同的反应试剂）后，一份置样品池中，另一份置参比池中，于适当的波长处，测其吸光度的差值（ΔA 值）。

定量依据供试品在两种不同的化学环境中分别以 x、y 表示，干扰物用 z 表示：

$$\Delta A = A_{样品} - A_{参比} = (A_x + A_z) - (A_y + A_z)$$
$$= A_x - A_y = (E_x - E_y) CL$$
$$\Delta A \propto C$$

应用该法可用于巴比妥类药物制剂分析。利用巴比妥类药物在不同 pH 值溶液中的电离级数不同，因而产生不同的紫外吸收光谱。干扰组分在不同 pH 值溶液中的紫外吸收光谱无显著差异，因而测定不同 pH 值溶液中吸光度差值（ΔA 值），ΔA 仅与巴比妥类药物的浓度有关，而与干扰组分无关，即干扰组分的干扰可被消除。

（1）于波长 240nm 处，测定 pH10 和 pH2 两种溶液的吸光度之差。

（2）于波长 260nm 处，测定 pH10 和强碱溶液的吸光度之差。

3. 经提取分离后的紫外分光光度法　如果巴比妥类药物的供试品中有干扰物质存在，可根据巴比妥盐和巴比妥的游离体在水和有机溶液中的溶解差异，经过提取分离除去干扰物质后再用紫外分光光度法进行含量测定。《美国药典》曾采用该法测定苯巴比妥钠的含量。

根据巴比妥类药物具有弱酸性，在三氯甲烷等有机溶剂中易溶，而其钠盐在水中易溶的特点来进行。测定时，取巴比妥类药物适量，加水使其溶解后，加酸酸化，用三氯甲烷提取巴比妥类药物，三氯甲烷提取液加 pH7.2~7.5 的缓冲液（水 10~15ml，加碳酸氢钠 1g，10% 盐酸 3~4 滴）振摇，分离弃去水相缓冲液层，再用氢氧化钠（0.45mol/L）自三氯甲烷中提取巴比妥类药物，调节碱提取液的 pH 值，然后选用相应的吸收波长进行测定。

例如：USP43-NF38 中苯巴比妥钠的含量测定

取本品约 50mg，精密称定，置盛有 15ml 蒸馏水的分液漏斗中，振摇使溶解。加入盐酸 2ml，振摇，用三氯甲烷提取游离出的苯巴比妥，共提取 4 次，每次 25ml，合并提取液，用棉花或者其他滤器滤过，收集滤液置于 250ml 量瓶中，以少量三氯甲烷洗涤分液漏斗和滤器，洗涤液并入量瓶中，加三氯甲烷稀释至刻度，摇匀。精密量取三氯甲烷提取液 5ml，置烧杯中，在水浴上蒸去三氯甲烷至近干，残渣先用乙醇，再用 pH9.6 硼酸缓冲液溶解，移入 100ml 量瓶中，再用硼酸钠缓冲液稀释至刻度，摇匀，作为供试品溶液。另取苯巴比妥对照品适量，精密称定，置于盛有 5ml 乙醇的 100ml 量瓶中，加 pH9.6 的硼酸盐缓冲液至刻度，摇匀，最后稀释成浓度约为 10μg/ml 作为标准溶液。以每 100ml pH9.6 的硼酸盐缓冲液中含有 5ml 乙醇的溶液为空白液，在 240nm 波长处，用 1cm 吸收池分别测定供试品溶液和对照品溶液的吸光度。测定结果按下式计算：

$$苯巴比妥钠（mg）= 5 \times 1.095 \times C_s \times (A_u/A_s) \qquad (7-2)$$

式中，C_s 为对照品溶液的浓度（μg/ml）；A_u 为供试品溶液的吸光度；A_s 为对照品溶液的吸光度；1.095 为苯巴比妥钠与苯巴比妥分子量之比；5 为稀释倍数和重量单位的换算因子。

（五）高效液相色谱法

苯巴比妥片原采用银量法测定含量，如采用电位滴定法，由于辅料等因素影响，易产生平行误差。《中国药典》改为高效液相色谱法。高效液相色谱法具有柱效高、灵敏度高、分离速度快、适用范围广、重复性好和操作方便等特点，已成为药物分析研究中不可缺少的主要方法之一，主要用于制剂及体液中巴比妥类药物的含量测定。

例如：苯巴比妥片的含量测定

【含量测定】照高效液相色谱法（四部通则 0512）测定。

色谱条件与系统适用性试验：用辛烷基硅烷键合硅胶为填充剂；以乙腈-水（30∶70）为流动相，检测波长为 220nm；理论板数按苯巴比妥峰计算不低于 2500，苯巴比妥峰与相邻杂质峰的分离度应符合要求。

样品含量测定：取本品 20 片，精密称定，研细，精密称取适量（约相当于苯巴比妥 30mg），置 50ml 量瓶中，加流动相适量，超声处理 20 分钟使苯巴比妥溶解，放冷，用流动相稀释至刻度，摇匀，滤过，精密量取续滤液 1ml，置 10ml 量瓶中，用流动相稀释至刻度，摇匀，精密量取 10μl，注入液相色谱仪，记录色谱图。另取苯巴比妥对照品，精密称定，加流动相溶解并定量稀释制成每 1ml 中约含苯巴比妥 60μg 的溶液，同法测定。按外标法以峰面积计算，即得。

此外，USP43-NF38 中苯巴比妥及其制剂、苯巴比妥钠及其制剂、戊巴比妥及其钠盐，BP2020 甲苯巴比妥片的含量测定均采用此法。

知识拓展

苯巴比妥与《药品生产质量管理规范》

镇静催眠药苯巴比妥自上市至今已经超过一百年的历史，由于其良好的抗惊厥和催眠的作用，成为早期使用率最高的安眠药物之一。苯巴比妥服用方便，既可口服，又能够肌内注射，因而得到广泛的使用。苯巴比妥药物的治疗效果被人们所熟知，但是人们不知道苯巴比妥的生产还间接的催生了《药品生产质量管理规范》（GMP）的建立。

20世纪40年代，在美国曾发生了一系列的药物中毒事件，中毒的人群几乎都服用了一种治疗细菌感染的常用药物——磺胺噻唑，这种药物的毒副作用很小，正常剂量不会引起中毒或死亡。通过美国食品药品监督管理局的仔细调查发现，这批磺胺噻唑中混有大剂量的苯巴比妥，这种被污染的磺胺噻唑被大量服用后会导致使用者苯巴比妥中毒甚至死亡。经过进一步的调查发现，磺胺噻唑的污染是由于该企业生产磺胺噻唑的车间与苯巴比妥的车间相邻，两个车间的生产设备有时甚至还会互换使用，可以想象如果这些设备里先残留了苯巴比妥粉末，再用该设备去生产磺胺噻唑，后果可想而知。当然该事件的发生与企业糟糕的质量检查系统也有直接的关系。

苯巴比妥事件用生命的代价换来了人们对药品质量管理的重视，这一事件的发生也促使美国大幅修改原来的药品生产法案，并在药品企业中强制推行GMP。如今，我国在药品生产企业中推行的药品生产质量管理规范，也是借鉴和采用了美国GMP的方法、内容和要求，为广大人民群众的健康带来了福祉，为企业生产合格的药品提供了有力的保障。

本章小结

1. 巴比妥类药物的结构特征：巴比妥类药物为巴比妥酸的衍生物，具有丙二酰脲基本结构。

2. 巴比妥类药物的基本性质：具有弱酸性、水解性、金属离子反应的性质及紫外吸收特性。

3. 巴比妥类药物的鉴别试验：依据其基本结构，本类药物共性反应为丙二酰脲类的鉴别反应，可与银盐、铜盐等重金属离子进行反应。依据不同的特殊取代基，可采用显色反应及硫元素反应等鉴别。

4. 巴比妥类药物的检查：依据本类药物的结构、性质及生产工艺，熟悉特殊杂质检查的方法和原理。

5. 巴比妥类药物的含量测定方法：酸碱滴定法、银量法、溴量法、紫外分光光度法、高效液相色谱法、电泳法等。

练 习 题

题库

一、选择题

A 型题（最佳选择题）

1. 与吡啶-硫酸铜作用，生成绿色配位化合物的药物是（　　）。

    A. 苯巴比妥　　　　　　B. 硫喷妥钠　　　　　　C. 司可巴比妥　　　　　　D. 盐酸氯丙嗪

2. 以下哪一项不是巴比妥类药物的特性？（　　）

    A. 弱碱性　　　　　　　　　　　　　　B. 弱酸性

    C. 易与重金属离子络合　　　　　　　　D. 易水解

3. 《中国药典》用银量法测定苯巴比妥的含量，指示终点的方法是（　　）。

    A. 铬酸钾法　　　　　　　　　　　　　B. 铁铵矾指示剂法

    C. 吸附指示剂法　　　　　　　　　　　D. 永停法

4. 巴比妥类药物分子结构中因含有酰亚胺基团，因而可于碱性介质中加热水解，产生能使红色石蕊试纸变蓝的气体。该气体是（　　）。

    A. 乙二胺　　　　　　B. 氨气　　　　　　C. 二氧化碳　　　　　　D. 二乙胺基乙醇

5. 银量法测定苯巴比妥类含量的碱性条件是（　　）。

A. 新制的氢氧化钠溶液　　　　　　　B. 新制的无水碳酸氢钠溶液

C. 新制的无水碳酸钠溶液　　　　　　D. 无水亚硫酸氢钠溶液

6.《中国药典》规定检查苯巴比妥的乙醇溶液的澄清度，其目的是（　　　）。

A. 控制中间体　　　　　　　　　　　B. 控制副产物

C. 控制苯巴比妥酸杂质　　　　　　　D. 控制其溶解度

B 型题（配伍选择题）

[1~5]

A. 司可巴比妥　　　B. 苯巴比妥　　　C. 硫喷妥钠　　　　D. A、B、C 均可

E. A、B、C 均不可

以下反应用于鉴别的药物是：

1. 与碱溶液共沸产生氨气（　　　）

2. 加氢氧化钠试液与醋酸铅试液生成白色沉淀（　　　）

3. 在碱性溶液中与高锰酸钾反应，使高锰酸钾褪色（　　　）

4. 与甲醛-硫酸反应生成玫瑰红色环（　　　）

5. 在酸性溶液中与三氯化铁反应显紫堇色（　　　）

[6~8]

A. 司可巴比妥钠　　　B. 苯巴比妥　　　C. 盐酸利多卡因

D. 对乙酰氨基酚　　　E. 注射用硫喷妥钠

以下反应用于鉴别的药物是：

6. 加碘试液，试液的棕黄色消失（　　　）

7. 加硫酸与亚硝酸钠，即显橙黄色，随即转为橙红色（　　　）

8. 加氢氧化钠试液溶解后，加醋酸铅试液，生成白色沉淀，加热后，沉淀转为黑色（　　　）

[9~12]

A. 紫外分光光度法　　　B. 溴量法　　　C. 银量法

D. 非水溶液滴定法　　　E. 高效液相色谱法

以下药物《中国药典》采用的含量测定方法是：

9. 苯巴比妥（　　　）

10. 司可巴比妥钠（　　　）

11. 注射用硫喷妥钠（　　　）

12. 苯巴比妥片（　　　）

X 型题（多项选择题）

1. 下列哪些性质适用于巴比妥类药物？（　　　）

A. 具有环戊烷多氢菲的母核　　　　　B. 基本结构为丙二酰脲

C. 母核中含 2 个氮原子　　　　　　　D. 与碱共热，有氨气放出

E. 水溶液呈弱碱性

2.《中国药典》中规定丙二酰脲的反应为（　　　）。

A. 水解反应　　　B. 与银盐的反应　　　C. 与汞盐的反应

D. 与钴盐的反应　　　E. 与铜盐的反应

3. 巴比妥类药物的鉴别方法有（　　　）。

A. 与铜盐反应生成紫色化合物　　　　B. 与钴盐反应生成紫色化合物

C. 与银盐反应生成白色沉淀　　　　　D. 与汞盐反应生成白色产物

E. 与氢氧化钠共沸有氨气生成

4. 司可巴比妥钠鉴别及含量测定的方法为（　　　）。

A. 银镜反应进行鉴别　　　　　　　　B. 采用熔点测定法鉴别

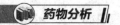

C. 溴量法测定含量　　　　　　　　　　　　　D. 与碘试液反应

E. 可用冰醋酸为溶剂，高氯酸的冰醋酸溶液为滴定剂进行非水滴定

5. 苯巴比妥的特殊杂质检查项目包括（　　　）。

A. 中性或碱性物质　　B. 酸度　　　　　　C. 溶液澄清度

D. 乙醇溶液澄清度　　E. 重金属

二、简答题

1. 巴比妥类药物的母核是什么？

2. 如何利用巴比妥类药物的紫外吸收特征来区别不同类型的巴比妥？

3. 巴比妥类药物的含量测定方法有哪些？简述银量法测定巴比妥类药物含量的原理。

4. 查阅 USP43-NF38、BP2020、JP17、ChP2020 苯巴比妥的分析方法，比较四国药典分析方法的异同点。

三、计算题

精密称定苯巴比妥钠 0.2071g，加甲醇 40ml 使溶解，再加新制的 3% 无水碳酸钠溶液 15ml，照电位滴定法（《中国药典》四部通则 0701），用硝酸银滴定液（0.1001mol/L）滴定，消耗 8.02ml。每 1ml 硝酸银滴定液（0.1mol/L）相当于 25.75mg 的 $C_{12}H_{12}N_2O_3$，计算含量。

（卢方晋　倪丹蓉）

PPT 思维导图

第八章 芳酸及其酯类药物的分析

学习导引

知识要求

1. **掌握** 本章典型药物的化学结构、理化性质、鉴别试验及含量测定方法的原理及特点。
2. **熟悉** 阿司匹林、对氨基水杨酸钠和甲芬那酸中特殊杂质的检查方法与限量计算。
3. **了解** 本章典型药物鉴别的紫外分光光度法、红外分光光度法及高效液相色谱法应用。

能力要求

1. 熟练掌握阿司匹林含量测定和水杨酸杂质检查的操作技能。
2. 学会应用化学反应鉴别阿司匹林、贝诺酯等芳酸及其酯类药物。

课堂互动

1. 目前临床上常用的芳酸及其酯类药物约有多少种？如何分类？
2. 阿司匹林的用途有哪几方面？可以经常吃吗？

芳酸及其酯类药物系指分子结构中既有苯环、又含有羧基的一大类药物，羧基与苯环直接或间接相连，主要包括水杨酸类、苯甲酸类及其他芳酸类药物。《中国药典》收载了阿司匹林、水杨酸、对氨基水杨酸钠、双水杨酯、二氟尼柳、贝诺酯、甲芬那酸、丙磺舒、双氯芬酸钠、布洛芬及酮洛芬原料及制剂等多个品种。

知识链接

芳酸及其酯类药物的发现历史

芳酸及其酯类药物是一类临床用药历史悠久的解热镇痛、抗炎类药物。目前认为水杨酸钠盐是最早用于临床的本类药物，它是从柳树皮提取物水杨苷经过水解后得到的化合物，用于治疗风湿及痛风。1853 年，有科学家最先用水杨酸与乙酐合成了阿司匹林，当时没能引起人们足够的重视；1898 年，德国化学家菲利克斯·霍夫曼在知名犹太化学家阿图尔·艾兴格林指导下又进行了合成，发现其治疗风湿关节炎的疗效极好；1899 年，由德莱塞介绍到临床并取名为阿司匹林(Aspirin)，它保留了水杨酸钠的解热、镇痛和抗炎活性且不良反应明显降低。随后各国科学家又研发了全人工合成的解热镇痛药，如对乙酰氨基酚；1963 年，吲哚类化合物吲哚美辛正式用于类风湿关节炎的治疗，其解热、抗炎、抗风湿作用较阿司匹林强，但不良反应较多。此后，药物结构

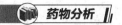

不同，但药理作用大同小异的灭酸类、吡唑酮类、吲哚类及丙酸类解热等各类解热镇痛药相继问世，大大增加了解热镇痛抗炎药的品种。1974 年，在意大利米兰召开的国际会议上将本类药物又称为非甾体抗炎药（non-steroidal anti-inflammatory drugs，NSAIDs），由于阿司匹林是这类药物的典型代表，故又将这类药物称为阿司匹林类药物。

一、结构与性质

（一）水杨酸类

1. 典型药物　水杨酸类药物基本结构为邻羟基苯甲酸类，其特点为：分子中含羧基、苯环和邻位羟基，苯环上的羧酸呈酸性，可成盐或成酯；邻羟基也可酯化。典型药物有阿司匹林（Aspirin）、水杨酸（Salicylic Acid）、对氨基水杨酸钠（Sodium Aminosalicylate）、双水杨酯（Salsalate）、二氟尼柳（Diflunisal）和贝诺酯（Benorilate）等。

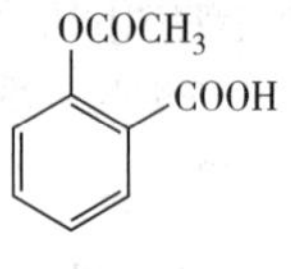

阿司匹林

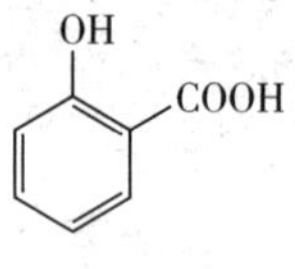

水杨酸

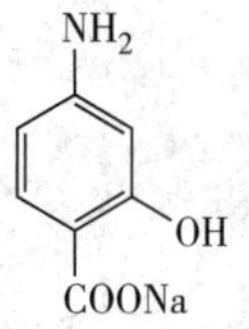

对氨基水杨酸钠

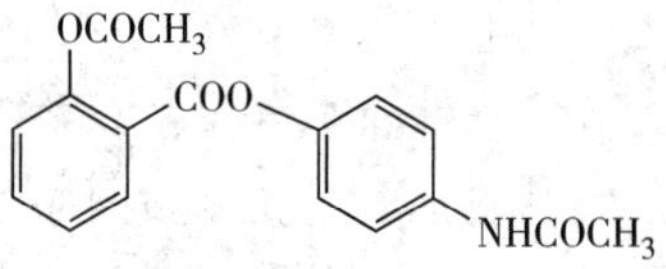

贝诺酯

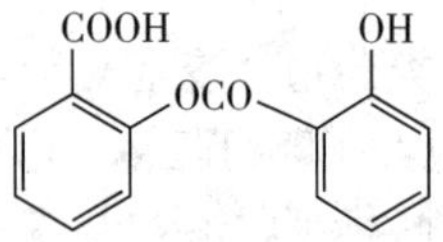

双水杨酯

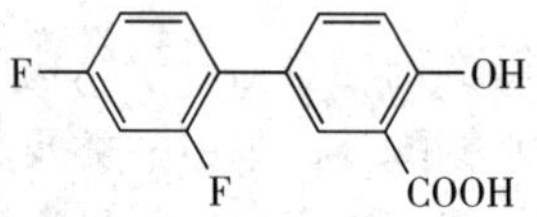

二氟尼柳

2. 主要理化性质

（1）酸性　水杨酸类药物是邻位羟基取代的芳酸类衍生物，羟基中的氢与羧基中的碳氧双键的氧形成分子内氢键，更增强了羧基中氧-氢键的极性，使其酸性大为增强。因此，水杨酸的酸性（pK_a 2.95）比苯甲酸（pK_a 4.26）强得多。若邻位羟基被酰化，如阿司匹林（pK_a 3.49），则酸性下降。

本类药物其 pK_a 约为 3~6，属于弱酸或中等强度酸，其酸性比无机酸（如碳酸 pK_a 6.3）和一般酚类（如苯酚 pK_a 10）强。

本类药物具有酸性的特性可用于该类原料药物的鉴别和含量测定。多数水杨酸类药物可溶于中性醇或其他水溶性有机溶剂后，用碱液（如氢氧化钠滴定液）直接滴定；芳酸酯药物可在过量碱液中水解后，再用酸滴定液回滴；目前本类药物的制剂则大多采用具有高效分离能力的高效液相色谱法进行含量测定。

（2）紫外及红外吸收特性　水杨酸及其酯类药物的分子结构中含有芳环及共轭体系，在紫外区一定波长处有特征吸收，可用于本类部分药物的鉴别、含量测定及制剂的常规检查，如溶出度的测定。本类药物具有特征的红外吸收特性，可用于本类原料药物的鉴别。

（3）水解性　水杨酸酯类药物阿司匹林、双水杨酯和贝诺酯易水解，在通常情况下其水解速度较慢，若有酸或碱存在或加热条件下，可加速水解反应进行。特别是在过量碱存在的条件下，由于碱能中和反应中生成的酸，使平衡破坏，使水解反应可以进行完全。因此，在本类药物的生产和贮藏过程中均易引入各类降解和水解产物，《中国药典》规定阿司匹林、双水杨酯和贝诺酯及其片剂均需检查游离水杨酸杂质。

利用酯类药物的水解反应及生成的水解产物的理化特性可鉴别相应的水杨酸酯类药物。也可在供试品溶液中加入定量过量碱滴定液，加热回流，使酯类药物快速、完全水解后，用酸滴定液回滴定剩余的碱液，最终测得酯类药物的含量。

（4）其他特性　利用水杨酸类药物的酚羟基在弱酸性溶液中可与三价铁反应生成有色配位化合物，可用于本类药物的鉴别。二氟尼柳含有氟元素，可用于其药物鉴别。具有芳伯氨基或水解后产生芳伯氨基的药物如贝诺酯和对氨基水杨酸钠，可采用重氮化-偶合反应进行鉴别，且可采用亚硝酸钠滴定法测定对氨基水杨酸钠原料药的含量。

本类药物大多为固体，一般在水中难溶，可溶于乙醇、乙醚等有机溶剂，但其盐类药物易溶于水。如阿司匹林为白色针状或板状结晶或粉末，在干燥空气中稳定，在潮湿空气中缓缓水解成水杨酸和乙酸；且其在乙醇中易溶，在乙醚和三氯甲烷中溶解，微溶于水，在氢氧化钠溶液或碳酸钠溶液中能溶解，但同时分解。二氟尼柳为白色结晶，难溶于水，在乙醇中溶解。

（二）苯甲酸类

1. 典型药物　苯甲酸类药物分子结构中含有羧基、苯环和其他取代基。苯环上的游离羧基呈酸性，可成盐或成酯。苯环上取代基的不同，得到不同结构的药物，典型药物有苯甲酸（Benzoic Acid）、甲芬那酸（Mefenamic Acid）和丙磺舒（Probenecid）。

苯甲酸（钠）　　　　　　　甲芬那酸　　　　　　　丙磺舒

2. 主要理化性质

（1）酸性　药物分子结构中羧基及取代基在芳环上所处位置和相互影响不同，不同的苯甲酸类药物的酸性强弱亦不同。若分子结构中具有羟基、卤素等电负性大的取代基，由于吸电子效应能降低苯环电子云密度，引起羧基氧原子上的电子云密度降低和增加氧-氢键极性，质子较易解离，故酸性增强；若分子中具有甲基、乙基、氨基等斥电子基团，则能增加苯环的电子云密度，从而降低氧-氢键极性，酸性就会减弱。本类药物分子结构中苯环与羧基直接相连，具有较强的酸性。苯甲酸的 pK_a 4.26，可用氢氧化钠滴定液直接滴定。

（2）紫外及红外吸收特性　本类药物结构中的苯环及其取代基，具有特征的紫外和红外吸收光谱，可用于鉴别和含量测定。如《中国药典》收载红外分光光度法用于苯甲酸的鉴别；红外和紫外分光光度法用于丙磺舒与甲芬那酸的鉴别，并采用紫外分光光度法测定丙磺舒片剂的含量及丙磺舒片剂与甲芬那酸片剂、胶囊剂的溶出度。

（3）其他特性　苯甲酸为白色结晶性粉末，在热空气中有挥发性，易溶于有机溶剂；苯甲酸的中性溶液与三氯化铁试剂反应生成赭色沉淀，可与水杨酸类药物区分。丙磺舒结构中含硫元素，其受热可分解生成亚硫酸盐。甲芬那酸为白色微细结晶性粉末，在乙醇或三氯甲烷中微溶，在水中不溶，但加入硫酸使其溶解，再加 0.5% 重铬酸钾溶液即显深蓝色，可用于其鉴别。

（三）其他芳酸类

1. 典型药物　其他芳酸类药物较多，本章仅重点介绍布洛芬（Ibuprofen）、酮洛芬（Ketoprofen）和双氯芬酸钠（Diclofenac Sodium），它们在结构上属于芳环取代的脂肪酸类衍生物。

2. 理化性质 布洛芬和酮洛芬均为芳基丙酸类衍生物，结构中的羧基未与苯环直接相连，因此，与苯甲酸和水杨酸类比较，酸性相对较弱，但仍具有一定的酸性，可用中性乙醇溶解后，用碱滴定液直接滴定。

布洛芬为白色粉末，较易溶于乙醇、丙酮、三氯甲烷等有机溶剂，在水中几乎不溶，在氢氧化钠或碳酸钠试液中易溶。酮洛芬为白色结晶性粉末，易溶于甲醇、乙醇、丙酮等有机溶剂，在水中几乎不溶，熔点 93~96℃；由于其分子中具有二苯甲酮结构，可利用其在酸性条件下与二硝基苯肼试液发生缩合反应的性质，用于该药物的鉴别。

双氯芬酸为邻氨基苯乙酸类衍生物，酸性也相对较弱，临床上常用其钠盐或钾盐。双氯芬酸钠为白色结晶性粉末，有刺鼻感与引湿性，在乙醇中易溶，在水中略溶，在三氯甲烷中不溶；其结构中含有苯环，在 276nm 波长处有最大吸收；苯环上氯元素经炽灼炭化，也可用于该药物的鉴别。双氯芬酸钠可在冰醋酸中溶解，用高氯酸滴定液滴定以测定其含量。

二、鉴别试验

根据本类药物的特定结构和理化性质，常采用的鉴别方法包括：显色反应、沉淀反应、红外和紫外-可见分光光度法、高效液相色谱法。

（一）三氯化铁反应

具有酚羟基的水杨酸及其盐类药物在中性或弱酸性条件下，与三氯化铁试液反应，生成紫色配位化合物。该显色反应适宜的 pH 值为 4~6，若在强酸性溶液中生成的配位化合物易分解。本反应极为灵敏，需取稀溶液进行试验；如取样量大，反应后产生的颜色过深时，可加水稀释后观察。《中国药典》常用此反应鉴别分子结构中含有酚羟基的本类药物。

1. 水杨酸酯类药物 需加热水解，生成含酚羟基化合物后，才能与三氯化铁反应。例如《中国药典》阿司匹林的鉴别：取本品约 0.1g，加水 10ml，煮沸放冷后，加三氯化铁试液 1 滴，即显紫堇色。反应式如下：

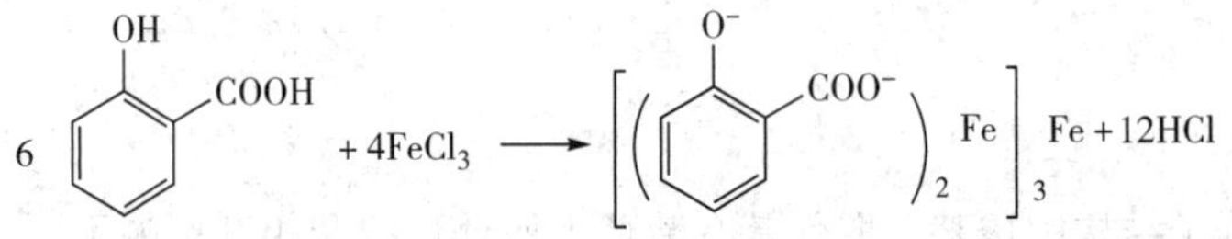

贝诺酯为水杨酸酯类药物，鉴别时则需先加碱煮沸，待贝诺酯水解后生成水杨酸，再与三氯化铁试液反应生成紫堇色配位化合物。方法为：取本品约 0.2g，加氢氧化钠试液 5ml 煮沸，放冷，滤液加盐酸适量至显微酸性，加三氯化铁试液 2 滴，即显紫堇色。双水杨酯在氢氧化钠试液中煮沸水解后，可与三氯化铁试液反应呈紫色。

2. 具有游离酚羟基芳酸类药物的鉴别

（1）对氨基水杨酸钠的鉴别 取本品约 10mg，加水 10ml 溶解后，加稀盐酸 2 滴使成酸性，加三氯化铁试液 1 滴，应显紫红色；放置 3 小时，不得产生沉淀（与 5-氨基水杨酸钠的区别）。

（2）二氟尼柳的鉴别 取本品约 2mg，加乙醇 10ml 溶解后，加入三氯化铁试液 1 滴，即显深紫色。

3. 苯甲酸的鉴别 在氢氧化钠的碱性溶液中，苯甲酸先与氢氧化钠反应生成苯甲酸钠，再与三氯化铁试剂反应生成赭色沉淀，可与水杨酸类药物的三氯化铁反应相区分。方法：取本品约 0.2g，加 0.4% 氢氧化钠溶液 15ml，振摇，滤过，滤液中加三氯化铁试液 2 滴，即生成赭色沉淀。

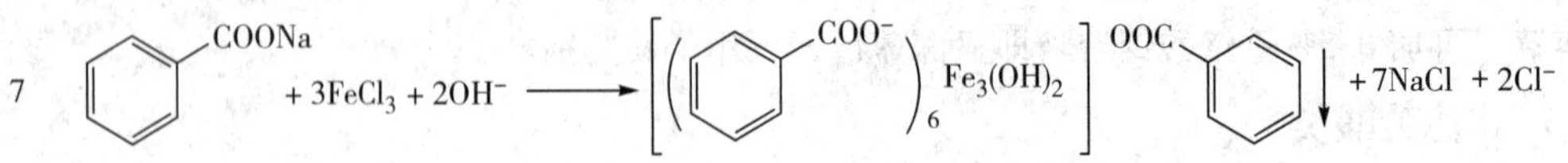

4. 丙磺舒的鉴别 丙磺舒为苯甲酸类药物，在碱性条件下，丙磺舒与三氯化铁试剂反应生成米黄色

铁盐沉淀。方法：取本品约 5mg，加 0.1mol/L 氢氧化钠溶液 0.2ml，用水稀释至 2ml（pH5.0~6.0），加三氯化铁试液 1 滴，即生成米黄色沉淀。

（二）水解反应

1. 阿司匹林的水解反应 阿司匹林在碳酸钠试液中加热水解，生成水杨酸钠和醋酸钠，加过量稀硫酸酸化后，则析出白色水杨酸沉淀，并发生醋酸臭味。若再加入乙醇和硫酸，加热，则可产生乙酸乙酯的香味。沉淀物于 100~105℃ 干燥后，熔点为 156~161℃。反应式如下：

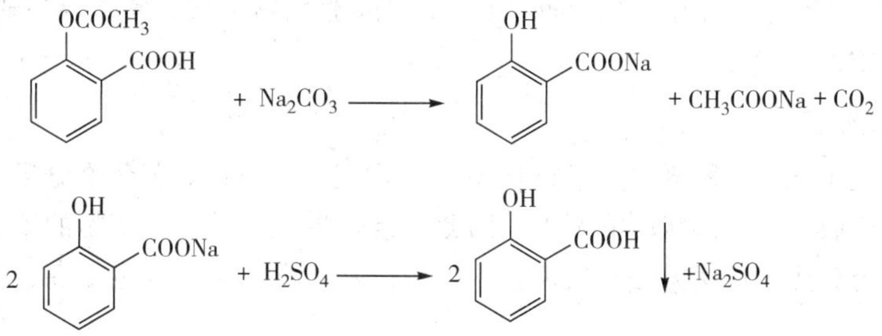

$$2CH_3COONa+H_2SO_4 \longrightarrow 2CH_3COOH+Na_2SO_4$$

《中国药典》阿司匹林的鉴别方法为：取本品约 0.5g，加碳酸钠试液 10ml，煮沸 2 分钟后，放冷，加过量的稀硫酸，即析出白色沉淀，并产生醋酸的臭气。若为阿司匹林片剂，需先滤除片剂辅料后，再依法试验，否则干扰反应结果的观察。复方片剂中其他成分有干扰时，需进行分离后再依法试验。

2. 双水杨酸酯的水解反应 双水杨酸酯加氢氧化钠试液，煮沸后，加稀盐酸，即析出白色水杨酸沉淀；分离后，沉淀用水洗涤，并于 100~105℃ 干燥后，熔点约为 158℃。该沉淀在醋酸铵试液中又可溶解。

（三）重氮化-偶合反应（芳香第一胺反应）

药物分子结构中具有芳伯氨基或水解后产生芳伯氨基的药物，可采用重氮化-偶合反应进行鉴别。

贝诺酯具有潜在的芳伯氨基，加酸水解后产生芳伯氨基结构，与亚硝酸钠试液发生重氮化反应生成重氮盐，再与碱性 β-萘酚偶合产生橙红色沉淀。反应式如下：

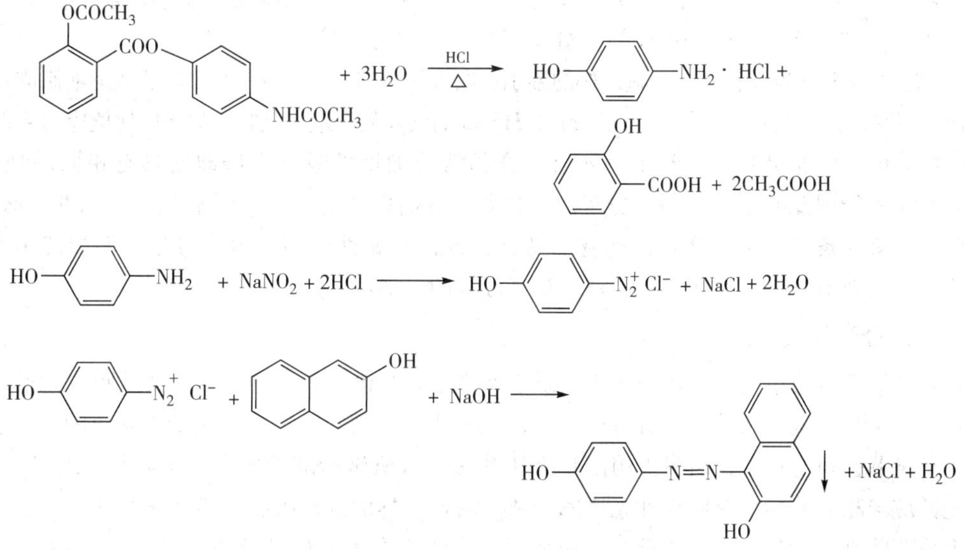

《中国药典》鉴别方法为：取本品约 0.1g，加稀盐酸 5ml，煮沸，放冷，滤过，滤液显芳香第一胺类的鉴别反应。

（四）氧化还原反应

甲芬那酸溶于硫酸后，可与重铬酸钾溶液反应。方法如下：取本品约 5mg，加硫酸 2ml 使溶解，加

0.5%重铬酸钾溶液 0.05ml，即显深蓝色，随即变为棕绿色。

丙磺舒与加入的氢氧化钠颗粒加热熔融，分子结构被破坏，分解生成亚硫酸盐，加入硝酸氧化生成硫酸盐，可显硫酸盐的反应。方法如下：取本品约 0.1g，加氢氧化钠 1 粒，小火加热熔融数分钟，放冷，残渣加硝酸数滴，再加盐酸溶解使成酸性，加水少许稀释，滤过，滤液显硫酸盐的鉴别反应。

（五）缩合方法

酮洛芬分子中具有二苯甲酮结构，可在酸性条件下与二硝基苯肼试液发生缩合反应，生成橙色偶氮化合物。《中国药典》方法为：取本品约 50mg，加乙醇 1ml 使溶解，加二硝基苯肼试液 1ml，摇匀，加热至沸，放冷，即产生橙色沉淀。

（六）紫外分光光度法

紫外吸收光谱为电子光谱，图谱中一般只有 2~3 个较宽的吸收带。若药物分子结构中某些部分的结构略有不同，对紫外吸收光谱的形状影响不大。因此，紫外吸收光谱用于药物的鉴别时，不如红外吸收光谱特征性强。但紫外分光光度法方法比较简便，所用仪器易得，灵敏度也较高，仍是一种较好的药物鉴别方法。

在适当的溶剂中，芳酸及其酯类药物的紫外吸收光谱特征主要表现在吸收峰的位置（最大、最小吸收波长）和吸收强度（吸收度或吸收系数）。因此，本类药物的最大和（或）最小吸收波长、吸收度或吸收系数，或在不同波长处的吸光度比值均可用于药物的鉴别。具体方法如下。

1. 利用药物最大和（或）最小吸收波长方法　布洛芬的鉴别：取本品，加 0.4% 氢氧化钠溶液制成每 1ml 中含 0.25mg 的溶液，照紫外-可见分光光度法测定，在 265nm 与 273nm 的波长处有最大吸收，在 245nm 与 271nm 的波长处有最小吸收，在 259nm 的波长处有一肩峰。

2. 确定波长处测定吸光度的方法

（1）甲芬那酸的鉴别　取本品，加 1mol/L 盐酸溶液-甲醇（1：99）混合液，制成每 1ml 中含 20μg 的溶液，照紫外-可见分光光度法测定，在 279nm 与 350nm 的波长处有最大吸收，其吸光度分别为 0.69~0.74 与 0.56~0.60。

（2）丙磺舒的鉴别　取本品，加入含有盐酸的乙醇 \ ［取盐酸溶液（9→1000）2ml，加乙醇制成 100ml \ ］溶解，制成每 1ml 中含有 20μg 的溶液，照紫外-可见分光光度法测定，其紫外吸收光谱的最大吸收波长为 225nm 和 249nm，在 249nm 波长处测定吸光度约为 0.67。

3. 不同波长处的吸光度比值法　二氟尼柳的鉴别：取本品，加 0.1mol/L 的盐酸-乙醇溶液制成每 1ml 中含 20μg 的溶液，照紫外分光光度法测定，在 251nm 和 315nm 的波长处有最大吸收，吸光度比值应为 4.2~4.6。

注意事项：由于紫外吸收光谱特征性不强，样品溶液测得的吸收光谱即使具有相同的最大（或最小）吸收波长也不能据此判断就是相同的药物。此外，溶剂条件也对光谱影响较大，因此，必须注明所用溶剂及酸性或碱性条件。可根据具体药物的特性，设计专属性较高的鉴别方法。例如使用不同溶剂，根据药物紫外吸收光谱的改变特征进行鉴别，提高方法的专属性。

（七）红外分光光度法

红外吸收光谱是由分子振动、转动能级的跃迁所产生的光谱，其专属性强于紫外吸收光谱。《中国药典》对本类药物的原料药一般均采用红外分光光度法鉴别，如阿司匹林、贝诺酯、苯甲酸、双氯芬酸钠、甲芬那酸、布洛芬等药物；供试品多采用溴化钾压片法，有机碱盐酸盐则采用氯化钾压片法。测得的供试品红外光谱应与相应的标准对照红外光谱图一致。阿司匹林的红外吸收图谱如图 8-1 所示。

另有少数药物制剂，如布洛芬胶囊，采用溶剂提取法除去辅料后红外吸收光谱法鉴别，方法为：取本品 5 粒，将内容物研细，加丙酮 20ml 使布洛芬溶解，滤过，取滤液挥干，真空干燥后测定，本品的红外光吸收图谱应与对照的图谱一致。

（八）高效液相色谱法

近年来，很多本类药物的多种制剂均采用了含量测定项下的高效液相色谱图进行鉴别，如阿司匹林、

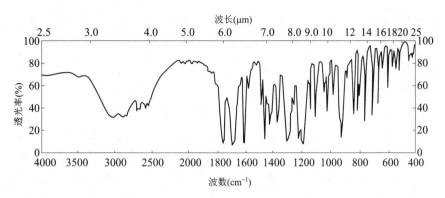

图 8-1　阿司匹林红外吸收光谱图

双氯芬酸钠、贝诺酯、甲芬那酸片、布洛芬等药物制剂。常用方法为：在含量测定项下记录的色谱图中，供试品溶液主峰的保留时间应与对照品溶液主峰的保留时间一致。

三、特殊杂质检查

（一）阿司匹林中水杨酸与有关物质的检查

1. 阿司匹林的合成工艺　阿司匹林的合成路线如下：

2. 阿司匹林的检查　《中国药典》规定：阿司匹林除需要检查重金属、炽灼残渣、干燥失重外，还需要检查游离水杨酸、有关物质、溶液的澄清度等项目。

（1）溶液的澄清度　阿司匹林成品中易引入未反应的酚类原料，或合成过程中由其他副反应生成的产物醋酸苯酯、水杨酸苯酯和乙酰水杨酸苯酯等。这些杂质均不溶于碳酸钠试液，而阿司匹林可溶于碳酸钠试液。利用药物与这些杂质在溶解行为上的差异，称取一定量的阿司匹林在碳酸钠试液中溶解应澄清，来控制不溶于碳酸钠试液的杂质限量。方法：取本品 0.50g，加温热至约 45℃ 的碳酸钠试液 10ml 溶解后，溶液应澄清。杂质产生反应式如下：

（2）游离水杨酸　在阿司匹林生产过程中由于乙酰化不完全，或贮藏过程中阿司匹林本身水解而易引入游离水杨酸杂质。水杨酸杂质对人体有毒性，且其结构中的酚羟基易在空气中氧化，形成一系列醌型有色物质，使阿司匹林成品变色。变色反应如下：

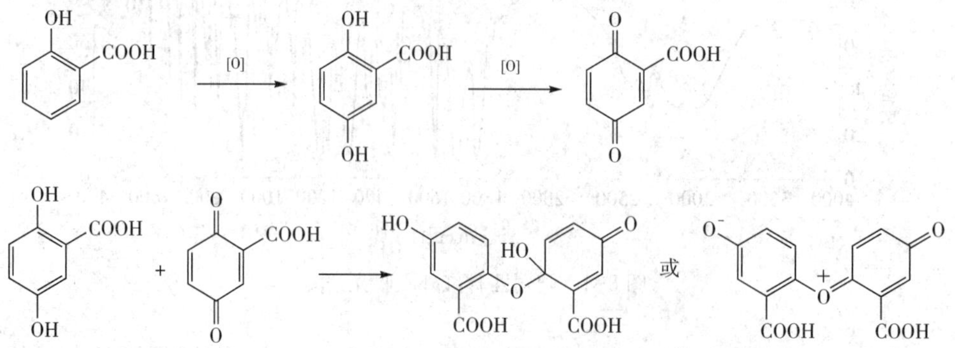

《中国药典》采用了高效液相色谱法检查阿司匹林原料药中游离水杨酸，限量为0.1%。方法如下：

供试品溶液：取本品约0.1g，精密称定，置10ml量瓶中，加1%冰醋酸甲醇溶液适量，振摇使溶解，并稀释至刻度（临用新制）。

对照品溶液：取水杨酸对照品约10mg，精密称定，置100ml量瓶中，加冰醋酸甲醇溶液适量使溶解并稀释至刻度，精密量取5ml，置50ml量瓶中，用1%冰醋酸甲醇溶液稀释至刻度。

色谱条件与测定法：用十八烷基硅烷键合硅胶为填充剂；以乙腈-四氢呋喃-冰醋酸-水（20：5：5：70）为流动相；检测波长为303nm。理论板数按水杨酸峰计算不低于5000，阿司匹林峰与水杨酸峰的分离度应符合要求（R>1.5）。立即精密量取供试品溶液、对照品溶液各10μl，分别注入液相色谱仪，记录色谱图。供试品溶液色谱图中如有与水杨酸峰保留时间一致的色谱峰，按外标法以峰面积计算，不得过0.1%。

（3）易炭化物　检查阿司匹林中可被硫酸炭化呈色的低分子有机杂质，如阿司匹林合成过程中用到的乙酰化试剂乙酸酐。采用与《中国药典》中规定的标准比色液比色的方法检查。方法：取本品0.5g，炭化后如呈色，与对照液（取比色用氯化钴液0.25ml、比色用重铬酸钾液0.25ml、比色用硫酸铜液0.40ml，加水使成5ml）比较，不得更深。

（4）有关物质　阿司匹林成品中除游离水杨酸杂质，还存在未反应完的原料苯酚及其他合成副产物，如醋酸苯酯、水杨酰水杨酸、水杨酸苯酯、乙酰水杨酸苯酯、乙酰水杨酰水杨酸、水杨酸酐及乙酰水杨酸酐等杂质。这些杂质的检查即为有关物质的检查，《中国药典》采用高效液相色谱法的主成分自身对照法检查。方法如下：

供试品溶液：取本品约0.1g，置10ml量瓶中，加1%冰醋酸甲醇溶液适量，振摇使溶解并稀释至刻度。

对照溶液：精密量取1ml，置200ml量瓶中，用1%冰醋酸甲醇溶液稀释至刻度，摇匀。

灵敏度溶液：精密量取对照溶液1ml，置10ml量瓶中，用1%冰醋酸甲醇溶液稀释至刻度，作为灵敏度试验溶液。

色谱条件与测定法：用十八烷基硅烷键合硅胶为填充剂；以乙腈-四氢呋喃-冰醋酸-水（20：5：5：70）为流动相A，乙腈为流动相B，进行梯度洗脱；检测波长为276nm。阿司匹林峰的保留时间约为8分钟，理论板数按阿司匹林峰计算不低于5000，阿司匹林峰与水杨酸峰的分离度应符合要求。分别精密量取供试品溶液、对照溶液、灵敏度试验溶液及水杨酸检查项下的水杨酸对照品溶液各10μl，注入液相色谱仪，记录色谱图。供试品溶液色谱图中如有杂质峰，除水杨酸峰外，其他各杂质峰面积的和不得大于对照溶液主峰面积（0.5%）。供试品溶液色谱图中任何小于灵敏度试验溶液主峰面积的峰可忽略不计。

注意事项：通常情况下，制剂质量标准中的检查项下不再检查原料药物检查项下的相关杂质。但阿司匹林是酯类药物，在制剂生产过程中仍易水解而生成水杨酸杂质。因此，药典规定阿司匹林片、肠溶胶囊（片）、栓剂及泡腾片均需按照原料药方法检查水杨酸杂质。

同理，由于大多数水杨酸酯类药物易水解，在生产和贮藏过程中容易引入水解产物，故对其他水杨酸酯类药物的原料和制剂均应检查由于水解而引入的杂质和水解产物。

（二）对氨基水杨酸钠中特殊杂质的检查

1. 合成工艺与杂质来源　对氨基水杨酸钠的合成方法有多种，最普遍采用的方法是以间氨基酚为原料进行合成，因此在药物成品中可能含有未反应完的间氨基酚原料；同时，对氨基水杨酸钠本身不稳定，遇光、热及受潮时，易发生脱羧反应生成间氨基酚，并最终氧化成红棕色的联苯醌化合物。变色过程如下：

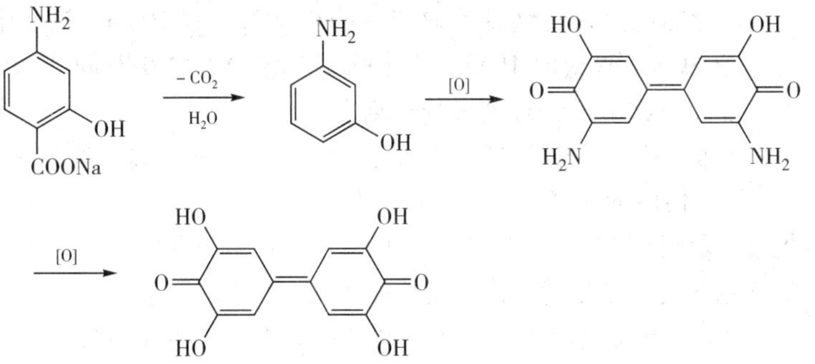

2. 对氨基水杨酸钠的检查　《中国药典》规定：对氨基水杨酸钠需要检查酸碱度、溶液的澄清度与颜色、氯化物、硫酸盐、砷盐、干燥失重、重金属、铁盐、热原和无菌（供注射用原料），特别对引入的杂质间氨基酚和有关物质，采用了高效液相色谱法检查。

（1）溶液的澄清度与颜色　采取与标准比色液比较的方法来检查该药物溶液的澄清度与颜色是否符合质量标准的规定。方法为：取本品 1.0g（供口服用）或 2.0g（供注射用），加水 10ml 溶解后，溶液应澄清无色；如显浑浊，与 1 号浊度标准液比较，不得更浓；如显色，与黄色 6 号标准比色液比较，不得更深。

（2）有关物质　对在生产和贮藏过程中引入的有关物质，采用了离子对-反相高效液相色谱法进行检查，色谱条件与对氨基水杨酸钠原料药含量测定相同，检测波长为 220nm；其中杂质间氨基酚采用了杂质对照品对照法检查；对其他相关的杂质采用了主成分自身对照法检查。方法如下：

供试品溶液：取本品适量，精密称定，加流动相溶解并稀释制成每 1ml 中约含 1mg 的溶液。

对照溶液和对照品溶液：精密量取以上配制的供试品溶液适量，用流动相稀释制成每 1ml 中含 1μg 的溶液，作为对照溶液；另取间氨基酚对照品，精密称定，加流动相溶解并定量稀释制成每 1ml 中含 1μg 的溶液，作为对照品溶液。

色谱条件与测定法：十八烷基硅烷键合硅胶为填充剂；乙腈-10% 四丁基氢氧化铵溶液-0.05mol/L 磷酸二氢钠（100∶2∶900）为流动相；检测波长为 220nm。取对照溶液 20μl，注入液相色谱仪，调节检测灵敏度，使主成分色谱峰的峰高约为满量程的 25%；再精密量取供试品溶液、对照溶液与对照品溶液各 20μl，分别注入液相色谱仪，记录色谱图至主成分峰保留时间的 3.5 倍。供试品溶液的色谱图中，如有与对照品溶液色谱图中间氨基酚峰保留时间一致的峰，按外标法以峰面积计算，不得过 0.1%，其他单个杂质峰面积不得大于对照溶液主峰面积的 0.1 倍（0.1%），其他杂质峰面积的和不得大于对照溶液主峰面积的 4 倍（0.4%），任何小于对照溶液主峰面积 0.1 倍的峰忽略不计。

注意事项：对氨基水杨酸钠本身不稳定，试验时需避光操作。

（三）甲芬那酸中特殊杂质的检查

1. 甲芬那酸的合成工艺　以邻-氯苯甲酸和 2,3-二甲基苯胺为原料，在铜催化下缩合生成甲芬那酸。合成路线如下：

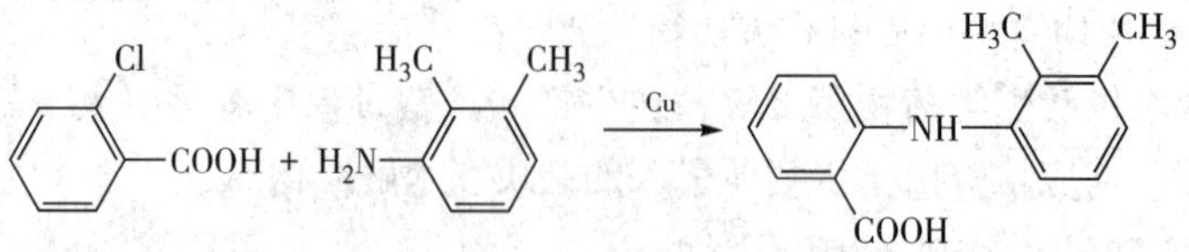

2. 甲芬那酸的检查 《中国药典》规定：甲芬那酸需要检查铜、有关物质、干燥失重、炽灼残渣、重金属及引入的原料 2,3-二甲基苯胺杂质等项目。

（1）铜的检查 《中国药典》采用原子吸收分光度法检查药物成品中的铜杂质，方法如下：

供试品溶液：取本品 1.0g，置石英坩埚中，加硫酸湿润，炽灼至灰化完全后，残渣用 0.1mol/L 硝酸溶液溶解，定量转移至 25ml 量瓶中稀释至刻度。

对照品溶液：精密量取标准铜溶液（精密称取硫酸酮 0.393g，置 1000ml 量瓶中，加 0.1mol/L 硝酸溶液溶解并稀释至刻度，摇匀，精密量取 10ml，置 100ml 量瓶中，加 0.1mol/L 硝酸溶液稀释至刻度）1.0ml，置 25ml 量瓶中，加 0.1mol/L 硝酸溶液稀释至刻度。

测定法：取上述两种溶液，按照原子吸收分光光度法，在 324.8nm 波长处分别测定吸光度。供试品溶液的吸光度不得大于对照品溶液的吸光度，其限量为 0.001%。

（2）有关物质的检查 《中国药典》采用主成分自身对照的高效液相色谱法检查有关物质，色谱条件与甲芬那酸（片）的含量测定方法相同，检测波长为 254nm。方法如下：

供试品溶液：取本品适量，用流动相溶解并稀释制成每 1ml 中含 1mg 的溶液。

对照溶液：精密量取以上配制的供试品溶液适量，用流动相稀释制成每 1ml 中含 5μg 的溶液。

色谱条件与测定法：用十八烷基硅烷键合硅胶为填充剂；以 0.05mol/L 磷酸二氢铵溶液（用氨试液调节 pH 值至 5.0）-乙腈-四氢呋喃（40：46：14）为流动相；检测波长为 254nm。理论板数按甲芬那酸峰计算不低于 5000。取对照溶液 10μl 注入液相色谱仪，调节检测灵敏度，使主成分色谱峰的峰高约为满量程的 15%；再精密量取供试品溶液与对照溶液各 10μl，分别注入液相色谱仪，记录色谱图至主成分峰保留时间的 2.5 倍。供试品溶液的色谱图中如有杂质峰，单个杂质峰面积不得大于对照溶液主峰面积的 0.2 倍（0.1%），各杂质峰面积的和不得大于对照溶液主峰面积，限量为 0.5%。

（3）2,3-二甲基苯胺杂质的检查 《中国药典》虽已采用高效液相色谱法检查了甲芬那酸中的有关物质，规定单个杂质的限量为 0.1%，杂质总量为 0.5%。但未反应完的起始原料 2,3-二甲基苯胺由于毒性大，可引起高铁血红蛋白血症，且对肝脏及中枢神经系统有损害，故《中国药典》还规定了需采用气相色谱法检查 2,3-二甲基苯胺杂质，限量为 0.01%。方法如下：

供试品溶液：取本品适量，精密称定，用二氯甲烷-甲醇（3：1）溶解并定量稀释制成每 1ml 中约含 25mg 的溶液。

对照品溶液：另取 2,3-二甲基苯胺适量，精密称定，用二氯甲烷-甲醇（3：1）溶解并定量稀释制成每 1ml 中约含 2.5μg 的溶液。

色谱条件与测定法：以聚乙二醇（PEG-20M）为固定液的毛细管色谱柱，对照品采用恒温 150℃，供试品采用程序升温，初始温度 150℃维持至 2,3-二甲基苯胺峰出峰后，以每分钟 70℃的升温速率升至 220℃，维持 20 分钟；进样口温度为 250℃；检测器温度为 260℃。精密量取供试品溶液与对照品溶液各 1μl，分别注入气相色谱仪，记录色谱图。供试品溶液中如有与 2,3-二甲基苯胺保留时间一致的色谱峰，其面积不得大于对照品溶液中 2,3-二甲基苯胺峰面积，其限量为 0.01%。

四、含量测定

大多数本类药物的原料药多采用酸碱滴定法如直接碱滴定法、水解后剩余滴定法测定其含量，相应药物制剂的含量测定常采用高效液相色谱法和紫外分光光度法。

（一）酸碱滴定法

本类药物分子结构中的羧基与苯环直接或间接相连，多数药物具有一定的酸性，故可采用酸碱滴定法以测定本类药物的含量。《中国药典》中原料药的酸碱滴定法大多采用直接碱滴定法，其他国家药典也采用水解后剩余滴定法测定原料药物的含量。

1. 直接碱滴定法　依据本类药物的结构中大多具有羧基，可选用合适的溶剂和指示剂，用氢氧化钠滴定液直接滴定，根据消耗的碱滴定液的体积来计算药物含量。例如阿司匹林原料药的测定如下。

（1）原理　阿司匹林分子中含有游离羧基（pK_a 3.49），可用酚酞为指示剂，中性乙醇溶解供试品，氢氧化钠滴定液直接滴定以测定其含量。反应式如下：

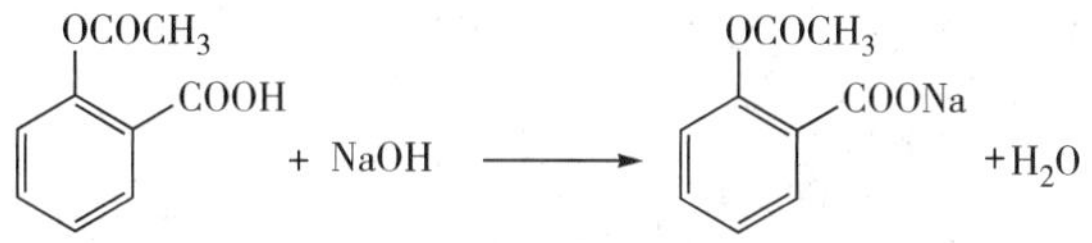

（2）《中国药典》阿司匹林的含量测定方法　取本品约 0.4g，精密称定，加中性乙醇（对酚酞指示液显中性）20ml 溶解后，加酚酞指示液 3 滴，用氢氧化钠滴定液（0.1mol/L）滴定。每 1ml 的氢氧化钠滴定液（0.1mol/L）相当于 18.02mg 的 $C_9H_8O_4$。

（3）注意事项　①选用中性乙醇溶解样品：阿司匹林在水中微溶，在乙醇中易溶，故选用乙醇为溶剂，使样品易于溶解，同时可防止阿司匹林在滴定过程中水解。另外，因阿司匹林是弱酸，用强碱滴定后生成了强碱弱酸盐，故应选用在碱性区域变色的酚酞为指示剂。需注意的是乙醇溶剂也对酚酞显酸性，也会消耗氢氧化钠滴定液而使含量测定结果偏高，故乙醇需用氢氧化钠液中和至对酚酞显中性后再使用。②滴定时应在振摇下稍快进行，防止局部碱度过大而使阿司匹林酯结构水解。③本方法专属性较差。药物供试品中所含杂质水杨酸超过限量时，不宜采用本法测定。

本章中的较多原料药物，如：二氟尼柳、水杨酸、双水杨酯、布洛芬、酮洛芬、萘普生等也可采用本法测定含量，但需根据不同药物各具有不同的物理、化学性质，选择不同的溶剂和指示滴定终点的指示剂。如在选择二氟尼柳含量测定方法时，考虑到二氟尼柳在甲醇中溶解度较大，故用甲醇-水为溶剂，以酚红为指示剂，用氢氧化钠滴定液（0.1mol/L）滴定来测定二氟尼柳的含量。《中国药典》中收载的水杨酸、二氟尼柳原料药的具体含量测定方法如下：

水杨酸的含量测定方法：取本品约 0.3g，精密称定，加中性乙醇（对酚酞指示液显中性）25ml 溶解后，加酚酞指示液 3 滴，用氢氧化钠滴定液（0.1mol/L）滴定。每 1ml 的氢氧化钠滴定液（0.1mol/L）相当于 13.81mg 的 $C_7H_6O_3$。

二氟尼柳的含量测定：取本品约 0.45g，精密称定，加甲醇 80ml 溶解后，加水 10ml 与酚红指示剂（取酚红 0.1g，加 0.2mol/L 氢氧化钠溶液 1.42ml，90% 乙醇 5ml，微热使溶解，加 20% 乙醇至 250ml。）8~10 滴，用氢氧化钠滴定液（0.1mol/L）滴定。并将滴定的结果用空白试验校正。每 1ml 的氢氧化钠滴定液（0.1mol/L）相当于 25.02mg 的 $C_{13}H_8F_2O_3$。

实例解析

实例 8-1：酮洛芬的含量测定

精密称取本品 0.4920g，加中性乙醇（对酚酞指示液显中性）25ml 溶解，加酚酞指示液 3 滴，用氢氧化钠滴定液（0.1mol/L）滴定消耗 18.25ml。已知每 1ml 氢氧化钠滴定液（0.1mol/L）相当于 25.43mg 的 $C_{16}H_{14}O_3$，$F=1.050$，试计算该原料药的含量。

解析：

$$原料药的百分含量 = \frac{V_样 \times T \times F}{W} \times 100\%$$

$$= \frac{18.25 \times 25.43 \times 1.050}{0.4920 \times 1000} \times 100\%$$

$$= 99.0\%$$

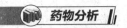

2. 碱水解后剩余滴定法　依据药物的酯结构在碱液中易于水解的性质，加入定量过量的碱滴定液，加热使酯结构水解，剩余碱液用酸滴定液回滴定来测定药物含量。例如《美国药典》中阿司匹林的测定方法如下：

（1）原理　利用阿司匹林分子中含有羟基酯结构，在碱性溶液中易于水解的性质，首先加入定量过量氢氧化钠滴定液，加热使酯水解，剩余碱液用硫酸滴定液回滴定。阿司匹林滴定反应式如下：

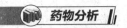

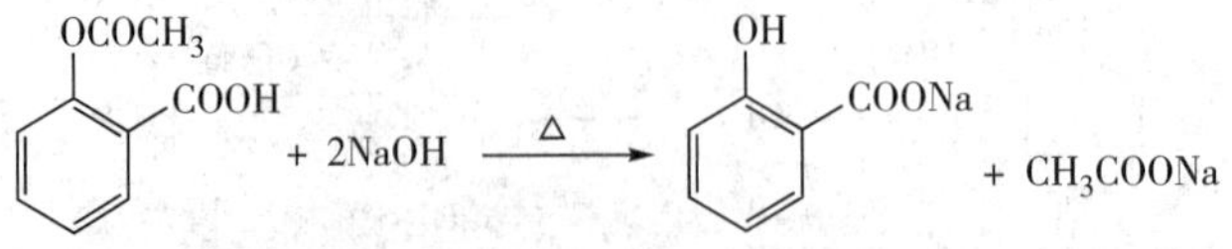

$$2NaOH + H_2SO_4 \longrightarrow Na_2SO_4 + 2H_2O$$

（2）USP 中阿司匹林原料药含量测定方法　USP 阿司匹林原料药含量测定方法：取本品约 1.5g，精密称定，加入氢氧化钠滴定液（0.5mol/L）50.0ml，混合，缓缓煮沸 10 分钟，放冷，加酚酞指示液，用硫酸滴定液（0.25mol/L）滴定剩余氢氧化钠液，滴定结果需用空白试验校正。每 1ml 氢氧化钠滴定液（0.5mol/L）相当于 45.04mg 的 $C_9H_8O_4$。

（3）注意事项　采用本方法测定酯类药物含量时，需在同样条件下完成空白试验。其原因是碱滴定液在受热时，易与空气中二氧化碳反应生成碳酸盐，当用酸滴定液回滴定时会影响测定结果，故需在同样条件下进行空白试验，对定量测定结果进行校正。

3. 两步滴定法　因阿司匹林片剂中除了加入少量酒石酸或枸橼酸稳定剂外，在制剂工艺过程或储存过程中阿司匹林又可能产生水解产物，如水杨酸、醋酸，因此不能采用直接滴定法，且使用水解后剩余量滴定法时，稳定剂对测定亦有干扰。为消除片剂中酸性降解产物及稳定剂对阿司匹林测定的干扰，采用两步滴定法测定阿司匹林片和肠溶片的含量。

（1）原理　两步滴定法是指测定过程分为两步进行。第一步中和制剂中的酸性水解产物和酸性稳定剂（同时中和阿司匹林的游离羧基），以消除其干扰；第二步水解与滴定，即水解后剩余量滴定法。

（2）方法　阿司匹林片的含量测定方法如下：

中和：取本品 10 片，精密称定，研细，精密称取片粉适量（约相当于阿司匹林 0.3g），置锥形瓶中，加入中性乙醇（对酚酞指示液显中性）20ml，振摇溶解后，加酚酞指示液 3 滴，滴加氢氧化钠滴定液（0.1mol/L）至显粉红色。此时中和了存在的游离酸，阿司匹林也同时成为钠盐。

水解与测定：在中和后的供试品溶液中，精密加氢氧化钠滴定液（0.1mol/L）40ml，置水浴上加热 15 分钟并时时振摇，迅速放冷至室温，用硫酸滴定液（0.05mol/L）滴定，并将滴定的结果结果用空白试验校正。每 1ml 的氢氧化钠滴定液（0.1mol/L）相当于 18.02mg 的 $C_9H_8O_4$。

（3）注意事项　供试品中阿司匹林的含量，由水解时消耗的碱量计算。因为在第一步中和时，已经将阿司匹林的游离羧酸中和，所以在第二步水解后剩余量滴定法时阿司匹林与氢氧化钠反应的摩尔比为 1：1，故氢氧化钠滴定液（0.1mol/L）的滴定度 $T = 0.1 \times (1/1) \times 180.16 = 18.02$（mg/ml）。

（二）非水溶液滴定法

芳酸类药物的碱金属盐，如苯甲酸钠，易溶于水，其水溶液呈碱性，原本可直接用盐酸滴定液滴定，但在滴定过程中析出的游离酸（苯甲酸）不溶于水，使滴定终点 pH 值的突跃不明显，不利于终点的正确判断。采用非水溶液滴定法可以克服这些缺点，准确地测定苯甲酸钠等芳酸碱金属盐类药物的含量。苯甲酸钠是常用的药用辅料和防腐剂。滴定反应式如下：

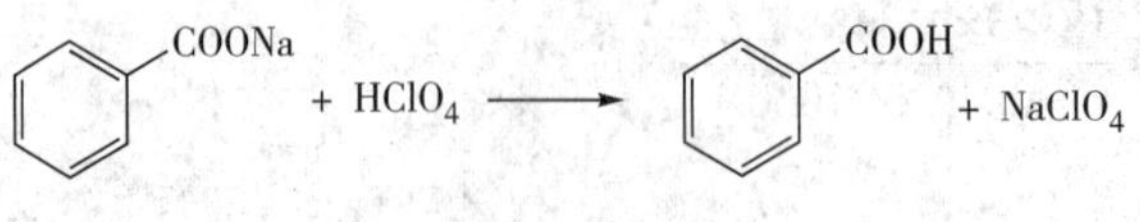

苯甲酸钠的含量测定方法为：取本品，经 105℃ 干燥至恒重，取约 0.12g，精密称定，加冰醋酸 20ml 使

溶解，加结晶紫指示液1滴，用高氯酸滴定液（0.1mol/L）滴定至溶液显绿色，并将滴定的结果用空白试验校正。每1ml 高氯酸滴定液（0.1mol/L）相当于14.41mg 的 $C_7H_5O_2Na$。

（三）紫外分光光度法

根据药物分子结构中含有的苯环等共轭体系，在某一特定波长处有最大紫外吸收的性质，采用紫外分光光度法测定药物制剂的含量。《中国药典》最常采用对照品比较法和百分吸收系数法。

《中国药典》中二氟尼柳胶囊剂的含量测定采用了对照品比较法：取装量差异项下的内容物，混合均匀，精密称取适量（约相当于二氟尼柳0.1g），置100ml 量瓶中，加0.1mol/L 的盐酸乙醇溶液适量，超声处理10分钟，放冷至室温，加上述溶剂稀释至刻度，摇匀，滤过；精密量取续滤液5ml，置100ml 量瓶中，用上述溶剂稀释至刻度，摇匀作为供试品溶液；另精密称取60℃减压干燥4小时的二氟尼柳对照品适量，用上述溶剂制成每1ml 中约含50μg 的溶液作为对照品溶液，取上述两种溶液，照分光光度法在315nm 的波长处分别测定吸光度，计算含量占标示量的百分数。

实例解析

实例8-2：二氟尼柳片的含量测定

取本品20片（规格0.25g/片），精密称定7.020g，研细，精密称取0.1400g（约相当于二氟尼柳0.1g），置100ml 量瓶中，加0.1mol/L 的盐酸乙醇溶液适量，超声处理10分钟，放冷至室温，加上述溶剂稀释至刻度；精密量取续滤液5ml，置100ml 量瓶中，用上述溶剂稀释至刻度，作为供试品溶液；另精密称取60℃减压干燥4小时的二氟尼柳对照品适量，用上述溶剂制成每1ml 中含0.0501mg 的溶液作为对照品溶液，取上述两种溶液，照紫外分光光度法在315nm 的波长处分别测定吸光度 $A_样$ 为0.418，$A_对$ 为0.423，试计算该片剂占标示量的百分含量。

解析：

$$标示量的百分含量 = \frac{A_样 \times m_对 \times V \times \overline{W}}{A_对 \times m \times 标示量} \times 100\% = \frac{0.418 \times \frac{0.0501}{1000} \times 100 \times \frac{100}{5} \times \frac{7.020g}{20}}{0.423 \times 0.1400g \times 0.25g/片} \times 100\%$$

$$= 99.3\%$$

（四）高效液相色谱法

由于药物制剂中共存的杂质、辅料和稳定剂等，常对本类药物制剂主成分的含量测定造成干扰。如阿司匹林片剂和肠溶片中都加有稳定剂（1%酒石酸或枸橼酸），若采用直接酸碱滴定法，稳定剂和水杨酸杂质都会消耗碱滴定液而使含量测定结果偏高。采用高效液相色谱法可在线分离原料药和制剂中的杂质、辅料及稳定剂等其他成分，从而避免了这些杂质和其他辅料对主成分检测的影响，故目前被广泛应用于本类药物制剂主成分的含量测定。

《中国药典》中阿司匹林片、肠溶胶囊（片）、栓剂、泡腾片，布洛芬缓释胶囊、缓释片、混悬滴液等的含量测定，均采用了反相高效液相色谱法，外标法检测、计算药物含量。

《中国药典》采用高效液相色谱法测定阿司匹林肠溶片的方法如下：

色谱条件：色谱柱填充剂为十八烷基硅烷键合硅胶，流动相为乙腈-四氢呋喃-冰醋酸-水（20∶5∶5∶70），检测波长为276nm。

系统适用性试验：理论板数按阿司匹林峰计不低于3000，阿司匹林峰与水杨酸峰的分离度应符合要求（$R>1.5$）。

测定法：取本品20片，精密称定，充分研细，精密称取适量（约相当于阿司匹林10mg），置

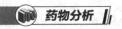

100ml 量瓶中，加 1% 冰醋酸甲醇溶液后，强烈振摇使阿司匹林溶解并稀释至刻度，滤膜滤过，精密量取续滤液 10μl，注入液相色谱仪，记录色谱图；另取阿司匹林对照品，精密称定，加 1% 冰醋酸的甲醇溶液溶解并定量稀释制成每 1ml 中含 0.1mg 的溶液，同法测定。按外标法以峰面积计算该片剂占标示量的百分含量。

注意事项：本方法在流动相中添加了冰醋酸，其目的是抑制阿司匹林解离，消除色谱柱对阿司匹林的吸附而造成的色谱峰拖尾现象，可使测定结果更加准确可靠。

《中国药典》也采用高效液相色谱法来测定注射用对氨基水杨酸钠及肠溶片、甲芬那酸胶囊及片剂等药物的含量（表 8-1）。

表 8-1　典型芳酸及其酯类药物制剂含量测定的色谱条件和测定方法

药物制剂	色谱柱	流动相	检测波长	定量方法
阿司匹林片/胶囊/肠溶胶囊/肠溶片/栓剂/泡腾片	ODS	乙腈-四氢呋喃-冰醋酸-水（20∶5∶5∶70）	276nm	外标法
甲芬那酸片/胶囊	ODS	0.05mol/L 磷酸二氢铵溶液（用氨试液调节 pH 值至 5.0）-乙腈-四氢呋喃（40∶46∶14）	254nm	外标法
布洛芬片/胶囊/缓释胶囊/糖浆/混悬滴液/口服溶液	ODS	醋酸钠缓冲液（取醋酸钠 6.13g，加水 750ml 使溶解，用冰醋酸调节 pH 值至 2.5）-乙腈（40∶60）	263nm	外标法
酮洛芬肠溶胶囊/搽剂	ODS	磷酸盐缓冲液（取磷酸二氢钾 68.0g，加水溶解并稀释至 1000ml，用磷酸调节 pH 至 3.5±0.1）-乙腈-水（2∶43∶55）	255nm	外标法
双氯芬酸钠肠溶片/肠溶胶囊/滴眼液	ODS	甲醇-4% 冰醋酸溶液（70∶30）	276nm	外标法

知识拓展

阿司匹林的起源

中世纪的英国、欧洲大陆和美洲新大陆的大部分地区都受到了寒热病的困扰，得了这种病不仅难受，还有可能送命，这种病确诊容易，但治疗一直是难题。

生活在英国牛津郡的牧师爱德华·斯通曾在沃德姆学院的图书馆工作，彼时，他接触到了帕拉塞尔苏斯医学理论家的著作，其中提到："如果出现某种疾病，病因应当就在最早的发病处一带，而且治病的药物也会在同一地方。"这一蕴含哲理的思想指引着爱德华·斯通牧师发现了在水边生长、且性喜潮湿的柳树，柳树的生长环境恰好与寒热病多发地区十分相似。于是，他采集柳树的断枝和树皮，放进一个口袋，用烤炉上方的微温烘焙了几个星期，再舂碎过筛，用得到的粉末给病人服用。经过了五年，大约治疗了 50 个人，结果没有一例无效的，这让他万分欣喜，随即给欧洲最出色的科学机构之一的皇家学会会长麦克莱斯菲尔德伯爵写信，报告了这一消息，同年这封信被发表在《自然科学会报》上，并且逐渐被医生和药剂师效仿应用于临床治疗。后来科学家研究发现，正是柳树中的水杨酸发挥的治疗作用，这也为科学家发明阿司匹林奠定了基石。

牧师爱德华·斯通之所以能够发现柳树具有治疗寒热病的作用，正是受到了"制衡相生"这一哲学思想的启发，可见，哲学在科学的发展进程中一直扮演着重要的角色。这也启迪我们在探索科学新知的过程中同样要注重哲学思维的培养，从中汲取智慧，帮助我们抓住科学创新的机遇，为探索未知世界而助力！

本章小结

1. 芳酸及其酯类药物：水杨酸类、苯甲酸类及其他芳酸类。主要理化性质表现在含有的羧基和苯环上的取代基。

2. 鉴别试验：主要有三氯化铁反应、水解反应、重氮化-偶合反应、氧化反应、紫外分光光度法、红外分光光度法及高效液相色谱法。

3. 特殊杂质检查：《中国药典》均采用高效液相色谱法检查阿司匹林中特殊杂质水杨酸和有关物质、对氨基水杨酸的杂质间氨基酚和有关物质、甲芬那酸中有关物质；采用气相色谱法检查甲芬那酸中未反应完的起始原料2,3-二甲基苯胺杂质。

4. 含量测定：本类药物中的水杨酸类原料药物常采用直接酸碱滴定法、碱水解后剩余滴定法测定其含量，其相应制剂的含量测定常采用高效液相色谱法、紫外分光光度法。

练 习 题

题库

一、选择题

A 型题（最佳选择题）

1. 对氨基水杨酸钠中检查的特殊杂质是（　　）。

    A. 水杨酸　　　　　　　B. 苯酚　　　　　　　　C. 苯甲醛　　　　　　　D. 间氨基酚

2. 某一药物与碳酸钠试液加热水解，放冷，加过量稀硫酸酸化后，析出白色沉淀，并发生醋酸的臭气，则该药物是（　　）。

    A. 对氨基水杨酸钠　　　B. 阿司匹林　　　　　　C. 苯巴比妥　　　　　　D. 硫酸奎宁

3. 用非水滴定法测定苯甲酸钠时，所用溶剂是（　　）。

    A. 水　　　　　　　　　B. 水-乙醇　　　　　　　C. 冰醋酸　　　　　　　D. 三氯甲烷

4. 酮洛芬缩合反应所用的试剂有（　　）。

    A. 二苯甲酮　　　　　　　　　　　　　　　　B. 二硝基苯肼试液

    C. 偶氮试剂　　　　　　　　　　　　　　　　D. 三硝基苯酚试液

5. 阿司匹林制剂中仍需检查的特殊杂质是（　　）。

    A. 水杨酸　　　　　　　B. 苯酚　　　　　　　　C. 苯甲醛　　　　　　　D. 间氨基酚

6. 采用直接酸碱滴定法测定阿司匹林原料药含量时，所用溶剂是（　　）。

    A. 水　　　　　　　　　B. 水-乙醇　　　　　　　C. 冰醋酸　　　　　　　D. 中性乙醇

7. 采用直接酸碱滴定法测定阿司匹林含量时，要求采用中性乙醇做溶剂，所谓"中性"是指（　　）。

    A. 对所用指示剂显中性　　　　　　　　　　　B. pH＝7

    C. 除去酸性杂质的乙醇　　　　　　　　　　　D. 相对被测物而言

B 型题（配伍选择题）

[1~3]

    A. 水杨酸钠　　　　　　B. 阿司匹林　　　　　　C. 对氨基水杨酸钠

    D. 酮洛芬　　　　　　　E. 二氟尼柳

1. 能发生重氮化-偶合反应的药物是（　　）

2. 能与二硝基苯肼试液发生缩合反应的药物是（　　）

3. 需检查间氨基酚杂质的药物是（　　　）

X型题（多项选择题）

1. 下列药物中属于水杨酸类药物的有（　　　）。

　　A. 间氨基酚　　　　　　B. 阿司匹林　　　　　C. 对氨基水杨酸钠

　　D. 双水杨酯　　　　　　E. 苯甲酸

2. 芳酸及其酯类药物包括（　　　）。

　　A. 甾体激素类　　　　　B. 水杨酸类　　　　　C. 苯甲酸类

　　D. 其他芳酸类　　　　　E. 维生素

3. 能与三氯化铁试液在中性或弱酸性条件下反应生成紫堇色铁配位化合物的药物有（　　　）。

　　A. 水杨酸　　　　　　　B. 阿司匹林　　　　　C. 丙磺舒

　　D. 苯甲酸　　　　　　　E. 酮洛芬

4. 能发生重氮化-偶合反应的药物有（　　　）。

　　A. 对氨基水杨酸钠　　　B. 阿司匹林　　　　　C. 丙磺舒

　　D. 贝诺酯　　　　　　　E. 二氟尼柳

5. 加碱或加热水解后再加三氯化铁试液显紫堇色的药物有（　　　）。

　　A. 水杨酸　　　　　　　B. 阿司匹林　　　　　C. 丙磺舒

　　D. 贝诺酯　　　　　　　E. 苯甲酸

6. 采用直接酸碱滴定法测定阿司匹林含量时，其说法正确的是（　　　）。

　　A. 用水作溶剂溶解样品

　　B. 用中性乙醇溶解样品

　　C. 滴定时应防止局部碱度过大而使药物水解

　　D. 供试品中所含水杨酸杂质超过限量时仍可采用本方法测定含量

　　E. 双水杨酯也可用直接酸碱滴定法测含量

7. 可采用直接酸碱滴定法测定其原料药含量的药物有（　　　）。

　　A. 双水杨酯　　　　　　B. 甲芬那酸　　　　　C. 布洛芬

　　D. 酮洛芬　　　　　　　E. 对乙酰氨基酚

8. 加碱或加热水解后再加三氯化铁试液显紫堇色的药物有（　　　）。

　　A. 水杨酸　　　　　　　B. 阿司匹林　　　　　C. 苯甲酸

　　D. 贝诺酯　　　　　　　E. 丙磺舒

9. 阿司匹林原料药检查项下包括的检查项目有（　　　）。

　　A. 游离水杨酸　　　　　B. 间氨基酚　　　　　C. 游离苯甲酸

　　D. 有关物质　　　　　　E. 易炭化物

二、简答题

1. 试述水杨酸类药物结构与分析方法的关系。

2. 简述阿司匹林、贝诺酯及酮洛芬的鉴别试验。

3. 试述阿司匹林中特殊杂质检查项目与原理。

三、计算题

阿司匹林原料药含量测定方法如下：精密称取本品0.4027g，置锥形瓶中，加中性乙醇（对酚酞指示液显中性）20ml，加酚酞指示液3滴，用氢氧化钠滴定液（0.1mol/L）滴定，消耗22.08ml。已知每1ml NaOH滴定液（0.1mol/L）相当于18.02mg的$C_9H_8O_4$，NaOH滴定液（0.1mol/L）的$F = 1.005$，试计算该药物的百分含量？

（刘元媛　张开莲）

第九章

芳香胺类药物的分析

课堂互动

1. 芳胺类药物分类？毒副作用？
2. 芳香胺类属于毒品吗？

芳香胺类分为芳胺类、苯乙胺类、芳氧丙醇胺类。芳胺类药物主要是对氨基苯甲酸酯和酰苯胺类的局麻药，是在用药部位可逆性地阻断感觉神经冲动发生与传导的药物，该类药物化学结构通常包括三个部分：亲脂性芳香环、中间连接功能基、亲水性胺基。苯乙胺类药物是拟肾上腺素药物的重要组成部分。这类药物结构中苯环多为酚羟基取代，并连有碱性脂肪乙胺基侧链，易氧化变质，临床上主要用作升压药、平喘药、抗心律失常药，治鼻充血等，亦称之为"情绪激素"，易滥用。芳氧丙醇胺类药物是用于心脑血管病的药物，主要有 β-肾上腺素受体阻断剂氧烯洛尔和盐酸卡波洛尔。

第一节 芳胺类药物的分析

芳胺类药物的基本结构有两类：一类为芳伯氨基未被取代，而在芳环对位有取代的对氨基苯甲酸酯类；另一类则为芳伯氨基被酰化，并在芳环对位有取代的酰胺类药物。

一、对氨基苯甲酸酯类药物的结构与典型药物

1. 基本结构 本类药物分子中都具有对氨基苯甲酸酯的母体，结构通式为：

$$R_1-\overset{H}{\underset{}{N}}-\!\!\!\!\bigcirc\!\!\!\!-\overset{O}{\underset{}{C}}-OR_2$$

2. 典型药物　苯佐卡因、盐酸普鲁卡因、盐酸氯普鲁卡因和盐酸丁卡因等局部麻醉药。化学结构为：

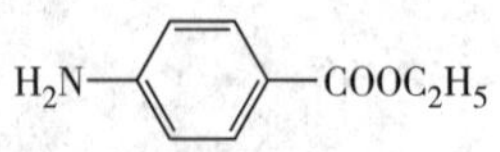

$$H_2N - \bigcirc - COOC_2H_5$$

苯佐卡因（Benzocaine）

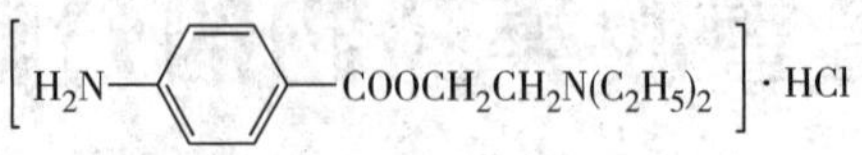

$$\left[H_2N - \bigcirc - COOCH_2CH_2N(C_2H_5)_2 \right] \cdot HCl$$

盐酸普鲁卡因（Procaine Hydrochloride）

$$\left[H_2N - \bigcirc_{Cl}^{} - COOCH_2CH_2N(C_2H_5)_2 \right] \cdot HCl$$

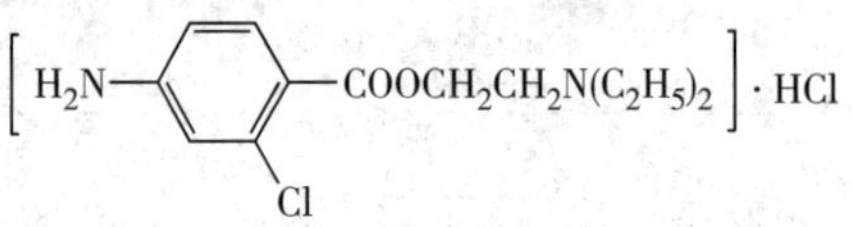

盐酸氯普鲁卡因（Chloroprocaine Hydrochloride）

$$\left[CH_3(CH_2)_3NH - \bigcirc - COOCH_2CH_2N(C_2H_5)_2 \right] \cdot HCl$$

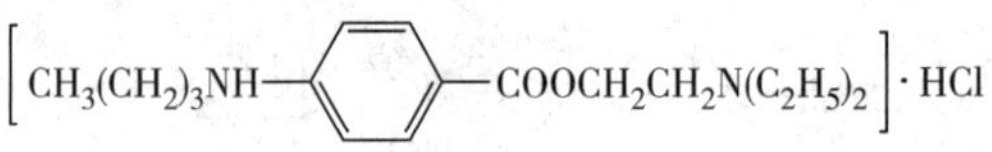

盐酸丁卡因（Tetracaine Hydrochloride）

由于盐酸普鲁卡因胺（抗心律失常药）化学结构与盐酸普鲁卡因不同之处仅在羧酸酯键改为酰胺键，化学性质与本类药物很相似，故也在此一并列入讨论。

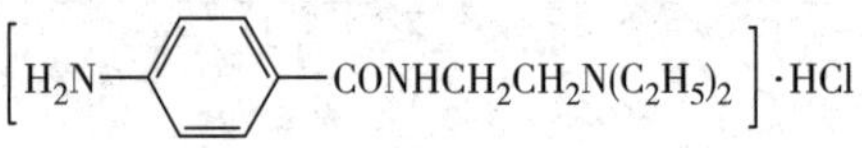

$$\left[H_2N - \bigcirc - CONHCH_2CH_2N(C_2H_5)_2 \right] \cdot HCl$$

盐酸普鲁卡因胺（Procainamide Hydrochloride）

二、酰苯胺类药物的结构与典型药物

1. 基本结构　本类药物均系苯胺的酰基衍生物，其结构共性是具有芳酰氨基，结构通式为：

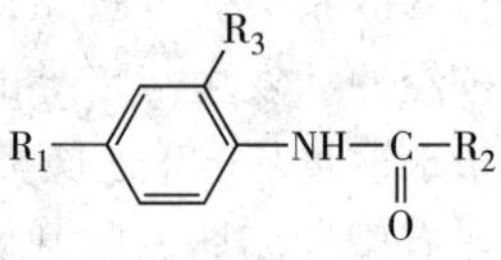

$$R_1 - \bigcirc_{}^{R_3} - NH - \underset{O}{\overset{}{C}} - R_2$$

2. 典型药物　包括盐酸利多卡因、盐酸布比卡因和盐酸罗哌卡因等局部麻醉药。各典型药物结构为：

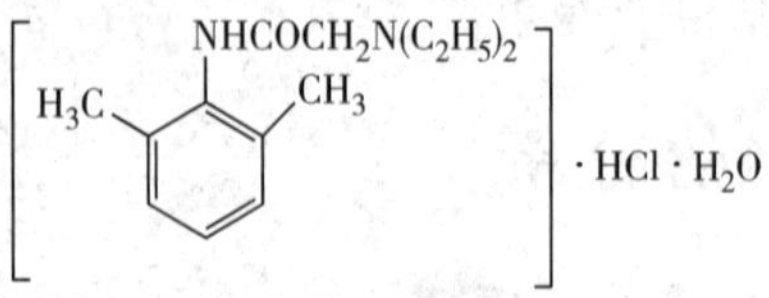

盐酸利多卡因（Lidocaine Hydrochloride）

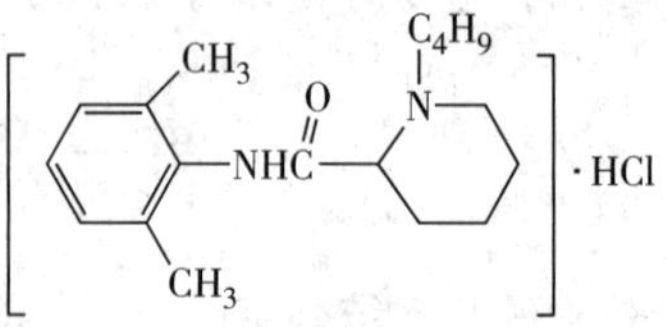

盐酸布比卡因（Bupivacaine Hydrochloride）

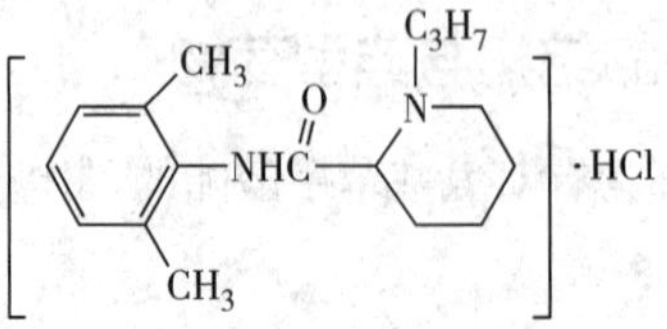

盐酸罗哌卡因（Ropivacaine Hydrovhloride）

三、主要理化性质

1. 芳伯氨基特性　本类药物的结构中具有芳伯氨基（除盐酸丁卡因外），故显重氮化-偶合反应；与芳醛缩合成 Schiff 碱反应；易氧化变色等。酰苯胺类药物的分子结构中均含有芳酰氨基，在酸性溶液中易水解为芳伯氨基化合物，并显芳伯氨基特性反应。其水解反应的速度，对乙酰氨基酚相对比较快。盐酸利多卡因、盐酸布比卡因、盐酸罗哌卡因和盐酸妥卡尼在酰氨基邻位存在两个甲基，由于空间位阻影响，较难水解，所以其盐的水溶液比较稳定。

2. 水解特性　对氨基苯甲酸酯类药物分子结构中含有酯键，故易水解。药物水解反应的快慢受光、热或碱性条件的影响。苯佐卡因、盐酸普鲁卡因水解产物为对氨基苯甲酸（PABA），盐酸氯普鲁卡因水解产物为 4-氨基-2-氯苯甲酸，盐酸丁卡因水解产物为对丁氨基苯甲酸（BABA）。

3. 弱碱性　对氨基苯甲酸酯类药物和酰苯胺类药物分子结构中脂烃胺侧链为叔胺氮原子（除苯佐卡因外），故具有弱碱性。能与生物碱沉淀剂发生沉淀反应；在水溶液中不能用标准酸直接滴定，只能在非水溶剂体系中滴定。

4. 与重金属离子发生沉淀反应　盐酸利多卡因、盐酸布比卡因、盐酸罗哌卡因和盐酸妥卡尼分子结构中酰氨基上的氮可在水溶液中与铜离子或钴离子配位，生成有色的配位化合物沉淀。此沉淀可溶于三氯甲烷等有机溶剂后呈色。

5. 吸收光谱特征　对氨基苯甲酸酯类药物和酰苯胺类药物分子结构中均含有苯环及酯键（或酰胺键）侧链，具有特征的紫外光谱和红外吸收光谱。

6. 其他特性　对氨基苯甲酸酯类药物和酰苯胺类药物因苯环上具有芳伯氨基或同时具有脂烃胺侧链，其游离碱多为碱性油状液体或低熔点固体，难溶于水，可溶于有机溶剂。其盐酸盐均系白色结晶性粉末，具有一定的熔点，易溶于水和乙醇，难溶于有机溶剂。

四、鉴别试验

（一）重氮化-偶合反应

1. 原理　分子结构中具有芳伯氨基或潜在芳伯氨基的药物，均可发生重氮化反应，生成的重氮盐可与碱性 β-萘酚偶合生成有色的偶氮化合物。

苯佐卡因、盐酸普鲁卡因、盐酸氯普鲁卡因和盐酸普鲁卡因胺在盐酸溶液中，可直接与亚硝酸钠进行重氮化反应。

盐酸丁卡因分子结构中不具有芳伯氨基，无此反应，但其分子结构中的芳香仲胺在酸性溶液中与亚硝酸钠反应，生成 N-亚硝基化合物的乳白色沉淀，可与具有芳伯氨基的同类药物区别。

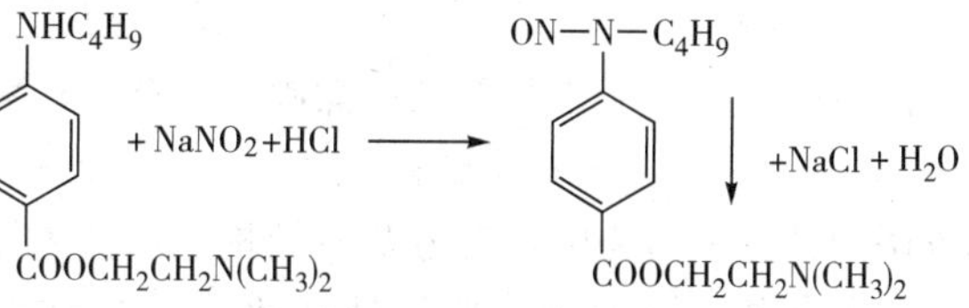

2. 方法　苯佐卡因和盐酸普鲁卡因的芳香第一胺类鉴别方法。

取供试品约 50mg，加稀盐酸 1ml，必要时缓缓煮沸使溶解，放冷，加 0.1mol/L 亚硝酸钠溶液数滴，滴加碱性 β-萘酚试液数滴，视供试品不同，生成由橙黄到猩红色沉淀。

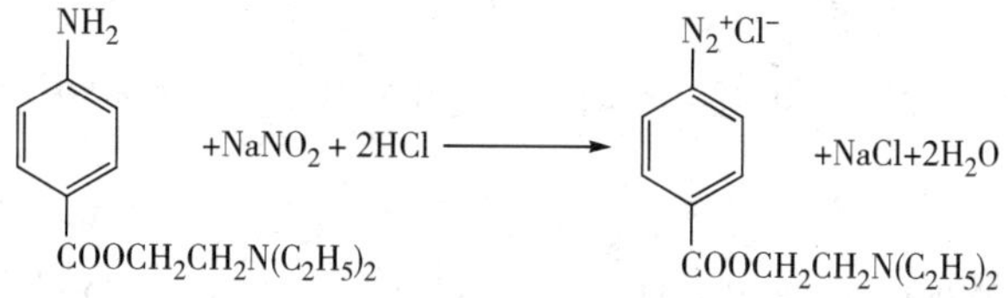

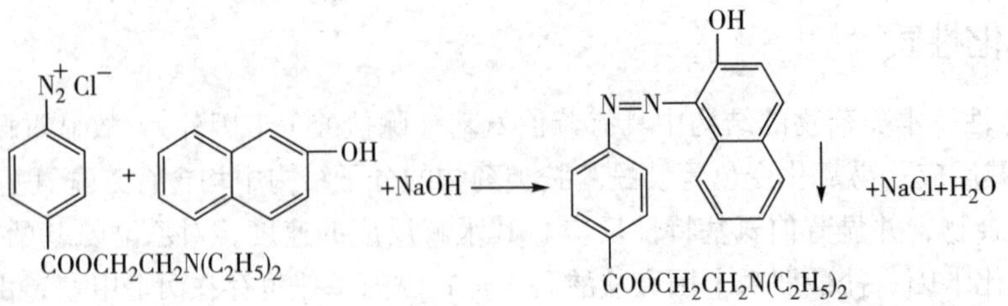

（二）与重金属离子反应

1. 原理　分子结构中若含有卤素（氟、氯、溴、碘）离子、NH_3、CN^-、CO、H_2O 分子等配体，易形成孤对电子可以与具有空轨道的金属形成配位化合物。

2. 方法　盐酸利多卡因的鉴别方法分子结构中具有芳酰胺的盐酸利多卡因，在碳酸钠试液中与硫酸铜反应生成蓝紫色配位化合物，此有色物转溶入三氯甲烷中显黄色。《中国药典》选择此反应作为盐酸利多卡因的鉴别方法之一，即：

取本品 0.2g，加水 20ml 溶解后，取溶液 2ml，加硫酸铜试液 0.2ml 与碳酸钠试液 1ml，即显蓝紫色；加三氯甲烷 2ml，振摇后放置，三氯甲烷层显黄色。

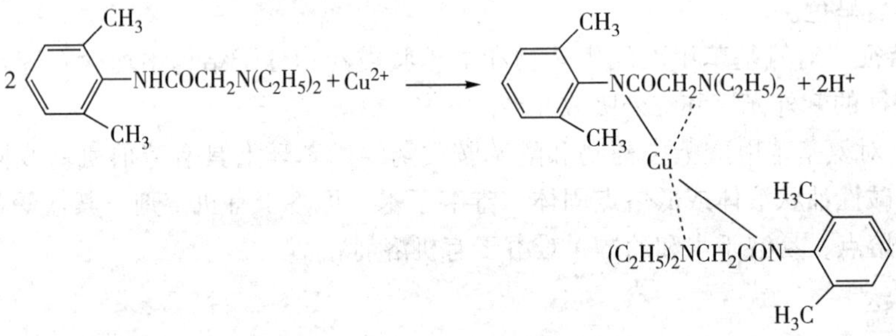

苯佐卡因、盐酸普鲁卡因、盐酸氯普鲁卡因和盐酸丁卡因等，在同样条件下不发生此反应。

盐酸利多卡因，在酸性溶液中与氯化钴试液反应，生成亮绿色细小钴盐沉淀。

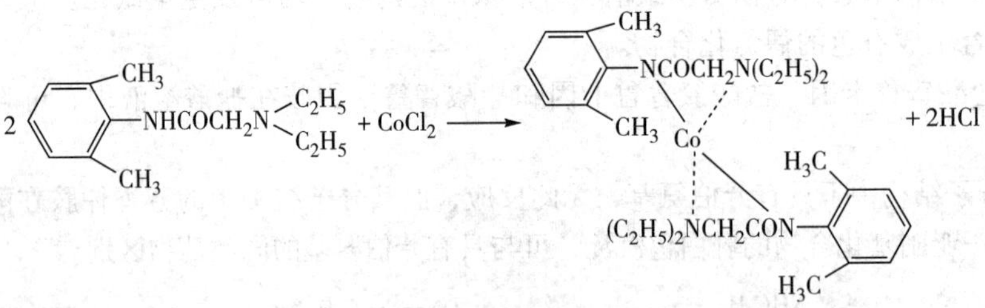

盐酸利多卡因的水溶液加硝酸酸化后，加硝酸汞试液煮沸，显黄色；对氨基苯甲酸酯类药物显红色或橙黄色，可与之区别。

盐酸普鲁卡因胺的鉴别方法因其分子结构中具有芳酰胺结构，可被浓过氧化氢氧化成羟肟酸，再与三氯化铁作用形成配位化合物羟肟酸铁。《中国药典》选择此反应作为盐酸普鲁卡因胺的鉴别方法之一，即：

取本品 0.1g，加水 5ml，加三氯化铁试液与浓过氧化氢溶液各 1 滴，缓缓加热至沸，溶液显紫红色，随即变为暗棕色至棕黑色。

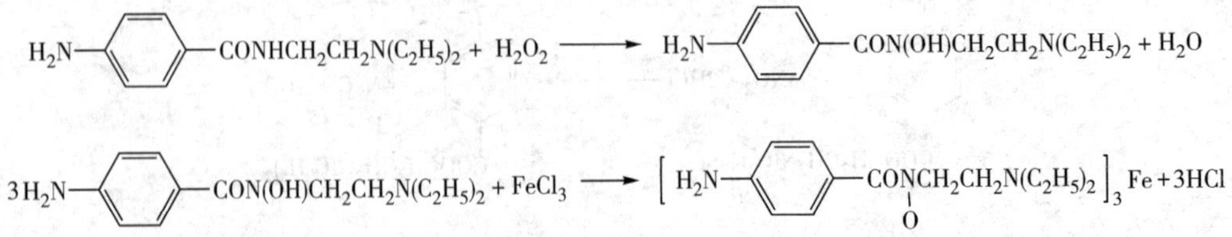

（三）水解产物反应

1. 原理　本类药物分子中有些具有酯键结构，在碱性条件下可水解，利用其水解产物的特性或与某些试剂的反应可进行鉴别。《中国药典》采用此法鉴别盐酸普鲁卡因和苯佐卡因。

2. 盐酸普鲁卡因的鉴别方法　取本品约 0.1g，加水 2ml 溶解后，加 10% 氢氧化钠溶液 1ml，即生成白色沉淀（普鲁卡因）；加热，变为油状物（普鲁卡因）；继续加热，发生的蒸气（二乙氨基乙醇）能使湿润的红色石蕊试纸变为蓝色；热至油状物消失（生成可溶于水的对氨基苯甲酸钠）后，放冷，加盐酸酸化，即析出白色沉淀（对氨基苯甲酸）。此沉淀能溶于过量的盐酸。

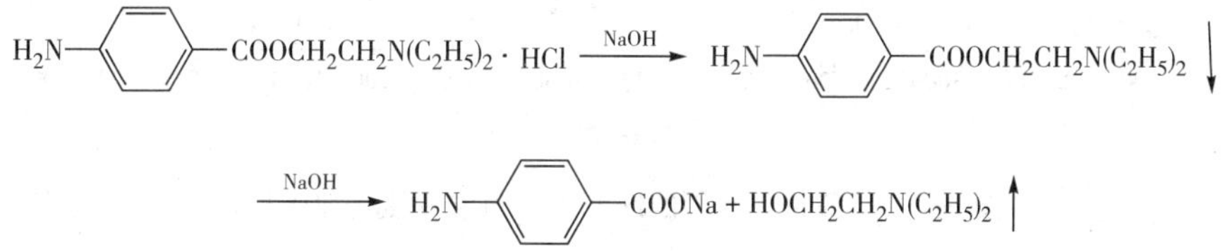

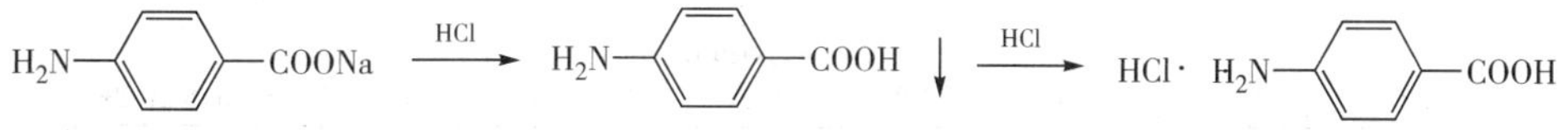

$$H_2N{-}\langle\bigcirc\rangle{-}COOCH_2CH_2N(C_2H_5)_2 \cdot HCl \xrightarrow{NaOH} H_2N{-}\langle\bigcirc\rangle{-}COOCH_2CH_2N(C_2H_5)_2 \downarrow$$

$$\xrightarrow{NaOH} H_2N{-}\langle\bigcirc\rangle{-}COONa + HOCH_2CH_2N(C_2H_5)_2 \uparrow$$

$$H_2N{-}\langle\bigcirc\rangle{-}COONa \xrightarrow{HCl} H_2N{-}\langle\bigcirc\rangle{-}COOH \downarrow \xrightarrow{HCl} HCl \cdot H_2N{-}\langle\bigcirc\rangle{-}COOH$$

苯佐卡因的鉴别方法：取本品约 0.1g，加氢氧化钠试液 5ml，煮沸，即有乙醇生成，加碘试液，加热，即生成黄色沉淀，并产生碘仿的臭气。

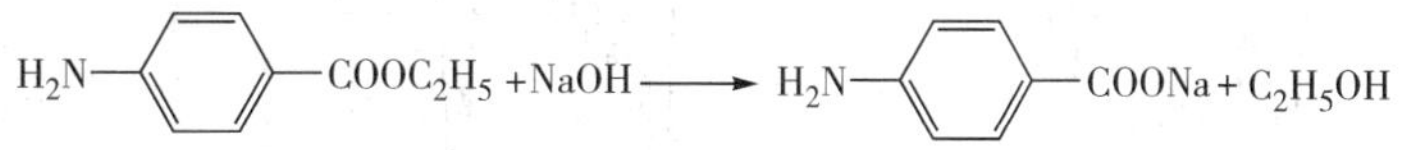

$$H_2N{-}\langle\bigcirc\rangle{-}COOC_2H_5 + NaOH \longrightarrow H_2N{-}\langle\bigcirc\rangle{-}COONa + C_2H_5OH$$

$$C_2H_5OH + 4I_2 + 6NaOH \longrightarrow CHI_3 \downarrow + 5NaI + HCOONa + 5H_2O$$

（四）制备衍生物测定熔点

制备衍生物测熔点是国内外药典常采用的鉴别方法之一。本类药物常见的衍生试剂有三硝基苯酚、硫氰酸盐等。

1. 盐酸利多卡因的鉴别　取本品 2g，加水 20ml 溶解后，取溶液 10ml，加三硝基苯酚试液 10ml，即生成沉淀；滤过，沉淀用水洗涤后，105℃干燥，熔点为 228～232℃，熔融同时分解。

2. 盐酸布比卡因的鉴别　取本品约 0.15g，加水 10ml 溶解后，加三硝基苯酚试液 15ml，即析出黄色沉淀，滤过，沉淀用少量水洗涤后，再以少量甲醇和乙醚冲洗，在 105℃干燥后，熔点约为 194℃。

3. 盐酸丁卡因的鉴别　取本品约 0.1g，加 5% 醋酸钠溶液 10ml 溶解后，加 25% 硫氰酸铵溶液 1ml，即析出白色结晶；滤过，结晶用水洗涤，在 80℃干燥后，熔点约为 131℃。

（五）紫外分光光度法

本类药物分子结构中均含有苯环，具有紫外吸收光谱特征，因此是国内外药典常采用的鉴别方法之一。《中国药典》采用此法鉴别盐酸布比卡因和左布比卡因、盐酸普鲁卡因胺片与注射液。

1. 盐酸布比卡因的鉴别　取本品，精密称定，按干燥品计算，加 0.01mol/L 盐酸溶液溶解并定量稀释成每 1ml 中约含 0.40mg 的溶液，照紫外-可见分光光度法测定，在 263nm 与 271nm 的波长处有最大吸收，其吸光度分别为 0.53～0.58 与 0.43～0.48。

2. 盐酸普鲁卡因胺注射液的鉴别　取本品适量，加水制成每 1ml 中约含盐酸普鲁卡因胺 5μg 的溶液，照紫外-可见分光光度法测定，在 280nm 的波长处有最大吸收。

（六）红外分光光度法

红外吸收光谱具有特征性强，专属性好的特点。因此，国内外药典均把红外吸收光谱作为一种鉴别方法，《中国药典》对此类药物的鉴别，几乎都用到红外吸收光谱法。该法特别适用于化学结构比较复杂、化学结构相互之间差别较小的药物的鉴别与区别。因为这些药物采用其他理化方法难以进行区别，而用红外吸收光谱法就比较容易区别。盐酸普鲁卡因、盐酸普鲁卡因胺的红外吸收图谱如图 9-1、图 9-2

所示，图谱分析见表 9-1、表 9-2。

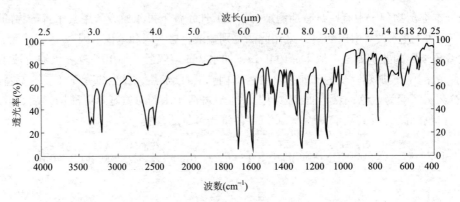

图 9-1　盐酸普鲁卡因的红外吸收图谱（氯化钾压片）

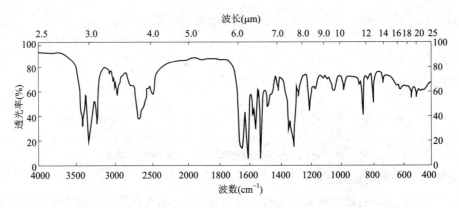

图 9-2　盐酸普鲁卡因胺的红外吸收图谱（氯化钾压片）

表 9-1　盐酸普鲁卡因红外吸收图谱分析

峰位（cm^{-1}）	归属
3315，3200	伯胺
2585	胺基
1692	酯羰基
1645	胺基
1604，1520	苯环
1271，1170，1115	酯基

表 9-2　盐酸普鲁卡因胺红外吸收图谱分析

峰位（cm^{-1}）	归属
3100~3500	酰胺
2645	胺基
1640	酰胺 I 带
1600，1515	苯环
1550	酰胺 II 带
1280	酰胺 III 带

（七）高效液相色谱法

采用高效液相色谱法（HPLC）鉴别此类药物及其制剂时，供试品溶液与对照品溶液的主峰保留时间一致。例如《中国药典》收载 HPLC 法鉴别盐酸布比卡因和盐酸左布比卡因注射液。

五、特殊杂质检查

（一）盐酸普鲁卡因注射液中对氨基苯甲酸的检查

盐酸普鲁卡因分子结构中有酯键，易发生水解反应。其注射液制备过程中受灭菌温度、时间、溶液 pH 值、贮藏时间以及光线和金属离子等因素的影响，可发生水解反应生成对氨基苯甲酸和二乙氨基乙醇。其中对氨基苯甲酸随贮藏时间的延长或加热，可进一步脱羧转化为苯胺，而苯胺又可被氧化为有色物，使注射液变黄，疗效下降，毒性增加。故《中国药典》中规定盐酸普鲁卡因及其注射液以及注射用盐酸普鲁卡因均需要检查对氨基苯甲酸。其中盐酸普鲁卡因原料药及注射用灭菌粉末中对氨基苯甲酸的限量不得超过 0.5%，盐酸普鲁卡因注射液中对氨基苯甲酸的限量不得超过 1.2%。

盐酸普鲁卡因中杂质对氨基苯甲酸的化学变化反应式：

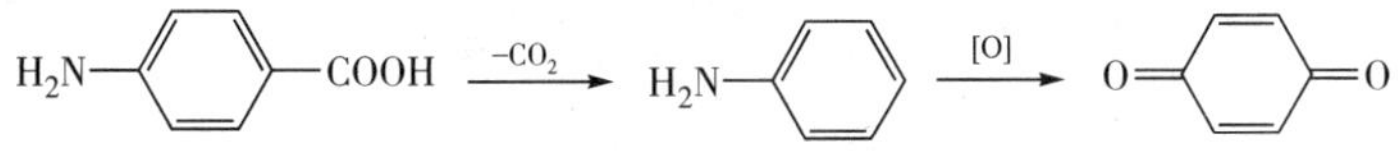

$$H_2N-\!\!\!\bigcirc\!\!\!-COOH \xrightarrow{-CO_2} H_2N-\!\!\!\bigcirc\!\!\! \xrightarrow{[O]} O=\!\!\!\bigcirc\!\!\!=O$$

检查方法：取本品，精密称定，加水溶解并定量稀释制成每 1ml 中含 0.2mg 的溶液，作为供试品溶液；另取对氨基苯甲酸对照品，精密称定，加水溶解并定量制成每 1ml 中含 1μg 的溶液，作为对照品溶液；取供试品溶液 1.0ml 与对照品溶液 9ml 混合均匀，作为系统适用性试验溶液。照高效液相色谱法试验，用十八烷基硅烷键合硅胶为填充剂；以含 0.1% 庚烷磺酸钠的 0.05mol/L 磷酸二氢钾溶液（用磷酸调节 pH 值至 3.0）-甲醇（68：32）为流动相；检测波长为 279nm。取系统适用性试验溶液 10μl，注入液相色谱仪，理论板数按对氨基苯甲酸峰计算不低于 2000，盐酸普鲁卡因峰和对氨基苯甲酸峰的分离度应大于 2.0。取对照品溶液 10μl，注入液相色谱仪，调节检测灵敏度，使主成分峰高约为满量程的 20%。精密量取供试品溶液与对照品溶液各 10μl，分别注入液相色谱仪，记录色谱图。供试品溶液色谱图中如有与对氨基苯甲酸峰保留时间一致的色谱峰，按外标法以峰面积计算，不得过 0.5%。

（二）盐酸氯普鲁卡因注射液中有关物质和光解产物的检查

作为盐酸普鲁卡因的结构类似物，盐酸氯普鲁卡因在生产和贮藏过程中同样存在稳定性问题，其注射液在一定的灭菌温度、时间和溶液 pH 条件下，更易发生水解反应，生成 4-氨基-2-氯苯甲酸降解产物。USP43-NF38（2020 年版）采用高效液相色谱-质谱联用技术进行限度检查，规定盐酸氯普鲁卡因中 4-氨基-2-氯苯甲酸的限量不得过 0.625%，盐酸氯普鲁卡因注射液中 4-氨基-2-氯苯甲酸的限量不得过 3.0%。

对于盐酸氯普鲁卡因在生产和贮藏过程中产生的杂质成分，高效液相色谱/质谱（LC/MS）联用技术是目前行之有效的分离鉴别方法。例如：

色谱条件：色谱柱 Zobax SB-C_{18} 柱（5μm，4.6mm×150mm），柱温 25℃；流动相为 0.5% 乙酸水溶液-0.5% 乙酸乙腈溶液（87：13），流速 1ml/min；检测波长 254nm，参比波长 360nm。

质谱条件：检测方法正离子模式，质量扫描范围 80~600；喷雾电压 4000V；传输/裂解电压 70V；干燥气（N_2）流速 9.5L/min；干燥气压力 350kPa；干燥气温度 350℃。

采用 LC/MS 方法可以分离并检测出盐酸氯普鲁卡因注射液中主要杂质成分为 4-氨基-2-氯苯甲酸，其质谱图如图 9-3 所示，准分子离子峰\ ［M+H\ ］$^+$ 的 m/z 为 172；而盐酸氯普鲁卡因注射液经光照试验后，相应 LC/MS 色谱图中除了主成分峰及 4-氨基-2-氯苯甲酸杂质峰外，还有光照后产生的另一杂质峰，其质谱图如图 9-4 所示，准分子离子峰\ ［M+H\ ］$^+$ 的 m/z 为 253，且没有氯原子同位素峰；推测盐酸氯普鲁卡因在光照过程中苯环上的氯原子发生了水解，氯原子被羟基取代，新杂质分子量比盐酸氯普鲁卡因约少了 18（35.5-17=18.5），即为盐酸羟基普鲁卡因。

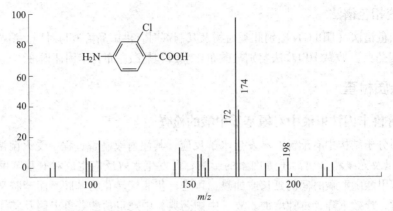

图 9-3　盐酸氯普鲁卡因注射液光照前存在的杂质及其质谱图

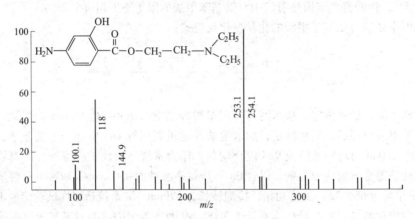

图 9-4　盐酸氯普鲁卡因注射液光照后存在的杂质及其质谱图

（三）盐酸利多卡因注射液中 2,6-二甲基苯胺及其他杂质的检查

盐酸利多卡因注射液生产和贮藏过程中易水解产生 2,6-二甲基苯胺等杂质，为此《中国药典》中规定盐酸利多卡因注射液需要检查其中 2,6-二甲基苯胺等有关物质。

检查方法：精密量取本品适量，用流动相定量稀释制成每 1ml 中约含盐酸利多卡因 2mg 的溶液，作为供试品溶液；精密量取 1ml，置 100ml 量瓶中，用流动相稀释至刻度，作为对照溶液；另取 2,6-二甲基苯胺对照品，精密称定，加流动相溶解并稀释制成每 1ml 中约含 0.8μg 的溶液，作为对照品溶液。

照高效液相色谱法试验，用十八烷基硅烷键合硅胶为填充剂；以磷酸盐缓冲液（取 1mol/L 磷酸二氢钠溶液 1.3ml 和 0.5mol/L 磷酸氢二钠溶液 32.5ml，置 1000ml 量瓶中，加水稀释至刻度，摇匀，用磷酸调节 pH 值至 8.0）-乙腈（50∶50）为流动相；检测波长为 254nm。理论板数按利多卡因峰计算不低于 2000。取对照溶液 20μl，注入液相色谱仪，调节检测灵敏度，使主成分色谱峰的峰高约为满量程的 20%；再精密量取上述三种溶液各 20μl，分别注入液相色谱仪，记录色谱图至主成分峰保留时间的 3.5 倍，供试品溶液的色谱图中如有与 2,6-二甲基苯胺保留时间一致的色谱峰，其峰面积不得大于对照品溶液主峰面积（0.04%），其他单个杂质峰面积不得大于对照溶液主峰面积的 0.5 倍（0.5%），其他各杂质峰面积的和不得大于对照溶液主峰面积（1.0%）。

（四）盐酸罗哌卡因的光学纯度检查

盐酸罗哌卡因是一种新型的长效酰胺类局麻药，与盐酸布比卡因相比，具有更好的安全性及更广的高、低浓度之间的临床使用范围，主要用于外科手术麻醉和术后镇痛。其作用持续时间长，优于布比卡因，心脏毒性也较小。盐酸罗哌卡因分子中有一个手性碳原子，存在二个对映体，由于 R-盐酸罗哌卡因心脏毒性较大，目前临床上使用 S-盐酸罗哌卡因。为了严格控制 R-盐酸罗哌卡因的含量，《中国药典》

采用高效液相色谱法进行盐酸罗哌卡因对映体的纯度检查，规定供试品 S-盐酸罗哌卡因中 R-盐酸罗哌卡因的限量不得超过 0.5%。具体测定方法如下。

分析溶液配制：①供试品溶液。取本品适量，加流动相溶解并稀释制成每 1ml 中约含 0.1mg 的溶液。②对照溶液。精密量取供试品溶液 1ml，置 100ml 量瓶中，用流动相稀释至刻度，摇匀。③系统适用性溶液。取右旋盐酸罗哌卡因对照品与盐酸罗哌卡因各适量，加流动相溶解并稀释制成每 1ml 中分别约含 0.05mg 的混合溶液。

色谱条件：用 αx-酸糖蛋白柱（AGP，4.0mm × 100mm，5m 或效能相当的色谱柱）；以异丙醇-磷酸盐缓冲液（取磷酸二氢钾 2.72g，加水 800ml 溶解，用 0.1 mol/L 氢氧化钠溶液调节 pH 值至 7.1，用水稀释至 1000ml）（10∶90）为流动相；检测波长为 210nm；进样体积 20μl。

系统适用性要求：系统适用性溶液色谱图中，右旋盐酸罗哌卡因峰与盐酸罗哌卡因峰之间的分离度应符合要求。

测定法：精密量取供试品溶液与对照溶液，分别注入液相色谱仪，记录色谱图。

限度：供试品溶液色谱图中如有与右旋盐酸罗哌卡因保留时间一致的色谱峰，其峰面积不得大于对照溶液主峰面积的 0.5 倍（0.5%）。

六、含量测定

（一）亚硝酸钠滴定法

本类药物分子结构中具有芳伯氨基或水解后具有芳伯氨基，在酸性溶液中可与亚硝酸钠反应，可用亚硝酸钠滴定法测定含量。由于本法适用范围广，常被国内外药典所采用。《中国药典》收载的苯佐卡因、盐酸普鲁卡因、注射用盐酸普鲁卡因、盐酸普鲁卡因胺及其片剂与注射液，可直接用本法测定其含量。

1. 基本原理 芳伯氨基或水解后生成芳伯氨基的药物在酸性溶液中与亚硝酸钠定量发生重氮化反应，生成重氮盐，可用永停滴定法指示反应终点。

$$Ar—NHCOR+H_2O \xrightarrow[\triangle]{H^+} Ar—NH_2+RCOOH$$

$$Ar—NH_2+NaNO_2+H_2O \longrightarrow Ar—N_2^+Cl^-+NaCl+2H_2O$$

2. 测定的主要条件 重氮化反应的速度受多种因素的影响，亚硝酸钠滴定液及反应生成的重氮盐也不够稳定，因此在测定中应注意以下主要条件。

（1）加入适量溴化钾加快反应速度 在不同酸体系中，重氮化反应速度不同，即氢溴酸>盐酸>硝酸、硫酸，由于氢溴酸昂贵，多用盐酸；但为了加快反应速度，往往加入适量的溴化钾，使体系中的溴化钾和盐酸起到氢溴酸的加速作用。重氮化的反应历程如下：

$$NaNO_2+HCl \longrightarrow HNO_2+NaCl$$

$$HNO_2+HCl \longrightarrow NOCl+H_2O$$

$$Ar—NH_2 \xrightarrow[慢]{NO^+Cl^-} Ar—NH—NO \xrightarrow{快} Ar—N =\!\!= N—OH \xrightarrow{快} Ar—N_2^+Cl^-$$

整个反应的速度取决于第一步，而第一步反应的快慢与含芳伯氨基化合物中芳伯氨基的游离程度有密切关系。如芳伯氨基的碱性较弱，则在一定强度酸性溶液中成盐的比例较小，即游离芳伯氨基多，重氮化反应速度就快；反之，则游离芳伯氨基较少，重氮化反应速度就慢。所以，在测定中一般向供试溶液中加入适量溴化钾（《中国药典》规定加入 2g），使重氮化反应速度加快。

溴化钾与盐酸作用产生溴化氢，后者与亚硝酸作用生成 NOBr：

$$HNO_2+HBr \longrightarrow NOBr+H_2O \qquad\qquad ①$$

若供试溶液中仅有盐酸，则生成 NOCl：

$$HNO_2+HCl \longrightarrow NOCl+H_2O \qquad\qquad ②$$

由于①式的平衡常数比②式的约大 300 倍，即生成的 NOBr 量大得多，也就是在供试液中 NOBr 的浓度大得多，从而加速了重氮化反应。

（2）加过量盐酸加速反应 因胺类药物的盐酸盐较其硫酸盐的溶解度大，反应速度也较快，所以多采用盐酸。按照重氮化反应的计量关系式，芳伯胺与盐酸的摩尔比为 1：2，实际测定时盐酸的用量要大得多，尤其是某些在酸中较难溶解的药物，往往要多加一些。因为加过量的盐酸有利于：①重氮化反应速度加快；②重氮盐在酸性溶液中稳定；③防止生成偶氮氨基化合物而影响测定结果。

$$Ar—N_2^+Cl^- + H_2N—Ar \rightleftharpoons Ar—N=N—NH—Ar + HCl$$

酸度加大，反应向左进行，故可防止偶氮氨基化合物的生成。若酸度过大，又可阻碍芳伯氨基的游离，反而影响重氮化反应速度。在太浓的盐酸中还可使亚硝酸分解。所以，加入盐酸的量一般按芳胺类药物与酸的摩尔比约为 1：（2.5~6）。

（3）反应温度 重氮化反应的速度与温度成正比，但是生成的重氮盐又随温度升高而加速分解：

$$Ar—N_2^+Cl^- + H_2O \longrightarrow Ar—OH + N_2\uparrow + HCl$$

一般地，温度每升高 10℃，重氮化反应速度加快 2.5 倍，但同时重氮盐分解的速度亦相应地加速 2 倍，所以滴定一般在低温下进行。由于低温时反应太慢，经试验，可在室温（10~30℃）下进行，其中 15℃ 以下结果较准确。

（4）滴定速度 重氮化反应速度相对较慢，故滴定速度不宜太快。为了避免滴定过程中亚硝酸挥发和分解，滴定时宜将滴定管尖端插入液面下约 2/3 处，一次将大部分亚硝酸钠滴定液在搅拌条件下迅速加入，使其尽快反应。然后将滴定管尖端提出液面，用少量水淋洗尖端，再缓缓滴定。尤其是在近终点时，因尚未反应的芳伯氨基药物的浓度极稀，须在最后一滴加入后，搅拌 1~5 分钟，再确定终点是否真正到达。这样可以缩短滴定时间，也不影响结果。

3. 指示终点的方法 有电位法、永停滴定法、外指示剂法和内指示剂法等。《中国药典》收载的芳胺类药物亚硝酸钠滴定法均采用永停滴定法指示终点。永停滴定法的装置如图 9-5 所示。

用作重氮化法的终点指示时，先将电极插入供试品的盐酸溶液中，调节 R_1，使加在电极上的电压约为 50mV。滴定过程中，观察滴定过程中电流计指针的变化。终点前，溶液中无亚硝酸，线路无电流通过，电流计指针指零；终点时溶液中有微量亚硝酸存在，电极即起氧化还原反应，线路中遂有电流通过，此时电流计指针突然偏转，并不再回复，即为滴定终点。

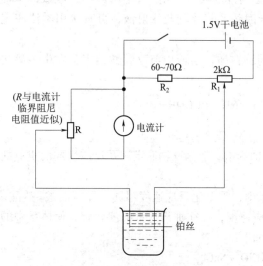

图 9-5 永停滴定装置图

用作卡氏水分测定法的终点指示时，可调节 R_1 使电流计的初始电流为 5~10μA，待滴定到电流突增至 50~150μA，并持续数分钟不退回，即为滴定终点。

4. 滴定法 取供试品适量，精密称定，置烧杯中，除另有规定外，可加水 40ml 与盐酸溶液（1→2）15ml，置电磁搅拌器上，搅拌使之溶解，再加 KBr 2g，插入铂-铂电极后，将滴定管尖端插入液面下约 2/3 处，用亚硝酸钠滴定液（0.1mol/L 或 0.05mol/L）迅速滴定，随滴随搅拌，至近终点时，将滴定管尖端提出液面，用少量水淋洗尖端，洗液并入溶液中，继续缓缓滴定。

盐酸普鲁卡因的含量测定：取本品约 0.6g，精密称定，照永停滴定法，在 15~25℃，用亚硝酸钠滴定液（0.1mol/L）滴定。每 1ml 亚硝酸钠滴定液（0.1mol/L）相当于 27.28mg 的 $C_{13}H_{20}N_2O_2 \cdot HCl$。

（二）非水溶液滴定法

本类药物中的盐酸布比卡因、盐酸左布比卡因和盐酸奥布卡因分子结构含有弱碱性氮原子，故《中国药典》采用非水滴定法测定其含量。测定时，将供试品溶解在冰醋酸与醋酐溶液中，用高氯酸（0.1mol/L）滴定至终点。其中加入适量醋酐的作用是，在冰醋酸和醋酐溶液中，醋酐解离生成的醋酐合乙酰阳离子比醋酸合质子的酸性还强，有利于布比卡因碱性的增强，使滴定突跃敏锐。

盐酸布比卡因的含量测定：取本品约 0.2g，精密称定，加冰醋酸 20ml 与醋酐 20ml 溶解后，照电位滴定法，用高氯酸滴定液（0.1mol/L）滴定，并将滴定的结果用空白试验校正。每 1ml 高氯酸滴定液（0.1mol/L）相当于 32.49mg 的 $C_{18}H_{28}N_2O \cdot HCl$。

盐酸布比卡因非水滴定法反应过程如下：

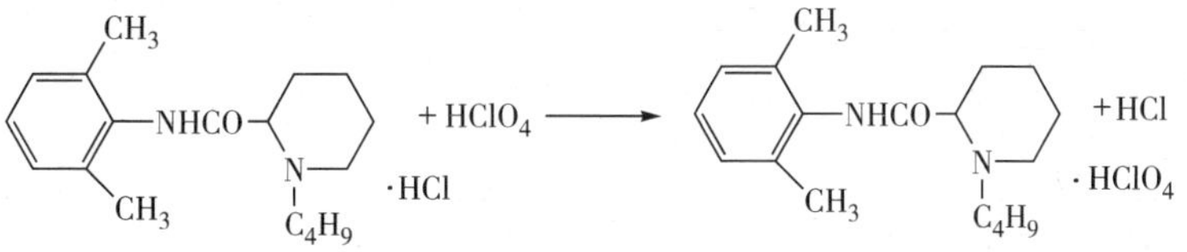

（三）紫外分光光度法

《中国药典》采用紫外分光光度法测定注射用盐酸丁卡因的含量：取本品 10 瓶，分别加水溶解，并分别定量转移至 250ml 量瓶中，用水稀释至刻度，摇匀，作为供试品溶液；另取盐酸丁卡因对照品，精密称定，加水溶解并定量稀释制成每 1ml 中约含 0.2mg 的溶液，作为对照品溶液。精密量取供试品溶液与对照品溶液各 3ml，分别置 100ml 量瓶中，加盐酸溶液（1→200）5ml 与磷酸盐缓冲液（pH 6.0）（取磷酸氢二钾 20g 与磷酸二氢钾 80g，加水溶解并稀释至 1000ml，用 6mol/L 磷酸溶液或 10mol/L 的氢氧化钾溶液调节 pH 至 6.0）10ml，用水稀释至刻度，摇匀，照紫外-可见分光光度法，在 310nm 的波长处分别测定吸光度，计算每瓶的含量，求出平均含量，即得。

（四）高效液相色谱法

高效液相色谱法具有较强的分离能力，又有较高的灵敏度，故目前国内外药典越来越广泛地采用此法进行本类药物及其制剂的含量测定，例如《中国药典》即是采用 HPLC 法测定盐酸普鲁卡因注射液、盐酸左布比卡因注射液、盐酸奥布卡因滴眼液和盐酸利多卡因注射液的含量。

《中国药典》收载的盐酸利多卡因注射液的含量测定方法如下。

色谱条件与系统适用性试验：用十八烷基硅烷键合硅胶为填充剂；以磷酸盐缓冲液（取 1mol/L 磷酸二氢钠溶液 1.3ml 和 0.5mol/L 磷酸氢二钠溶液 32.5ml，置 1000ml 量瓶中，加水稀释至刻度，摇匀）-乙腈（50：50）用磷酸调节 pH 至 8.0 为流动相；检测波长为 254nm。理论板数按利多卡因峰计算不低于 2000。

测定法：精密量取本品适量（约相当于盐酸利多卡因 100mg）置 50ml 量瓶中，用流动相稀释至刻度，摇匀，精密量取 20μl 注入液相色谱仪，记录色谱图；另取利多卡因对照品约 85mg，精密称定，置 50ml 量瓶中，加 1.0mol/L 盐酸溶液 0.5ml 使溶解，用流动相稀释至刻度，摇匀，同法测定。按外标法以峰面积计算，并乘以 1.156，即得。

第二节 苯乙胺类药物的分析

一、结构与性质

（一）基本结构与典型药物

本类药物为拟肾上腺素类药物，具有苯乙胺的基本结构。其中肾上腺素、盐酸异丙肾上腺素、重酒石酸去甲肾上腺素、盐酸多巴胺和硫酸特布他林分子结构中苯环的 3,4 位上都有 2 个邻位酚羟基，与儿茶酚类似，都属于儿茶酚胺类药物。表 9-3 列举了《中国药典》收载的本类药物 16 种，本节分析与讨论了有代表性药物的鉴别、检查和含量测定方法。本类药物的基本结构为：

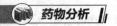
$$\underset{\underset{OH}{|}}{R_1-\overset{\overset{H}{|}}{C^*}}-\underset{\underset{R_3}{|}}{C}-NH-R_2\cdot HX$$

表9-3　苯乙胺类典型药物

药物名称	R_1	R_2	R_3	HX
肾上腺素 （Epinephrine）	HO—〈苯环〉—，邻位 HO	—CH₃	—H	
盐酸异丙肾上腺素 （Isoprenaline Hydrochloride）	HO—〈苯环〉—，邻位 HO	—CH（CH₃）₂	—H	HCl
重酒石酸去甲肾上腺素 （Norepinephrine Bitartrate）	HO—〈苯环〉—，邻位 HO	—H	—H	CH（OH）COOH | CH（OH）COOH
盐酸多巴胺 （Dopamine Hydrochloride）	HO—〈苯环〉—，邻位 HO	—H	—H	HCl
硫酸特布他林 （Terbutaline Sulfate）	HO—〈苯环〉—，邻位 HO	—C（CH₃）₃	—H	H₂SO₄
盐酸去氧肾上腺素 （Phenylephrine Hydrochloride）	〈苯环〉间位 HO	—CH₃	—H	HCl
重酒石酸间羟胺 （Metaraminol Bitartrate）	〈苯环〉间位 HO	—H	—CH₃	CH（OH）COOH | CH（OH）COOH
硫酸沙丁胺醇 （Salbutamol Sulfate）	HO—〈苯环〉—，邻位 HOCH₂	—CH（CH₃）₂	—H	H₂SO₄
盐酸甲氧明 （Methoxamine Hydrochloride）	CH₃O—〈苯环〉—，对位 OCH₃	—H	—CH₃	HCl
盐酸苯乙双胍 （Phenfomin Hydrochloride）	〈苯环〉	—CNHCNH₂（‖NH ‖NH）	—H	HCl
盐酸氯丙那林 （Clorprenaline Hydrochloride）	〈苯环〉邻位 Cl	—CH（CH₃）₂	—H	HCl
盐酸克仑特罗 （Clenbuterol Hydrochloride）	H₂N—〈苯环〉，2,6-二Cl	—CH（CH₃）₃	—H	HCl

续表

药物名称	R₁	R₂	R₃	HX
盐酸麻黄碱 （Ephedrine Hydrochloride）	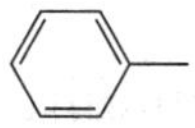 （苯基）	—CH₃	—CH₃	HCl
盐酸伪麻黄碱 （Pseudoephedrine Hydrochloride）	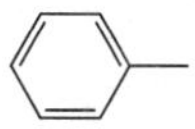 （苯基）	—CH₃	—CH₃	HCl
盐酸氨溴索 （Ambroxol Hydrochloride）	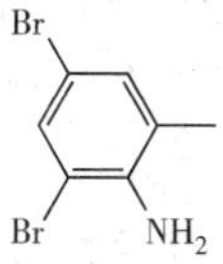 （二溴氨基苯基） （—C₁上无—OH）	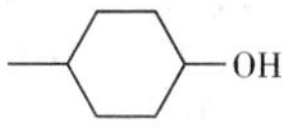 （环己基—OH）	—H	HCl
盐酸多巴酚丁胺（Dobutamine Hydrochloride）	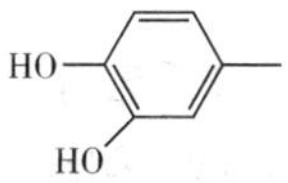 （二羟基苯基 HO、HO）	—H	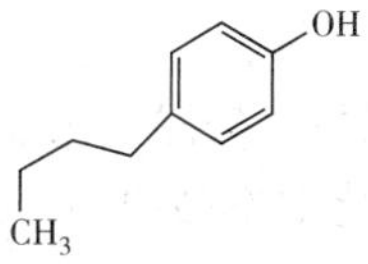 （对羟基苯基丙基，CH₃）	HCl

（二）主要理化性质

1. 弱碱性　本类药物分子结构中具有烃氨基侧链，其中氮为仲胺氮，故显弱碱性。其游离碱难溶于水，易溶于有机溶剂，其盐可溶于水。

2. 酚羟基特性　本类药物某些分子结构中具有邻苯二酚（或酚羟基）结构，可与重金属离子配位呈色，露置空气中或遇光、热易氧化，色泽变深，在碱性溶液中更易变色。

3. 旋光性　本类大多数药物分子结构中具有手性碳原子，具有旋光性，可利用此特性进行药物分析。

4. 紫外吸收性质　苯乙胺类药物均具有苯环结构，可利用其紫外吸收进行定性或定量分析。

此外，药物分子结构中苯环上的其他取代基，如盐酸克仑特罗和盐酸氨溴索的芳伯氨基，也各具特性，均可供分析用。

二、鉴别试验

（一）与三氯化铁反应

本类药物的分子结构中若具有酚羟基，可与 Fe^{3+} 离子配位显色，加入碱性溶液，随即被高铁离子氧化而显紫色或紫红色等。《中国药典》收载本类药物的显色反应定性鉴别方法见表9-4。

表9-4　苯乙胺类药物与三氯化铁的显色反应

药物	鉴别方法
肾上腺素	加盐酸溶液（9→1000）2~3滴溶解后，加水2ml与三氯化铁试液1滴，即显翠绿色；再加氨试液1滴，即变紫色，最后变成紫红色
盐酸异丙肾上腺素	加三氯化铁试液2滴，即显深绿色；滴加新制的5%碳酸氢钠溶液，即变蓝色，然后变成红色
重酒石酸去甲肾上腺素	加三氯化铁试液1滴，振摇，即显翠绿色；再缓缓加碳酸氢钠溶液，即显蓝色，最后变成红色
盐酸去氧肾上腺素	加三氯化铁试液1滴，即显紫色
盐酸多巴胺	加三氯化铁试液1滴，溶液显墨绿色；滴加1%氨溶液，即转变成紫红色
硫酸沙丁胺醇	加三氯化铁试液1滴，振摇，溶液显紫色；加碳酸氢钠试液，即成橙黄色浑浊液

（二）与甲醛-硫酸反应

某些本类药物可与甲醛在硫酸中反应，形成具有醌式结构的有色化合物。如肾上腺素显红色，盐酸异丙肾上腺素显棕色至暗紫色，重酒石酸去甲肾上腺素显淡红色，盐酸去氧肾上腺素呈玫瑰红色→橙红→深棕红的变化过程。例如，盐酸甲氧明及其注射液在《中国药典》中即用此法鉴别。

盐酸甲氧明的鉴别：取本品约 1mg，加甲醛硫酸试液 3 滴，即显紫色，渐变为棕色，最后变成绿色。

（三）还原性反应

本类药物分子结构中多数具有酚羟基，易被碘、过氧化氢、铁氰化钾等氧化剂氧化而呈现不同的颜色。《中国药典》收载的本类药物肾上腺素、盐酸异丙肾上腺素和重酒石酸去甲肾上腺素选择还原性反应作为一种定性鉴别方法。

肾上腺素在酸性条件下，被过氧化氢氧化后，生成肾上腺素红显血红色，放置可变为棕色多聚体；盐酸异丙肾上腺素在偏酸性条件下被碘迅速氧化，生成异丙肾上腺素红，加硫代硫酸钠使碘的棕色消褪，溶液显淡红色。

重酒石酸去甲肾上腺素在酸性条件下比较稳定，几乎不被碘氧化。为了与肾上腺素和盐酸异丙肾上腺素相区别，《中国药典》规定取本品约 1mg，加酒石酸氢钾饱和溶液 10ml 溶解，加碘试液 1ml，放置 5 分钟后，加硫代硫酸钠试液 2ml，溶液为无色或仅显微红色或淡紫色，可与肾上腺素或盐酸异丙肾上腺素相区别。肾上腺素和盐酸异丙肾上腺素在此实验条件下，可被氧化，消除碘的颜色干扰后，溶液分别显红棕色或紫色。

（四）氨基醇的双缩脲反应

盐酸麻黄碱、盐酸伪麻黄碱和盐酸去氧肾上腺素等药物分子结构中，芳环侧链具有氨基醇结构，可显双缩脲特征反应。《中国药典》收载盐酸麻黄碱和盐酸去氧肾上腺素的鉴别之一即为双缩脲反应。

盐酸麻黄碱的鉴别：取本品约 10mg，加水 1ml 溶解后，加硫酸铜试液 2 滴与 20% 氢氧化钠溶液 1ml，即显蓝紫色；加乙醚 1ml，振摇后，放置，乙醚层即显紫红色，水层变成蓝色。

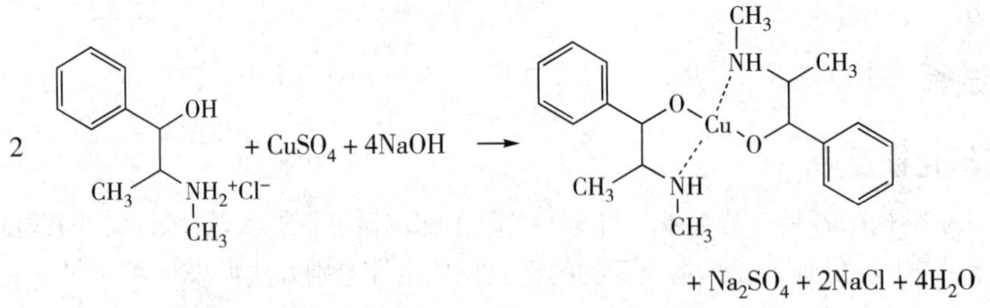

盐酸去氧肾上腺素的鉴别：取本品 10mg，加水 1ml 溶解后，加硫酸铜试液 1 滴与氢氧化钠试液 1ml，摇匀，即显紫色；加乙醚 1ml 振摇，乙醚层应不显色。可与盐酸麻黄碱相区别。

（五）脂肪伯胺的 Rimini 反应

重酒石酸间羟胺分子中具有脂肪伯氨基，《中国药典》选择脂肪族伯胺的专属反应，与亚硝基铁氰化钠反应（Rimini 试验）进行鉴别，即：取本品约 5mg，加水 0.5ml 使溶解，加亚硝基铁氰化钠试液 2 滴、丙酮 2 滴与碳酸氢钠 0.2g，在 60℃ 的水浴中加热 1 分钟，即显红紫色。注意，试验中所用的丙酮必须不含甲醛，易乙酰化。

（六）紫外分光光度法与红外分光光度法

《中国药典》收载的利用紫外吸收光谱进行鉴别的苯乙胺类药物见表 9-5。苯乙胺类药物，均可采用红外吸收光谱进行鉴别。《中国药典》收载的大多数苯乙胺类药物均采用红外吸收光谱法作为鉴别方法之一。

表9-5　用紫外吸收光谱特征鉴别的苯乙胺类药物

药物	溶剂	浓度（mg/ml）	λ_{max}（nm）	吸光度A
盐酸异丙肾上腺素	水	0.05	280	0.50
盐酸多巴胺	0.5%硫酸	0.03	280	
硫酸特布他林	0.1mol/L盐酸	0.1	276	
重酒石酸间羟胺	水	0.1	272	
硫酸沙丁胺醇	水	0.08	274	
盐酸苯乙双胍	水	0.01	234	0.60
盐酸克仑特罗	0.1mol/L盐酸	0.03	243，296	
盐酸伪麻黄碱	水	0.5	251，257，263	

三、特殊杂质检查

（一）酮体检查

在所列典型药物中，肾上腺素、盐酸异丙肾上腺素、重酒石酸去甲肾上腺素、盐酸去氧肾上腺素和盐酸甲氧明等均需检查酮体。这些药物在生产中均由其酮体氢化还原制得，若氢化不完全，易引入酮体杂质，所以《中国药典》规定检查酮体。检查条件和要求见表9-6。

表9-6　紫外分光光度法检查酮体的条件和要求

药物	检查的杂质	溶剂	样品浓度（mg/ml）	检测波长（nm）	吸光度
肾上腺素	酮体	HCl（9→2000）	2.0	310	≤0.05
重酒石酸去甲肾上腺素	酮体	水	2.0	310	≤0.05
盐酸去氧肾上腺素	酮体	水	2.0	310	≤0.20
盐酸甲氧明	酮体	水	1.5	347	≤0.06
硫酸沙丁胺醇	酮体	10%HCl	0.24	310	≤0.10
硫酸特布他林	酮体	0.01mol/L HCl	20	330	≤0.47

（二）光学纯度的检查

大多数苯乙胺类拟肾上腺素药物分子结构中存在手性碳原子，具有光学活性特征。《中国药典》收载的苯乙胺类拟肾上腺素药物对映体，采用测定比旋度值进行光学纯度检查，以控制药品的质量。苯乙胺类拟肾上腺素药物比旋度测定的条件和要求见表9-7。

表9-7　苯乙胺类拟肾上腺素药物比旋度测定的条件和要求

药物	溶剂	样品浓度（mg/ml）	比旋度
肾上腺素	HCl（9→200）	20	$-50.0°\sim-53.5°$
重酒石酸去甲肾上腺素	水	50	$-10.0°\sim-12.0°$
盐酸去氧肾上腺素	水	20	$-42°\sim-47°$
硫酸沙丁胺醇	水	10	$-0.10°\sim+0.10°$
盐酸麻黄碱	水	50	$-33°\sim-35.5°$
盐酸伪麻黄碱	水	50	$+61.0°\sim+62.5°$

对于手性药物光学纯度检查的最佳方法是实现对映体分离分析，目前常用的方法为色谱法和电泳法。

盐酸肾上腺素注射液的光学纯度检查：采用未涂层熔融石英毛细管柱 $75\mu m\times57cm$（有效长度50cm），毛细管柱温25℃；运行缓冲液50mmol/L的 Tris-H_3PO_4（用磷酸调pH为2.42），含40mmol/L的羟丙基-β-环糊精（HP-β-CD）；压力进样5秒，分离电压30kV，检测波长214nm。通过系统适用性溶液电泳分析，结果显示：(−)-肾上腺素及(+)-肾上腺素的相对迁移时间分别约为 0.97 和 1.0，(−)-肾上腺素及(+)-肾上腺素的分离度（R）大于 1.6，为了提高分离度，可以增加运行缓冲液中羟丙基-β-环糊精（HP-β-CD）的浓度来实现。通过毛细管区带电泳手性分离，按峰面积归一化法，可以测定盐酸肾上腺素注射液的光学纯度。

重酒石酸去甲肾上腺素的光学纯度检查：称取重酒石酸去甲肾上腺素消旋体约 50mg 溶于 5ml 蒸馏水中，滴加氨水调 pH 值为 7~8；以乙酸乙酯萃取 3 次，所得乙酸乙酯层用蒸馏水洗涤 2 次，再用 1g 硫酸钠脱水，过滤除去硫酸钠，得到溶液置于 50ml 量瓶中，用流动相稀释至刻度，摇匀，即得手性分离系统适用性溶液。同法制备（R）-重酒石酸去甲肾上腺素供试品溶液。取 20µl 注入液相色谱仪，照高效液相色谱法测定。用 Chiralpak AD-H 色谱柱，以正己烷-乙醇-乙醇胺（800：200：2）为流动相，检测波长为 280nm，流速 0.8ml/min。对映体的分离因子为 7.2。通过手性高效液相色谱法分离，按峰面积归一化法，可以测定重酒石酸去甲肾上腺素的光学纯度。

采用手性高效液相色谱法考察（R）-重酒石酸去甲肾上腺素供试品的比旋度 \ $[\alpha]^{20}$（取 5g 供试品溶解在 100ml 水中）和光学纯度 ee/% 之间的相关性。结果见表 9-8。

表 9-8　重酒石酸去甲肾上腺素比旋度与光学纯度之间的关系

供试品	$[\alpha]^{20}$	ee/%
1	−9.8	96.4
2	−10.5	98.2
3	−11.2	98.7
4	−11.6	99.4

（三）有关物质的检查

在所列典型药物中，除盐酸克仑特罗外，《中国药典》收载的苯乙胺类拟肾上腺素药物均要求进行有关物质检查，其中盐酸去氧肾上腺素选择薄层色谱法，盐酸苯乙双胍用纸色谱法，而其他药物均采用高效液相色谱法检查有关物质。

1. 肾上腺素中有关物质的检查　取本品约 10mg，精密称定，置 10ml 量瓶中，加盐酸 0.1ml 使溶解，用流动相稀释至刻度，摇匀，作为供试品溶液；精密量取供试品溶液 1ml，置 500ml 量瓶中，用流动相稀释至刻度，摇匀，作为对照溶液；另取本品 50mg，置 50ml 量瓶中，加浓过氧化氢溶液 1ml，放置过夜，加盐酸 0.5ml，加流动相稀释至刻度，摇匀，作为氧化破坏溶液；取重酒石酸去甲肾上腺素对照品适量，加氧化破坏溶液溶解并稀释制成每 1ml 中含 20µg 的溶液，作为系统适用性试验溶液。照高效液相色谱法试验，用十八烷基硅烷键合硅胶为填充剂；以硫酸氢四甲基铵溶液（取硫酸氢四甲基铵 4.0g，庚烷磺酸钠 1.1g，0.1mol/L 乙二胺四醋酸二钠溶液 2ml，用水溶解并稀释至 950ml）-甲醇（95：5）（用 1mol/L 氢氧化钠溶液调节 pH 值至 3.5）为流动相；流速为每分钟 2ml，检测波长为 205nm。取系统适用性试验溶液 20µl，注入液相色谱仪，去甲肾上腺素峰与肾上腺素峰之间应出现两个未知杂质峰。理论板数按去甲肾上腺素峰计算不低于 3000，去甲肾上腺素峰、肾上腺素峰与相邻杂质峰的分离度均应符合要求。取对照溶液 20µl，注入液相色谱仪，调节检测灵敏度，使主成分色谱峰的峰高约为满量程的 20%，再精密量取供试品溶液和对照溶液各 20µl，分别注入液相色谱仪，记录色谱图。供试品溶液色谱图中如有杂质峰，单个杂质峰面积不得大于对照溶液的主峰面积（0.2%），各杂质峰面积的和不得大于对照溶液主峰面积的 2.5 倍（0.5%）。

2. 盐酸去氧肾上腺素中有关物质的检查　避光操作。取本品，加甲醇溶解并定量稀释制成每 1ml 中约含 20mg 的溶液，作为供试品溶液；精密量取适量，加甲醇稀释成每 1ml 中约含 0.10mg 的溶液，作为对照溶液。照薄层色谱法试验，吸取上述两种溶液各 10µl，分别点于同一硅胶 G 薄层板上，以异丙醇-三氯甲烷-浓氨溶液（80：5：15）为展开剂，展开，晾干，喷以重氮苯磺酸试液使显色。供试品溶液如显杂质斑点，与对照溶液的主斑点比较，颜色不得更深（0.5%）。

3. 盐酸苯乙双胍中有关双胍的检查　取本品 1.0g，置 10ml 量瓶中，加甲醇溶解并稀释至刻度，摇匀，照纸色谱法试验，精密吸取 0.2ml，分别点于两张色谱滤纸条（7.5cm×50cm）上，并以甲醇作空白点于另一色谱滤纸条上，样点直径均为 0.5~1cm；照下行法，将上述色谱滤纸条同置展开室内，以乙酸乙酯-乙醇-水（6∶3∶1）为展开剂，展开至前沿距下端约 7cm 处，取出，晾干，用显色剂（取 10% 铁氰化钾溶液 1ml，加 10% 亚硝基铁氰化钠溶液与 10% 氢氧化钠溶液各 1ml，摇匀，放置 15 分钟，加水 10ml 与丙酮 12ml，混匀）喷其中一张点样纸条（有关双胍显红色带，R_f 值约为 0.1），参照此色谱带，在另一张点样纸条及空白纸条上，剪取其相应部分并向外延伸 1cm，并分剪成碎条，精密量取甲醇各 20ml 分别进行萃取，照紫外-可见分光光度法，在 232nm 的波长处测定吸光度，不得超过 0.48。

四、含量测定

苯乙胺类拟肾上腺素药物的原料药多采用非水溶液滴定法测定含量，也有一些药物如盐酸去氧肾上腺素和重酒石酸间羟胺选择溴量法、盐酸克仑特罗选择亚硝酸钠法等；其制剂的测定方法较多，包括紫外分光光度法、比色法、高效液相色谱法等。

（一）非水溶液滴定法

非水溶液滴定法是在非水溶剂中进行的酸碱滴定测定法。主要用来测定有机碱及其氢卤酸盐、磷酸盐、硫酸盐，以及有机酸碱金属盐类药物的含量，也用于测定某些有机弱酸的含量。

非水溶剂的种类有如下四种。

（1）酸性溶剂　有机弱碱在酸性溶剂中可显著地增强其相对碱度，最常用的酸性溶剂为冰醋酸。

（2）碱性溶剂　有机弱酸在碱性溶剂中可显著地增强其相对酸度，最常用的碱性溶剂为二甲基甲酰胺。

（3）两性溶剂　兼有酸、碱两种性能，最常用的为甲醇。

（4）惰性溶剂　这一类溶剂没有酸、碱性，如甲苯、三氯甲烷、丙酮等。

由于本类药物多为弱碱性，在水溶液中用酸滴定液直接滴定没有明显的突跃，终点难以观测，常不能获得满意的测定结果。而在非水酸性溶剂中，只要在水溶液中的 pK_b 值小于 10，都能被冰醋酸均化到溶剂醋酸根（AcO⁻）水平，相对碱强度显著增强。因而使弱碱性药物的滴定能顺利地进行。因此，弱碱性药物及其盐类原料药的含量测定，国内外药典多采用高氯酸非水溶液滴定法。

在本章列举的 16 种苯乙胺类拟肾上腺素药物中，采用非水溶液滴定法测定原料药含量的有肾上腺素、盐酸异丙肾上腺素、重酒石酸去甲肾上腺素、盐酸多巴胺、硫酸特布他林、硫酸沙丁胺醇、盐酸甲氧明、盐酸苯乙双胍、盐酸氯丙那林、盐酸麻黄碱、盐酸伪麻黄碱等，主要条件见表 9-9。

表 9-9　非水溶液滴定法测定苯乙胺类药物的条件

药物	取样量（g）	加冰醋酸量（ml）	加醋酸汞液量（ml）	指示终点	终点颜色
肾上腺素	0.15	10	—	结晶紫	蓝绿色
重酒石酸去甲肾上腺素	0.2	10	—	结晶紫	蓝绿色
硫酸特布他林	0.3	30	—/加乙腈 30	电位法	—
硫酸沙丁胺醇	0.4	10	—/加醋酐 15	结晶紫	蓝绿色
盐酸多巴胺	0.15	25	5	结晶紫	蓝绿色
盐酸异丙肾上腺素	0.15	30	5	结晶紫	蓝色
盐酸甲氧明	0.2	10	5	萘酚苯甲醇	黄绿色
盐酸苯乙双胍	0.1	20	—/醋酐 20	电位法	—
盐酸氯丙那林	0.15	20	3	结晶紫	蓝绿色
盐酸麻黄碱	0.15	10	4	结晶紫	翠绿色
盐酸伪麻黄碱	0.3	10	6	结晶紫	蓝绿色

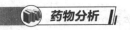

1. 基本原理 采用非水溶液滴定法测定本类药物时，肾上腺素等为游离碱，直接与高氯酸反应。盐酸多巴胺等盐类（$BH^+ \cdot A^-$）药物的高氯酸滴定过程，实际上是一个置换滴定，即强酸（$HClO_4$）置换出与机弱碱结合的较弱的酸（HA）。其反应原理可用下列通式表示：

$$BH^+ \cdot A^- + HClO_4 \longrightarrow BH^+ \cdot ClO_4^- + HA$$

式中，$BH^+ \cdot A^-$ 表示有机弱碱盐；HA 表示被置换出弱酸。

由于被置换出的 HA 的酸性强弱不同，因而对滴定反应的影响也不同。当 HA 酸性较强时，根据化学反应平衡的原理，反应不能定量完成，必须采取措施，除去或降低滴定反应产生的 HA 的酸性，使反应顺利地完成。因此，必须根据不同情况采用相应的测定条件。

2. 一般方法 除另有规定外，精密称取供试品适量 \ ［约消耗高氯酸滴定液（0.1mol/L）8ml \ ］，加冰醋酸 10~30ml 使溶解（必要时可温热，放冷），加各品种项下规定的试液（醋酐或醋酸汞试液）、指示液 1~2 滴（或以电位滴定法指示终点），用高氯酸滴定液（0.1mol/L）滴定。终点颜色应以电位滴定时的突跃点为准，并将滴定结果用空白试验校正。

应特别注意的是：加醋酐应防止氨基被乙酰化，氨基乙酰化后碱性显著减弱。如伯氨基的乙酰化物，以结晶紫为指示剂时不能被滴定，用电位滴定法尚可测定，但突跃很小，这样就会使滴定结果偏低；仲氨基的乙酰化物，以指示剂法和电位滴定法都不能被滴定。选择低温条件可以防止氨基乙酰化，所以实验操作加冰醋酸溶解样品后，应在放冷的条件下再加醋酐。

3. 问题讨论

（1）适用范围 本法主要用于 $pK_b > 8$ 的有机弱碱性药物及其盐类的含量测定。包括有机弱碱，它们的有机酸盐、氢卤酸盐、磷酸盐、硫酸盐、硝酸盐及有机酸的碱金属盐等。

对于碱性较弱的有机药物，只要选择合适的溶剂、滴定剂和终点指示的方法，可使 pK_b 为 8~13 弱碱性药物采用本法滴定。

一般来说，当碱性药物的 pK_b 为 8~10 时，宜选冰醋酸作为溶剂；碱性更弱，pK_b 为 10~12 时，宜选冰醋酸与醋酐的混合溶液作为溶剂；$pK_b > 12$ 时，应用醋酐作为溶剂。

这是因为：当碱性药物的 $pK_b > 10$ 时，在冰醋酸中没有足以辨认的滴定突跃，不能滴定。在冰醋酸中加入不同量的醋酐为溶剂，随着醋酐量的不断增加，甚至仅以醋酐为溶剂，由于醋酐解离生成的醋酐合乙酰离子 \ ［$CH_3CO^+ \cdot (CH_3CO)_2O$ \ ］ 比醋酸合质子 \ ［$H^+ \cdot CH_3COOH$ \ ］ 酸性更强，更有利于碱性药物的碱性增强，使突跃显著增大，而获得满意的滴定结果。

例如，咖啡因（$pK_b = 14.2$）的含量也可采用非水溶液高氯酸滴定法测定，《中国药典》采用醋酐-冰醋酸（5:1）为溶剂，BP 采用甲苯-醋酐-冰醋酸（4:2:1）为溶剂。

另外，在冰醋酸中加入不同量的甲酸，也能使滴定突跃显著增大，使一些碱性极弱的有机碱性药物获得满意的测定结果。

（2）酸根的影响 有机弱碱盐类药物非水溶液滴定时被置换出的酸类（HA），在醋酸介质中的酸性以下列排序递减：

高氯酸 > 氢溴酸 > 硫酸 > 盐酸 > 硝酸 > 磷酸 > 有机酸

由于在非水介质中，高氯酸的酸性最强。因此，有机弱碱的盐均用高氯酸滴定。若在滴定过程中被置换出的 HA，其酸性较强时，则反应将不能进行到底。如测定有机碱性药物氢卤酸盐时，由于被置换出的氢卤酸的酸性相当强，影响滴定终点，不能直接滴定，需要进行处理。一般处理方法是加入定量的醋酸汞冰醋酸溶液，使其生成在醋酸中难解离的卤化汞，以消除氢卤酸对滴定的干扰与不良影响。

$$2B \cdot HX + Hg(OAc)_2 \longrightarrow 2B \cdot HOAc + HgX_2$$

当醋酸汞加入量不足时，滴定终点仍不准确，而使测定结果偏低，稍过量的醋酸汞（1~3 倍）并不影响测定结果。

由于大多数苯乙胺类拟肾上腺素药物游离碱均难溶于水，且不太稳定，故常将游离碱与无机酸成盐制成原料药，其中多数为盐酸盐。所以在用高氯酸滴定液进行非水溶液滴定法测定时，多加入过量醋酸汞冰醋酸溶液，以消除盐酸对滴定的干扰。

然而，由于醋酸汞既是有剧毒的化学品，又是环境重污染物质，应尽量避免使用。所以，越来越多的氢卤酸盐有机碱性药物的非水溶液滴定测定法，采用了更为环保和绿色的醋酐代替冰醋酸作为溶剂，并以更灵敏准确的电位滴定法指示终点，或使用其他更为环保的方法进行测定。

供试品如为有机酸盐、磷酸盐，可以直接滴定；硫酸盐也可直接滴定，但滴定至其成为硫酸氢盐为止。硫酸盐滴定时，目视终点常常灵敏度较差；以电位滴定法指示终点时，电位突跃也不够明显，用较大量的醋酐代替冰醋酸作为溶剂，可以提高终点的灵敏度。供试品如为硝酸盐时，因硝酸可使指示剂褪色，终点极难观察。遇此情况应以电位滴定法指示终点为宜。

（3）滴定剂的稳定性 本类药物非水溶液滴定法所用的溶剂为醋酸，具挥发性，且膨胀系数较大。因此温度和贮存条件影响滴定剂的浓度。

若滴定供试品与标定高氯酸滴定液时的温度超过10℃，则应重新标定；若未超过10℃，则可根据下式将高氯酸滴定液的浓度加以校正：

$$N_1 = N_0 / \setminus [1+0.0011(t_1-t_0) \setminus] \tag{9-2}$$

式中，0.0011为冰醋酸的体积膨胀系数；t_0为标定高氯酸滴定液时的温度；t_1为滴定供试品时的温度；N_0为t_0时高氯酸滴定液的浓度；N_1为t_1时高氯酸滴定液的浓度。

（4）终点指示方法 非水溶液滴定法的终点确定，常用电位滴定法和指示剂法。

电位滴定时用玻璃电极为指示电极，饱和甘汞电极（玻璃套管内装氯化钾的饱和无水甲醇溶液）为参比电极。

采用高氯酸滴定液滴定时，常用的指示剂为结晶紫（crystal violet）、橙黄Ⅳ（orange Ⅳ）、萘酚苯甲醇（naphtholbenzein）、喹哪啶红（quinaldine red）、孔雀绿（malachite green）等。指示剂的终点颜色变化，均需要用电位滴定法来确定。在以冰醋酸作溶剂，用高氯酸滴定碱性药物时，结晶紫的酸式色为黄色，碱式色为紫色，而且不同的酸度下变色极为复杂。

由碱性区域到酸性区域的颜色变化为紫、蓝紫、蓝绿、绿、黄。滴定不同强度碱性药物时，终点颜色也不同。滴定碱性较强的药物时，应该以蓝色为终点，如盐酸异丙肾上腺素等。碱性次之的以蓝绿色或绿色为终点，如盐酸伪麻黄碱等。碱性较弱的应以黄绿色或黄色为终点，如硝西泮。

如果测定药物碱性较弱，终点不够明显可加醋酐，以提高其碱性，使终点突跃明显。如滴定突跃不明显，指示剂难以判断，常用电位法指示终点。

（5）其他干扰 制剂中其他成分对非水溶液滴定法通常均有干扰。若采用高氯酸滴定液滴定法测定，为了消除干扰，对于有机碱性药物大都可以经碱化处理，有机溶剂提取分离出游离碱后，再进行测定。

《中国药典》中盐酸异丙肾上腺素的含量测定：取本品约0.15g，精密称定，加冰醋酸30ml，微温使溶解，放冷，加醋酸汞试液5ml与结晶紫指示液1滴，用高氯酸滴定液（0.1mol/L）滴定至溶液显蓝色，并将滴定的结果用空白试验校正。每1ml高氯酸滴定液（0.1mol/L）相当于24.77mg的$C_{11}H_{17}NO_3 \cdot HCl$。

在列举的16种典型药物中，采用非水溶液滴定法测定原料药含量的有肾上腺素、盐酸异丙肾上腺素、重酒石酸去甲肾上腺素、盐酸多巴胺、硫酸特布他林、硫酸沙丁胺醇、盐酸甲氧明、盐酸苯乙双胍、盐酸氯丙那林、盐酸麻黄碱、盐酸伪麻黄碱、盐酸多巴酚丁胺和盐酸氨溴索等。

常用的测定条件：冰醋酸为溶剂，加入醋酸汞试液以消除氢卤酸的干扰，用高氯酸滴定液（0.1mol/L）滴定，以结晶紫指示液指示终点；仅盐酸甲氧明测定中以萘酚苯甲醇指示终点。由于相应的游离碱碱性较弱，终点突跃不明显，难以判断，故硫酸特布他林和盐酸苯乙双胍采用电位法指示终点。一些典型药物非水溶液滴定法测定的主要条件见表9-10。

表 9-10 非水溶液滴定法测定苯乙胺类药物的条件

药物	取样量（g）	加冰醋酸量（ml）	加醋酸汞液量（ml）	指示终点	终点颜色
肾上腺素	0.15	10	—	结晶紫	蓝绿色
盐酸异丙肾上腺素	0.15	30	5	结晶紫	蓝色
重酒石酸去甲肾上腺素	0.2	10	—	结晶紫	蓝绿色
盐酸多巴胺	0.15	25	5	结晶紫	蓝绿色
硫酸特布他林	0.3	30	加乙腈 30	电位法	—
硫酸沙丁胺醇	0.4	10	加醋酐 15	结晶紫	蓝绿色
盐酸甲氧明	0.2	10	5	萘酚苯甲醇	黄绿色
盐酸苯乙双胍	0.1	30	5	电位法	
盐酸氯丙那林	0.15	20	3	结晶紫	蓝绿色
盐酸麻黄碱	0.15	10	4	结晶紫	翠绿色
盐酸伪麻黄碱	0.3	10	6	结晶紫	蓝绿色
盐酸多巴酚丁胺	0.2	20	5	结晶紫	蓝绿色
盐酸氨溴索	0.3	20	5	结晶紫	蓝色

如果测定药物碱性较弱，终点不够明显，可加入醋酐，以提高其碱性，使终点突跃明显。如《中国药典》收载的硫酸沙丁胺醇的测定。

方法：取本品约 0.4g，精密称定，加冰醋酸 10ml，微热使溶解，放冷，加醋酐 15ml 和结晶紫指示液 1 滴，用高氯酸滴定液（0.1mol/L）滴定至溶液显蓝绿色，并将滴定结果用空白试验校正。每 1ml 的高氯酸滴定液（0.1mol/L）相当于 57.67mg 的 $(C_{13}H_{21}NO_3)_2 \cdot H_2SO_4$。

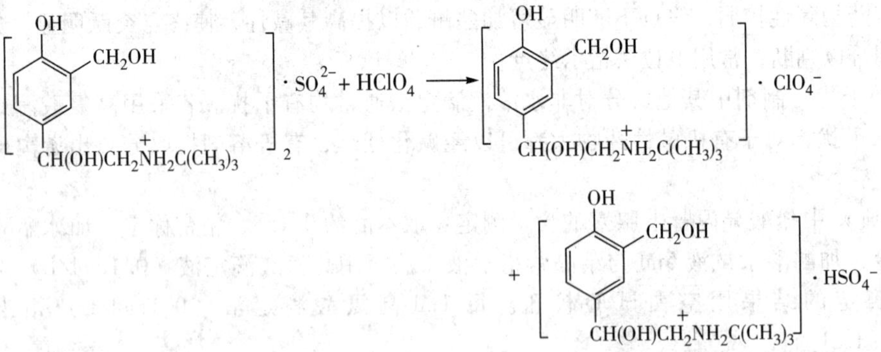

有机碱的硫酸盐，因硫酸在滴定液中酸性很强，只能滴定至 HSO_4^-。值得注意的是，加入醋酐应防止氨基被乙酰化，乙酰化物碱性很弱，如伯氨基的乙酰化物，以结晶紫为指示剂时不能被滴定，用电位滴定法尚可测定，但突跃很小，这样就会使滴定结果偏低；仲氨基的乙酰化物，以指示剂法和电位滴定法都不能被滴定，在低温时可防止乙酰化，所以加冰醋酸溶解样品后，应在放冷的条件下再加醋酐。

（二）溴量法

盐酸去氧肾上腺素和重酒石酸间羟胺原料药采用溴量法测定含量。其测定原理系药物分子中的苯酚结构，在酸性溶液中酚羟基的邻、对位活泼氢能与过量的溴定量地发生溴代反应，再以碘量法测定剩余的溴，根据消耗的硫代硫酸钠滴定液的量，即可计算供试品的含量。以盐酸去氧肾上腺素的含量测定为例。

1. 基本原理

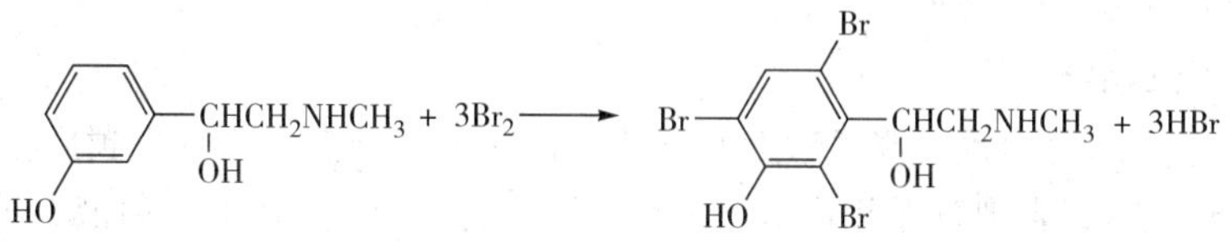

$$Br_2 + 2KI \longrightarrow 2KBr + I_2$$
$$I_2 + 2Na_2S_2O_3 \longrightarrow 2NaI + Na_2S_4O_6$$

2. 测定方法 取本品约 0.1g，精密称定，置碘瓶中，加水 20ml 使溶解，精密加溴滴定液（0.05mol/L）50ml，再加盐酸 5ml，立即密塞，放置 15 分钟并时时振摇，注意微开瓶塞，加碘化钾试液 10ml，立即密塞，振摇后，用硫代硫酸钠滴定液（0.1mol/L）滴定，至近终点时，加淀粉指示液，继续滴定至蓝色消失，并将滴定的结果用空白试验校正。每 1ml 溴滴定液（0.05mol/L）相当于 3.395mg 的 $C_9H_{13}NO_2 \cdot HCl$。

（三）亚硝酸钠法

盐酸克仑特罗结构中含有芳伯氨基，在酸性溶液中可与亚硝酸钠定量发生重氮化反应，生成重氮盐，可用永停滴定法指示反应终点。

《中国药典》中盐酸克仑特罗（$C_{12}H_{18}Cl_2N_2O \cdot HCl$，分子量 313.65）原料药采用亚硝酸钠法测定含量：

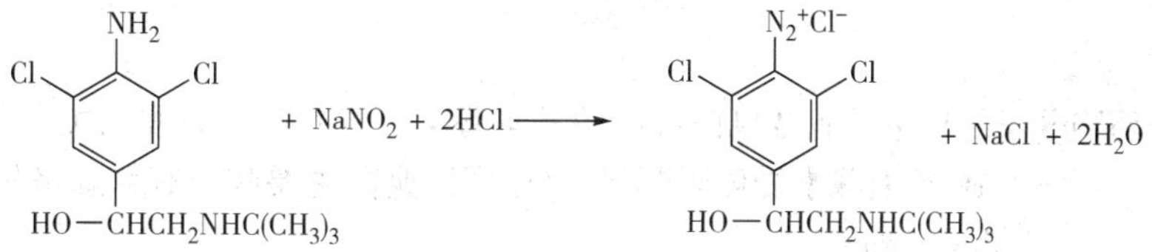

取本品约 0.25g，精密称定，置 100ml 烧杯中，加盐酸溶液（1→2）25ml 使溶解，再加水 25ml，照永停滴定法，用亚硝酸钠滴定液（0.05mol/L）滴定。每 1ml 亚硝酸钠滴定液（0.05mol/L）相当于 15.68mg 的 $C_{12}H_{18}Cl_2N_2O \cdot HCl$。

（四）紫外分光光度法与比色法

1. 紫外分光光度法 基于苯乙胺的基本结构，《中国药典》采用紫外分光光度法测定本类一些药物制剂的含量，例如盐酸异丙肾上腺素注射液、重酒石酸间羟胺注射液、盐酸甲氧明注射液和硫酸沙丁胺醇注射液及其胶囊等。

盐酸甲氧明注射液的测定：精密量取本品适量（约相当于盐酸甲氧明 100mg），置 250ml 瓶中，加水稀释至刻度，摇匀，精密量取 10ml，置 100ml 量瓶中，加水稀释至刻度，摇匀，照紫外-可见分光光度法（四部通则 0401），在 290nm 的波长处测定吸光度，按 $C_{11}H_{17}NO_3 \cdot HCl$ 的吸收系数（$E_{1cm}^{1\%}$）为 137 计算，即得。

2. 比色法 利用本类药物分子结构中芳伯氨基进行重氮化-偶合反应显色，《中国药典》选择比色法作为盐酸克仑特罗栓剂的含量测定方法。例如：

盐酸克仑特罗栓的测定：取本品 20 粒，精密称定，切成小片，精密取适量（约相当于盐酸克仑特罗 0.36mg），置分液漏斗中，加温热的三氯甲烷 20ml 使溶解，用盐酸溶液（9→100）振摇提取 3 次（20ml、15ml、10ml），分取酸提取液，置 50ml 量瓶中，用盐酸溶液（9→100）稀释至刻度，摇匀，滤过，取续滤液，作为供试品溶液；另取盐酸克仑特罗对照品适量，精密称定，加盐酸溶液（9→100）溶解并定量稀释制成每 1ml 中含 7.2μg 的溶液，作为对照品溶液。精密量取对照品溶液与供试品溶液各 15ml，分别置 25ml 量瓶中，各加盐酸溶液（9→100）5ml 与 0.1% 亚硝酸钠溶液 1ml，摇匀，放置 3 分钟，各加 0.5% 氨基磺酸铵溶液 1ml，摇匀，振摇 10 分钟，再各加 0.1% 盐酸萘乙二胺溶液 1ml，摇匀，放置 10 分钟，用盐酸溶液（9→100）稀释至刻度，摇匀，照紫外-可见分光光度法（四部通则 0401），在 500nm 的波长处分别测定吸光度，计算，即得。

（五）高效液相色谱法

高效液相色谱法具有高效分离、高灵敏度和高选择性测定的特点，已越来越广泛地应用于本类药物及其制剂的定量分析，《中国药典》采用高效液相色谱法作为盐酸肾上腺素注射液、重酒石酸去甲肾上腺素注射液、硫酸沙丁胺醇片、缓释片与缓释胶囊、盐酸氨溴索口服溶液、片剂、胶囊与缓释胶囊、盐酸多巴胺注射液等的含量测定方法。

硫酸沙丁胺醇片的高效液相色谱法测定如下。

色谱条件与系统适用性试验：用十八烷基硅烷键合硅胶为填充剂；以 0.08mol/L 磷酸二氢钠溶液（用磷酸调节 pH 值至 3.10±0.05）-甲醇（85∶15）为流动相；检测波长为 276nm。理论板数按硫酸沙丁胺醇计算不低于 3000。

测定法：取本品 20 片，精密称定，研细，精密称取适量（约相当于硫酸沙丁胺醇 4mg），置 50ml 量瓶中，用流动相适量，振摇使硫酸沙丁胺醇溶解，用流动相稀释至刻度，摇匀，滤过，精密量取续滤液 20μl 注入液相色谱仪，记录色谱图。另取硫酸沙丁胺醇对照品约适量，精密称定，加流动相制成每 1ml 中约含 96μg 的溶液，同法测定。按外标法以峰面积计算，并将结果乘以 0.8299，即得。

第三节　芳氧丙醇胺类药物的分析

芳氧丙醇胺类药物分子结构中具有芳氧丙醇胺的基本骨架，将其归入芳香胺类药物，是新近发展很快的一类用于心脑血管病的 β-肾上腺素受体阻断剂。《中国药典》主要收载有氧烯洛尔（Oxprenolol）和盐酸卡替洛尔（Carteolol hydrochloride）。

一、结构与典型药物

基本结构为：

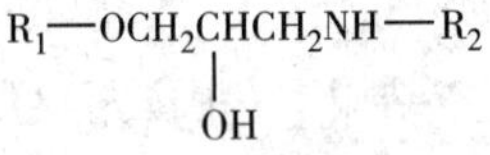

$$R_1-OCH_2CHCH_2NH-R_2$$
$$|$$
$$OH$$

氧烯洛尔化学名为 1-邻烯丙氧基苯氧基-3-异丙氨基-2-丙醇。本品为白色结晶性粉末；味苦；在乙醇或丙酮中易溶，在乙醚或三氯甲烷中略溶，在水中微溶。

盐酸卡替洛尔为 5-\[3-\[(1,1-二甲基乙基)氨基\]-2-羟丙氧基\]-3,4-二氢-2(1H)-喹诺酮盐酸盐。本品为白色结晶性粉末；在水中溶解，在甲醇中略溶，在乙醇中极微溶解，在乙醚中几乎不溶，在冰醋酸中极微溶解。

二、鉴别试验

（一）化学鉴别反应

1. 盐酸卡替洛尔的鉴别反应　取本品约 0.1mg，加水 5ml 使溶解，加硫氰酸铬铵试液 5 滴，即生成淡红色沉淀。

2. 氧烯洛尔的鉴别反应　取本品约 0.1g，加乙醇 2ml 溶解后，滴加 0.1mol/L 高锰酸钾溶液 1ml，振摇数分钟，高锰酸钾颜色消褪，并产生棕色沉淀。

（二）紫外吸收峰特征

1. 盐酸卡替洛尔水溶液（8μg/ml）　在215nm与252nm的波长处有最大吸收。

2. 氧烯洛尔乙醇溶液（40μg/ml）　在275nm的波长处有最大吸收。

三、盐酸卡替洛尔中有关物质检查

本品中有关物质的检查，采用薄层色谱法的高低浓度对比法进行。

检查方法：取本品0.20g，加甲醇10ml使溶解，作为供试品溶液；精密量取2ml，置100ml量瓶中，用甲醇稀释至刻度，摇匀，精密量取1ml，置10ml量瓶中，用甲醇稀释至刻度，摇匀，作为对照溶液。吸取上述两种溶液各10μl，分别点于同一硅胶GF$_{254}$薄层板上，以氯仿-甲醇-浓氨溶液（50∶20∶1）为展开剂，展开后，晾干，置紫外光灯（254nm）下检视。供试品溶液如显杂质斑点，与对照溶液的主斑点比较，不得更深。

根据操作，对照溶液是由供试品溶液稀释500倍制备而成，则对照溶液的浓度是供试品溶液浓度的0.2%。可见，盐酸卡替洛尔中有关物质的限量应控制在0.2%以内。

四、含量测定

盐酸卡替洛尔原料药，盐酸氧烯洛尔原料药和片剂用非水溶液滴定法，盐酸卡替洛尔滴眼液可用分光光度法等方法进行定量分析。

（一）盐酸卡替洛尔原料药含量测定方法

取本品约0.5g，精密称定，加冰醋酸30ml，在水浴上加热溶解，放冷，加醋酐70ml，照电位滴定法，用高氯酸滴定液（0.1mol/L）滴定，并将滴定的结果用空白试验校正。每1ml高氯酸滴定液（0.1mol/L）相当于32.88mg的C$_{16}$H$_{24}$N$_2$O$_3$·HCl。

（二）盐酸卡替洛尔滴眼液含量测定方法

精密量取本品适量，用水定量稀释成每1ml中约含盐酸卡替洛尔16μg的溶液，照分光光度法，在252nm的波长处测定吸光度；另取盐酸卡替洛尔对照品适量，精密称定，加水溶解并定量稀释制成每1ml中约含盐酸卡替洛尔16μg的溶液，同法测定，计算，即得。

（三）体内药物分析

人血浆内氧烯洛尔及其异构体的分析

色谱条件：预柱为十八烷基硅填充柱；用于氧烯洛尔及其异构体分离分析柱为手性OD-R柱（C$_{18}$固定相上涂渍3,5-二甲苯氨基甲酸酯纤维素，作为手性选择剂）；流动相：含NaClO$_4$（0.45mol/L）-乙腈（70∶30）的磷酸盐缓冲液（pH6.0）；检测波长273nm。

测定方法：检测方法包括对血浆中微量待测成分的分离、富集和定量分析。血浆样品先用醋酸纤维素膜透析，得到的透析液再经过一根短的预柱将待测物质纯化和富集，然后通过反相-手性液相色谱法分析。所有样品的整个操作过程均为在线连接，经过转向阀和机械手进行自动化操作完成。

结果表明，本法对血浆中氧烯洛尔及其异构体定量测定的回收率达到80%；氧烯洛尔在0.05~2.50μg/ml浓度范围内线性关系良好（r=0.9990）；日内和日间精密度试验获得满意结果（RSD≤14%）。

本类药物的一些品种（包括上述两种药物）被"国际奥委会医务条例禁用物质种类与禁用方法"列入运动员使用受一定限制的药物名单中，故参加国际比赛的运动员使用本类药物需谨慎，同时也表明应重视本类药物的体内药物浓度的分析监测。

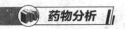

知识拓展

"瘦肉精"事件引发的思考

央视新闻频道曾播出3·15特别行动——《"健美猪"真相》，曝光了用"瘦肉精"喂养的"健美猪"事件，有关涉案人员已受到法律制裁。早在2002年，国家药品监督管理局等部门就发布公告，明令禁止在饲料中添加"瘦肉精"。所谓"瘦肉精"系指添加到动物饲料中能够抑制动物脂肪生成，促进瘦肉生长的一类物质，被认为是肉制品业的"三聚氰胺"。科学研究表明，食用含有"瘦肉精"的肉会对人体产生危害，常见有恶心、头晕、四肢无力、手颤等中毒症状，长期食用则有可能导致染色体畸变，诱发恶性肿瘤。本章学习的苯乙胺类拟肾上腺素药物盐酸克伦特罗经常被不法分子用作"瘦肉精"，其他还有莱克多巴胺、沙丁胺醇和特布他林等。我们作为药学人始终要牢记药物是为人类谋福利的，不能拿来谋财害命。药物分析工作者担负着药品质量控制和食品安全检测的重任，必须具备强烈的药品质量和食品安全意识。

本章小结

一、芳胺类的分析

1. 芳胺类的化学性质：芳伯氨基特性；水解特性；弱碱性；水解后显芳伯氨基特性；水解产物易酯化；酚羟基的特性；弱碱性；与重金属反应。

2. 芳胺类的鉴别试验：重氮化-偶合反应；三氯化铁反应；与金属离子的反应；水解产物的反应。

3. 特殊杂质检查：盐酸普鲁卡因注射液中对氨基苯甲酸的检查，盐酸氯普鲁卡因注射液中有关物质和光解产物的检查，利多卡因盐酸利多卡因注射液中2,6-二甲基苯胺及其他杂质的检查，盐酸罗哌卡因的光学纯度检查。

4. 芳胺类的含量测定：亚硝酸钠滴定法，酸碱滴定法，紫外分光光度法，HPLC法。

二、苯乙胺类药物的分析

1. 苯乙胺类的化学性质：弱碱性；酚羟基等特性。

2. 苯乙胺类的鉴别试验：三氯化铁反应，甲醛硫酸反应，亚硝酰铁氰化钠反应，双缩脲反应。

3. 特殊杂质检查：酮体检查，光学纯度的检查，有关物质的检查。

4. 苯乙胺类的含量测定：非水溶液滴定法，溴量法，亚硝酸钠法，紫外分光光度法，HPLC法。

三、芳氧丙醇胺类药物的分析

1. 芳氧丙醇胺类的鉴别试验：化学鉴别反应；紫外鉴别。

2. 盐酸卡替洛尔中相关物质检查。

3. 芳氧丙醇胺类的含量测定：非水溶液滴定法。

练 习 题

题库

一、选择题

A型题（最佳选择题）

1. 具芳伯氨基或经水解生成芳伯氨基的药物可用亚硝酸钠滴定，其反应条件是（   ）。
    A. 适量强酸环境，加适量溴化钾，室温下进行
    B. 弱酸酸性环境，40℃以上加速进行
    C. 酸浓度高，反应完全，宜采用高浓度酸
    D. 酸度高反应加速，宜采用高酸度

2. 下列药物中，能在碳酸钠试液中与硫酸铜反应生成蓝紫色配位化合物的是（   ）。
    A. 盐酸普鲁卡因   B. 盐酸利多卡因
    C. 盐酸丁卡因   D. 对乙酰氨基酚

3. 下列药物中，《中国药典》直接用芳香第一胺反应进行鉴别的是（   ）。
    A. 盐酸普鲁卡因   B. 盐酸利多卡因
    C. 盐酸丁卡因   D. 乙酰氨基酚

4. 亚硝酸钠滴定法测定盐酸普鲁卡因含量时用的酸是（   ）。
    A. 盐酸   B. 硫酸   C. 氢溴酸   D. 硝酸

5. 下列药物中，在酸性条件下可与$CoCl_2$试液反应生成亮绿色的是（   ）。
    A. 盐酸利多卡因   B. 氨甲苯酸   C. 乙酰水杨酸   D. 苯佐卡因

6. 《中国药典》收载的盐酸布比卡因含量测定方法是（   ）。
    A. 非水溶液滴定法   B. 酸性染料比色法
    C. 紫外分光光度法   D. 亚硝酸钠滴定法

7. 下列药物中，能被浓过氧化氢氧化成羟肟酸，再与三氯化铁作用形成配位化合物羟肟酸铁的是（   ）。
    A. 盐酸利多卡因   B. 盐酸普鲁卡因胺
    C. 盐酸普鲁卡因   D. 盐酸去甲肾上腺素

8. 亚硝酸钠滴定法滴定开始时将滴定管尖端插入液面下约2/3处的原因是（   ）。
    A. 使重氮化反应速度减慢   B. 使重氮化反应速度加快
    C. 避免HNO_2挥发和分解   D. 避免HBr的挥发

9. 下列药物中，可显双缩脲反应的是（   ）。
    A. 盐酸多巴胺   B. 盐酸麻黄碱
    C. 苯佐卡因   D. 对氨基苯甲酸

10. 《中国药典》收载的盐酸卡替洛尔滴眼液的含量测定方法是（   ）
    A. 非水溶液滴定法   B. 酸性染料比色法
    C. 紫外分光光度法   D. 亚硝酸钠滴定法

11. 在碱性溶液中加热，可析出白色沉淀，并发生挥发性气体，可使湿润的红色石蕊试纸变蓝的药物是（   ）
    A. 苯佐卡因   B. 盐酸普鲁卡因
    C. 阿莫西林   D. 盐酸利多卡因

12. 《中国药典》用于指示亚硝酸钠滴定法终点的方法是（   ）
    A. 内指示剂法   B. 外指示剂法
    C. 电位法   D. 永停滴定法

13. 某药物在含有醋酸钠的水溶液中与硫氰酸胺作用，生成硫氰酸盐的白色结晶性沉淀，80℃干燥后，测定熔点约为131℃，此药物是（   ）
    A. 盐酸利多卡因   B. 盐酸丁卡因
    C. 盐酸普鲁卡因   D. 盐酸布比卡因

14. 盐酸丁卡因与亚硝酸钠作用形成的产物是（   ）
    A. 重氮盐   B. 偶氮染料

    C. *N*-亚硝基化合物   D. 亚硝基苯化合物

15. 盐酸普鲁卡因中需检查的特殊杂质是（   ）

    A. 水杨酸   B. 对氨基酚

    C. 2,6-二甲基苯胺   D. 对氨基苯甲酸

B 型题（配伍选择题）

\ ［1~2\ ］

    A. 加入三氯化铁试液，显紫红色

    B. 在碳酸钠试液中，与硫酸铜反应，生成蓝紫色配合物

    C. 与硝酸反应，显黄色

    D. 在酸性条件下与亚硝酸钠反应后，再与碱性 β-萘酚反应显橙红色

    E. 加入三氯化铁试液，生成赭色沉淀

下列药物的鉴别反应是：

1. 盐酸氯普鲁卡因（   ）

2. 盐酸利多卡因（   ）

\ ［3~6\ ］

    A. 紫外分光光度法   B. 反相高效液相色谱法

    C. 非水溶液滴定法   D. 亚硝酸钠滴定法

    E. 溴量法

下列药物的含量测定方法是：

3. 盐酸利多卡因（   ）

4. 注射用盐酸丁卡因（   ）

5. 盐酸利多卡因注射液（   ）

6. 盐酸普鲁卡因胺（   ）

［7~8］

    A. 对氨基苯甲酸   B. 酮体   C. 间氨基酚   D. 对氨基酚

    E. 酮胺

《中国药典》规定以下药物需检查的特殊杂质是：

7. 盐酸普鲁卡因（   ）

8. 重酒石酸去甲肾上腺素（   ）

X 型题（多项选择题）

1. 盐酸普鲁卡因常用的鉴别反应有（   ）。

    A. 重氮化-偶合反应   B. 水解反应

    C. 氧化反应   D. 磺化反应

    E. 碘化反应

2. 下列药物中，可采用亚硝酸钠滴定法测定含量的有（   ）。

    A. 苯巴比妥   B. 盐酸丁卡因

    C. 苯佐卡因   D. 盐酸普鲁卡因胺

    E. 盐酸去氧肾上腺素

3. 下列药物中，可用非水溶液滴定法测定含量的有（   ）。

    A. 盐酸丁卡因   B. 对氨基水杨酸钠

    C. 盐酸氯普鲁卡因   D. 盐酸布比卡因

    E. 苯佐卡因

4. 盐酸去氧肾上腺素常用的鉴别反应有（   ）。

    A. 重氮化-偶合反应   B. 三氯化铁显色反应

C. 双缩脲反应　　　　　　　　　　　　D. 氧化反应

E. Rimini 反应

二、简答题

1. 亚硝酸钠滴定法测定芳胺类药物的原理是什么？在测定中应注意哪些反应条件？

2. 简述溴量法测定苯乙胺类药物的基本原理。

3. 《中国药典》如何区别盐酸异丙肾上腺素和重酒石酸去甲肾上腺素？

4. 亚硝酸钠滴定法常采用的指示终点方法有哪些？

5. 苯乙胺类药物中酮体检查的原理是什么？

三、计算题

1. 称取盐酸普鲁卡因供试品 0.6210g，用亚硝酸钠滴定液（0.1002mol/L）滴定至终点时，消耗亚硝酸钠滴定液 22.67ml，已知每 1ml 亚硝酸钠滴定液（0.1mol/L）相当于 27.28mg 的盐酸普鲁卡因，求本品的百分含量？

2. 称取硫酸沙丁胺醇 0.4135g，精密称定，加冰醋酸 10ml，微热使溶解，放冷，加醋酐 15ml 和结晶紫指示液 1 滴，用高氯酸滴定液（0.1mol/L）滴定至溶液显蓝绿色，并将滴定结果用空白试验校正。消耗高氯酸滴定液（0.1034mol/L）6.97ml，空白消耗 0.10ml，每 1ml 的高氯酸滴定液（0.1mol/L）相当于 57.67mg 的（$C_{13}H_{21}NO_3$）$_2 \cdot H_2SO_4$，求本品的百分含量？

（陈　纭　张开莲）

第十章

杂环类药物的分析

学习导引

知识要求

1. **掌握**　杂环类药物的基本结构、理化性质、专属鉴别试验、主要的含量测定方法与原理。
2. **熟悉**　杂环类药物的有关物质检查方法。
3. **了解**　杂环类药物其他的鉴别方法。

能力要求

1. 熟练掌握氧化还原滴定法、非水溶液滴定法、紫外-可见分光光度法、高效液相色谱法测定含量的操作技能。
2. 学会应用鉴别反应鉴别各类杂环类药物。

课堂互动

1. 杂环类化合物的结构有什么特点，如何进行分类？
2. 如何根据杂环类化合物的理化性质进行相关的鉴别和含量测定？

　　杂环类化合物为环状结构中含有非碳原子的有机化合物。参与成环的非碳原子称为杂原子，一般为氮、氧和硫等。杂环类化合物种类繁多，数量庞大，在自然界广泛分布。不少的杂环类化合物具有生理活性，如生物碱；杂环类化合物在化学合成药中也占有较大的比例，已成为现代药物中品种最多、应用较广的一大类药物。

　　根据杂原子的种类与数目、环的元数与环数不同，可以将杂环类药物分成不同的类别，如吡啶类、喹啉类、托烷类、吩噻嗪类、苯并二氮杂䓬类、他汀类、二氢吡啶类等。而各类杂环化合物又可根据环上取代基的类型、数目、位置的不同，衍生出数目众多的同系列药物。本章重点讨论吡啶类、喹啉类、托烷类、吩噻嗪类、苯并二氮杂䓬类、他汀类和二氢吡啶类药物。

第一节　吡啶类药物的分析

　　吡啶类药物的分子结构中均含有吡啶环，常用且具有代表性的药物有异烟肼（Isoniazid）、尼可刹米（Nikethamide）和托吡卡胺（Tropicamide），异烟肼为抗结核病药，尼可刹米为中枢兴奋药，托吡卡胺为散瞳药。

一、结构与性质

（一）结构

1. 基本结构

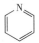

2. 代表药物

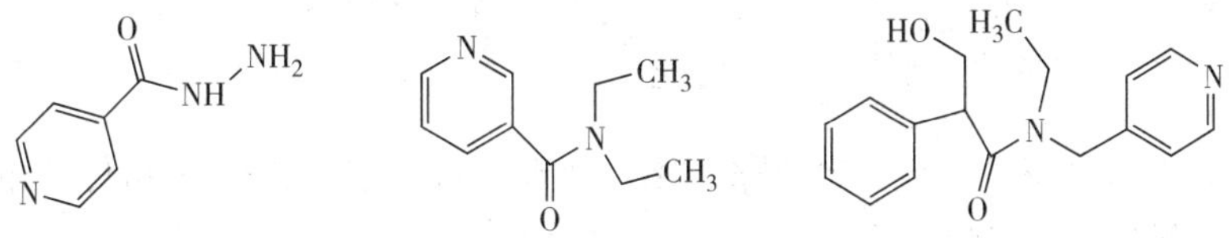

异烟肼　　　　　　　　尼可刹米　　　　　　　　托吡卡胺

（二）性质

1. 性状　异烟肼为无色结晶，白色或类白色的结晶性粉末；无臭；遇光渐变质。尼可刹米为无色至淡黄色的澄清油状液体；放置冷处，即成结晶；有轻微的特臭；有引湿性。托吡卡胺为白色结晶性粉末；无臭。

2. 溶解性　异烟肼在水中易溶，在乙醇中微溶，在乙醚中极微溶解。尼可刹米能与水、乙醇、三氯甲烷或乙醚任意混合。托吡卡胺在乙醇或三氯甲烷中易溶，在水中微溶；在稀盐酸或稀硫酸中易溶。

3. 吡啶环的特性　本类药物分子结构中含有 β 或 γ 位被烷基或羧基衍生物取代的吡啶环，可发生开环反应。异烟肼和尼可刹米结构中的吡啶环是 β 或 γ 位被羧基衍生物所取代，托吡卡胺是 γ 位被烷基衍生物所取代。

4. 弱碱性　本类药物含有吡啶环，吡啶环在水中的 pK_b 值为 8.8，所以本类药物具有弱碱性。尼可刹米分子中，除了吡啶环上氮原子外，吡啶环 β 位被酰胺基取代，酰胺基遇碱水解后释放具有碱性的乙二胺，可用于鉴别。

5. 还原性　异烟肼的分子结构中，吡啶环 γ 位被酰肼取代，酰肼基具有较强的还原性，可被不同的氧化剂氧化，也可与某些含羰基的化合物发生缩合反应。

6. 紫外吸收特性　本类药物的分子结构中均含有芳杂环，在紫外光区有特征吸收，可用于鉴别。

二、鉴别试验

（一）吡啶环的开环反应

本反应适用于吡啶环的 β 或 γ 位被羧基衍生物取代的尼可刹米和异烟肼。

1. 戊烯二醛反应（köning 反应）

（1）原理　戊烯二醛反应是指溴化氰作用于吡啶环，使环上氮原子由三价态转变为五价态，吡啶环发生水解反应生成戊烯二醛，再与芳伯胺缩合生成有色的戊烯二醛衍生物的反应。其颜色随所用芳伯胺的不同有所差异，如与苯胺缩合呈黄色至黄棕色；与联苯胺则呈粉红色至红色。《中国药典》只用于尼可刹米的鉴别，所用芳伯胺为苯胺。鉴别反应如下：

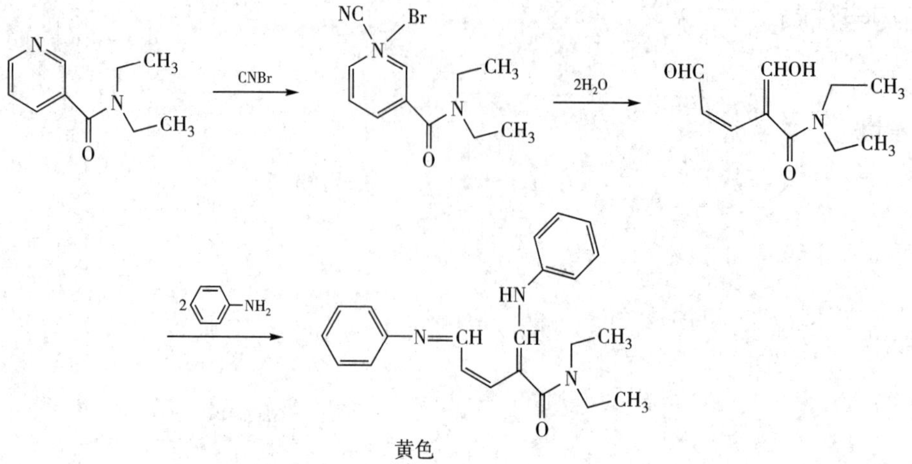

黄色

（2）方法　尼可刹米的鉴别：取尼可刹米1滴，加水50ml，摇匀，分取2ml，加溴化氰试液2ml与2.5%苯胺溶液3ml，摇匀，溶液渐显黄色。

2. 二硝基氯苯反应（Vongerichten 反应）

（1）原理　在无水条件下，将吡啶及其某些衍生物与2,4-二硝基氯苯混合，共热或使其热至熔融，冷却后，加醇制氢氧化钾溶液将残渣溶解，溶液呈紫红色的反应。《中国药典》将其用于托吡卡胺的鉴别，鉴别反应如下：

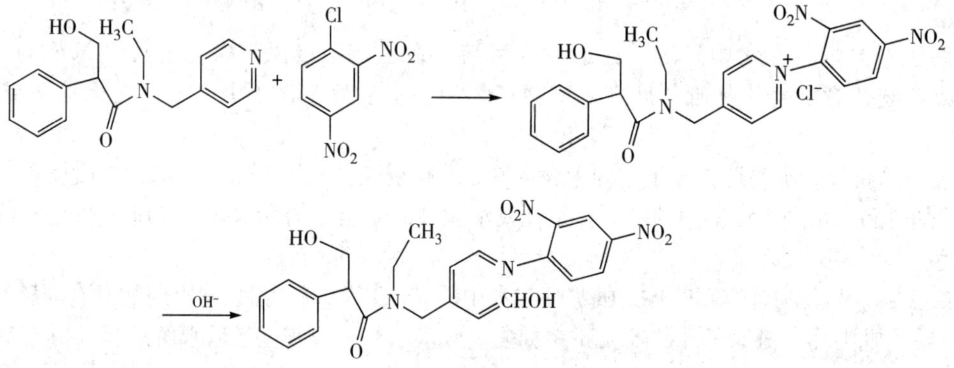

利用本法鉴别异烟肼和尼可刹米时，需经适当处理，即将酰肼氧化成羧基或将酰胺水解为羧基后才有此反应。

（2）方法　托吡卡胺的鉴别：取托吡卡胺约5mg，加乙醇1ml溶解后，加2,4-二硝基氯苯0.1g，置水浴上加热5分钟，放冷，加氢氧化钠-乙醇溶液（1→100）1ml，溶液即显紫红色。

（二）酰肼基的反应

1. 还原反应

（1）原理　异烟肼具有酰肼基，酰肼基的还原性较强，当与氨制硝酸银试液作用时，即被氧化成异烟酸铵，并生成金属银黑色浑浊和气泡（氮气），在玻璃试管壁上产生银镜。《中国药典》将其用于异烟肼的鉴别，鉴别反应如下：

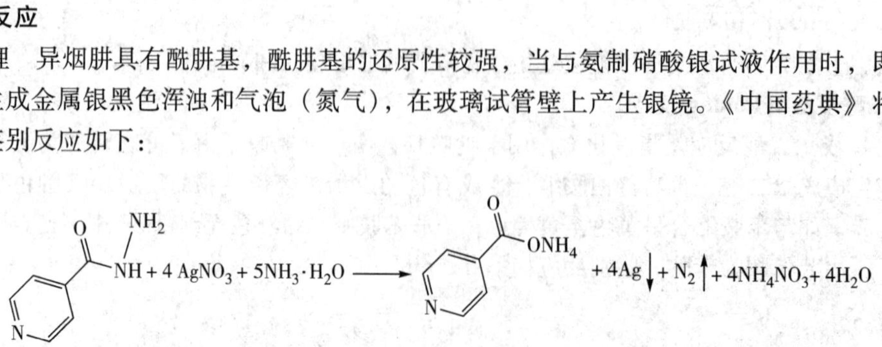

（2）方法　取异烟肼约 10mg，置试管中，加水 2ml 溶解后，加氨制硝酸银试液 1ml，即产生气泡与黑色浑浊，并在试管壁上生成银镜。

（三）沉淀反应

（1）原理　本类药物具有吡啶环结构，吡啶环上的氮原子可与重金属盐类（如氯化汞、硫酸铜、碘化铋钾）及苦味酸等形成沉淀。《中国药典》通过尼可刹米与硫酸铜及硫氰酸铵作用生成草绿色配位化合物沉淀进行鉴别尼可刹米，鉴别反应如下：

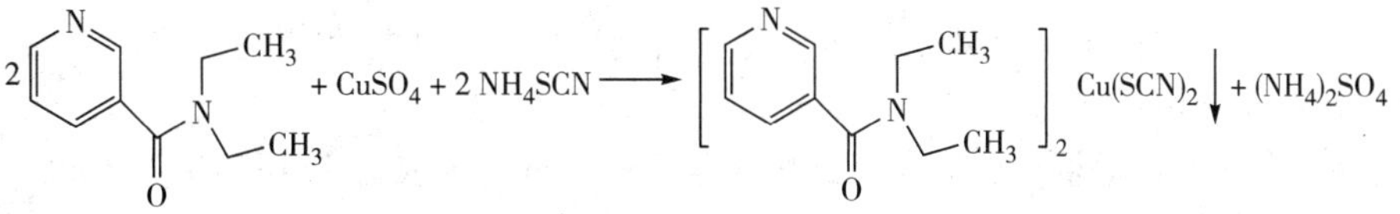

（2）方法　尼可刹米的鉴别：取尼可刹米 2 滴，加水 1ml，摇匀，加硫酸铜试液 2 滴与硫氰酸铵试液 3 滴，即生成草绿色沉淀。

（四）分解产物的反应

1. 与氢氧化钠试液共热

（1）原理　尼可刹米与氢氧化钠试液加热，酰胺键水解，即可有二乙胺臭味逸出，能使湿润的红色石蕊试纸变蓝。《中国药典》采用此方法鉴别尼可刹米。

（2）方法　取尼可刹米 10 滴，加氢氧化钠试液 3ml，加热，即发生二乙胺的臭气，能使湿润的红色石蕊试纸变蓝色。

2. 与无水碳酸钠或氢氧化钙共热　异烟肼、尼可刹米等与无水碳酸钠或氢氧化钙共热，可发生脱羧降解，并有吡啶臭味逸出。

（五）紫外-可见分光光度法与红外分光光度法

本类药物的分子结构中均含有芳杂环，在紫外光区有特征吸收，利用其最大吸收波长及百分吸收系数可进行鉴别。典型吡啶类药物的紫外吸收特性见表 10-1。

表 10-1　典型吡啶类药物的紫外吸收特征

药　物	溶剂	λ_{max}（nm）	$E_{1cm}^{1\%}$
异烟肼	HCl（0.01mol/L）	265	约 420
	H_2O	266	378
尼可刹米	HCl（0.01mol/L）	263	285
	NaOH（0.1mol/L）	255/260	840/860

《中国药典》利用紫外-可见分光光度法对托吡卡胺进行鉴别，方法为：取本品，加 0.1mol/L 硫酸溶液制成每 1ml 中约含 25μg 的溶液，照紫外-可见分光光度法测定，在波长 220～350nm 范围内，仅在 254nm 的波长处有最大吸收。

红外吸收光谱特征性强，能专属性地反映分子结构中的官能团信息，常用于原料药的鉴别。《中国药典》对异烟肼、尼可刹米、托吡卡胺等吡啶类药物均用红外分光光度法进行鉴别，利用供试品的红外吸收图谱与对照品的图谱一致进行鉴别。

（六）高效液相色谱法

高效液相色谱法具有高压、高速、高效、高灵敏度等优点，适用于分析含有较多有关物质的杂环类药物。《中国药典》利用该方法对异烟肼、异烟肼片和托吡卡胺滴眼液进行鉴别。规定：在含量测定项下记录的色谱图中，供试品溶液主峰的保留时间与对照品溶液主峰的保留时间一致。

三、特殊杂质检查

（一）异烟肼的杂质检查项目和方法

异烟肼不太稳定，游离肼是其主要有关物质，可在制备时由原料引入，也可在异烟肼原料及制剂的贮藏过程中发生降解产生。肼是一种诱变剂和致癌物质，《中国药典》对异烟肼及异烟肼片中游离肼和有关物质检查均作了规定。

1. 异烟肼中游离肼的检查

（1）原理　《中国药典》对异烟肼及异烟肼片中游离肼的检查采用薄层色谱法，利用薄层色谱法分离肼后，以对二甲氨基苯甲醛与肼反应生成腙显色，进行比较检查。

（2）方法　取本品细粉适量，加溶剂使异烟肼溶解并定量稀释成每 1ml 中约含异烟肼 0.1g 的溶液，滤过，取滤液作为供试品溶液；另取硫酸肼对照品，加丙酮-水（1∶1）溶解并稀释制成每 1ml 中约含 0.08mg（相当于游离肼 20μg）的溶液，作为对照品溶液；取异烟肼与硫酸肼各适量，加丙酮-水（1∶1）溶解并稀释制成每 1ml 中分别含异烟肼 100mg 及硫酸肼 0.08mg 的混合溶液，作为系统适用性试验溶液。照薄层色谱法试验，吸取上述三种溶液各 5μl，分别点于同一硅胶 G 薄层板上，以异丙醇-丙酮（3∶2）为展开剂，展开，晾干，喷以乙醇制对二甲氨基苯甲醛试液，15 分钟后检视。系统适用性试验溶液所显游离肼与异烟肼的斑点应完全分离，游离肼的 R_f 值约为 0.75，异烟肼的 R_f 值约为 0.56。在供试品溶液主斑点前方与对照品溶液主斑点相应的位置上，不得显黄色斑点。

2. 异烟肼中有关物质检查　取本品适量，加水溶解并稀释制成每 1ml 中约含 0.5mg 的溶液作为供试品溶液，精密量取 1ml，置 100ml 量瓶中，用水稀释至刻度，摇匀后，作为对照溶液，色谱条件为用十八烷基硅烷键合硅胶为填充剂；以 0.02mol/L 磷酸氢二钠溶液（用磷酸调 pH 值至 6.0）-甲醇（85∶15）为流动相；检测波长为 262nm；进样体积 10μl，理论板数按异烟肼峰计算不低于 4000。精密量取供试品溶液于对照溶液分别注入液相色谱仪，记录色谱图至主成分峰保留时间的 3.5 倍。供试品溶液的色谱图中如有杂质峰，单个杂质峰面积不得大于对照溶液主峰面积的 0.35 倍（0.35%），各杂质峰面积的和不得大于对照溶液主峰面积（1.0%）。

（二）尼可刹米中有关物质检查

取本品，加水溶解并稀释制成每 1ml 中约 4mg 的溶液，作为供试品溶液；精密量取 1ml 供试溶液，置 100ml 量瓶中，用水稀释至刻度，摇匀，作为对照溶液。用十八烷基硅烷键合硅胶为填充剂，以甲醇-水（30∶70）为流动相，检测波长为 263nm。理论板数按尼可刹米峰计算不低于 2000，尼可刹米峰与其相邻杂质峰的分离度应符合要求。精密量取供试品溶液和对照溶液，分别注入液相色谱仪，记录色谱图至主成分峰保留时间的 2 倍。供试品溶液的色谱图中如有杂质峰，各杂质峰面积的和不得大于对照溶液主峰面积的 0.5 倍（0.5%）。

四、含量测定

（一）非水溶液滴定法

1. 原理　吡啶类药物含有吡啶环，具有碱性，可在非水溶剂中与高氯酸定量生成高氯酸盐，从而通过非水溶液滴定法测定其含量。《中国药典》利用非水溶液滴定法测定尼可刹米、托吡卡胺及注射液的含量，滴定剂为高氯酸的冰醋酸溶液，非水介质为冰醋酸，指示剂为结晶紫。

2. 方法　尼可刹米含量测定方法：取本品约 0.15g，精密称定，加冰醋酸 10ml 与结晶紫指示液 1 滴，用高氯酸滴定液（0.1mol/L）滴定至溶液显蓝绿色，并将滴定的结果用空白试验校正。每 1ml 高氯酸滴定液（0.1mol/L）相当于 17.82mg 的 $C_{10}H_{14}N_2O$。

（二）紫外-可见分光光度法

1. 原理　吡啶类药物含有吡啶环，具有特征的紫外吸收特性，测其最大吸收波长处的吸光度，再利用此波长处的百分吸收系数 $E_{1cm}^{1\%}$ 计算其含量。《中国药典》采用紫外-可见分光光度法对尼可刹米注射液的含量进行测定。

2. 方法 尼可刹米注射液的含量测定：用内容量移液管精密量取本品2ml，置200ml量瓶中，用0.5%硫酸溶液分次洗涤移液管内壁，洗液并入量瓶中，加0.5%硫酸溶液稀释至刻度，摇匀；精密量取适量，加0.5%硫酸溶液定量稀释成每1ml中约含尼可刹米20μg的溶液，照紫外−可见分光光度法，在263nm的波长处测定吸光度，按$C_{10}H_{14}N_2O$的吸收系数（$E_{1cm}^{1\%}$）为292计算，即得。

（三）高效液相色谱法

1. 原理 《中国药典》采用高效液相色谱法对异烟肼、异烟肼片和注射用异烟肼的含量进行测定。

2. 方法 异烟肼含量测定方法如下。

色谱条件与系统适用性试验：用十八烷基硅烷键合硅胶为填充剂；以0.02mol/L磷酸氢二钠溶液（用磷酸调pH值至6.0）−甲醇（85：15）为流动相；检测波长为262nm。理论板数按异烟肼峰计算不低于4000。

测定法：取本品，精密称定，加水溶解并定量稀释制成每1ml中约含0.1mg的溶液，精密量取10μl注入液相色谱仪，记录色谱图；另取异烟肼对照品，同法测定。按外标法以峰面积计算，即得。

知识链接

抗疟疾药奎宁的发现历史

疟疾是严重危害人类健康的疾病之一。在中国古代治疗疟疾主要依靠针灸和中草药，中国药物大典《本草纲目》记载了174种之多的治疗疟疾的中草药。在西方，17世纪前南美洲印第安人靠喝金鸡纳树皮水治疗疟疾；欧洲人将金鸡纳树皮提炼成金鸡纳霜供患者服用，但金鸡纳霜价格昂贵。

1820年，法国化学家佩雷蒂尔和卡文顿从金鸡纳树皮中提取到奎宁和辛可宁两种生物碱，研究表明这两种药物都具有抗疟疾活性，但辛可宁的药理作用较小，因此奎宁被确定为治疗疟疾的有效成分。从此以后的一百多年，奎宁一直是治疗疟疾的特效药。人类不断探索治疗及预防疟疾的药物，19世纪末到20世纪中期从天然药物向人工合成药物转变。

第二节　喹啉类药物的分析

喹啉类药物具有吡啶与苯环稠合而成的喹啉杂环，环上杂原子的反应特性基本与吡啶相同。代表性的喹啉类药物包括了抗疟疾药二盐酸奎宁（Quinine Dihydrochloride）、硫酸奎宁（Quinine Sulfate）、磷酸伯氨喹（Primaquine Phosphate）、磷酸哌喹（Piperaquine Phosphate）、磷酸咯萘啶（Malaridine Phosphate）、磷酸氯喹（Chloroquine Phosphate）等和抗心律失常药硫酸奎尼丁（Quinidine Sulfate）。

一、结构与性质

（一）结构

1. 基本结构

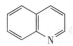

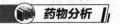

2. 代表药物

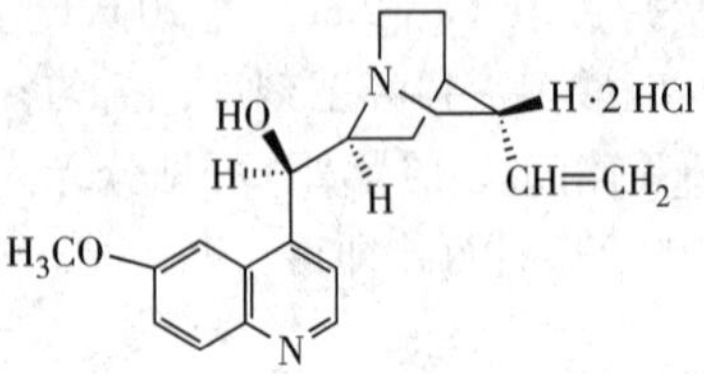

二盐酸奎宁

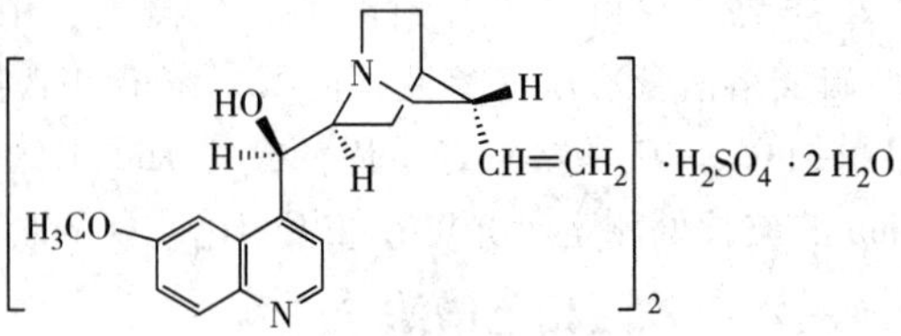

硫酸奎宁

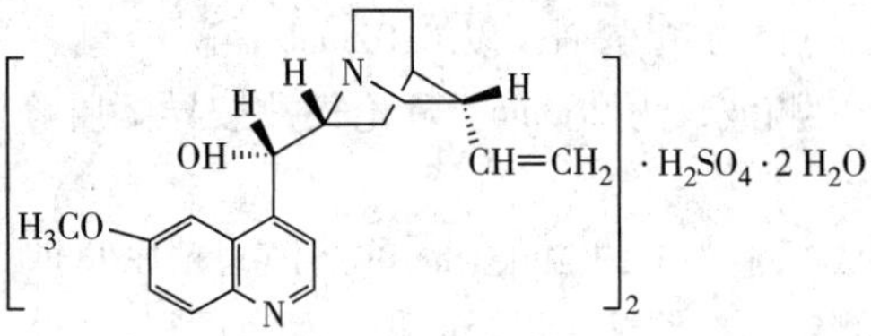

硫酸奎尼丁

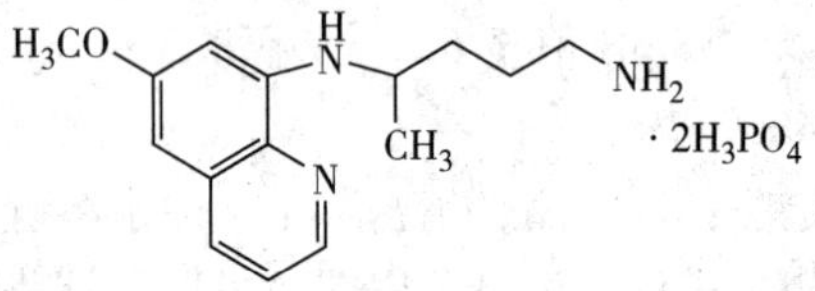

磷酸伯氨喹

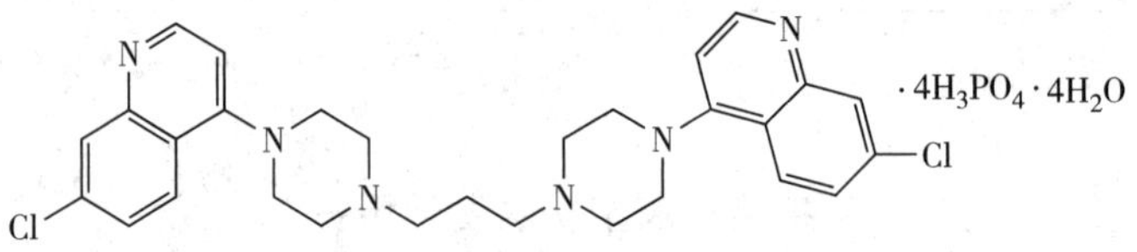

·4H₃PO₄·4H₂O

磷酸哌喹

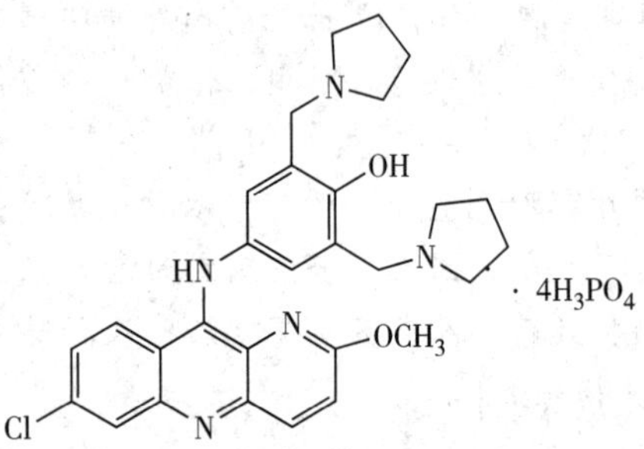

磷酸咯萘啶

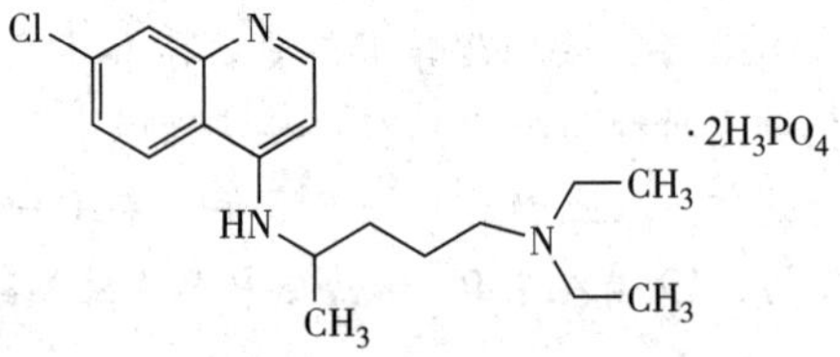

磷酸氯喹

（二）性质

1. 性状和溶解性　典型喹啉类药物的性状和溶解性见表10-2。

表 10-2　典型喹啉类药物的性状和溶解性

药物	性状	溶解性
硫酸奎宁	白色细微的针状结晶，轻柔，易压缩；无臭，味极苦；遇光渐变色；水溶液显中性反应	在三氯甲烷-无水乙醇（2∶1）中易溶，在水、乙醇、三氯甲烷或乙醚中微溶
二盐酸奎宁	白色粉末；无臭，味极苦；遇光渐变色；水溶液显酸性反应	在水中极易溶解，在乙醇中溶解，在三氯甲烷中微溶，在乙醚中极微溶解
硫酸奎尼丁	白色细针状结晶；无臭，味极苦；遇光渐变色	在沸水中易溶，在三氯甲烷或乙醇中溶解，在水中微溶，在乙醚中几乎不溶
磷酸伯氨喹	橙红色结晶性粉末；无臭，味苦	在水中溶解，在二氯甲烷或乙醚中不溶
磷酸哌喹	类白色至淡黄色的结晶性粉末；无臭，味微苦；遇光易变色	在水中微溶，在无水乙醇或二氯甲烷中不溶
磷酸咯萘啶	黄色至橙黄色结晶性粉末；无臭，味苦；具引湿性	在水中溶解，在乙醇或乙醚中几乎不溶
磷酸氯喹	白色结晶性粉末；无臭，味苦；遇光渐变色；水溶液显酸性反应	在水中易溶，在乙醇、三氯甲烷、乙醚中几乎不溶

2. 碱性 奎宁为二元生物碱，奎宁环上的脂环氮原子的碱性较强（pK_a 8.8），与强酸形成稳定的盐，而喹啉环上的芳环氮原子碱性较弱（pK_a 4.2），不能与强酸成盐。硫酸奎尼丁为二元生物碱，磷酸氯喹和磷酸伯氨喹为三元生物碱，磷酸咯萘啶为五元生物碱；磷酸哌喹为六元生物碱。

3. 旋光性 硫酸奎宁为左旋体，20mg/ml 的硫酸奎宁的 0.1%盐酸溶液的比旋度为-237°至-244°。二盐酸奎宁为左旋体，30mg/ml 二盐酸奎宁的 0.1%盐酸溶液的比旋度为-223°至-229°。硫酸奎尼丁为右旋体，20mg/ml 的硫酸奎尼丁的 0.1%盐酸溶液的比旋度为+275°至+290°。

4. 紫外吸收特性 喹啉类化合物含有的喹啉环具有共轭结构，呈现特征的紫外吸收特性。

5. 荧光特性 硫酸奎宁、二盐酸奎宁和硫酸奎尼丁在稀硫酸溶液中呈现蓝色荧光。

二、鉴别试验

（一）绿奎宁反应

1. 原理 奎宁和奎尼丁为 6-位含氧喹啉衍生物，可以发生绿奎宁反应。反应机制是：6-位含氧喹啉，经氯水（或溴水）氧化、氯化或溴化，再以氨水处理缩合，生成绿色的二醌基亚胺的铵盐。《中国药典》采用绿奎宁反应对硫酸奎宁、二盐酸奎宁和硫酸奎尼丁进行鉴别。绿奎宁反应为：

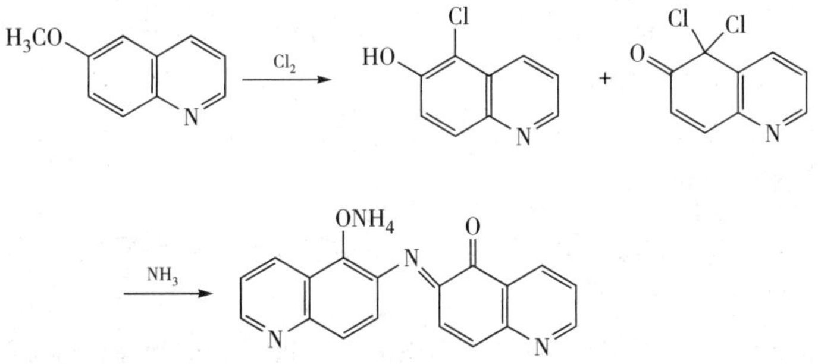

2. 方法 硫酸奎宁的绿奎宁反应鉴别：取本品约 5mg，加水 5ml 溶解后，加溴试液 3 滴与氨试液 1ml，即显翠绿色。

（二）硫酸-荧光反应

1. 原理 由于硫酸奎宁、二盐酸奎宁和硫酸奎尼丁在稀硫酸溶液中呈现蓝色荧光，《中国药典》对硫酸奎宁、二盐酸奎宁、硫酸奎尼丁等均采用硫酸-荧光反应鉴别。

2. 方法 硫酸奎宁的硫酸-荧光反应鉴别：取本品约 20mg，加水 20ml 溶解后，分取溶液 10ml，加稀硫酸使成酸性，即显蓝色荧光。

（三）紫外-可见分光光度法

1. 原理 喹啉类化合物含有的喹啉环具有共轭结构，呈现特征的紫外吸收特性，可利用紫外-可见分光光度法对喹啉类化合物进行鉴别。《中国药典》采用紫外-可见分光光度法对磷酸伯氨喹、磷酸咯萘啶及其制剂、磷酸氯喹及片剂等进行鉴别。

2. 方法 磷酸伯氨喹的 UV 鉴别：取本品，加 0.01mol/L 盐酸溶液制成每 1ml 中约含 15μg 的溶液，照紫外-可见分光光度法测定，在 265nm 与 282nm 的波长处有最大吸收，吸收系数（$E_{1cm}^{1\%}$）分别为 335~350 和 327~340。

（四）红外分光光度法

1. 原理 红外分光光度法专属性很强，应用于固体、液体和气体。《中国药典》对硫酸奎宁、二盐酸奎宁、磷酸伯氨喹、磷酸哌喹及其片剂、磷酸咯萘啶、磷酸氯喹及其片剂等均采用红外分光光度法鉴别。

2. 方法 硫酸奎宁的 IR 鉴别：本品的红外光谱应与对照的图谱（光谱集 488 图）一致。

磷酸氯喹的 IR 鉴别：取本品约 0.5g，置分液漏斗中，加水 25ml 溶解后，加氢氧化钠试液 5ml、乙醚 50ml 振摇提取，醚层用水洗涤后通过置有无水硫酸钠的漏斗过滤，滤液置于水浴上蒸干，残渣用五氧化二磷为干燥剂减压干燥至析出结晶，其红外光吸收图谱应与氯喹的对照图谱（光谱集 672 图）一致。

（五）硫酸盐的鉴别反应

1. 原理　硫酸奎宁和硫酸奎尼丁含硫酸根，利用硫酸根显硫酸盐的鉴别反应进行鉴别。鉴别反应如下。

（1）取供试品溶液，滴加氯化钡试液，即生成白色沉淀；分离，沉淀在盐酸或硝酸中均溶解。

（2）取供试品溶液，滴加醋酸铅试液，即生成白色沉淀；分离，沉淀在醋酸铵试液或氢氧化钠试液中均不溶解。

（3）取供试品溶液，加盐酸，不生成白色沉淀（与硫代硫酸盐区别）。

2. 方法　硫酸奎尼丁的硫酸盐鉴别：本品的水溶液显硫酸盐的鉴别反应。

（六）氯化物的鉴别反应

1. 原理　二盐酸奎宁含盐酸根，利用盐酸根显氯化物的鉴别反应进行鉴别。鉴别反应如下。

（1）取供试品溶液，加稀硝酸使成酸性后，滴加硝酸银试液，即生成白色凝乳状沉淀；分离，沉淀加氨试液即溶解，再加稀硝酸酸化后，沉淀复生成。如供试品为生物碱或其他有机碱的盐酸盐，须加入氨试液使成碱性，将析出的沉淀滤过除去，取滤液进行试验。

（2）取供试品少量，置试管中，加等量的二氧化锰，混匀，加硫酸湿润，缓缓加热。即产生氯气，能使用水湿润的碘化钾淀粉试纸显蓝色。

2. 方法　二盐酸奎宁的氯化物鉴别：本品的水溶液显氯化物的鉴别反应。

（七）磷酸盐的鉴别反应

1. 原理　磷酸伯氨喹、磷酸哌喹、磷酸咯萘啶和磷酸氯喹都含有磷酸根，利用磷酸根显磷酸盐反应进行鉴别。鉴别反应如下。

（1）取供试品的中性溶液，加硝酸银试液，即生成浅黄色沉淀；分离，沉淀在氨试液或稀硝酸中均易溶解。

（2）取供试品溶液，加氯化铵镁试液，即生成白色结晶性沉淀。

（3）取供试品溶液，加钼酸铵试液与硝酸后，加热即生成黄色沉淀；分离，沉淀能在氨试液中溶解。

2. 方法　磷酸伯氨喹的磷酸盐鉴别：取本品 50mg，加水 5ml 使溶解，加 8.5% 氢氧化钠溶液 2ml，用二氯甲烷提取二次，每次 5ml，取水层用硝酸酸化，取 1ml，加钼钒酸铵试液（取钼酸铵 4g，偏钒酸铵 0.1g，加水 70ml，超声使溶解，加硝酸 20ml，用水稀释至 100ml）2ml，溶液变黄色。

三、杂质检查

硫酸奎宁的有关物质主要来源于硫酸奎宁在制备过程中产生的中间体及副反应产物，《中国药典》通过检查酸度、三氯甲烷-乙醇中不溶物和其他金鸡纳碱等加以控制。酸度的检查主要控制在成盐过程中引入的酸，三氯甲烷-乙醇中不溶物的检查主要是控制在制备过程中引入的醇中不溶性杂质或无机盐类等，其他金鸡纳碱的检查主要是控制硫酸奎宁中的其他生物碱。

1. 酸度　取本品 0.20g，加水 20ml 溶解后，依法测定（四部通则 0631），pH 值应为 5.7~6.6。

2. 三氯甲烷-乙醇中不溶物　取本品 2.0g，加三氯甲烷-无水乙醇（2∶1）的混合液 15ml，在 50℃加热 10 分钟后，用称定重量的垂熔坩埚滤过，滤渣用上述混合液分 5 次洗涤，每次 10ml，在 105℃干燥至恒重，遗留残渣不得超过 2mg。

3. 其他金鸡纳碱　取本品，用稀乙醇制成每 1ml 约含 10mg 的溶液，作为供试品溶液；精密量取适量，用稀乙醇稀释制成每 1ml 中约含 50μg 的溶液，作为对照溶液。照薄层色谱法（四部通则 0502）试验，吸取上述溶液各 5μl，分别点于同一硅胶 G 薄层板上，以三氯甲烷-丙酮-二乙胺（5∶4∶1.25）为展开剂，展开，微热使展开剂挥散，喷以碘铂酸钾试液使显色。供试品溶液如显杂质斑点，与对照溶液的主斑点比较，不得更深。

四、含量测定

（一）非水溶液滴定法

1. 原理 喹啉类药物具有生物碱的性质，不能在水溶液中用酸直接滴定，可通过在酸性的非水介质中，用高氯酸滴定液直接滴定，以指示剂或电位法确定终点。《中国药典》采用此方法对硫酸奎宁原料药及片剂、硫酸奎尼丁原料药及片剂、二盐酸奎宁原料药及注射液、磷酸咯萘啶、磷酸氯喹的含量进行测定。

硫酸为二元酸，在水溶液中能进行二级解离，但在冰醋酸介质中，只能解离为 HSO_4^-，喹啉类的硫酸盐在冰醋酸中只能滴定至硫酸氢盐。

$$(BH^+)_2 \cdot SO_4^{2-} + HClO_4 \rightleftharpoons BH^+ \cdot ClO_4^- + BH^+ \cdot HSO_4^-$$

硫酸奎宁非水溶液滴定的化学反应方程式为：

$$(C_{20}H_{24}N_2O_2 \cdot H^+)_2 SO_4^{2-} + 3HClO_4 \rightleftharpoons$$

$$(C_{20}H_{24}N_2O_2 \cdot 2H^+) \cdot 2ClO_4^- + (C_{20}H_{24}N_2O_2 \cdot 2H^+) \cdot HSO_4^- \cdot ClO_4^-$$

硫酸奎宁片加氢氧化钠溶解后用三氯甲烷提取，再用高氯酸滴定液滴定的反应方程式为：

$$(C_{20}H_{24}N_2 \cdot H^+)_2 SO_4^{2-} + NaOH \rightleftharpoons 2C_{20}H_{24}N_2O_2 + Na_2SO_4 + 2H_2O$$

$$2C_{20}H_{24}N_2O_2 + 4HClO_4 \rightleftharpoons 2(C_{20}H_{24}N_2O_2 \cdot 2H^+) \cdot (ClO_4^-)_2$$

2. 方法 硫酸奎宁的非水溶液滴定法：取本品约 0.2g，精密称定，加冰醋酸 10ml 溶解后，加醋酐 5ml 与结晶紫指示液 1~2 滴，用高氯酸滴定液（0.1mol/L）滴定至溶液显蓝绿色，并将滴定的结果用空白试验校正。每 1ml 高氯酸滴定液（0.1mol/L）相当于 24.90mg 的 $(C_{20}H_{24}N_2O_2)_2 \cdot H_2SO_4$。

实例解析

实例 10-1：硫酸奎宁片的含量测定法

取本品 20 片，除去包衣后，精密称定，研细，精密称取适量（约相当于硫酸奎宁 0.3g），置分液漏斗中，加氯化钠 0.5g 与 0.1mol/L 氢氧化钠溶液 10ml，混匀，精密加三氯甲烷 50ml，振摇 10 分钟，静置，分取三氯甲烷液，用干燥滤纸滤过，精密量取续滤液 25ml，加醋酐 5ml 与二甲基黄指示液 2 滴，用高氯酸滴定液（0.1mol/L）滴定至溶液显玫瑰红色，并将滴定的结果用空白试验校正。每 1ml 高氯酸滴定液（0.1mol/L）相当于 19.57mg 的 $(C_{20}H_{24}N_2O_2)_2 \cdot H_2SO_4 \cdot 2H_2O$。

已知：片剂的规格是 0.3g/片，20 片总重为 6.2460g，取样量为 0.3150g，高氯酸滴定液的浓度为 0.1018mol/L，滴定体积为 7.42ml，空白校正实验所用高氯酸滴定液的体积为 0.03ml。求：硫酸奎宁片的标示百分含量。

解析： 标示量（%）$= \dfrac{T \times F \times (V_S - V_0)}{W} \times \overline{W} \times \dfrac{1}{B} \times 100\%$

$$= \frac{19.57 \times \dfrac{0.1018}{0.1} \times (7.42 - 0.03) \times 10^{-3}}{0.3150 \times \dfrac{25}{50}} \times \frac{6.2460}{20} \times \frac{1}{0.3} \times 100\%$$

$$= 97.3\%$$

（二）紫外-可见分光光度法

1. 原理 喹啉类化合物含有的喹啉环具有共轭结构，呈现特征的紫外吸收特性，可利用紫外-可见分光光度法对喹啉类化合物进行含量测定。《中国药典》采用紫外-可见分光光度法对磷酸咯萘啶肠溶片、磷酸氯喹片等进行含量测定。

2. 方法

（1）磷酸咯萘啶肠溶片的 UV 含量测定　取本品 10 片，除去包衣，精密称定，研细，精密称取适量（约相当于磷酸咯萘啶 10μg），置 100ml 棕色量瓶中，加磷酸盐缓冲液（pH7.0）适量使磷酸咯萘啶溶解并稀释至刻度，摇匀，快速滤过，精密量取续滤液 5ml，置 50ml 棕色量瓶中，用磷酸盐缓冲液（pH7.0）稀释至刻度，摇匀，照紫外-可见分光光度法，在 260nm 的波长处测定吸光度；另取磷酸咯萘啶对照品适量，精密称定，置棕色量瓶中，加磷酸盐缓冲液（pH7.0）溶解并定量稀释制成每 1ml 约含 10μg 的溶液，同法测定，计算，并将结果与 0.569 相乘，即得供试品中含有的重量。

（2）磷酸氯喹片的 UV 含量测定　取本品 10 片，精密称定，研细，精密称取适量（约相当于磷酸氯喹 0.13g），置 200ml 量瓶中，加 0.1mol/L 盐酸溶液适量，充分振摇使磷酸氯喹溶解并稀释至刻度，摇匀，滤过，精密量取续滤液 2ml，置 100ml 量瓶中，用 0.1mol/L 盐酸溶液稀释至刻度，摇匀，照紫外-可见分光光度法（通则 0401），在 343nm 的波长处测定吸光度；另取磷酸氯喹对照品适量，精密称定，加 0.1mol/L 盐酸溶液溶解并定量稀释制成每 1ml 约含 13μg 的溶液，同法测定，计算，即得。

（三）高效液相色谱法

1. 原理　高效液相色谱法分离效能好、灵敏度高、专属性强，可利用高效液相色谱法测定喹啉类药物含量。《中国药典》采用此方法对硫酸伯氨喹原料药和片剂、磷酸哌喹原料药和片剂、磷酸咯萘啶注射液等的含量进行测定。

2. 方法

（1）硫酸伯氨喹的 HPLC 含量测定　照高效液相色谱法（四部通则 0512）测定。

色谱条件与系统适用性实验：用辛烷基硅烷键合硅胶为填充剂（Inertsil，4.6mm×75mm，3μm 或效能相当的色谱柱）；以水-乙腈-四氢呋喃-三氟乙酸（90∶9∶1∶0.1）为流动相；流速为每分钟 1.5ml；检测波长为 265nm。取磷酸伯氨喹对照品与杂质喹西特对照品各适量，加流动相溶解并稀释制成每 1ml 中分别约含 0.26mg 与 5μg 的混合溶液，取 10μl 注入液相色谱仪，记录色谱图。磷酸伯氨喹峰的保留时间约为 12.5 分钟，杂质喹西特峰的相对保留时间约为 0.8；杂质喹西特峰与伯氨喹峰的分离度应大于 2.5，理论板数按伯氨喹峰计算不低于 3000。

测定法：取本品适量，精密称定，加流动相溶解并定量稀释制成每 1ml 中含 0.26mg 的溶液，精密量取 10μl，注入液相色谱仪，记录色谱图；另取磷酸伯氨喹对照品，同法测定，按外标法以峰面积计算，即得。

（2）硫酸伯氨喹片的 HPLC 含量测定　照高效液相色谱法（四部通则 0512）测定。

色谱条件与系统适用性实验：用辛烷基硅烷键合硅胶为填充剂（Inertsil，4.6mm×75mm，3μm 或效能相当的色谱柱）；以水-乙腈-四氢呋喃-三氟醋酸（90∶9∶1∶0.1）为流动相；流速为每分钟 1.5ml；检测波长为 265nm。取磷酸伯氨喹对照品与杂质喹西特对照品各适量，加流动相溶解并稀释制成每 1ml 中分别约含 0.26mg 与 5μg 的混合溶液，取 10μl 注入液相色谱仪，记录色谱图。磷酸伯氨喹峰的保留时间约为 12.5 分钟，杂质喹西特峰的相对保留时间约为 0.8；杂质喹西特峰与伯氨喹峰的分离度应大于 2.5，理论板数按伯氨喹峰计算不低于 3000。

测定法：取本品 20 片，除去糖衣后，精密称定，研细，精密称取细粉适量（约相当于磷酸伯氨喹 26mg），置 100ml 量瓶中，加流动相适量振摇使磷酸伯氨喹溶解，用流动相稀释至刻度，摇匀，滤过，精密量取续滤液 10μl 注入液相色谱仪，记录色谱图；另取磷酸伯氨喹对照品适量，精密称定，加流动相溶解并定量稀释制成每 1ml 中约含 0.26mg 的溶液，同法测定。按外标法以峰面积计算，即得。

第三节 托烷类药物的分析

托烷类药物大多数是由莨菪烷衍生的氨基醇与不同的有机酸缩合而成的生物碱，常见的有颠茄生物碱和古柯生物碱等。分子结构中含五元脂环氮原子，碱性较强，易与酸成盐。托烷类代表性抗胆碱药物有：硫酸阿托品（Atropine Sulfate）、氢溴酸东莨菪碱（Scopolamine Hydrobromide）、氢溴酸后马托品（Homatropine Hydrobromide）、氢溴酸山莨菪碱（Anisodamine Hydrobromide）、丁溴东莨菪碱（Scopolamine Butylbromide）。

一、结构与性质

（一）结构

代表药物

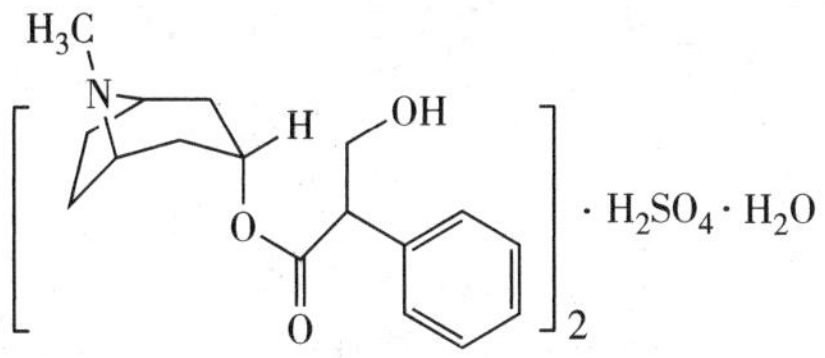

硫酸阿托品

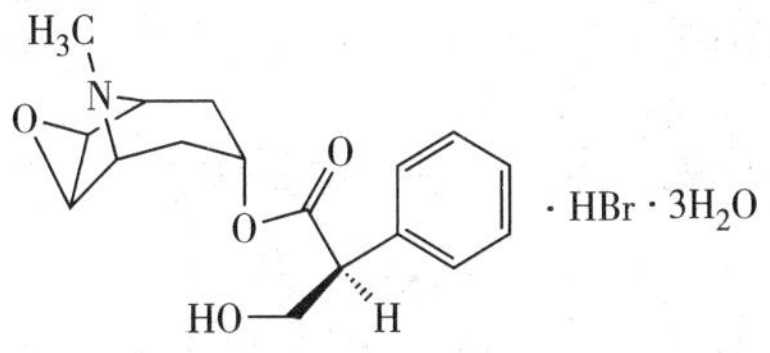

氢溴酸东莨菪碱

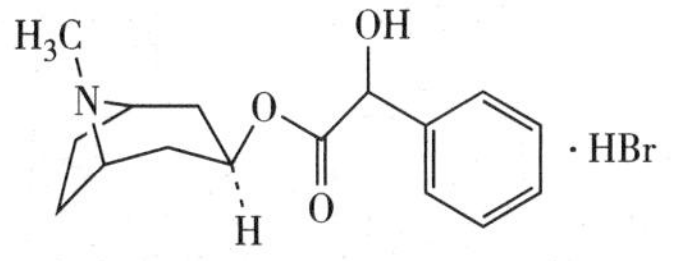

氢溴酸后马托品

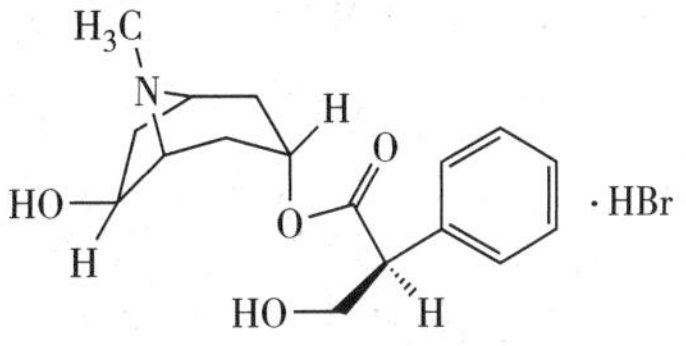

氢溴酸山莨菪碱

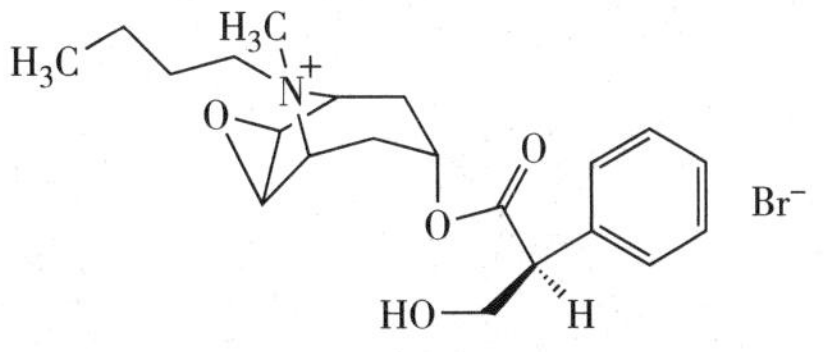

丁溴东莨菪碱

（二）性质

1. 性状和溶解性 典型托烷类药物的性状和溶解性见表10-3。

表 10-3 典型托烷类药物的性状和溶解性

药物	性状	溶解性
硫酸阿托品	无色结晶或白色结晶性粉末；无臭	在水中极易溶解，在乙醇中易溶
氢溴酸东莨菪碱	为无色结晶或白色结晶性粉末；无臭；微有风化性	在水中易溶，在乙醇中略溶，在三氯甲烷中极微溶解，在乙醚中不溶
氢溴酸后马托品	白色结晶或结晶性粉末；无臭；遇光易变质	在水中易溶，在乙醇中略溶，在乙醚中不溶
氢溴酸山莨菪碱	白色结晶或结晶性粉末；无臭	在水中极易溶解，在乙醇中易溶，在丙酮中微溶
丁溴东莨菪碱	白色或类白色结晶性粉末；无臭或几乎无臭	在水或三氯甲烷中易溶，在乙醇中微溶

2. 碱性 阿托品、东莨菪碱、后马托品和山莨菪碱含有的五元脂环上有叔胺氮原子，具有较强的碱性，易与酸成盐。如阿托品的 pK_{b1} 为 4.35，可与硫酸成盐。

3. 旋光性 氢溴酸东莨菪碱为左旋体，50mg/ml 的氢溴酸东莨菪碱的水溶液的比旋度为-24°至-27°。氢溴酸山莨菪碱为左旋体，0.1g/ml 的氢溴酸山莨菪碱的水溶液的比旋度为-9.0°至-11.5°。丁溴东莨菪碱为左旋体，0.1g/ml 丁溴东莨菪碱的水溶液的比旋度为-18°至-20°。阿托品中虽然也含有不对称碳原子，但为外消旋体，无旋光性。

4. 水解性 托烷类药物具有酯的结构，易水解。如阿托品可水解生成莨菪醇和莨菪酸，其反应式如下：

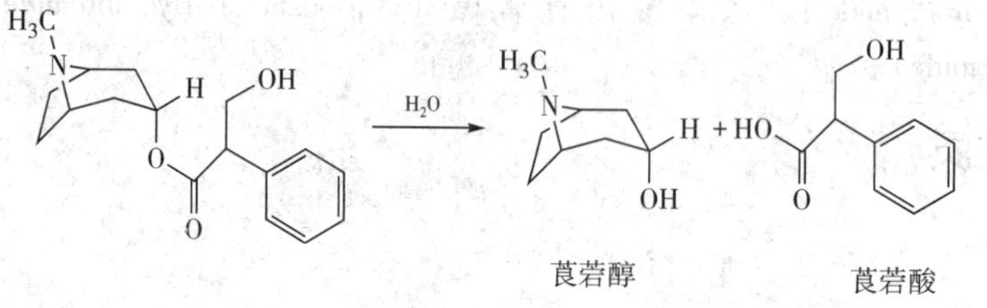

莨菪醇　　　　莨菪酸

二、鉴别试验

（一）托烷生物碱类的 Vitaili 反应

1. 原理 托烷生物碱类药物含有酯的结构，酯键水解后有莨菪酸生成。莨菪酸经发烟硝酸加热处理，发生硝基化反应，生成三硝基衍生物，再与氢氧化钾醇溶液和固体氢氧化钾作用，则转变为有色的醌型产物，呈现深紫色，此反应又称为 Vitaili 反应。《中国药典》对硫酸阿托品、氢溴酸东莨菪碱、氢溴酸山莨菪碱、丁溴东莨菪碱等均采用 Vitaili 反应进行鉴别。以阿托品为例，其反应式为：

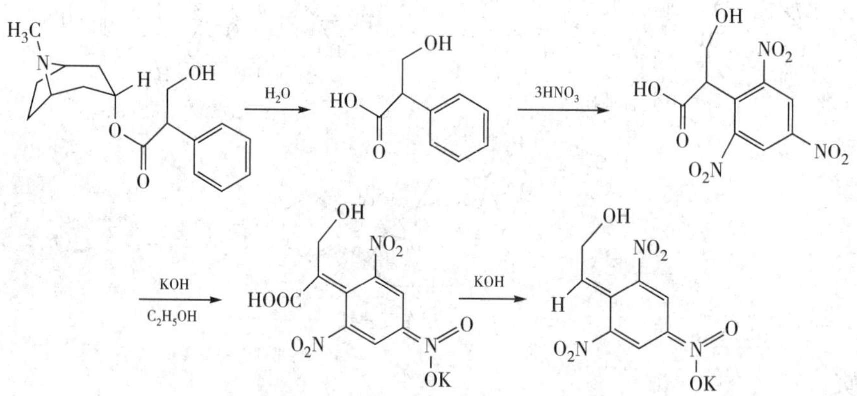

2. 方法 硫酸阿托品的 Vitaili 鉴别：取本品约 10mg，加发烟硝酸 5 滴，置水浴上蒸干，得黄色残渣，放冷，加乙醇 2~3 滴湿润，加固体氢氧化钾一小粒，即显深紫色。

（二）氧化反应

托烷类药物水解后生成莨菪酸，莨菪酸可与硫酸-重铬酸钾在加热的条件下，发生氧化反应，生成苯甲醛，而逸出类似苦杏仁的臭味。其反应式为：

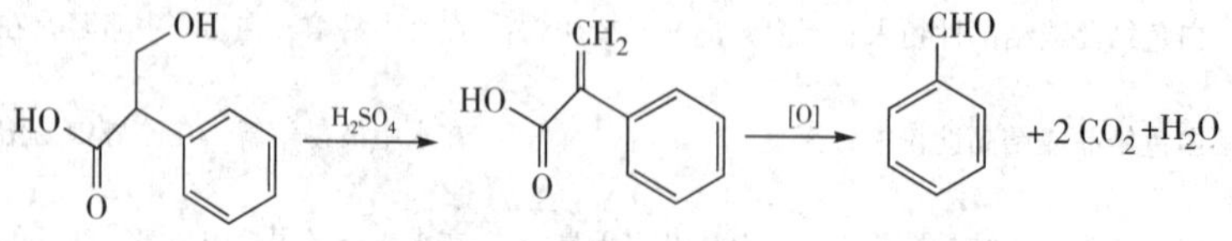

（三）沉淀反应

1. 原理　托烷类生物碱在酸性溶液中可与重金属盐类或分子量较大的复盐，以及特殊的无机酸或有机酸的溶液等生物碱沉淀剂反应，生成难溶性的盐、复盐或配合物沉淀。但不同的沉淀剂与生物碱反应的灵敏度不同。《中国药典》对氢溴酸东莨菪碱采用此方法进行鉴别。

2. 方法　氢溴酸东莨菪碱的鉴别：取本品约 10mg，加水 1ml 溶解后，置分液漏斗中，加氨试液使成碱性后，加三氯甲烷 5ml，振摇，分取三氯甲烷溶液，置水浴上蒸干，残渣中加二氯化汞的乙醇溶液（取二氯化汞 2g，加 60% 乙醇使成 100ml）1.5ml，即生成白色沉淀（与阿托品及后马托品的区别）。

（四）硫酸盐的鉴别反应

1. 原理　硫酸阿托品是硫酸盐，水溶液会显硫酸盐的鉴别反应。

2. 方法　硫酸阿托品的鉴别反应如下。

（1）取供试品溶液，滴加氯化钡试液，即生成白色沉淀；分离，沉淀在盐酸或硝酸中均溶解。

（2）取供试品溶液，滴加醋酸铅试液，即生成白色沉淀；分离，沉淀在醋酸铵试液或氢氧化钠试液中均不溶解。

（3）取供试品溶液，加盐酸，不生成白色沉淀（与硫代硫酸盐区别）。

（五）溴化物的鉴别反应

1. 原理　氢溴酸东莨菪碱、氢溴酸后马托品、氢溴酸山莨菪碱是氢溴酸盐，水溶液会显溴化物的鉴别反应。丁溴东莨菪碱是溴化物，水溶液会显溴化物的鉴别反应。

2. 方法　丁溴东莨菪碱的鉴别反应如下。

（1）取供试品溶液，滴加硝酸银溶液，即生成淡黄色凝乳状沉淀；分离，沉淀能在氨试液中微溶，但在硝酸中几乎不溶。

（2）取供试品溶液，滴加氯试液，溴即游离，加三氯甲烷振摇，三氯甲烷层显黄色或红棕色。

（六）紫外-可见分光光度法

1. 原理　托烷类药物含有苯环结构，具有特征紫外吸收。《中国药典》采用紫外-可见分光光度法对丁溴东莨菪碱原料药及胶囊进行鉴别。

2. 方法　丁溴东莨菪碱的 UV 鉴别：取本品，加 0.01mg/L 盐酸溶液溶解并稀释制成 1ml 中含 1mg 的溶液，照紫外-可见分光光度法（四部通则 0401）测定，在 252nm、257nm 与 264nm 的波长处有最大吸收。

（七）红外分光光度法

红外分光光度法具有特征性强、测定快速、不破坏试样、试样用量少、操作简便、能分析各种状态的试样、分析灵敏度较高等优势，《中国药典》对托烷类原料药均采用红外分光光度法鉴别。规定：本品的红外光吸收图谱应与对照的图谱一致。

（八）色谱法

1. 原理　生物碱一般用色谱法进行鉴别，色谱法主要有薄层色谱法（TLC）、高效液相色谱法（HPLC）、气相色谱法（GC）及纸色谱（PC）等，TLC 最常用。如果吸附剂是硅胶时，需在流动相或固定相中加碱，使生物碱游离或中和硅胶表面的弱酸性，以防拖尾。用保留值或相对保留值法定性，以供试品溶液与对照品溶液主峰保留时间一致作为鉴别依据。《中国药典》对氢溴酸山莨菪碱注射液用薄层色谱法鉴别，对氢溴酸后马托品、硫酸阿托品眼膏、氢溴酸东莨菪碱片和注射液用高效液相色谱法鉴别。

2. 方法　氢溴酸山莨菪碱注射液的 TLC 鉴别：取本品 1ml，置水浴上蒸干。取残渣与消旋山莨菪碱对照品，分别加甲醇制成 10mg/ml 的溶液。照薄层色谱法试验，吸取上述两种溶液各 10μl，分别点于同一氧化铝（中性，活度Ⅱ~Ⅲ级）薄层板上，以三氯甲烷-无水乙醇（95：5）为展开剂，展开，晾干，喷以稀碘化铋钾试液-碘化钾碘试液（1：1）。供试品溶液所显主斑点位置和颜色，应与对照品溶液的主斑点相同。

氢溴酸后马托品的 HPLC 鉴别：取有关物质检查项下的供试品溶液，作为供试品。另取氢溴酸后马托品对照品，加流动相溶解并稀释制成每 1ml 中约含 2mg 的溶液，作为对照品溶液。照有关物质项下的色谱条件，取对照品溶液与供试品溶液各 10μl，分别注入液相色谱仪，记录色谱图，供试品溶液主峰的保留时间应与对照品溶液主峰保留时间一致。

三、杂质检查

（一）硫酸阿托品中有关物质检查

1. 原理 硫酸阿托品为硫酸盐，《中国药典》对硫酸阿托品进行酸度检查。硫酸阿托品为消旋体，无旋光性，而莨菪碱为左旋体，《中国药典》采用旋光度法对莨菪碱杂质进行检查。高效液相色谱法具有专属性强等优点，《中国药典》采用高效液相色谱法检查硫酸阿托品的有关物质。

2. 方法

（1）酸度 取本品 0.50g，加水 10ml 溶解后，加甲基红指示液 1 滴，如显红色，加氢氧化钠滴定液（0.02mol/L）0.15ml，应变为黄色。

（2）莨菪碱 取本品，按干燥品计算，加水溶解并制成每 1ml 中含 50mg 的溶液，依法测定（四部通则 0621），旋光度不得过 -0.40°。

（3）有关物质 取本品，加水溶解并稀释制成每 1ml 中含 0.5mg 的溶液，作为供试品溶液；精密量取 1ml，置 100ml 量瓶中，用水稀释至刻度，摇匀，作为对照溶液。照高效液相色谱法（四部通则 0512）试验。用十八烷基硅烷键合硅胶为填充剂，以 0.05mol/L 磷酸二氢钾溶液（含 0.0025mol/L 庚烷磺酸钠）－乙腈（84：16）（用磷酸或氢氧化钠试液调节 pH 值至 5.0）为流动相，检测波长为 225nm，阿托品峰与相邻杂质峰的分离度应符合要求。精密量取对照溶液与供试品溶液各 20μl，分别注入液相色谱仪，记录色谱图至主成分峰保留时间的 2 倍。供试品溶液色谱图中如有杂质峰，扣除相对保留时间 0.17 之前的色谱峰，各杂质峰面积的和不得大于对照溶液主峰面积（1.0%）。

（二）氢溴酸东莨菪碱中有关物质的检查

1. 原理 氢溴酸东莨菪碱是从茄科植物颠茄、白曼陀罗、莨菪中提取得到的莨菪碱的氢溴酸盐。氢溴酸东莨菪碱的有关物质来源于生产和贮藏过程中。《中国药典》要求通过酸度、其他生物碱、有关物质和易氧化物对氢溴酸东莨菪碱进行检查。

根据氢溴酸东莨菪碱为强酸弱碱盐通过酸度检查控制酸性杂质。氢溴酸东莨菪碱在生产过程中易被氧化为阿扑东莨菪碱、脱水东莨菪碱及其他含有不饱和键的有机物质，这些杂质可使紫外吸收最大波长红移，可使高锰酸钾溶液褪色。氢溴酸东莨菪碱水溶液加入氨试液不发生浑浊，当有其他生物碱如脱水阿托品、颠茄碱等存在时，则产生浑浊。氢溴酸东莨菪碱水溶液加入氢氧化钾试液时，有东莨菪碱析出，溶液显浑浊；由于东莨菪碱在碱性条件下可水解，生成异东莨菪醇和莨菪酸，前者在水中溶解，后者生成钾盐在水溶液中也能溶解，可使瞬即发生的沉淀消失。

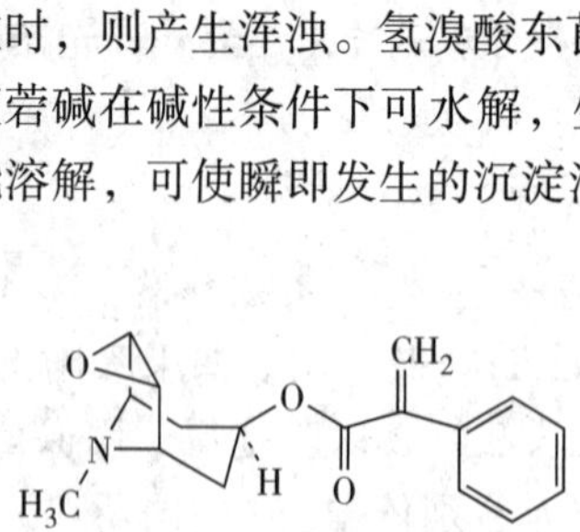

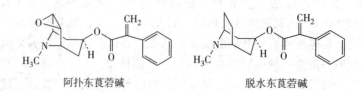

阿扑东莨菪碱 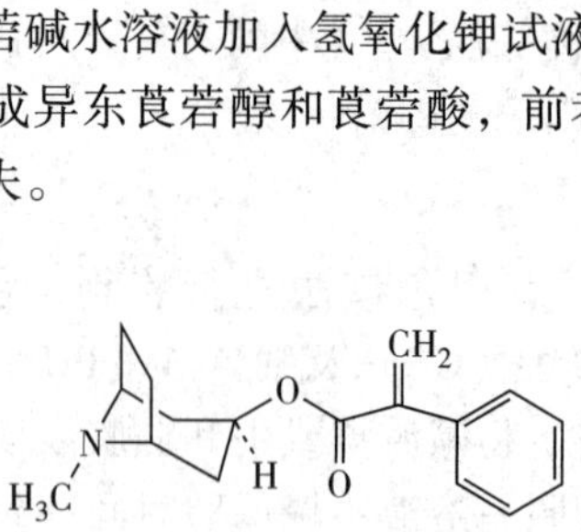　　　　　　　脱水东莨菪碱

2. 方法

（1）酸度 取本品 0.50g，加水 10ml 溶解后，依法测定（四部通则 0631），pH 值应为 4.0～5.5。

（2）其他生物碱 取本品 0.10g，加水 2ml 溶解后，分成两等份；一份中加氨试液 2～3 滴，不得发生浑浊；另一份加氢氧化钾试液数滴，只许发生瞬即消失的类白色浑浊。

（3）有关物质 取本品适量，加水溶解并稀释制成每 1ml 中含 0.3mg 的溶液，作为供试品溶液；精密量取 1ml，置 100ml 量瓶中，用流动相稀释至刻度，摇匀，作为对照溶液。照含量测定项下的色谱条件，精密量取对照溶液与供试品溶液各 20μl，分别注入液相色谱仪，记录色谱图至主成分峰保留时间的 3 倍，供试品溶液色谱图中如有杂质峰，除溶剂峰附近的溴离子峰外，单个杂质峰面积不得大于对照溶液主峰面积的 0.5 倍（0.5%），各杂质峰面积的和不得大于对照溶液主峰面积（1.0%）。

（4）易氧化物 取本品 0.15g，加水 5ml 溶解后，在 15～20℃加高锰酸钾滴定液（0.2mol/L）0.05ml，10 分钟内红色不得完全消失。

四、含量测定

（一）非水溶液滴定法

1. 原理 托烷类药物具有生物碱的性质，不能在水溶液中用酸直接滴定，可通过在酸性的非水介质中，用高氯酸滴定液直接滴定，以指示剂或电位法确定终点。《中国药典》采用此方法对硫酸阿托品、氢溴酸后马托品、氢溴酸山莨菪碱的含量进行测定。

硫酸为二元酸，在水溶液中能进行二级解离，但在冰醋酸介质中，只能解离为 HSO_4^-，托烷类的硫酸盐在冰醋酸中只能滴定至硫酸氢盐。

$$(BH^+)_2 \cdot SO_4^{2-} + HClO_4 \rightleftharpoons BH^+ \cdot ClO_4^- + BH^+ \cdot HSO_4^-$$

硫酸阿托品与高氯酸反应的化学计量摩尔比为 1:1。

2. 方法 硫酸阿托品的非水溶液滴定测定法：取本品约 0.5g，精密称定，加冰醋酸与醋酐各 10ml 溶解后，加结晶紫指示液 1～2 滴，用高氯酸滴定液（0.1mol/L）滴定至溶液显纯蓝色，并将滴定的结果用空白实验校正。每 1ml 高氯酸滴定液（0.1mol/L）相当于 67.48mg 的 $(C_{17}H_{23}NO_3)_2 \cdot H_2SO_4 \cdot H_2O$。

（二）沉淀滴定法

1. 原理 丁溴东莨菪碱含有溴离子，可与硝酸银溶液生成淡黄色沉淀。《中国药典》利用沉淀滴定法测定丁溴东莨菪碱含量，硝酸银溶液为滴定剂，以电位滴定法指示终点。

2. 方法 丁溴东莨菪碱的沉淀滴定测定法：取本品约 0.25g，精密测定，加水 50ml 使溶解，照电位滴定法（四部通则 0701），采用银电极，用硝酸银滴定液（0.1mol/L）滴定。每 1ml 硝酸银滴定液（0.1mol/L）相当于 44.04mg 的 $C_{21}H_{30}BrNO_4$。

（三）酸性染料比色法

1. 原理 在一定的 pH 条件下，生物碱类药物（B）可与氢离子结合生成生物碱阳离子（BH^+），一些酸性染料如溴甲酚绿、溴酚蓝、溴麝香草酚蓝、溴甲酚紫等可解离成阴离子（In^-），而上述阳离子与阴离子定量结合成有机络合物，即离子对。该离子对可以定量地被有机溶剂萃取，在一定的波长处测定该溶液有色离子对的吸光度，即可计算出生物碱的含量。其反应示意式如下：

$$B + H^+ \rightleftharpoons BH^+$$

$$HIn \rightleftharpoons H^+ + In^-$$

$$BH^+ + In^- \rightleftharpoons (BH^+ \cdot In^-)_{水相} \rightleftharpoons (BH^+ \cdot In^-)_{有机相}$$

也可将呈色的有机相经碱化（如加入醇制氢氧化钠），使与有机碱结合的酸性染料释放出来，测定其吸光度，再计算出碱性药物的含量。

酸性染料比色法的影响因素较多，主要包括：水相的 pH 值、酸性染料的种类、有机溶剂的种类与性质、有机相中的水分及酸性染料中的有色杂质等。《中国药典》对硫酸阿托品的片剂及注射液、氢溴酸山莨菪碱的片剂及注射液等均采用酸性染料比色法测定含量。

2. 方法 硫酸阿托品片的含量测定：取本品 20 片，精密称定，研细，精密称取适量（约相当于硫酸阿托品 2.5mg），置 50ml 量瓶中，加水振摇使硫酸阿托品溶解并稀释至刻度，滤过，取续滤液，作为供试品溶液；另取硫酸阿托品对照品约 25mg，精密称定，置 25ml 量瓶中，加水溶解并稀释至刻度，摇匀，精密量取 5ml，置 100ml 量瓶中，用水稀释至刻度，摇匀，作为对照品溶液。

精密量取供试品溶液与对照品溶液各 2ml，分别置预先精密加入三氯甲烷 10ml 的分液漏斗中，各加溴甲酚绿溶液（取溴甲酚绿 50mg 与邻苯二甲酸氢钾 1.021g，加 0.2mol/L 氢氧化钠溶液 6.0ml 使溶解，再用水稀释至 100ml，摇匀，必要时滤过）2.0ml，振摇提取 2 分钟后，静置使分层，分取澄清的三氯甲烷液，照紫外-可见分光光度法（四部通则 0401），在 420nm 的波长处分别测定吸光度，计算，并将结果乘以 1.027，即得。

实例解析

实例 10-2：硫酸阿托品片（规格：0.3mg/片）的含量测定

对照品溶液的制备：精密称取在 120℃ 干燥至恒重的硫酸阿托品对照品 25.5mg，置 25ml 量瓶中，加水溶解并稀释至刻度，摇匀，精密量取 5ml，置 100ml 量瓶中，用水稀释至刻度，摇匀，即得。

供试品溶液的制备：取本品 20 片，精密称定，研细，精密称取适量（约相当于硫酸阿托品 2.5mg），置 50ml 量瓶中，加水振摇使硫酸阿托品溶解并稀释至刻度，滤过，取续滤液，即得。

测定法：精密量取供试品溶液与对照品溶液各 2ml，分别置预先精密加入三氯甲烷 10ml 的分液漏斗中，各加溴甲酚绿溶液 2.0ml，振摇提取 2 分钟后，静置使分层，分取澄清的三氯甲烷液，在 420nm 的波长处分别测定吸光度，计算，并将结果乘以 1.027，即得。

已知：供试品溶液和对照品溶液的吸光度分别为 0.370 和 0.350；供试品的取样量为 1.6950g，20 片总重为 4.0168g。试求硫酸阿托品片的标示百分含量。

解析：对照品溶液浓度为 $C_R = \dfrac{25.5 \times 5}{25 \times 100} = 0.0510$（mg/ml）；

平均片重为 $\overline{W} = 0.2008$g；稀释体积为 $D = 50$ml

质量校正因子为 $RF = \dfrac{M_{(C_{17}H_{23}NO_3)_2 \cdot H_2SO_4 \cdot H_2O}}{M_{(C_{17}H_{23}NO_3)_2 \cdot H_2SO_4}} = \dfrac{694.83}{676.81} = 1.027$

$$
标示量（\%） = \dfrac{\dfrac{A_X}{A_R} \times C_R \times D \times RF \times \overline{W}}{W \times B} \times 100\%
$$

$$
= \dfrac{\dfrac{0.370}{0.350} \times 0.0510 \times 50 \times 1.027 \times 0.2008}{1.6950 \times 0.3} \times 100\%
$$

$$
= 109.3\%
$$

（四）高效液相色谱法

1. 原理 高效液相色谱法具有专属性强、分离模式多样、检测手段多样灵敏、分离速度快等优点，广泛应用于药物的含量测定。有机酸类、有机碱类在反相高效液相色谱条件下呈离子状态，色谱保留常常较弱，影响到 HPLC 测定的专属性和准确度，采用离子对高效液相色谱法，可以改善它们的色谱保留行为，并实现准确测定。

离子对色谱法的分离原理是：将一种或数种与样品离子电荷相反的离子（称为对离子或反离子）加入到色谱系统流动相中，使其与样品离子结合生成弱极性的离子对（中性缔合物）的分离方法，多为反相离子对色谱。

影响离子对形成和被测组分保留值大小的因素主要有：固定相的键合量和碳链长度；离子对的疏水作用力强弱、电荷数和在流动相中的浓度；流动相的组成、pH 及离子强度等。离子对色谱法的固定相多用十八烷基硅烷键合硅胶，流动相由水–甲醇或水–乙腈等组成，水相由具有适宜 pH 的缓冲液所构成，同时含有 3~10mmol/L 适宜的离子对试剂。

分析碱性物质时常用的离子对试剂为烷基磺酸盐阴离子对试剂，如戊烷磺酸钠、庚烷磺酸钠、十二烷基磺酸钠等。另外，高氯酸、三氯乙酸、磷酸、十二烷基硫酸钠等也可作为离子对使用。分离酸性物质时常用季铵盐阳离子对，如四丁基溴化铵、四丁基氢氧化铵等。

《中国药典》对硫酸阿托品眼膏、氢溴酸东莨菪碱的原料药及片剂和注射液、丁溴东莨菪碱的注射液及胶囊等均采用离子对高效液相色谱法测定含量。

2. 方法 氢溴酸东莨菪碱的含量测定法。

含量测定：照高效液相色谱法（四部通则 0512）测定。

色谱条件与系统适用性试验：用辛烷基硅烷键合硅胶为填充剂；以 0.25% 十二烷基硫酸钠溶液（用磷酸调节 pH 值至 2.5）–乙腈（60∶40）为流动相；检测波长为 210nm。理论板数按东莨菪碱峰计算不低于 6000。

测定法：取本品适量，精密称定，加水溶解并稀释制成每 1ml 中含 0.3mg 的溶液，作为供试品溶液；精密量取 20μl 注入液相色谱仪，记录色谱图；另取氢溴酸东莨菪碱对照品，精密称定，加水溶解并稀释制成每 1ml 中含 0.26mg 的溶液，同法测定。按外标法以峰面积计算，即得。

第四节 吩噻嗪类药物的分析

吩噻嗪类药物的分子结构中含有硫氮杂蒽母核，属于吩噻嗪类的衍生物。吩噻嗪类代表性药物有：抗精神病药物如盐酸氯丙嗪（Chlorpromazine Hydrochloride）、奋乃静（Perphenazine）、癸氟奋乃静（Fluphenazine Decanoate）、盐酸氟奋乃静（Fluphenazine Hydrochloride）、盐酸三氟拉嗪（Trifluoperazine Hydrochloride）、盐酸硫利达嗪（Thioridazine Hydrochloride）等和抗组胺药盐酸异丙嗪（Promethazine Hydrochloride）。

一、结构与性质

（一）结构

1. 基本结构

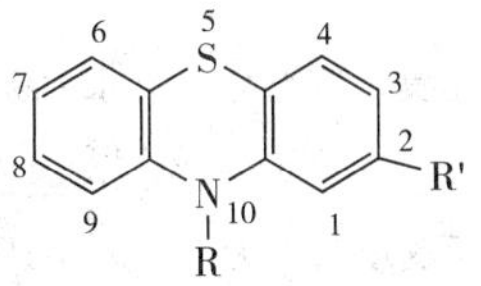

本类药物结构上的区别，主要体现在母核 2 位和 10 位的取代基不同，2 位上的取代基通常为 —H、—Cl、—CF₃、—COCH₃、—SCH₃等，10 位上的取代基通常为具有两个或三个碳链的二甲或二乙氨基，或为含氮杂环，如哌嗪和哌啶的衍生基团等。

2. 代表药物

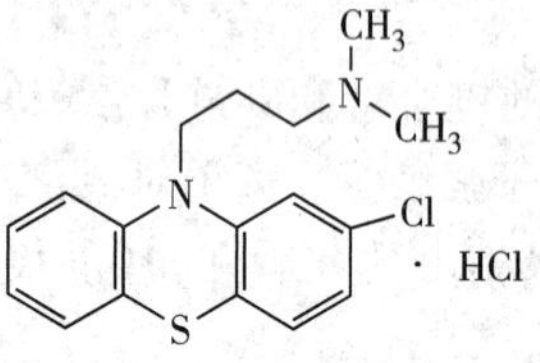

盐酸氯丙嗪 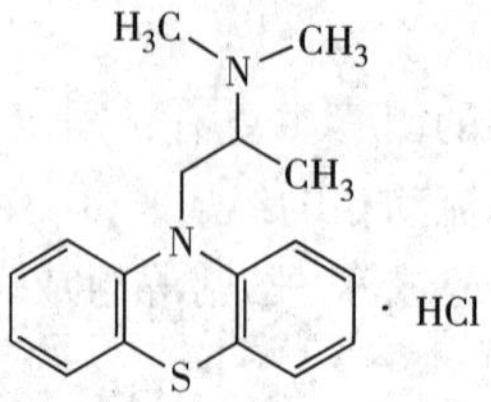　　　　盐酸异丙嗪 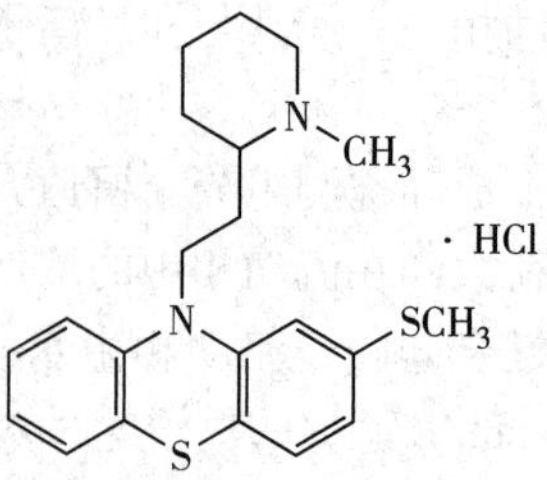　　　　盐酸硫利达嗪

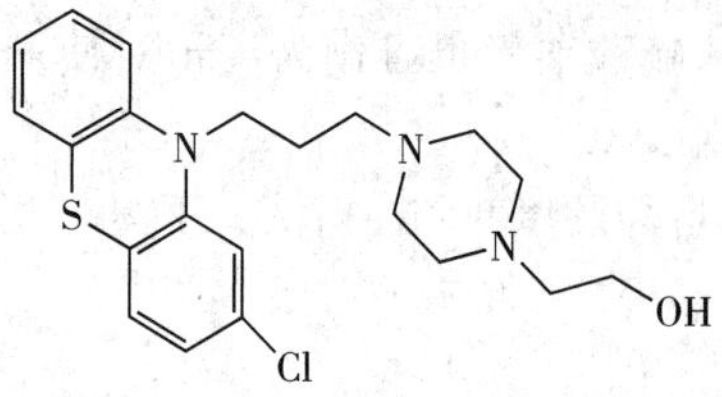

奋乃静 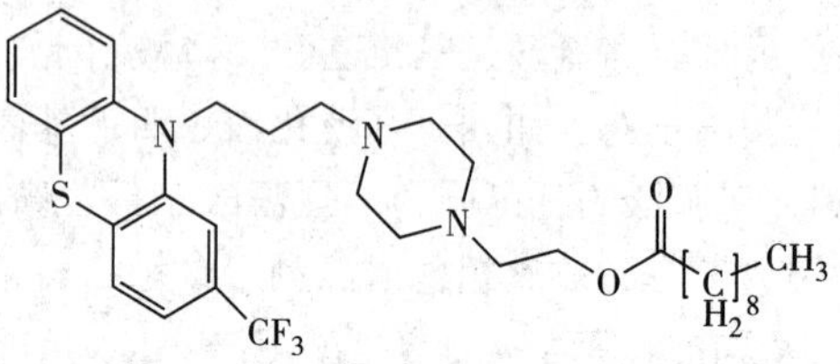　　　　　　癸氟奋乃静

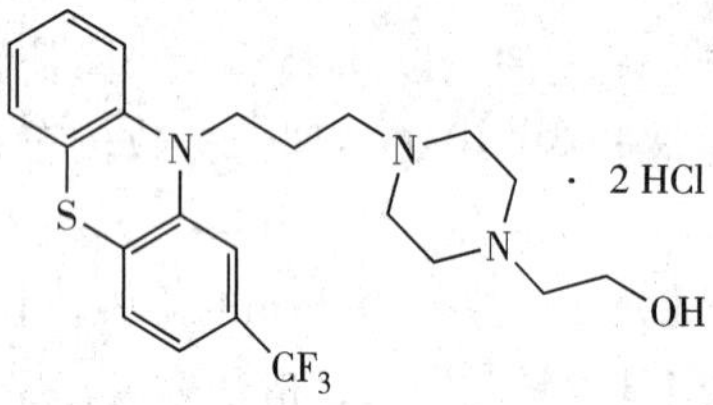

盐酸氟奋乃静 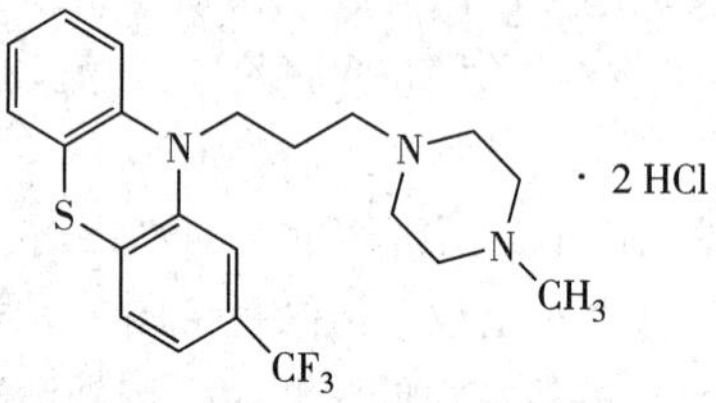　　　　盐酸三氟拉嗪

（二）性质

1. 性状和溶解性　典型吩噻嗪类药物的性状和溶解性见表10-4。

表10-4　典型吩噻嗪类药物的性状和溶解性

药物	性状	溶解性
盐酸氯丙嗪	白色或乳白色结晶性粉末；有微臭，有引湿性；遇光渐变色；水溶液显酸性反应	在水、乙醇或三氯甲烷中易溶，在乙醚或苯中不溶
盐酸异丙嗪	白色或类白色的粉末或颗粒；几乎无臭，味苦；在空气中日久变色，显蓝色	在水中极易溶解，在乙醇或三氯甲烷中易溶，在丙酮或乙醚中几乎不溶
奋乃静	白色至淡黄色的结晶性粉末；几乎无臭	在三氯甲烷中极易溶解，在甲醇中易溶，在乙醇中溶解，在水中几乎不溶；在稀盐酸中溶解
癸氟奋乃静	淡黄色至黄棕色黏稠液体；遇光，色渐变深	在甲醇、乙醇、三氯甲烷、无水乙醚或植物油中极易溶解，在水中不溶
盐酸氟奋乃静	白色或类白色的结晶性粉末；无臭，遇光易变色	在水中易溶，在乙醇中略溶，在丙酮中极微溶，在乙醚中不溶
盐酸三氟拉嗪	白色至微黄色的结晶性粉末；无臭或几乎无臭，味苦；微有引湿性；遇光渐变色	在水中易溶，在乙醇中溶解，在三氯甲烷中微溶，在乙醚中不溶
盐酸硫利达嗪	白色或类白色的结晶性粉末；微臭	在三氯甲烷中易溶，在乙醇或水中溶解，在乙醚中几乎不溶

2. 碱性　本类药物含有硫氮杂蒽母核，母核上氮原子由于与芳香环共轭，碱性较弱；但10位上的取代基多为脂肪烃氨基，碱性较强，可用于鉴别和含量测定。

3. 强还原性　硫氮杂蒽母核上的硫原子具有还原性，遇硫酸、硝酸、过氧化氢、三氯化铁试液等氧化剂时易被氧化成砜、亚砜等不同产物。当取代基不同时，氧化产物会呈现不同颜色，可用于本类药物的鉴别。由于本类药物见光易氧化变色，应避光贮存。

4. 与金属离子络合呈色 硫氮杂蒽母核上的硫原子具有孤对电子，可与金属离子如钯离子形成有色络合物，而氧化产物亚砜和砜无此反应，所以本法专属性强，可排除氧化产物干扰，用于鉴别和含量测定。

5. 紫外吸收特性 硫氮杂蒽母核是含 S、N 的三环共轭体系，在 205nm、254nm 和 300nm 波长处有最大紫外吸收。通常在 254nm 波长处的紫外吸收最强。由于 2- 和 10- 位取代基不同，可使最大吸收峰的峰位和峰强发生变化。如 2- 位有卤素取代时，可使吸收峰红移 5~10nm，同时会使 250~265nm 区段的吸收峰强度增大。利用本类药物的紫外吸收特性可进行鉴别和含量测定。

6. 红外光吸收特性 吩噻嗪类药物红外光吸收图谱随硫氮杂蒽母核上的取代基的不同而不同，可用于鉴别。

二、鉴别试验

（一）氧化显色反应

1. 原理 吩噻嗪类药物遇硫酸、硝酸、过氧化氢、三氯化铁试液等氧化剂时，根据药物取代基及氧化剂的不同，反应产物会呈现不同颜色，见表 10-5。《中国药典》对盐酸氯丙嗪原料药及制剂、盐酸异丙嗪原料药及制剂、奋乃静原料药及制剂、盐酸氟奋乃静原料药及制剂、盐酸三氟拉嗪及制剂、盐酸硫利达嗪原料药及制剂等均采用氧化显色反应进行鉴别。

表 10-5 典型吩噻嗪类药物的氧化显色反应

药物	硝酸	硫酸	过氧化氢
盐酸氯丙嗪	显红色，渐变淡黄色	—	
盐酸异丙嗪	生成红色沉淀；加热，沉淀即溶解，溶液由红色变为橙黄色	显樱桃红色；放置后，色渐变深	—
奋乃静	—	—	显深红色；放置后，红色渐褪去
盐酸氟奋乃静	—	显淡红色；温热后变成红褐色	
盐酸三氟拉嗪	生成微带红色的白色沉淀；放置后，红色变深，加热后变为黄色	与重铬酸钾的硫酸溶液共热，产类似油垢物	
盐酸硫利达嗪	—	溶液显蓝色	—

2. 方法 盐酸异丙嗪的鉴别：取本品约 5mg，加硫酸 5ml 溶解后，溶液显樱桃红色；放置后，色渐变深。或者取本品约 0.1g，加水 3ml 溶解后，加硝酸 1ml，即生成红色沉淀；加热，沉淀即溶解，溶液由红色变为橙黄色。

盐酸三氟拉嗪的鉴别：取本品约 20mg，加水 5ml 溶解后，加稀硝酸 1ml，生成微带红色的白色沉淀；放置后，红色变深，加热后变为黄色。或者取重铬酸钾的硫酸溶液（1→100）约 1ml，置小试管中，转动试管，溶液应能均匀涂于管壁；然后加本品的细粉约数毫克，微热，转动试管，溶液应不能再均匀涂于管壁，而类似油垢存于管壁。

（二）与钯离子络合显色反应

1. 原理 硫氮杂蒽母核所含的二价硫可与金属钯离子络合形成有色（红色）化合物。该显色反应不受氧化产物亚砜和砜的干扰，专属性强。《中国药典》将其用于癸氟奋乃静及其注射液的鉴别，反应如下：

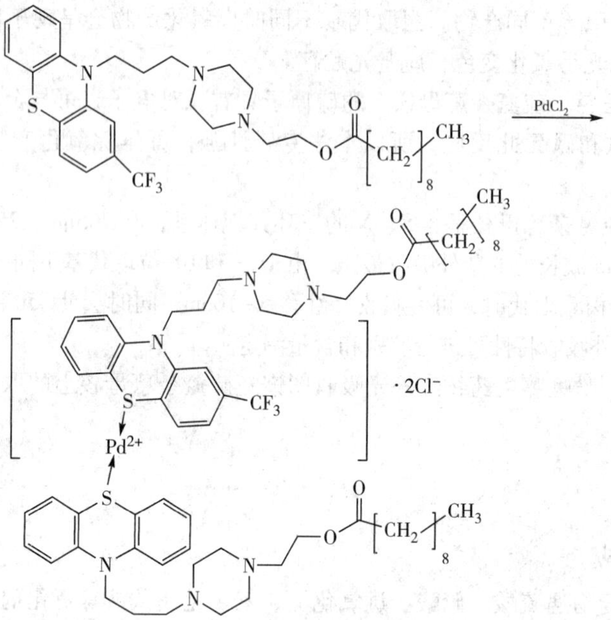

2. 方法 癸氟奋乃静鉴别法：取本品约 50mg，加甲醇 2ml 溶解后，加 0.1% 氯化钯溶液 3ml，即有沉淀产生，并显红色，再加过量的氯化钯溶液，颜色变深。

（三）含卤素取代基的反应

1. 焰色反应

（1）原理　奋乃静的 2-位含有氯元素，JP17 利用焰色反应鉴别奋乃静。

（2）方法　JP17 中奋乃静鉴别法：本品火焰显绿色 \ ［卤化物的焰色反应—取 1.5cm×5cm 的铜网（网孔 0.25mm，丝径 0.174mm），将一段铜线的一端缠绕于铜网上。在无色火焰中剧烈加热铜网，直至火焰不再显示绿色或蓝色，冷却。重复此操作数次，使铜网表面完全被氧化铜覆盖。除另有规定外，置约 1mg 供试品于铜网上，点火燃烧。重复此操作 3 次后，在无水火焰中检视铜网 \ ］。

2. 显色反应

（1）原理　吩噻嗪类药物 2-位的含氟取代基，可通过有机破坏使有机氟化物转化为无机氟化物，与茜素锆试液在酸性条件下反应显色，用于本类药物及其制剂的鉴别。《中国药典》对癸氟奋乃静及注射液、盐酸氟奋乃静注射液等采用此法进行鉴别。

（2）方法　癸氟奋乃静的鉴别：取本品 15~20mg，加碳酸钠与碳酸钾各约 0.1g，混匀，在 600℃ 炽灼 15~20 分钟，放冷，加水 2ml 使溶解，加盐酸溶液（1→2）酸化，滤过，滤液加茜素锆试液 0.5ml，应显黄色。

（四）氯化物的鉴别反应

盐酸氯丙嗪、盐酸异丙嗪、盐酸三氟拉嗪、盐酸硫利达嗪等为盐酸盐，应显氯化物的鉴别反应。《中国药典》要求对吩噻嗪类盐酸盐药物及其制剂进行氯化物鉴别。规定：供试品的水溶液显氯化物的鉴别反应。

（五）紫外-可见分光光度法

1. 原理　吩噻嗪类药物具有共轭体系，在 205nm、254nm 和 300nm 有最大紫外吸收。国内外药典根据本类药物紫外吸收光谱中的最大吸收波长、一定浓度的溶液在最大吸收波长处的吸光度、多个最大吸收波长处吸光度的比值、最大吸收波长处的吸收系数对本类药物及其制剂进行鉴别。本类药物在光照条件下易被氧化，使其紫外吸收光谱发生改变，应避光操作。

2. 方法　盐酸氯丙嗪的 UV 鉴别：取本品，加盐酸溶液（9→1000）制成每 1ml 中含 5μg 的溶液，照紫外-可见分光光度法测定，在 254nm 与 306nm 的波长处有最大吸收，在 254nm 的波长处吸光度约为 0.46。

奋乃静的 UV 鉴别：取本品，加甲醇溶解并稀释制成每 1ml 中含 10μg 的溶液，照紫外-可见分光光度法测定，在 258nm 与 313nm 的波长处有最大吸收，在 313nm 与 258nm 处的吸光度比值应为 0.12~0.13。

癸氟奋乃静的 UV 鉴别：取本品，加乙醇制成每 1ml 含 10μg 的溶液，照紫外-可见分光光度法测定，在 260nm 的波长处有最大吸收。

盐酸硫利达嗪的 UV 鉴别：取本品，加乙醇制成每 1ml 含 8μg 的溶液，照紫外-可见分光光度法测定，在 264nm 与 315nm 的波长处有最大吸收。

（六）红外分光光度法

1. 原理 吩噻嗪类药物由于 2-位和 10-位取代基不同，可通过红外光谱法对原料药进行鉴别。本类药物的制剂可通过提取分离后再进行红外分光光度法鉴别。

2. 方法 盐酸异丙嗪的 IR 鉴别：本品的红外吸收图谱应与对照的图谱一致。

盐酸异丙嗪片的 IR 鉴别：取本品细粉适量（约相当于盐酸异丙嗪 100mg），加三氯甲烷 10ml，研磨溶解，滤过，滤液水浴蒸干，残渣经减压干燥，依法测定。本品的红外光吸收图谱应与对照的图谱一致。

（七）薄层色谱法

1. 原理 薄层色谱法具有操作方便、设备简单、分离速度快、显色容易等特点，《中国药典》对盐酸异丙嗪片及注射液采用薄层色谱法进行鉴别。

2. 方法 盐酸异丙嗪片的 TLC 鉴别：取本品 5 片（50mg 规格）或 10 片（25mg 规格）或 20 片（12.5mg 规格），除去包衣，置研钵中研细，加甲醇-二乙胺（95：5）适量使盐酸异丙嗪溶解，并转移至 25ml 量瓶中，再用上述溶剂稀释至刻度，摇匀，滤过，取滤液作为供试品溶液；另取盐酸异丙嗪对照品，加上述溶剂溶解并稀释制成每 1ml 中含 10mg 的溶液，作为对照品溶液。照薄层色谱法试验，吸取上述两种溶液各 10μl 分别点于同一硅胶 GF$_{254}$ 薄层板上，以乙烷-丙酮-二乙胺（8.5：1：0.5）为展开剂，展开，晾干，置紫外光灯（254nm）下检视。供试品溶液所显主斑点位置和颜色应与对照品溶液的主斑点相同。

（八）高效液相色谱法

《中国药典》利用高效液相色谱法对盐酸异丙嗪片及其注射液、癸氟奋乃静注射液、盐酸氟奋乃静及其制剂等进行鉴别。规定：在含量测定测定项下记录的色谱图中，供试品溶液主峰的保留时间应与对照品溶液主峰的保留时间一致。

三、有关物质检查

吩噻嗪类药物的有关物质主要包括：氧化产物、在合成过程中的残留原料、中间产物和副产物。现以盐酸氯丙嗪及其制剂为例介绍有关物质检查。

1. 合成路线

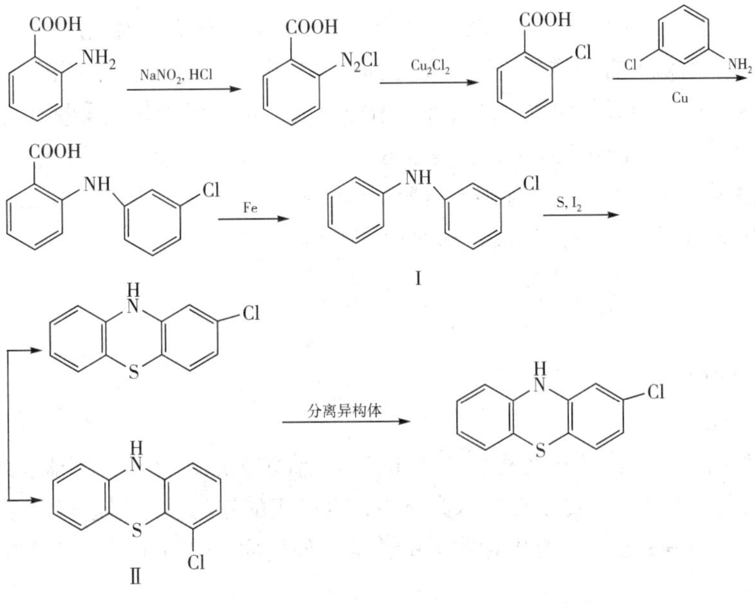

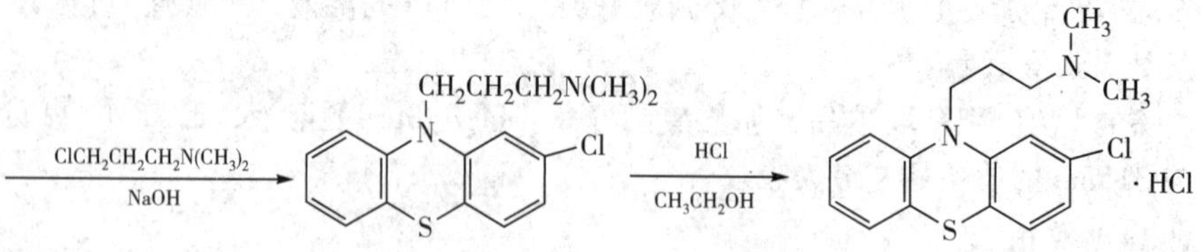

(反应式图)

$$\xrightarrow{\underset{\text{NaOH}}{ClCH_2CH_2CH_2N(CH_3)_2}} \text{(结构式)} \xrightarrow{\underset{CH_3CH_2OH}{HCl}} \text{(结构式)}$$

2. 有关物质 盐酸氯丙嗪在合成的过程中，引入的有关物质可能为残留的中间产物 3-氯二苯胺（Ⅰ）和 2-氯-10H-吩噻嗪（Ⅱ）；也可能为多种其他烷基化吩噻嗪的副产物，如 3-（2-氯-10H-吩噻嗪-10-基）-N-甲基-1-丙胺（Ⅲ）等。同时，盐酸氯丙嗪不稳定，因贮藏不当或存放时间过久也可能引入氧化产物，如 3-（2-氯-10H-吩噻嗪-10-基）-N,N-二甲基-1-丙胺-S-氧化物（Ⅳ）和 3-（2-氯-10H-吩噻嗪-10-基）-N,N-二甲基-1-丙胺-N-氧化物（Ⅴ）。

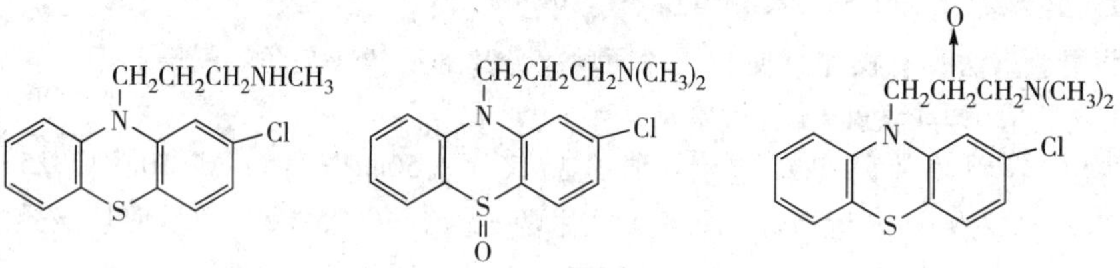

(三个结构式图：Ⅲ、Ⅳ、Ⅴ)

Ⅲ　　　　　Ⅳ　　　　　Ⅴ

3. 检查方法 《中国药典》规定，盐酸氯丙嗪原料药及其片剂、注射剂均需检查有关物质。

（1）盐酸氯丙嗪原料药的有关物质检查　避光操作。取本品 20mg，置 50ml 量瓶中，加流动相溶解并稀释至刻度，摇匀，作为供试品溶液；精密量取适量，用流动相定量稀释制成每 1ml 中含 2μg 的溶液，作为对照溶液。照高效液相色谱法试验，用辛烷基硅烷键合硅胶作为填充剂；以乙腈-0.5%三氟醋酸（用四甲基乙二胺调节 pH 值至 5.3）（50∶50）为流动相；检测波长为 254nm。取对照溶液 10μl 注入液相色谱仪，调节检测灵敏度，使主成分色谱峰的峰高约为满量程的 20%。精密量取供试品和对照溶液各 10μl，分别注入液相色谱仪，记录色谱图至主成分峰保留时间的 4 倍。供试品溶液的色谱图中如有杂质峰，单个杂质峰面积不得大于对照溶液主峰面积（0.5%），单个杂质峰面积不得大于对照溶液主峰面积（0.5%），各杂质峰面积的和不得大于对照溶液主峰面积的 2 倍（1.0%）。

（2）盐酸氯丙嗪片的有关物质检查　避光操作。取本品细粉适量（约相当于盐酸氯丙嗪 20mg），置 50ml 量瓶中，加流动相使盐酸氯丙嗪溶解并稀释至刻度，摇匀，滤过，取续滤液作为供试品溶液；精密量取适量，用流动相定量稀释制成每 1ml 含 2μg 的溶液，作为对照溶液。照盐酸氯丙嗪有关物质项下的方法测定，供试品溶液的色谱图中如有杂质峰，单个杂质峰面积不得大于对照溶液主峰面积（0.5%）。

（3）盐酸氯丙嗪注射液的有关物质检查　避光操作。精密量取本品适量，用流动相稀释制成每 1ml 中含盐酸氯丙嗪 0.4mg 的溶液，作为供试品溶液；精密量取适量，用流动相定量稀释制成每 1ml 含 2μg 的溶液，作为对照溶液。照盐酸氯丙嗪有关物质项下的方法测定，供试品溶液的色谱图中如有杂质峰，大于对照溶液主峰面积（0.5%）且小于对照溶液主峰面积 10 倍（5%）的杂质峰不得多于一个。其他单个杂质峰面积均不得大于对照溶液主峰面积（0.5%）。

四、含量测定

（一）酸碱溶液滴定法

1. 非水溶液滴定法

（1）原理　吩噻嗪类原料药母核上氮原子碱性极弱，滴定突跃范围小，不能在水溶液中直接滴定。由于 10-位的含氮取代基有碱性，可以在非水介质中，以高氯酸作为滴定剂进行滴定。非水介质可以是酸性溶剂如冰醋酸、酸酐等；也可以是中性或近中性溶剂如丙酮、三氯甲烷、乙腈等。非水溶液滴定法的终点确定，常用电位滴定法和指示剂法，常用的指示剂有结晶紫、橙黄Ⅳ等。吩噻嗪类药物的片剂或注射液由于其赋形剂与稳定剂或助溶剂的干扰，一般通过碱化、有机溶剂提取游离吩噻嗪类药物后再用本法进行滴定。

（2）方法 盐酸氯丙嗪含量测定：取本品约 0.2g，精密称定，加冰醋酸 10ml 与醋酐 30ml 溶解后，照电位滴定法，用高氯酸滴定液（0.1mol/L）滴定，并将滴定的结果用空白试验校正。每 1ml 高氯酸滴定液（0.1mol/L）相当于 35.53mg 的 $C_{17}H_{19}ClN_2S \cdot HCl$。

实例解析

实例 10-3：盐酸氯丙嗪含量测定

精密称取本品 0.2092g，加冰醋酸 10ml 与醋酐 30ml 溶解后，照电位滴定法，用 0.09960mol/L 高氯酸滴定液滴定，消耗高氯酸滴定液 6.02ml，另取冰醋酸 10ml 与醋酐 30ml，同法测定，消耗高氯酸滴定液 0.06ml，试计算盐酸氯丙嗪的含量。每 1ml 高氯酸滴定液（0.1mol/L）相当于 35.53mg 的 $C_{17}H_{19}ClN_2S \cdot HCl$。

解析：含量% = $\dfrac{(V_s - V_0) \times F \times T}{W} \times 100\%$

$$= \dfrac{(6.02-0.06) \times \dfrac{0.09960}{0.1} \times 35.53}{0.2092 \times 10^{-3}} \times 100\%$$

$$= 100.8\%$$

2. 乙醇-水溶液中的氢氧化钠滴定法

（1）原理 吩噻嗪类药物盐酸盐的水溶液显酸性，可以在乙醇-水溶液介质中，用氢氧化钠作为滴定剂测定其含量。在水中，吩噻嗪类药物的盐酸盐与氢氧化钠发生中和反应，生成的吩噻嗪类药物溶于乙醇，反应可定量进行。《中国药典》利用此方法对盐酸异丙嗪进行含量测定。在反应体系中加入适量的盐酸，利用电位法指示终点。根据滴定曲线上两个等当点间相应的氢氧化钠滴定液的体积进行计算盐酸异丙嗪的含量。

第一个等当点：

$$H^+ + Cl^- + NaOH \longrightarrow NaCl + H_2O$$

第二个等当点：

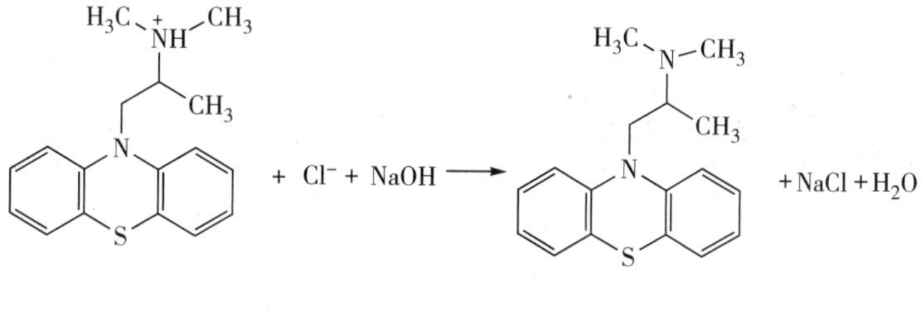

（2）方法 盐酸异丙嗪含量测定：取本品约 0.25g，精密称定，加 0.01mol/L 盐酸溶液 5ml 与乙醇 50ml 使溶解。照电位滴定法，用氢氧化钠滴定液（0.1mol/L）滴定，出现第一个突跃点时记下消耗的毫升数 V_1，继续滴定至出现第二个突跃点时记下消耗的毫升数 V_2，V_2 与 V_1 之差即为本品消耗滴定液的体积。每 1ml 氢氧化钠滴定液（0.1mol/L）相当于 32.09mg 的 $C_{17}H_{20}N_2S \cdot HCl$。

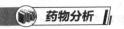

（二）紫外-可见分光光度法

1. 原理 吩噻嗪类药物的硫氮杂蒽环具有共轭体系，产生特征的紫外吸收光谱，可测定其最大吸收波长处的吸光度，利用百分吸光系数（$E_{1cm}^{1\%}$）计算含量；或与对照品同时测定，采用对照品比较法计算含量；当多组分共存，相互干扰，不能直接测定时，可利用双波长分光光度法进行含量测定。《中国药典》对盐酸氯丙嗪片和注射液、奋乃静片、盐酸三氟拉嗪片等均采用紫外-可见分光光度法测定含量。由于该类药物在光照条件下易被氧化，进行含量测定时应避光操作。

2. 方法 盐酸氯丙嗪片的含量测定：避光操作。取本品 10 片，除去包衣后，精密称定，研细，精密称取适量（约相当于盐酸氯丙嗪 10mg），置 100ml 量瓶中，加溶剂盐酸溶液（9→1000）70ml，振摇使盐酸氯丙嗪溶解，用溶剂稀释至刻度，摇匀，滤过，精密量取续滤液 5ml，置 100ml 量瓶中，加溶剂稀释至刻度，摇匀，照紫外-可见分光光度法，在 254nm 的波长处测定吸光度，按 $C_{17}H_{19}ClN_2S \cdot HCl$ 的吸收系数（$E_{1cm}^{1\%}$）为 915 计算，即得。

（三）高效液相色谱法

1. 原理 高效液相色谱分离效能好、灵敏度高、专属性强，可利用高效液相色谱法测定吩噻嗪类药物含量。由于吩噻嗪类药物的游离碱具有弱碱性，可采用反相高效液相色谱和离子对色谱进行分离；又由于该类化合物具有紫外吸收特性，常利用紫外检测器进行检测。《中国药典》应用该方法对盐酸异丙嗪片和注射液、癸氟奋乃静注射液、盐酸氟奋乃静原料药及其片剂和注射液、盐酸硫利哒嗪片等进行含量测定。

2. 方法 盐酸氟奋乃静含量测定方法：照高效液相色谱法测定。

色谱条件与系统适用性试验：用十八烷基硅烷键合硅胶为填充剂；以 0.01mol/L 磷酸二氢钾溶液（用磷酸调 pH 值至 2.5）-甲醇-乙腈(52∶28∶20) 为流动相 A；以甲醇-乙腈（58∶42）为流动相 B，按表 10-6 进行梯度洗脱；检测波长为 259nm；理论板数按盐酸氟奋乃静计算不低于 3000。

表 10-6　高效液相色谱法测定盐酸氟奋乃静含量时的色谱梯度洗脱条件

时间（min）	流动相 A（%）	流动相 B（%）
0	100	0
36	100	0
60	70	30
61	100	0
70	100	0

测定法：取本品约 20mg，精密称定，置 50ml 量瓶中，加流动相 A 溶解并稀释至刻度，摇匀，精密量取 10ml，置 50ml 量瓶中，用流动相 A 稀释至刻度，摇匀，精密量取 20μl 注入液相色谱仪，记录色谱图；另取盐酸氟奋乃静对照品，同法测定，按外标法以峰面积计算。

第五节　苯并二氮杂䓬类药物的分析

苯并二氮杂䓬类药物是苯环和七元含氮杂环稠合而成的有机药物，其中 1,4-苯并二氮杂䓬类药物是目前应用最广泛的抗焦虑、抗惊厥药。1,4-苯并二氮杂䓬类代表性药物有：地西泮（Diazepam）、奥沙西泮（Oxazepam）、劳拉西泮（Lorazepam）、氯硝西泮（Clonazepam）、氯氮䓬（Chlordiazepoxide）、三唑仑（Triazolam）、阿普唑仑（Alprazolam）等。

一、结构与性质

（一）结构

1. 基本结构

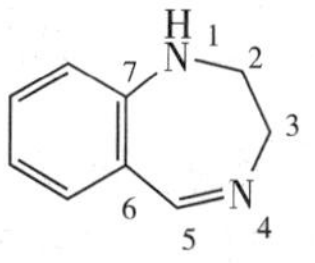

2. 代表药物

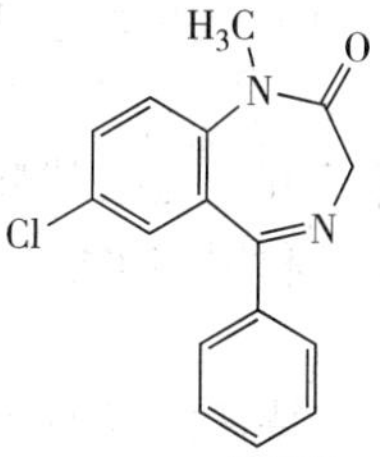

地西泮

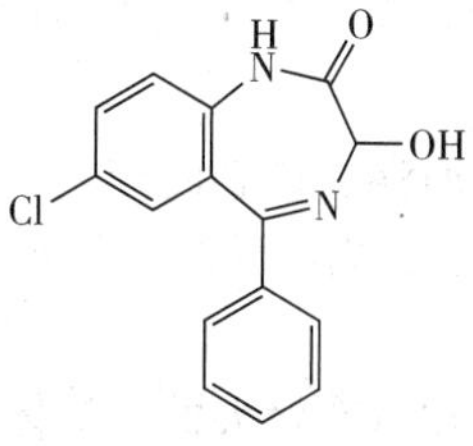

奥沙西泮

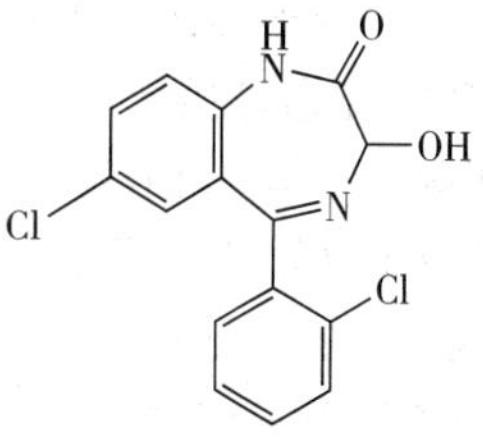

劳拉西泮

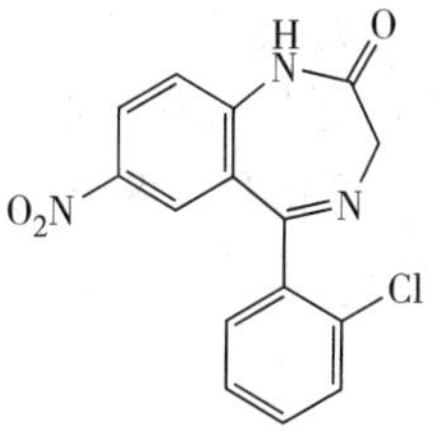

氯硝西泮

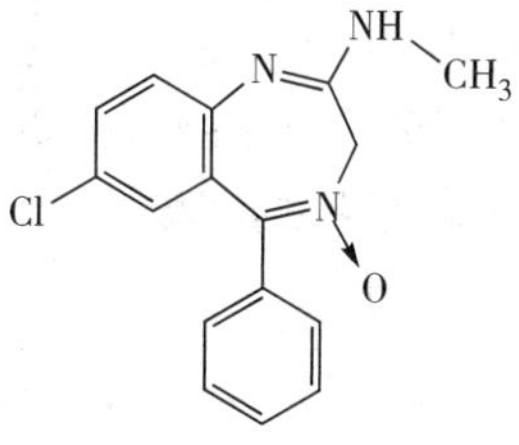

氯氮䓬

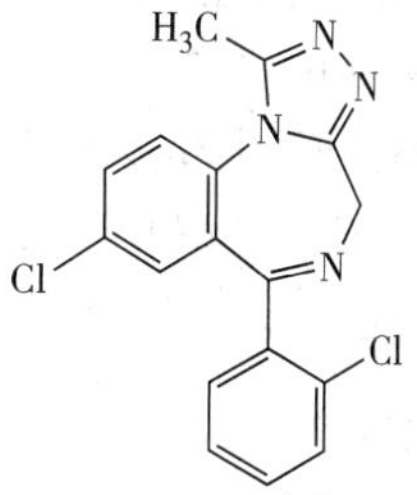

三唑仑

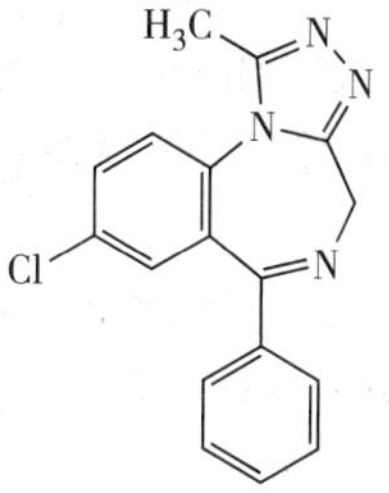

阿普唑仑

（二）性质

1. 性状和溶解性　苯并二氮杂䓬类药物的性状和溶解性见表 10-7。

表 10-7　苯并二氮杂䓬类药物的性状和溶解性

药物	性状	溶解性
地西泮	白色或类白色的结晶性粉末；无臭	在丙酮或三氯甲烷中易溶，在乙醇中溶解，在水中几乎不溶
奥沙西泮	白色或类白色的结晶性粉末；几乎无臭	在乙醇、三氯甲烷或丙酮中微溶，在乙醚中极微溶解，在水中几乎不溶
劳拉西泮	白色或类白色的结晶性粉末；无臭	在乙醇中略溶，在水中几乎不溶
氯硝西泮	微黄色至淡黄色结晶性粉末；几乎无臭	在丙酮或三氯甲烷中略溶，在甲醇或乙醇中微溶，在水中几乎不溶
氯氮䓬	淡黄色结晶性粉末；无臭	在乙醚、三氯甲烷或二氯甲烷中溶解，在水中微溶

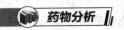

续表

药物	性状	溶解性
三唑仑	白色或类白色的结晶性粉末；无臭	在冰醋酸或三氯甲烷中易溶，在甲醇中略溶，在乙醇或丙酮中微溶，在水中几乎不溶
阿普唑仑	白色或类白色的结晶性粉末	在三氯甲烷中易溶，在乙醇或丙酮中略溶，在水中或乙醚中几乎不溶

2. 弱碱性　苯并二氮杂䓬类药物是1,4-二氮杂䓬七元环和苯环并合结构的药物，1,4-二氮杂䓬七元环上的氮原子具有碱性，与苯环并合后使碱性降低。氯氮䓬的二氮杂䓬七元环具有烯胺基，可与酸形成质子化分子。奥沙西泮、劳拉西泮、氯硝西泮等药物的二氮杂䓬七元环具有仲酰胺结构，在不同的 pH 介质中，可以形成不同的分子形式：质子化分子（H_2A^+）、中性分子（HA）或去质子化分子（A^-），从而影响其紫外-可见吸收光谱性质。

3. 水解性　地西泮、奥沙西泮、劳拉西泮、氯硝西泮、氯氮䓬等苯并二氮杂䓬类药物，由于具有酰胺基或烯胺基，在强酸性溶液中可水解，生成相应的二苯甲酮衍生物。利用其水解产物的某些特性，可进行本类药物的鉴别和含量测定。

4. 紫外吸收特性　苯并二氮杂䓬类药物具有较大的共轭体系，具有特征的紫外吸收，可用于该类药物的鉴别和含量测定。例如，以下三种药物配制适当浓度的溶液分别在 200～400nm 范围扫描，显示：配制 10μg/ml 地西泮的 0.5% 的甲醇溶液在 284nm 波长处具有最大吸收，对应的百分吸光系数（$E_{1cm}^{1\%}$）为 440～468。配制 5μg/ml 劳拉西泮的乙醇溶液在 230nm 波长处具有最大吸收，对应的百分吸光系数（$E_{1cm}^{1\%}$）为 1070～1170。15μg/ml 氯氮䓬的盐酸（9→1000）溶液在 308nm 波长处具有最大吸收，对应的百分吸光系数（$E_{1cm}^{1\%}$）为 309～329。

二、鉴别试验

（一）沉淀反应

1. 原理　1,4-苯并二氮杂䓬类药物具有生物碱的性质，可以和一些生物碱沉淀试剂发生沉淀反应。《中国药典》对地西泮注射液、氯硝西泮及其注射液、氯氮䓬及其片剂、阿普唑仑及其片剂等采用沉淀反应进行鉴别。

2. 方法　地西泮注射液的鉴别：取本品 2ml，滴加稀碘化铋钾试液，即生成橙红色沉淀。

氯硝西泮的鉴别：取本品约 10mg，加稀盐酸 1ml 使溶解，滴加稀碘化铋钾试液，即生成橙红色沉淀，放置后，沉淀颜色变深。

阿普唑仑的鉴别：取本品约 5mg，加盐酸溶液（9→1000）2ml 溶解后，分为两份：一份加硅钨酸试液 1 滴，即生成白色沉淀；另一份加稀碘化铋钾试液，即生成橙红色沉淀。

（二）硫酸-荧光反应

1. 原理　1,4-苯并二氮杂䓬类药物溶于硫酸后，在紫外光（365nm）下呈现不同颜色的荧光。《中国药典》对地西泮及其片剂采用硫酸-荧光法进行鉴别。

2. 方法　地西泮的硫酸-荧光反应鉴别：取地西泮约 10mg，加硫酸 3ml，振摇使溶解，在紫外灯（365nm）下检视，呈黄绿色荧光。

（三）氯化物的鉴别反应

1. 原理　1,4-苯并二氮杂䓬类药物大多为有机氯化合物，用氧瓶燃烧法破坏，生成氯化氢，以氢氧化钠试液吸收，加稀硝酸酸化，显氯化物反应。《中国药典》对地西泮采用氯化物反应进行鉴别。

2. 方法　地西泮的氯化物鉴别：取本品 20mg，用氧瓶燃烧法进行有机破坏，以 5% 氢氧化钠溶液 5ml 为吸收液，燃烧完后，用稀硝酸酸化，并缓缓煮沸 2 分钟，溶液显氯化物的鉴别反应。

（四）芳伯胺的反应

1. 原理　1,4-苯并二氮杂䓬类药物中 1-位上的氮原子属于仲酰胺上或烯胺上的氮原子时，遇酸水解产生芳伯胺，溶液显芳伯胺的鉴别反应。《中国药典》对奥沙西泮及其片剂、劳拉西泮、氯氮䓬等采用酸水解后的芳伯胺反应进行鉴别。如奥沙西泮的芳伯胺反应式为：

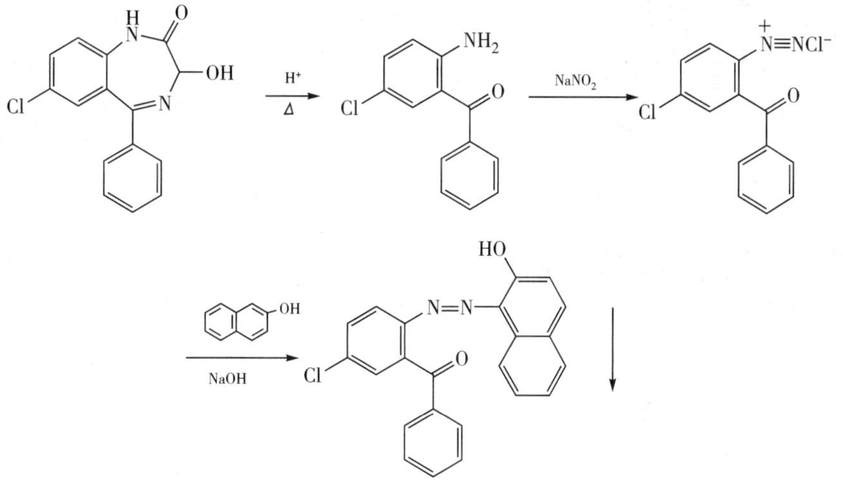

橙红色沉淀

地西泮的1-位氮原子上有甲基取代，属于叔酰胺，水解产物无芳伯氨基，不能发生重氮化-偶合反应。

2. 方法 奥沙西泮的芳伯胺反应鉴别：取本品约10mg，加盐酸溶液（1→2）15ml，缓缓煮沸，置冰水中冷却，加亚硝酸钠试液4ml，用水稀释成20ml，再置于冰浴中，10分钟后，滴加碱性 β-萘酚试液，即产生橙红色沉淀，放置色渐变暗。

（五）紫外-可见分光光度法

1. 原理 苯并二氮杂䓬类药物含有较大的共轭体系，具有特征的紫外吸收特性，可以根据紫外最大吸收波长，以及最大吸收波长处的吸光度或吸光度比值进行鉴别。《中国药典》对地西泮、奥沙西泮原料药及其片剂、劳拉西泮片、氯硝西泮原料药及其片剂和注射液、氯氮䓬、三唑仑等均采用紫外光谱法进行鉴别。

2. 方法 地西泮的UV鉴别法：取本品，加0.5%硫酸的甲醇溶液制成每1ml中含5μg的溶液，照紫外-可见分光光度法（四部通则0401）测定，在242nm、284nm与366nm的波长处有最大吸收；在242nm波长处的吸光度约为0.51，在284nm波长处的吸光度约为0.23。

（六）红外分光光度法

红外分光光度法具有专属性强，重复性好，灵敏度高，试样用量少，适用于固态、液态、气态样品等优点，广泛用于药物的鉴别反应。《中国药典》对地西泮、奥沙西泮、劳拉西泮、氯硝西泮、氯氮䓬、三唑仑、阿普唑仑等原料药均采用红外分光光度法进行鉴别。规定：供试品的红外吸收图谱应与对照的图谱一致。

（七）高效液相色谱法

高效液相色谱法具有分离效率高、选择性好、检测灵敏度高、操作自动化和应用范围广等优点，被广泛用于药物的鉴别反应。《中国药典》对地西泮片及其注射液、劳拉西泮原料药及其片剂、氯氮䓬片、阿普唑仑片、三唑仑原料药及其片剂采用高效液相色谱法进行鉴别。规定：在含量测定项下记录的色谱图中，供试品溶液主峰的保留时间应与对照溶液主峰的保留时间一致。

三、有关物质检查

1. 原理 1,4-苯并二氮杂䓬类药物的有关物质来源于在制备过程和贮藏过程中产生的中间体、副产物和分解产物等有关物质（表10-8）。《中国药典》主要采用高效液相色谱法对有关物质进行检查。

表 10-8　典型苯并二氮杂䓬类药物的主要有关物质

药物	有关物质的结构式与名称
奥沙西泮	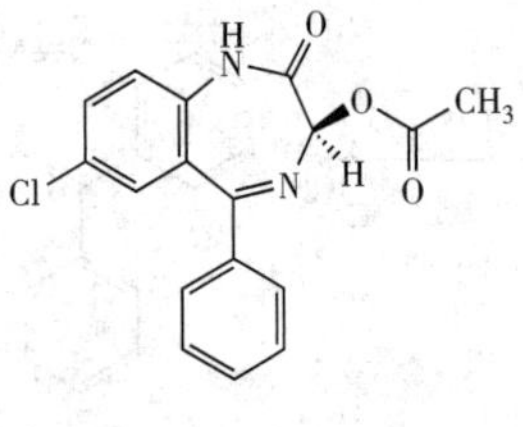 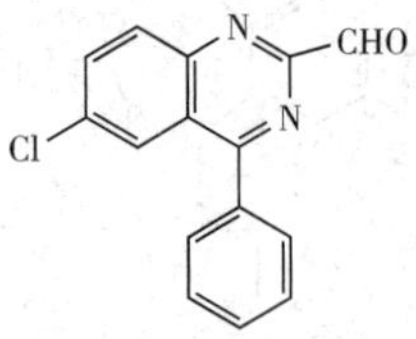 （3*RS*）-7-氯-2-氧代-5-苯基-2,3-二氢-1*H*-1,4-苯并二氮杂䓬-3-醋酸酯　　　6-氯-4-苯基喹唑啉-2-甲醛
劳拉西泮	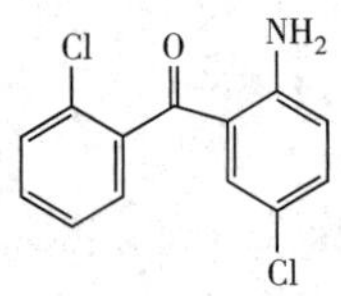 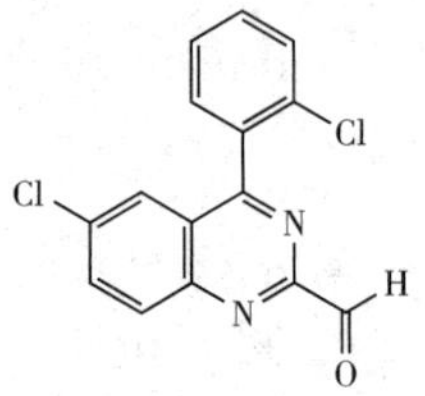 2-氨基-2′,5-二氯二苯甲酮　　　6-氯-4-(2-氯苯基)喹唑啉-2-甲醛
氯硝西泮	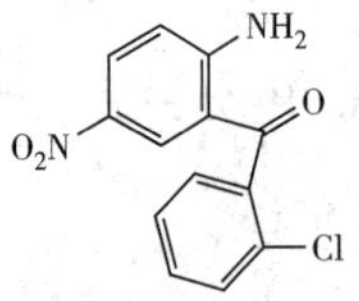 2-氨基-2′-氯-5-硝基二苯酮
氯氮䓬	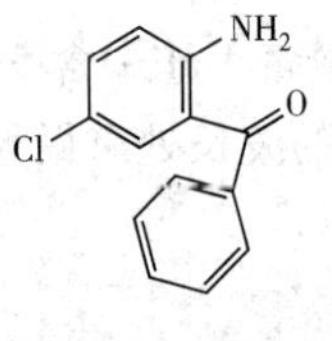 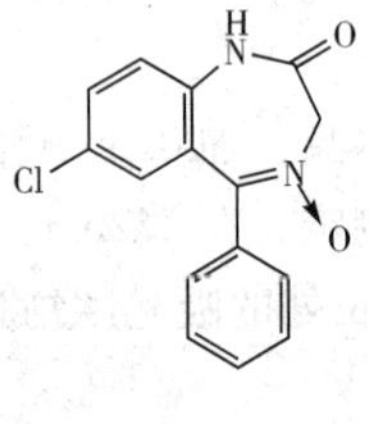 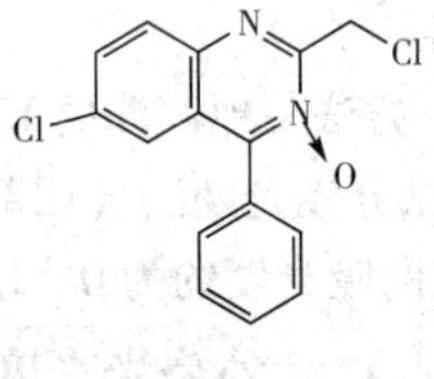 2-氨基-5-氯二苯酮　　　7-氯-5-苯基-1,3-二氢-1,4-苯并二氮杂䓬-2-酮-4-氧化物　　　3-氧化-6-氯-2-（氯甲基）-4-苯基喹唑啉

2. 方法　氯氮䓬的有关物质检查：避光操作。临用新制。取本品适量，精密称定，加流动相溶解并稀释制成每 1ml 中约含 0.2mg 的溶液，作为供试品溶液；另取杂质 2-氨基-5-氯二苯酮对照品适量，精密称定，加流动相溶解并稀释制成每 1ml 中约含 20μg 的溶液，作为对照品溶液；精密量取供试品溶液 0.2ml 与对照品溶液 1ml，置同一 100ml 量瓶中，用流动相稀释至刻度，摇匀，作为对照溶液。照高效液相色谱法（四部通则 0512）测定，用十八烷基硅烷键合硅胶为填充剂；以乙腈-水（50∶50）为流动相；检测波长为 254nm。称取氯氮䓬对照品约 20mg，加流动相 5ml 振摇使溶解，加 1mol/L 盐酸溶液 5ml，室温放置约 20 小时，加 1mol/L 盐酸溶液 5ml，再用流动相稀释至 100ml，摇匀，作为系统适用性溶液，量取 10μl 注入液相色谱仪，记录色谱图。出峰顺序依次为 7-氯-5-苯基-1,3-二氢-1,4-苯并二氮杂䓬-2-酮-4-氧化物与氯氮䓬，杂质 7-氯-5-苯基-1,3-二氢-1,4-苯并二氮杂䓬-2-酮-4-氧化物的相对保留时间约为 0.7，二者分离度应大于 5.0。精密量取对照溶液与供试品溶液各 10μl，分别注入液相色谱仪，记录色谱图至主成分峰保留时间的 5 倍。供试品溶液色谱图中如有与 2-氨基-5-氯二苯酮保留时间一致的

色谱峰，按外标法以峰面积计算，不得过 0.1%，如有与 7-氯-5-苯基-1,3-二氢-1,4-苯并二氮杂草-2-酮-4-氧化物的保留时间一致的色谱峰，其峰面积不得大于对照溶液中氯氮草峰面积（0.2%），其他单个杂质峰面积不得大于对照溶液中氯氮草峰面积的 0.5 倍（0.1%），各杂质峰面积的和不得大于对照溶液中氯氮草峰面积的 2.5 倍（0.5%）。供试品溶液色谱图中小于对照液中氯氮草峰面积 0.25 倍的色谱峰忽略不计。

氯氮草的酸性溶液的澄清度检查，主要控制中间体化合物 3-氧化-6-氯-2-（氯甲基）-4-苯基喹唑啉，利用其在盐酸溶液（9→200）中的溶解性较低的特征进行检查：取本品 0.50g，加盐酸溶液（9→200）25ml，振摇使溶解，溶液应澄清；如发生浑浊，与对照液（取标准铅溶液 10ml，加 5% 碳酸氢钠溶液 1ml，混匀，再加水 14ml）比较，不得更浓。

四、含量测定

（一）非水溶液滴定法

1. 原理 苯并二氮杂草类药物多为弱碱性，不能在水溶液中用酸直接滴定，可以在非水介质中进行直接滴定。《中国药典》对地西泮、奥沙西泮、氯硝西泮、氯氮草、阿普唑仑等均采用非水滴定法测定含量，滴定剂是高氯酸的冰醋酸溶液，溶剂为冰醋酸、酸酐或冰醋酸和酸酐的混合溶剂等，以电位法或指示剂法指示终点。

2. 方法 地西泮的含量测定：取本品约 0.20g，精密称定，加冰醋酸与醋酐各 10ml 使溶解，加结晶紫指示液 1 滴，用高氯酸滴定液（0.1mol/L）滴定至溶液显绿色。每 1ml 高氯酸滴定液（0.1mol/L）相当于 28.47mg 的 $C_{16}H_{13}ClN_2O$。

（二）紫外-可见分光光度法

1. 原理 1,4-苯并二氮杂草类药物含有较大的共轭体系，具有特征的紫外吸收特性，在其最大吸收波长处测定吸光度，再利用百分吸光系数法或对照品比较法可以计算其含量。《中国药典》对奥沙西泮片、氯硝西泮片及注射液、氯氮草片等采用紫外-可见分光光度法测定其含量。

2. 方法 奥沙西泮片的含量测定：取本品 10 片，分别置 200ml 量瓶中，加乙醇 150ml，超声使奥沙西泮溶解，放冷，用乙醇稀释至刻度，摇匀，滤过，精密量取续滤液 5ml，置 100ml 量瓶中，用乙醇稀释至刻度，摇匀，照紫外-可见分光光度法（四部通则 0401），在 229nm 的波长处测定吸光度；另取奥沙西泮对照品约 15mg，精密称定，置 200ml 量瓶中，加乙醇 150ml，超声使溶解，放冷，用乙醇稀释至刻度，摇匀，精密量取 5ml，置 100ml 量瓶中，用乙醇稀释至刻度，摇匀，同法测定。计算每片的含量，并求得 10 片的平均含量，即得。

（三）高效液相色谱法

1. 原理 高效液相色谱法具有分离效率高、选择性好、检测灵敏度高、操作自动化、应用范围广等优点，《中国药典》对地西泮片和注射液、劳拉西泮原料药及其片剂、氯硝西泮片及注射液、三唑仑原料药及其片剂、阿普唑仑片等采用高效液相色谱法测定其含量，按外标法以峰面积计算其含量。

2. 方法 劳拉西泮的 HPLC 含量测定：照高效液相色谱法（通则 0512）测定。

色谱条件与系统适用性实验：用十八烷基硅烷键合硅胶为填充剂；以 0.05mol/L 磷酸二氢铵溶液（含 0.5% 三乙胺，用磷酸调节 pH 值至 2.5）-甲醇-乙腈（40∶35∶30）为流动相；检测波长为 230nm。取劳拉西泮对照品 10mg，置 50ml 量瓶中，加 30ml 流动相溶解，加磷酸 5 滴，置 80℃ 水浴中加热 1 小时，放冷，用流动相稀释至刻度，摇匀，作为含杂质 6-氯-4-（2-氯苯基）喹唑啉-2-甲醛的系统适用性溶液，取 20μl 注入液相色谱仪，记录色谱图。杂质 2-氨基-2′,5-二氯二苯甲酮峰的相对保留时间约为 0.8；杂质 6-氯-4-（2-氯苯基）喹唑啉-2-甲醛峰与劳拉西泮峰的分离度应大于 4.0。

测定法：取本品，精密称定，加 60% 乙腈溶解并定量稀释制成每 1ml 含 20μg 的溶液，摇匀，作为供试品溶液，精密量取 10μl 注入液相色谱仪，记录色谱图；另取劳拉西泮对照品，同法测定。按外标法以峰面积计算，即得。

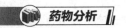

第六节 他汀类药物的分析

他汀类药物是临床上应用很普遍的一类降脂药物，随着 1987 年全球第一个他汀类药物洛伐他汀（Lovastatin）获美国食品药品监督管理局批准上市以来，辛伐他汀（Simvastatin）、普伐他汀钠（Pravastatin Sodium）等他汀类药物不断问世。

一、结构与性质

（一）典型代表药物的结构

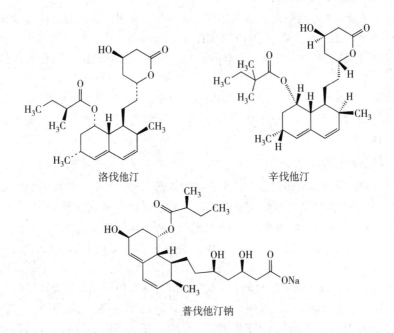

洛伐他汀

辛伐他汀

普伐他汀钠

（二）性质

1. 性状 洛伐他汀为白色或类白色结晶或结晶性粉末；无臭、无味、略有引湿性。辛伐他汀为白色或类白色结晶或结晶性粉末。普伐他汀钠为白色或类白色结晶或粉末；无臭；有引湿性。

2. 溶解性 洛伐他汀在三氯甲烷中易溶，在丙酮中溶解，在乙醇、乙酸乙酯或乙腈中略溶，在水中不溶。辛伐他汀在乙腈、乙醇或甲醇中易溶，在水中不溶。普伐他汀钠在水和甲醇中易溶，在乙醇中溶解，在三氯甲烷中几乎不溶。

3. 旋光性 洛伐他汀、辛伐他汀、普伐他汀钠均为右旋体，配制 5mg/ml 的洛伐他汀乙腈溶液、5mg/ml 辛伐他汀的乙醇溶液、5mg/ml 普伐他汀钠的水溶液分别测定其旋光度，比旋度分别应为 +325° 至 +340°、+285° 至 +298°、+150° 至 +160°。

4. 紫外吸收特性 他汀类药物具有共轭体系，具有特征紫外吸收特性，可用于该类药物的鉴别。

二、鉴别试验

（一）钠盐检查法

1. 原理 普伐他汀钠是钠盐，显钠盐的鉴别反应。鉴别反应如下。

（1）取铂丝，用盐酸湿润后，蘸取供试品，在无色火焰中燃烧，火焰即显鲜黄色。

（2）取供试品约 100mg，置 10ml 试管中，加水 2ml 溶解，加 15% 碳酸钾溶液 2ml，加热至沸，应不得有沉淀生成；加焦锑酸钾试液 4ml，加热至沸；置冷水中冷却，必要时，用玻棒摩擦试管内壁，应有致密的沉淀生成。

2. 方法　普伐他汀钠的钠盐鉴别：本品显钠盐的鉴别反应。

（二）紫外-可见分光光度法

1. 原理　他汀类药物具有共轭体系，具有特征紫外吸收特性，《中国药典》对洛伐他汀、辛伐他汀、普伐他汀钠等原料药及各种剂型采用紫外-可见分光光度法进行鉴别。

2. 方法　洛伐他丁的 UV 鉴别：取本品，乙腈溶解并定量稀释制成每 1ml 中约含 10μg 的溶液，照紫外-可见分光光度法（四部通则 0401）测定，在 230nm、238nm 与 246nm 的波长处有最大吸收。

辛伐他汀的 UV 鉴别：取本品，加乙腈溶解并稀释制成每 1ml 中约含 10μg 的溶液，照紫外-可见分光光度法（四部通则 0401），在 231nm、238nm 与 247nm 的波长处有最大的吸收。

普伐他汀钠的 UV 鉴别：取本品，加水制成每 1ml 中约含 10μg 的溶液，照紫外-可见分光光度法（四部通则 0401），在 238nm 的波长处有最大吸收。

（三）红外分光光度法

红外分光光度法具有专属性强、重复性好、灵敏度高、试样用量少、适用于固态、液态、气态样品等优点，广泛用于药物的鉴别反应。《中国药典》对洛伐他汀、辛伐他汀、普伐他汀钠等原料药使用红外分光光度法进行鉴别。规定：供试品的红外光吸收图谱应与对照的图谱一致。

（四）高效液相色谱法

高效液相色谱法具有分离效率高、选择性好、检测灵敏度高、操作自动化、应用范围广等优点，《中国药典》对洛伐他丁、辛伐他汀、普伐他汀钠等原料药及各种剂型采用高效液相色谱法进行鉴别。规定：在含量测定项下记录的色谱图中，供试品溶液主峰的保留时间应与对照溶液主峰的保留时间一致。

三、有关物质检查

他汀类药物的有关物质来源于在制备过程和贮藏过程中产生的中间体、副产物和分解产物等有关物质。《中国药典》主要采用高效液相色谱法对有关物质进行检查。

洛伐他汀的有关物质检查：取本品，加乙腈溶解并稀释制成每 1ml 中约含 0.4mg 的溶液作为供试品溶液；精密量取适量，用乙腈定量稀释制成每 1ml 约含 0.4μg 的溶液，作为对照品溶液。照高效液相色谱法（四部通则 0512）测定，用十八烷基硅烷键合硅胶为填充剂；流动相 A 为 0.01% 磷酸溶液，流动相 B 为乙腈，流速为每分钟 1.0ml，照表 10-9 进行梯度洗脱；柱温为 40℃；检测波长为 238nm。取辛伐他汀对照品 1mg，置 50ml 量瓶中，加乙腈溶解后，再加供试品溶液 5ml，用乙腈稀释至刻度，摇匀，取 10μl 注入液相色谱仪，记录色谱图，洛伐他汀峰与辛伐他汀峰的分离度应大于 5.0。精密量取供试品溶液与对照品溶液各 10μl，分别注入液相色谱仪，记录色谱图。供试品溶液的色谱图中如有杂质峰，单个杂质峰面积不得大于对照液主峰面积的 3 倍（0.3%）；各杂质峰面积的和不得大于对照溶液主峰面积的 10 倍（1.0%）。

表 10-9　高效液相色谱法测洛伐他丁有关物质时的色谱梯度洗脱条件

时间（min）	流动相 A（%）	流动相 B（%）
6	40	60
24	5	95
34	5	95
40	40	60
50	40	60

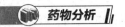

四、含量测定

《中国药典》对洛伐他汀、辛伐他汀、普伐他汀钠等原料药及各种剂型采用高效液相色谱法进行含量测定。

洛伐他丁的 HPLC 含量测定法：照高效液相色谱法（四部通则 0512）测定。

色谱条件与系统适用性试验：用十八烷基硅烷键合硅胶为填充剂；以乙腈-0.01%磷酸（60：40）为流动相；检测波长为 238nm。理论板数按洛伐他汀峰计算不低于 3000。

测定法：取本品约 20mg，精密称定，置 100ml 量瓶中，加乙腈溶解并稀释至刻度，摇匀，作为供试品溶液，精密量取 10μl 注入液相色谱仪，记录色谱图。另取洛伐他汀对照品，精密称定，同法测定。按外标法以峰面积计算，即得。

第七节　二氢吡啶类药物的分析

二氢吡啶类药物含有苯基-1,4-二氢吡啶的母核，是一类特异性高、作用强的钙拮抗剂，在临床上主要用于治疗缺血性心血管疾病、高血压、脑血管等疾病。硝苯地平（Nifedipine）是第一个上市的二氢吡啶类药物代表药物。除硝苯地平外，二氢吡啶类的代表药物还有尼群地平（Nitrendipine）、尼莫地平（Nimodipine）、尼索地平（Nisoldipine）、非洛地平（Felodipine）、盐酸尼卡地平（Nicardipine Hydrochloride）、苯磺酸氨氯地平（Amlodipine Besilate）等。

一、结构与性质

（一）结构

1. 基本结构

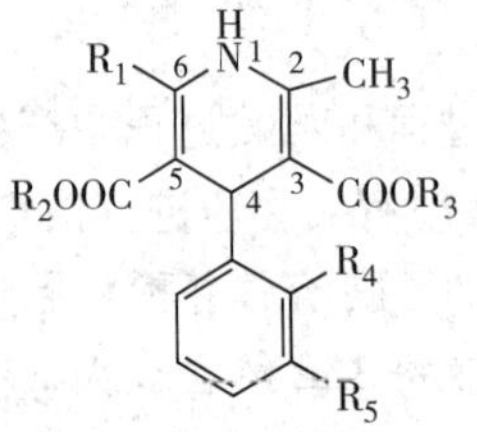

2. 代表药物

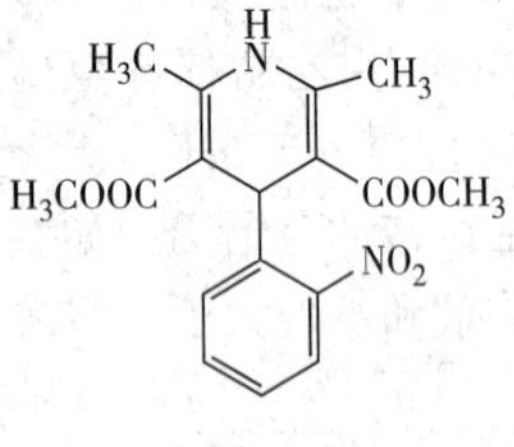

硝苯地平

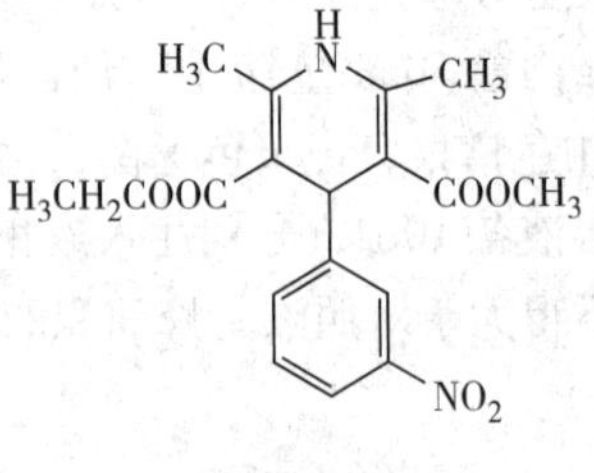

尼群地平

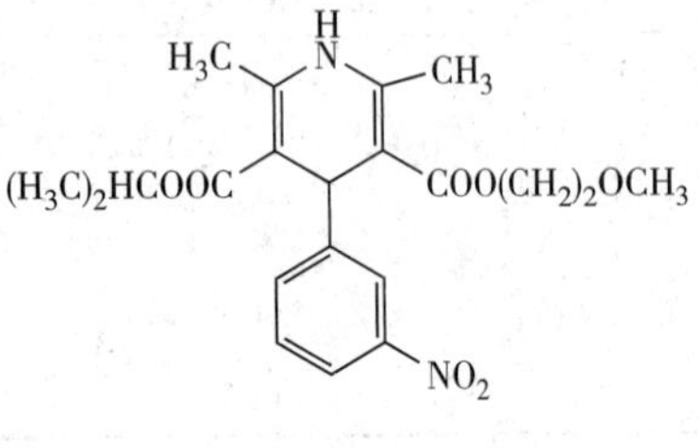

尼莫地平

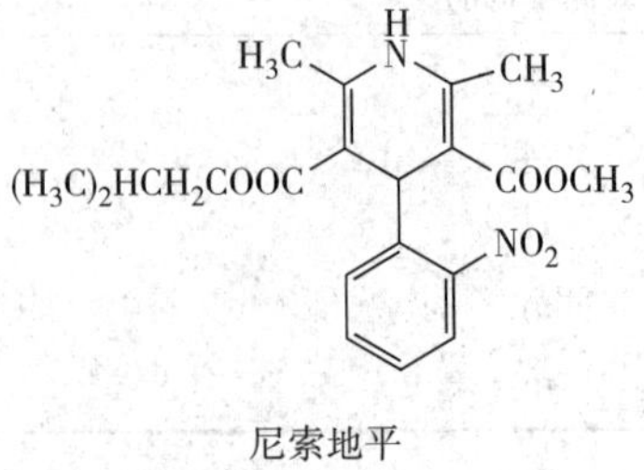

尼索地平

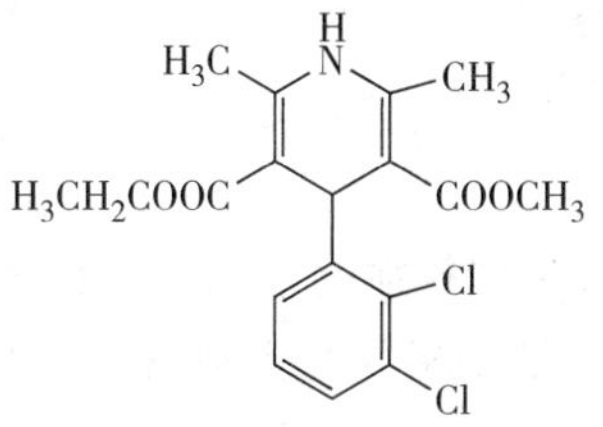

非洛地平

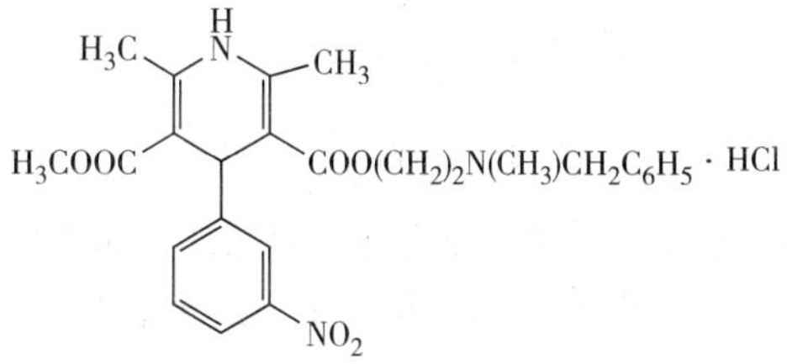

盐酸尼卡地平

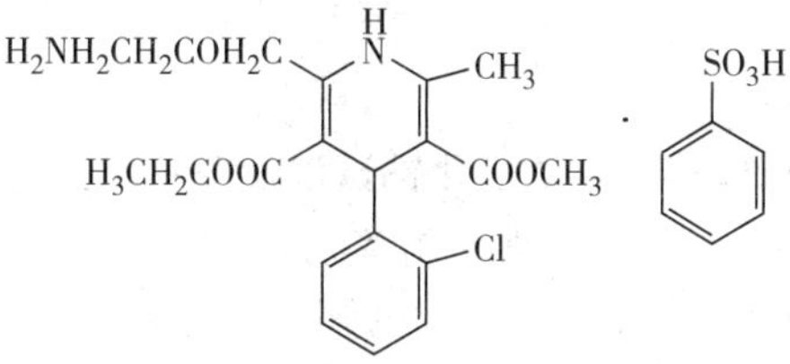

苯磺酸氨氯地平

（二）性质

1. 性状和溶解性 二氢吡啶类化合物的性状和溶解性见表10-10。

表 10-10 典型二氢吡啶类化合物的性状和溶解性

药物	性状	溶解性
硝苯地平	黄色结晶性粉末；无臭；遇光不稳定	在丙酮或三氯甲烷中易溶，在乙醇中略溶，在水中几乎不溶
尼群地平	黄色结晶或结晶性粉末；无臭；遇光易变质	在丙酮或三氯甲烷中易溶，在甲醇或乙醇中略溶，在水中几乎不溶
尼莫地平	淡黄色结晶性粉末；无臭；遇光不稳定	在丙酮、三氯甲烷或乙酸乙酯中易溶，在乙醇中溶解，在乙醚中微溶，在水中几乎不溶
尼索地平	黄色结晶性粉末；无臭；遇光不稳定	在丙酮或三氯甲烷中易溶，在乙醇中略溶，在水中几乎不溶
非洛地平	白色至淡黄色结晶或结晶性粉末；无臭；遇光不稳定	在丙酮、甲醇或乙醇中易溶，在水中几乎不溶
盐酸尼卡地平	淡黄色粉末或黄色结晶性粉末；无臭，几乎无味	在甲醇中溶解，在乙醇、三氯甲烷中略溶，在水或乙醚几乎不溶；在冰醋酸中溶解
苯磺酸氨氯地平	白色或类白色粉末	在甲醇或N,N-二甲基甲酰胺中易溶，在乙醇中略溶，在水或丙酮中微溶

2. 二氢吡啶环的还原性 二氢吡啶类药物含有二氢吡啶环，具有还原性，利用其还原性可进行鉴别和含量测定。

3. 硝基的氧化性 二氢吡啶类药物大多含有硝基，硝基具有氧化性，可被还原成芳伯氨基，利用芳伯氨基的重氮化-偶合反应可进行鉴别。

4. 二氢吡啶环氨基质子的解离性 二氢吡啶环上的1,4位氢与碱作用均可产生解离，形成p-π共轭而发生颜色变化，可用于该类药物的鉴别。

5. 稳定性 二氢吡啶类药物遇光不稳定，易发生光化学歧化反应，因此二氢吡啶类药物分析时应避光操作，同时检查有关物质。

6. 旋光性 二氢吡啶类药物的二氢吡啶环的4-位碳原子多为手性碳原子，具有旋光性，但临床所用二氢吡啶类药物大多为消旋体。

7. 紫外吸收特性 二氢吡啶类药物含有芳环，具有特征紫外吸收，可利用紫外-可见分光光度法对该类药物进行鉴别和含量测定。

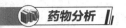

二、鉴别试验

（一）与亚铁盐的反应

1. 原理　二氢吡啶类药物的苯环上如果含有硝基取代基，可将氢氧化亚铁氧化为红棕色的氢氧化铁沉淀。《中国药典》对尼莫地平、尼莫地平片、尼莫地平分散片、尼莫地平软胶囊和尼莫地平胶囊均采用此反应进行鉴别。

2. 方法　尼莫地平的鉴别：取本品约 20mg，加乙醇 2ml 溶解后，加新制的 5% 硫酸亚铁铵溶液 2ml，1.5mol/L 硫酸溶液 1 滴与 0.5mol/L 氢氧化钾溶液 1ml，强烈振摇，1 分钟后沉淀由灰绿色变为红棕色。

（二）与氢氧化钠试液的反应

1. 原理　二氢吡啶类药物的丙酮溶液与氢氧化钠试液反应呈橙红色。《中国药典》采用此法对硝苯地平及其制剂、尼群地平及其制剂、尼索地平等进行鉴别。

2. 方法　硝苯地平的鉴别：取本品约 25mg，加丙酮 1ml 溶解，加 20% 氢氧化钠溶液 3~5 滴，振摇，溶液显橙红色。

（三）沉淀反应

1. 原理　二氢吡啶类药物含有 1,4-二氢吡啶环，可与重金属盐类形成沉淀。《中国药典》利用沉淀反应对尼群地平软胶囊、尼莫地平注射液、盐酸尼卡地平原料药及其片剂和注射液进行鉴别。

2. 方法　尼群地平软胶囊的鉴别：取本品的内容物约 4g，加乙醇稀释至 10ml，加碘化铋钾试液 1ml，即发生橙红色浑浊。

尼莫地平注射液的鉴别：取本品的适量（约相当于尼莫地平 20mg），置分液漏斗中，加乙醚 30ml 振摇提取，静置，分取乙醚层，置水浴上蒸干，放冷，残渣加乙醇 2ml，搅拌使溶解，移至试管中，加 1% 氯化汞溶液 3ml，即发生白色沉淀。

盐酸尼卡地平的鉴别：取本品约 10mg，加甲醇 3ml 使溶解，加硫氰酸铬铵试液数滴，即生成粉红色沉淀。

（四）氯化物的鉴别反应

1. 原理　盐酸尼卡地平是盐酸盐，显氯化物的鉴别反应。《中国药典》采用此法对盐酸尼卡地平及其片剂进行鉴别。

2. 方法　盐酸尼卡地平的鉴别：取本品约 10mg，加甲醇 4ml 使溶解，溶液显氯化物的鉴别反应（四部通则 0301）。

（五）重氮化-偶合反应

1. 原理　二氢吡啶类药物的苯环上如果含有硝基取代基，硝基具有氧化性，可在酸性条件下被锌粉还原为芳伯氨基，利用重氮化-偶合反应进行鉴别。BP2020、JP17 均利用该反应鉴别硝苯地平。

2. 方法　BP2020 硝基地平的鉴别：取本品 25mg，加 10ml 盐酸-水-乙醇混合溶液（1.5：3.5：5），温热，加入锌粒 0.5g，放置 5 分钟，滤过，滤液加亚硝酸钠溶液（10g/L）5ml，放置 2 分钟，再加入氨基磺酸铵溶液（50g/L）2ml，摇匀，加入盐酸萘乙二胺溶液（5g/L）2ml，即显红色（持续 5 分钟以上）。

（六）紫外-可见分光光度法

1. 原理　二氢吡啶类药物含有芳环，具有特征的紫外吸收特性。《中国药典》对硝苯地平、尼群地平及其制剂、尼莫地平及其软胶囊、尼索地平、非洛地平及其片剂、盐酸尼卡地平及其片剂、苯磺酸氨氯地平及其片剂等采用此法进行鉴别。

2. 方法　硝苯地平的 UV 鉴别法：取本品适量，加三氯甲烷 2ml 使溶解，加无水乙醇制成每 1ml 约含 15μg 的溶液，照紫外-可见分光光度法（四部通则 0401）测定，在 237nm 的波长处有最大吸收；在 320~355nm 的波长处有较大的宽幅吸收。

（七）红外分光光度法

1. 原理　红外分光光度法具有专属性强、重复性好、灵敏度高、试样用量少、适用于固态或液态或气态样品等优点，广泛用于药物的鉴别反应。《中国药典》对二氢吡啶类原料药均采用红外分光光度法进行鉴别，部分制剂也采用红外光谱法进行鉴别，如尼群地平片采用红外光谱法进行鉴别。

2. 方法 尼群地平片的 IR 鉴别法：避光操作。取本品（约相当于尼群地平 100mg），研细，加丙酮 10ml，振摇使溶解，滤过，滤液暗处挥干，残渣经减压干燥，依法测定。本品的红外光吸收图谱应与对照的图谱（光谱集 600 图）一致。

（八）薄层色谱法

1. 原理 薄层色谱法具有分离能力强、展开时间短、灵敏度高、显色方便、仪器简单、操作方便等优点，常用于药物的鉴别。《中国药典》对苯磺酸氨氯地平及其制剂采用此法进行鉴别。

2. 方法 苯磺酸氨氯地平的 TLC 鉴别：取本品与苯磺酸氨氯地平对照品，分别加甲醇溶解并稀释制成每 1ml 中含氨氯地平约 5mg 的溶液，作为供试品溶液与对照品溶液。照薄层色谱法（四部通则 0502）试验，吸取上述两种溶液各 10μl，分别点于同一硅胶 G 薄层板上，以甲基异丁基酮-冰醋酸-水（2∶1∶1）的上层液为展开剂，展开后，晾干，喷以稀碘化铋钾试液，供试品溶液所显主斑点的位置和颜色应与对照品溶液主斑点的位置和颜色相同。

（九）高效液相色谱法

高效液相色谱法具有分离效率高、选择性好、检测灵敏度高、操作自动化、应用范围广等优点，广泛用于药物的鉴别。《中国药典》对硝苯地平片、软胶囊和胶囊，尼群地平片，尼莫地平片、分散片、软胶囊、注射液和胶囊，尼索地平片和胶囊，非洛地平片，盐酸尼卡地平片和注射液等均采用高效液相色谱法进行鉴别。规定：在含量测定项下记录的色谱图中，供试品溶液主峰的保留时间应与对照品溶液主峰的保留时间一致。

三、有关物质检查

1. 原理 二氢吡啶类药物见光极不稳定，易发生光化学歧化反应，生成硝基苯吡啶衍生物和亚硝基苯吡啶衍生物，在二氢吡啶类药物的生产和贮藏过程中均有可能引入这些杂质。各国药典中均规定在避光条件下进行有关物质检查，大多采用高效液相色谱法。

如硝苯地平在光照和氧化条件下，生成两种氧化产物：2,6-二甲基-4-(2-硝基苯基)-3,5-吡啶二甲酸二甲酯（杂质 I）和 2,6-二甲基-4-(2-亚硝基苯基)-3,5-吡啶二甲酸二甲酯（杂质 II），其中杂质 II 是硝基地平的主要分解产物，对人体危害较大。

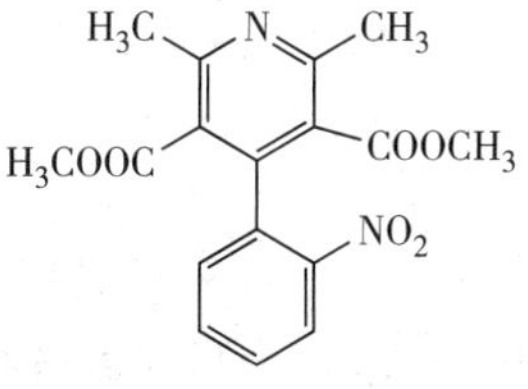

杂质 I 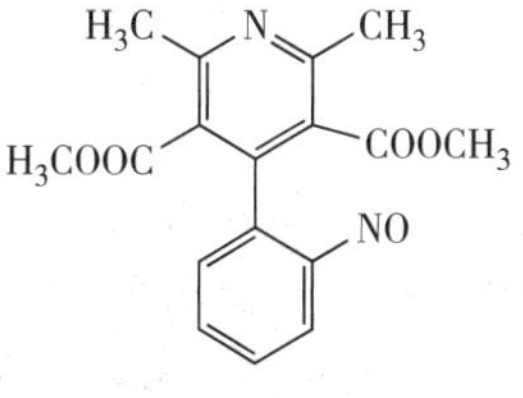   杂质 II

2. 方法 硝苯地平的有关物质检查：避光操作。取本品，精密称定，加甲醇溶解并定量稀释制成每 1ml 中约含 1mg 的溶液，作为供试品溶液；另取 2,6-二甲基-4-(2-硝基苯基)-3,5-吡啶二甲酸二甲酯（杂质 I）对照品与 2,6-二甲基-4-(2-亚硝基苯基)-3,5-吡啶二甲酸二甲酯（杂质 II）对照品，精密称定，加甲醇溶解并定量稀释制成每 1ml 中各含 10μg 混合溶液，作为对照品贮备液；分别精密量取供试品溶液与对照品贮备液各适量，用流动相定量稀释制成每 1ml 中分别含硝苯地平 2μg、杂质 I 1μg 和杂质 II 1μg 的混合溶液，作为对照溶液。照高效液相色谱法（四部通则 0512）试验，用十八烷基硅烷键合硅胶为填充剂；以甲醇-水（60∶40）为流动相；检测波长为 235nm。称取硝苯地平对照品、杂质 I 对照品与杂质 II 对照品各适量，加甲醇溶解并稀释制成每 1ml 中各约含 1mg、10μg 和 10μg 的混合溶液，取 20μl，注入液相色谱仪，杂质 I 峰、杂质 II 峰与硝苯地平峰之间的分离度应符合要求。精密量取供试品溶液与对照溶液各 20μl，分别注入液相色谱仪，记录色谱图至主成分峰保留时间的 2 倍。供试品溶液色谱图中如有与杂质 I 峰、杂质 II 峰保留时间一致的色谱峰，按外标法以峰面积计算，均不得超过 0.1%；其他单个杂质峰面积不得大于对照溶液中硝苯地平峰面积（0.2%）；杂质总量不得过 0.5%。

四、含量测定

（一）铈量法

1. 原理 二氢吡啶类药物含有二氢吡啶环，具有还原性，可用铈量法测定其含量。由于 Ce^{4+} 在中性及碱性介质中易水解，故滴定在酸性溶液中进行。Ce^{4+} 为黄色，还原产物 Ce^{3+} 为无色，铈量法可用 Ce^{4+} 作为自身指示剂，但灵敏度不高，常用邻二氮菲亚铁作为指示剂，即稍过量的 Ce^{4+} 将指示液中的 Fe^{2+} 氧化为 Fe^{3+}，使橙红色配合物离子呈无色，以指示终点的到达。《中国药典》对硝苯地平、尼群地平、尼莫地平、尼索地平、非洛地平、苯磺酸氨氯地平等均采用铈量法进行含量测定。如硝苯地平铈量法测定的反应式为：

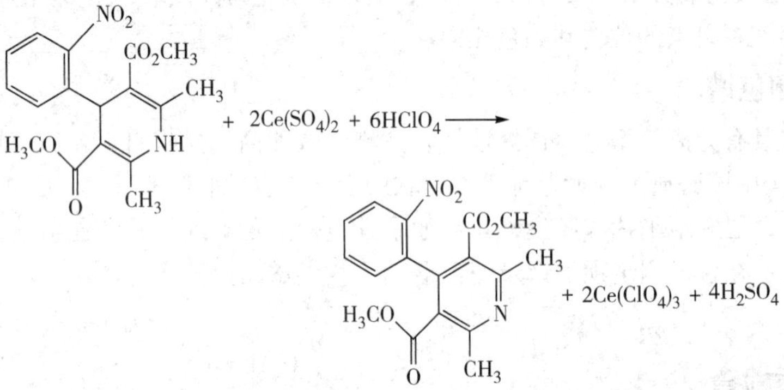

2. 方法 硝苯地平的含量测定：取本品约 0.4g，精密称定，加无水乙醇 50ml，微温使溶解，加高氯酸溶液（取 70% 高氯酸 8.5ml，加水至 100ml）50ml，邻二氮菲指示液 3 滴，立即用硫酸铈滴定液（0.1mol/L）滴定，至近终点时，在水浴中加热至 50℃ 左右，继续缓缓滴定至橙红色消失，并将滴定的结果用空白试验校正。每 1ml 硫酸铈滴定液（0.1mol/L）相当于 17.32mg 的 $C_{17}H_{18}N_2O_6$。

3. 注意事项 邻二氮菲指示液应临用新配。

实例解析

实例 10-4：硝苯地平的含量测定

精密称取本品 0.3904g，加无水乙醇 50ml，微温使溶解，加高氯酸溶液 50ml，邻二氮菲指示液 3 滴，立即用 0.1028mol/L 硫酸铈滴定液滴定，至近终点时，在水浴中加热至 50℃ 左右，继续缓缓滴定至橙红色消失，消耗硫酸铈滴定液的体积为 21.80ml，另作空白同法测定，消耗 0.1028mol/L 硫酸铈滴定液 0.05ml，试计算硝苯地平的含量。每 1ml 硫酸铈滴定液（0.1mol/L）相当于 17.32mg 的 $C_{17}H_{18}N_2O_6$。

解析： 含量% $= \dfrac{(V_S - V_0) \times F \times T}{W} \times 100\%$

$$= \dfrac{(21.80 - 0.05) \times \dfrac{0.1028}{0.1} \times 17.32}{0.3904 \times 10^{-3}} \times 100\%$$

$$= 99.2\%$$

（二）紫外-可见分光光度法

1. 原理　二氢吡啶类药物含有芳环，具有特征的紫外吸收，可用紫外-可见分光光度法测定其含量。《中国药典》对尼群地平软胶囊采用此法进行含量测定。

2. 方法　尼群地平软胶囊的含量测定：避光操作。取本品10粒，置小烧杯中，用剪刀剪破囊壳，加无水乙醇少量，振摇使溶解后，将内容物与囊壳全部转移至具塞锥形瓶中，用无水乙醇反复冲洗剪刀及小烧杯，洗液注入锥形瓶中，将锥形瓶密塞，置40℃水浴中加热15分钟，并时时摇振，将内容物移入100ml量瓶中，用无水乙醇反复冲洗囊壳和锥形瓶，洗液并入量瓶中，用无水乙醇稀释至刻度，摇匀，精密量取2ml，置100ml量瓶中，用无水乙醇稀释至刻度，摇匀，照紫外-可见分光光度法（四部通则0401）在353nm的波长处测定吸光度；另取尼群地平对照品适量，精密称定，用无水乙醇溶解并定量稀释制成每1ml中约含20μg的溶液，同法测定，计算，即得。

实例解析

实例10-5：尼群地平软胶囊（10mg/粒）的含量测定

避光操作。取本品10粒，置小烧杯中，用剪刀剪破囊壳，加无水乙醇少量，振摇使溶解后，将内容物与囊壳全部转移至具塞锥形瓶中，用无水乙醇反复冲洗剪刀及小烧杯，洗液注入锥形瓶中，将锥形瓶密塞，置40℃水浴中加热15分钟，并时时摇振，将内容物移入100ml量瓶中，用无水乙醇反复冲洗囊壳和锥形瓶，洗液并入量瓶中，用无水乙醇稀释至刻度，摇匀，精密量取2ml，置100ml量瓶中，用无水乙醇稀释至刻度，摇匀，在353nm的波长处测定吸光度为0.566；精密称取尼群地平对照品10.40mg，置100ml量瓶中，用无水乙醇溶解并稀释至刻度，精密量取10ml，置50ml量瓶中，用无水乙醇溶解并稀释至刻度，同法测定，测得吸光度为0.587，试计算本品的标示百分含量。

解析： 标示量（%）$= \dfrac{\dfrac{A_{\mathrm{X}}}{A_{\mathrm{R}}} \times C_{\mathrm{R}} \times D}{\text{粒数} \times B} \times 100\%$

$= \dfrac{\dfrac{0.566}{0.587} \times \dfrac{10.40 \times 10}{100 \times 50} \times \dfrac{100 \times 100}{2}}{10 \times 10} \times 100\%$

$= 100.3\%$

（三）高效液相色谱法

1. 原理　高效液相色谱法具有分离效率高、选择性好、检测灵敏度高、操作自动化、应用范围广等优点，《中国药典》对硝苯地平片剂、软胶囊和胶囊，尼群地平片剂及软胶囊，尼莫地平片剂、分散片、软胶囊、注射液及胶囊，尼索地平片剂及胶囊，非洛地平片，盐酸尼卡地平片及注射液，苯磺酸氨氯地平片及胶囊等均采用高效液相色谱法测定其含量。

2. 方法　硝苯地平片的HPLC含量测定：照高效液相色谱法（四部通则0512）测定。

色谱条件与系统适用性试验：用十八烷基硅烷键合硅胶为填充剂；以甲醇-水（60：40）为流动相；检测波长为235nm。理论板数按硝苯地平峰计算不低于2000，硝苯地平峰与相邻杂质峰的分离度应符合要求。

测定法：避光操作。取本品20片，除去包衣，精密称定，研细，精密称取适量（约相当于硝苯地平10mg），置50ml量瓶中，加甲醇适量，超声使硝苯地平溶解，放冷，用甲醇稀释至刻度，摇匀，滤过，精密量取续滤液5ml，置50ml量瓶中，用甲醇稀释至刻度，摇匀，作为供试品溶液，精密量取20μl，注入液相色谱仪，记录色谱图。另取硝苯地平对照品，精密称定，加甲醇溶解并定量稀释制成每1ml约含

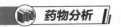

20μg 的溶液，同法测定。按外标法以峰面积计算，即得。

实例解析

实例 10-6：尼莫地平分散片（20mg/片）的含量测定

避光操作。取本品约 20 片，精密称定 4.0140g，研细，精密称取 0.1068g，置 50ml 量瓶中，加流动相适量，超声处理 15 分钟使尼莫地平溶解，放冷，用流动相稀释至刻度，摇匀，离心 10 分钟（3000r/min），精密量取上清液 5ml，置 50ml 量瓶中，用流动相稀释至刻度，摇匀，精密量取 10μl 注入液相色谱仪，尼莫地平峰面积为 445316；精密称取尼莫地平对照品 10.08mg，置 100ml 量瓶中，流动相溶解并稀释至刻度，精密量取 10ml，流动相稀释至 50ml，同法测定得尼莫地平峰面积为 453248，按外标法以峰面积计算本品含量。

解析：标示量（%）= $\dfrac{\dfrac{A_X}{A_R} \times C_R \times D \times \overline{W}}{W \times B} \times 100\%$

$= \dfrac{\dfrac{445316}{453248} \times \dfrac{10.08 \times 10}{100 \times 50} \times \dfrac{50 \times 50}{5} \times \dfrac{4.0140}{20}}{0.1068 \times 20} \times 100\%$

$= 93.1\%$

知识拓展

异烟肼中游离肼的致癌性

药品是用来诊断、预防及治疗疾病的一类特殊物质，与人们的健康和生命安危有着极其密切的关系。我们药学工作者肩负着保障人民用药安全的责任，对药品中有害杂质的严格检验与控制就是我们的职责之一。本章学习到的异烟肼，又名雷米封，1912 年被成功合成，1952 年应用于临床治疗结核病。在临床应用中发现其存在游离肼杂质，主要来源于生产原料以及贮藏过程中的降解。肼对眼睛有刺激作用，能引起延迟性发炎，对皮肤和黏膜也有强烈的腐蚀作用，同时还是一种可疑致癌物。因此各国药典均对其规定了严格的限量。

本章小结

一、吡啶类药物的分析

1. 性质：吡啶环的特性、弱碱性、还原性、紫外吸收特性。

2. 鉴别试验：戊烯二醛反应（Köning 反应）、二硝基氯苯反应（Vongerichten 反应）、酰肼基的还原反应、沉淀反应、与氢氧化钠试液共热反应、与无水碳酸钠或氢氧化钙共热反应、紫外-可见分光光度法与红外分光光度法、高效液相色谱法。

3. 含量测定：非水溶液滴定法、紫外-可见分光光度法、高效液相色谱法。

二、喹啉类药物的分析

1. 性质：碱性、旋光性。

2. 鉴别试验：绿奎宁反应、硫酸-荧光反应、紫外-可见分光光度法、红外分光光度法、硫酸盐或氯化物或磷酸盐的鉴别反应。

3. 含量测定：非水溶液滴定法、紫外-可见分光光度法、高效液相色谱法。

三、托烷类药物的分析

1. 性质：碱性、旋光性、水解性。

2. 鉴别试验：托烷生物碱类的 Vitaili 鉴别试验、氧化反应、沉淀反应、硫酸盐或溴化物的鉴别反应、紫外-可见分光光度法、红外分光光度法、色谱法。

3. 含量测定：非水溶液滴定法、沉淀滴定法、酸性染料比色法、高效液相色谱法。

四、吩噻嗪类药物的分析

1. 性质：碱性、强还原性、与金属离子络合呈色、紫外吸收特性、红外光吸收特性。

2. 鉴别试验：氧化显色反应、与钯离子络合显色反应、含卤素取代基的反应、氯化物的鉴别反应、紫外-可见分光光度法、红外分光光度法、薄层色谱法、高效液相色谱法。

3. 含量测定：非水溶液滴定法、乙醇-水溶液中的氢氧化钠滴定法、紫外-可见分光光度法、高效液相色谱法。

五、苯并二氮杂䓬类药物的分析

1. 性质：弱碱性、水解性、紫外吸收特性。

2. 鉴别试验：沉淀反应、硫酸-荧光反应、氯化物的鉴别反应、芳伯胺的反应、紫外-可见分光光度法、红外分光光度法、高效液相色谱法。

3. 含量测定：非水溶液滴定法、紫外-可见分光光度法、高效液相色谱法。

六、他汀类药物的分析

1. 性质：旋光性、紫外吸收特性。

2. 鉴别试验：钠盐检查法、紫外-可见分光光度法、红外分光光度法、高效液相色谱法。

3. 含量测定：高效液相色谱法。

七、二氢吡啶类药物的分析

1. 性质：二氢吡啶环的还原性，硝基的氧化性，二氢吡啶环氨基质子的解离性、稳定性、旋光性、紫外吸收特性。

2. 鉴别试验：与亚铁盐的反应、与氢氧化钠试液的反应、沉淀反应、氯化物的鉴别反应、重氮化-偶合反应、紫外-可见分光光度法、红外分光光度法、薄层色谱法、高效液相色谱法。

3. 含量测定：铈量法、紫外-可见分光光度法、高效液相色谱法。

练 习 题

题库

一、选择题

A 型题（最佳选择题）

1. 下列药物中，哪一种药物加氨制硝酸银试液能产生银镜反应？（ ）

    A. 地西泮　　　　　B. 阿司匹林　　　　　C. 异烟肼　　　　　D. 苯佐卡因

2. 绿奎宁反应主要用于（ ）。

    A. 硫酸奎宁的鉴别　　　　　　　　　　B. 盐酸吗啡的鉴别

    C. 磷酸可待因的鉴别　　　　　　　　　D. 盐酸麻黄碱的鉴别

3. 硫酸阿托品的含量可用非水溶液滴定法测定，硫酸阿托品与滴定剂高氯酸反应的物质的量比是（ ）。

    A. 3∶1　　　　　B. 1∶3　　　　　C. 2∶1　　　　　D. 1∶1

4. 吩噻嗪类药物盐酸盐可采用氢氧化钠滴定液测定其含量，需要在何种溶液中进行？（　　　）

    A. 水　　　　　　　　B. 乙醇　　　　　　　　C. 三氯甲烷　　　　　　　　D. 乙醇–水

5. 地西泮加硫酸溶解后，在紫外光灯下显荧光的颜色为（　　　）。

    A. 紫堇色　　　　　　B. 蓝绿色　　　　　　　C. 黄绿色　　　　　　　　D. 棕红色

B 型题（配伍选择题）

[1~3]

    A. 水中不溶物　　　　B. 其他金鸡纳碱　　　　C. 甲醛

    D. 四氢吡咯　　　　　E. 其他生物碱

以下药物要检查的杂质是：

1. 硫酸奎宁应检查的杂质为（　　　）

2. 二盐酸奎宁应检查的杂质为（　　　）

3. 氢溴酸东莨菪碱应检查的杂质为（　　　）

[4~5]

    A. 还原性　　　　　　B. 硝基氧化性　　　　　C. 弱碱性

    D. 解离性　　　　　　E. 紫外吸收

下列鉴别反应是基于二氢吡啶环的什么性质？

4. 尼群地平与碘化铋钾反应生成橙红色沉淀（　　　）

5. 硝苯地平的丙酮溶液与氢氧化钠试液反应显橙红色（　　　）

X 型题（多项选择题）

1. 用于吡啶类药物鉴别的开环反应有（　　　）。

    A. 茚三酮反应　　　　B. 戊烯二醛反应　　　　C. 坂口反应

    D. 硫色素反应　　　　E. 二硝基氯苯反应

2. 离子对 HPLC 要在流动相中加入与呈解离状态的待测组分离子电荷相反的离子对试剂，分析酸性物质时常用的离子对试剂有（　　　）。

    A. 戊烷磺酸钠　　　　B. 庚烷磺酸钠　　　　　C. 十二烷基磺酸钠

    D. 四丁基溴化铵　　　E. 四丁基氢氧化铵

3. 吩噻嗪类药物的理化性质有（　　　）。

    A. 紫外吸收特性　　　B. 强还原性　　　　　　C. 与金属离子络合

    D. 碱性　　　　　　　E. 红外光吸收特性

4. 苯并二氮杂䓬类药物的含量测定方法为（　　　）。

    A. 银量法　　　　　　B. 非水溶液滴定法　　　C. 溴量法

    D. 高效液相色谱法　　E. 紫外–可见分光光度法

5. 下列药物中，可与碘化铋钾反应生成橙红色沉淀的有（　　　）。

    A. 尼群地平　　　　　B. 地西泮　　　　　　　C. 阿司匹林

    D. 巴比妥钠　　　　　E. 尼莫地平

二、简答题

1. 简述奎宁与硫酸成盐的比例为什么是 2：1？

2. 简述酸性染料比色法的原理。

3. 列举出两种化学鉴别方法区别地西泮和氯氮䓬。

三、计算题

1. 盐酸氯丙嗪片的含量测定：取本品（标示量为 25mg/片）10 片，去糖衣后精密称定，重 0.5150g，研细，称取片粉 0.0210g，置 100ml 量瓶中，加盐酸溶液（9→1000）70ml，振摇使盐酸氯丙嗪溶解，用溶剂稀释至刻度，摇匀，滤过，精密量取续滤液 5ml，置 100ml 量瓶中，加溶剂稀释至刻度，摇匀，于 254nm 波长处测定吸光度为 0.465，按百分吸收系数 $E_{1cm}^{1\%}=915$ 计算，求该片剂标示量的百分含量。

2. 奥沙西泮的含量测定：精密称取奥沙西泮供试品 14.2mg，置 200ml 量瓶中，加乙醇稀释至刻度，精密量取 5ml，置于另一 100ml 量瓶中，加乙醇稀释至刻度，在 229nm 处测定吸光度为 0.380。另称取奥沙西泮对照品 15.5mg，同法操作并测定吸光度为 0.419，试计算奥沙西泮的百分含量？

（张　楠　张开莲）

第十一章

PPT　　思维导图

维生素类药物的分析

学习导引

知识要求

1. **掌握**　维生素A、维生素B₁、维生素C、维生素E的化学结构、理化性质、专属鉴别试验、主要的含量测定方法与原理。

2. **熟悉**　维生素C、维生素E的杂质检查。

3. **了解**　维生素D的化学结构、性质与分析特点。

能力要求

1. 熟练掌握"三点校正法"测定维生素A含量的操作技能。

2. 学会应用化学鉴别反应鉴别各种维生素类药物。

课堂互动

1. 目前，维生素有多少种？如何分类？

2. 维生素可以经常吃吗？

维生素（vitamins）多为醇、酯、酸、胺、酚和醛类等有机化合物，各自具有不同的理化性质和生理作用。按其溶解性分为脂溶性维生素（如维生素A、D、E、K等）和水溶性维生素（维生素B₁、B₂、C、烟酸、泛酸和叶酸等）两大类。《中国药典》收载了维生素A、B₁、B₂、B₆、B₁₂、C、D₂、D₃、E、K₁、叶酸、烟碱、烟酰胺等原料及制剂共40多个品种。

知识链接

维生素的发现历史

由于维生素对人类生命活动的重要作用，人类很早就意识到它的存在。早在古埃及时，人们就发现进食某些食品可以避免患夜盲症，但是那时人们还不知道它的具体机制。中国唐代医学家孙思邈曾经指出，用动物肝脏防治夜盲症，用谷皮汤熬粥防治脚气病。1747年英国海军军医詹姆斯·林德总结以前的经验，提出了用柠檬预防坏血病的方法，但是他还不知道究竟是什么物质对坏血病有抵抗作用。1912年，波兰化学家卡西米尔·冯克从米糠中提取出一种能够治疗脚气病的白色物质（硫胺），他称之为Vitamin，这是第一次对维生素命名。

随着分析科学和医学技术的进步，越来越多的维生素被发现，人们开始用字母来区别不同的维生素，出现了维生素A、维生素B₁等名称（在汉语中，曾经使用维生素甲、维生素乙这样的说法，但现在已经基本不再使用）。

第一节　维生素 A 的分析

维生素 A 通常指维生素 A_1（视黄醇，retinol）。在自然界中主要来自鲛类等无毒海鱼肝脏中提取的脂肪油（通称为鱼肝油），目前主要采用人工合成方法制取。《中国药典》收载的维生素 A 是指人工合成的维生素 A 醋酸酯结晶加精制植物油制成的油溶液，还收载维生素 A 软胶囊、维生素 AD 软胶囊和维生素 AD 滴剂等。

一、结构与性质

（一）结构

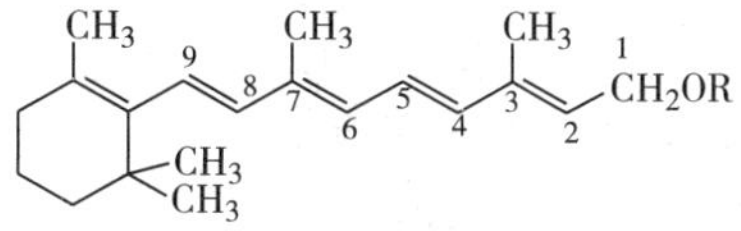

维生素 A 的分子结构为具有一个共轭多烯醇侧链的环己烯，因而具有多种立体异构体。全反式维生素 A 是天然维生素 A 的主要成分，除此之外尚有多种其他异构体。R 不同则可以是维生素 A 醇或其酯，侧链 R 为 H 时，称维生素 A 醇，R 为 —$COCH_3$ 时，称维生素 A 醋酸酯。

此外，鱼肝油中尚含有：去氢维生素 A（dehydroretinol，维生素 A_2），去水维生素 A（anhydroretinol，维生素 A_3）；鲸醇（kitol）是维生素 A 醇的二聚体，无生物活性。

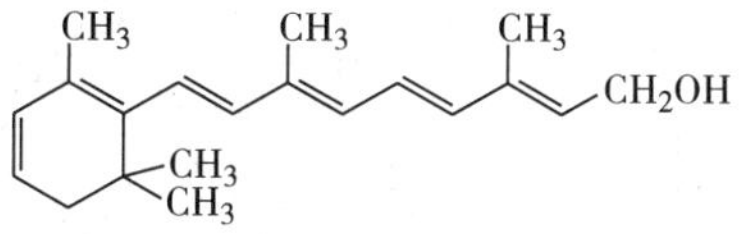

去氢维生素A 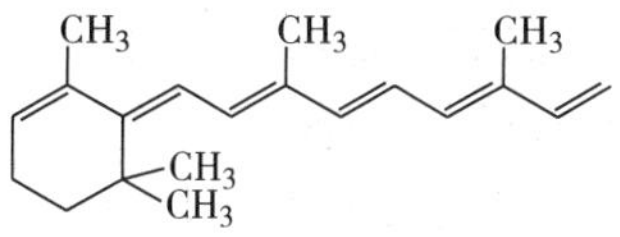　　　　　　　　　　　去水维生素A

（二）性质

1. 性状　维生素 A 为淡黄色油溶液或结晶与油的混合物（加热至 60℃ 应为澄明溶液），无臭；在空气中易氧化，遇光易变色。

2. 溶解性　维生素 A 与三氯甲烷、乙醚、环己烷或石油醚能任意混合，在乙醇中微溶，在水中不溶。

3. 不稳定性　维生素 A 中有多个不饱和键，易被空气中氧或氧化剂氧化，易被紫外光裂解。在加热和金属离子存在时，更易氧化变质，生成无生物活性的环氧化合物、维生素 A 醛或维生素 A 酸等。维生素 A 对酸也不稳定，遇 Lewis 酸或无水氯化氢乙醇液时，可发生脱水反应生成去水维生素。

4. 与三氯化锑呈色　维生素 A 在三氯甲烷中能与三氯化锑试剂作用，产生不稳定的蓝色。可以此进行鉴别或用比色法测定含量。

5. 紫外吸收特性　维生素 A 分子中具有共轭多烯醇的侧链结构，在 325～328nm 的范围内有最大吸收，可用于鉴别和含量测定。

二、鉴别试验

（一）三氯化锑反应（Carr-Price 反应）

1. 原理　维生素 A 在三氯甲烷中能与三氯化锑试剂中存在的亲电试剂氯化高锑（V）反应，形成不稳定的蓝色碳正离子。反应式如下：

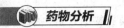

2. 方法 取维生素 A 油溶液 1 滴，加三氯甲烷 10ml 振摇使溶解，取出 2 滴，加三氯甲烷 2ml 与 25% 三氯化锑的三氯甲烷溶液 0.5ml，即显蓝色，渐变成紫红色。

3. 注意事项 反应需在无水、无醇的条件下进行。因为水可使三氯化锑水解成氯化氧锑（SbOCl），而醇可以和碳正离子作用使其正电荷消失，所以，仪器和试剂必须干燥无水，三氯甲烷中必须无醇。

（二）紫外分光光度法

1. 方法 取维生素 A 供试品，加无水乙醇-盐酸（100∶1）溶液溶解，立即用紫外分光光度计在 300~400nm 的波长范围内进行扫描，应在 326nm 的波长处有单一的吸收峰。将此溶液置水浴上加热 30 秒，迅速冷却，照上法进行扫描，则应在 348nm、367nm 和 389nm 的波长处有三个尖锐的吸收峰，且在 332nm 的波长处有较低的吸收峰或拐点，如图 11-1 所示。

2. 注意事项 维生素 A 分子中含有 5 个共轭双键，其无水乙醇溶液在 326nm 的波长处有最大吸收峰。当在盐酸存在的条件下加热，则发生脱水反应而生成脱水维生素 A。后者比维生素 A 多一个共轭双键，故其最大吸收峰向长波长位移（红移），同时在 350~390nm 的波长之间出现 3 个吸收峰。

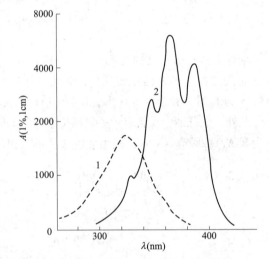

图 11-1　维生素 A 和去水维生素 A 的紫外吸收光谱图
1. 维生素 A；2. 去水维生素 A

（三）薄层色谱法

1. 方法 以硅胶 G 为吸附剂，以环己烷-乙醚（80∶20）为展开剂，分别取供试品与对照品（不同维生素 A 酯类）的环己烷溶液（5IU/μl）各 2μl，点于薄层板上，不必挥散溶剂，立即展开。取出薄层板后，置空气中挥干，喷以三氯化锑溶液，比较供试品和对照品溶液所显蓝色斑点位置，即可鉴别。

2. 注意事项 本法为鉴别浓缩合成品维生素 A（油剂）各种酯类的方法，也可以维生素 A 的三氯甲烷溶液（约 1500IU/ml）点样 10μl，展开 10cm，空气中挥干，以磷钼酸为显色剂显色。维生素 A 醇及其醋酸酯、棕榈酸酯均显蓝绿色，其 R_f 值分别为 0.1、0.45 和 0.7。

三、杂质检查

《中国药典》规定维生素 A 应对酸值和过氧化值进行检查。

（一）酸值的检查

取乙醇与乙醚各 15ml，置锥形瓶中，加酚酞指示液 5 滴，滴加氢氧化钠滴定液（0.1mol/L）至微显粉红色，再加本品 2.0g，振摇使溶解，用氢氧化钠滴定液（0.1mol/L）滴定，酸值不得过 2.0。酸值计算公式为：

$$供试品的酸值 = \frac{A \times 5.61}{W}$$

式中，A 为消耗氢氧化钠滴定液（0.1mol/L）的体积（ml）；W 为供试品的重量（g）。

（二）过氧化值的检查

维生素 A 分子结构中含有共轭双键，容易被氧化，生成过氧化物杂质，该杂质在酸性溶液中可将碘化钾氧化为碘，碘遇淀粉显蓝色。

四、含量测定

维生素 A 及其制剂含量测定的方法，最初采用生物学方法测定其生物活性，后采用三氯化锑比色法。《中国药典》收载紫外-可见分光光度法和高效液相色谱法。

（一）紫外-可见分光光度法

由于维生素 A 制剂中含稀释用油和维生素 A 原料药中常混有其他杂质，采用紫外-可见分光光度法测得的吸光度不仅仅是维生素 A 的吸收。在下列规定的条件下，维生素 A 杂质的无关吸收所引入的误差，可以用校正公式校正，以便得到正确的结果。

校正公式采用三点法，除其中一点是在吸收峰波长处测得外，其他两点分别在吸收峰两侧的波长处测定，因此仪器波长应准确，故在测定前，应对仪器波长进行校正。

1. 基本原理

（1）杂质的吸收在 310~340nm 的波长范围内几乎呈一条直线，且随波长的增加吸光度下降。

（2）物质对光吸收呈加和性，即在某一样品的吸收曲线上，各波长处的吸光度是维生素 A 与杂质吸光度的代数和，因而吸收曲线也是二者吸收的叠加。

2. 波长选择　三点波长的选择原则为一点选择在维生素 A 的最大吸收波长处（即 λ_1）；其他两点在 λ_1 的两侧各选一点（λ_2 和 λ_3）。

（1）等波长差法　使 $\lambda_3 - \lambda_1 = \lambda_1 - \lambda_2$。《中国药典》规定，测定维生素 A 醋酸酯时，$\lambda_1 = 328nm$，$\lambda_2 = 316nm$，$\lambda_3 = 340nm$，$\Delta\lambda = 12nm$。

（2）等吸收比法　使 $A_{\lambda 2} = A_{\lambda 3} = \frac{6}{7} A_{\lambda 1}$。《中国药典》规定，测定维生素 A 醇时，$\lambda_1 = 325nm$，$\lambda_2 = 310nm$，$\lambda_3 = 334nm$。

3. 直接测定法　本法适用于纯度高的维生素 A 醋酸酯的含量测定。

（1）方法　取供试品适量，精密称定，加环己烷溶解并定量稀释制成每 1ml 中含 9~15 个国际单位的溶液，然后在 300、316、328、340 和 360nm 五个波长处分别测定吸光度，确定最大吸收波长（应为 328nm）。计算各波长下的吸光度与 328nm 波长下吸光度的比值。

（2）计算

1）求 $E_{1cm}^{1\%}$：由 $A = E_{1cm}^{1\%} Cl$，求得 $E_{1cm}^{1\%} = \frac{A}{Cl}$，$A$ 为 328nm 波长处直接测得的吸光度值，即 A_{328}；或采用校正公式计算出的校正值，即 $A_{328(校正)}$；C 为维生素 A 的百分比浓度（g/100ml）。

2）求效价（IU/g）：$IU/g = E_{1cm}^{1\%} \times 1900$。

3）求维生素 A 醋酸酯占标示量的百分含量：

$$标示量\% = \frac{IU/g \times \overline{W}}{标示量} \times 100\% = \frac{E_{1cm}^{1\%} \times 1900 \times \overline{W}}{标示量} \times 100\% = \frac{\frac{A}{Cl} \times 1900 \times \overline{W}}{标示量} \times 100\%$$

（3）换算因数　单位 $E_{1cm}^{1\%}$ 数值所相当的效价。即：

$$换算因数 = \frac{效价（IU/g）}{E_{1cm}^{1\%}（\lambda_{max}）}$$

维生素 A 的含量用生物效价即国际单位（IU/g）来表示。维生素 A 的国际单位规定如下：

$$1IU = 0.344\mu g \text{ 全反式维生素 A 醋酸酯}$$

因此，每 1g 全反式维生素 A 醋酸酯相当的国际单位数为：

$$\frac{1 \times 10^6 \mu g}{0.344\mu g/IU} = 2907000IU$$

已知维生素 A 的 $E_{1cm}^{1\%}$ 值见表 11-1。

表 11-1　维生素 A 的 $E_{1cm}^{1\%}$ 值

药物名称	溶剂	λ_{max}	$E_{1cm}^{1\%}$
维生素 A 醋酸酯	环己烷	328nm	1530
维生素 A 醇	异丙醇	325nm	1820

所以，全反式维生素 A 醋酸酯：

$$换算因数 = \frac{2907000}{1530} = 1900$$

（4）A 值的选择

1）计算吸光度比值（即 A_i/A_{328}）：所得比值分别与《中国药典》规定的吸光度比值相减，即得到 5 个差值。判断每个差值是否超过规定的 ±0.02（表 11-2）。

表 11-2　维生素 A 在测定波长处的吸光度及其与波长 328nm 处吸光度比值

波长	测得吸光度	吸光度比值		两个比值的差值（规定 ±0.02）
		药典规定值	计算值	
300	A_0	0.555	A_0/A_2	
316	A_1	0.907	A_1/A_2	
328	A_2	1.000	A_2/A_2	
340	A_3	0.811	A_3/A_2	
360	A_4	0.299	A_4/A_2	

2）A 值的判断法

①如果最大吸收波长在 326~329nm 之间，并且计算所得的 5 个波长下的差值均不超过 ±0.02 时，则无需用校正公式计算吸光度，直接用 328nm 波长处测得的吸光度 A_{328} 求算 $E_{1cm}^{1\%}$。

②如果最大吸收波长在 326~329nm 之间，但计算所得的 5 个波长下的差值，如有一个或几个超过 ±0.02，则应按校正公式求出校正后的吸光度，并计算 f 值：

校正公式为：
$$A_{328（校正）} = 3.52（2A_{328} - A_{316} - A_{340}）$$

$$f = \frac{A_{328（校正）} - A_{328}}{A_{328}} \times 100\%$$

如果 f 值在 ±3.0% 之间，则不使用 $A_{328（校正）}$，直接用 A_{328} 进行计算。

如果 f 值在 -15%~-3%，则需要用 $A_{328（校正）}$ 进行计算。

如果 f 值小于 -15% 或大于 +3%，则不能用本法测定，而应采用皂化法测定含量。

③如果最大吸收波长不在 326~329nm，则不能用本法测定，而应采用皂化法测定含量。

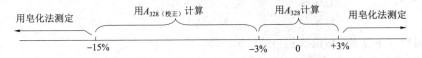

4. 皂化法 本法适用于维生素 A 醇的含量测定。

（1）方法 精密称取一定量供试品，加氢氧化钾乙醇溶液，然后煮沸回流，得到的皂化液再经乙醚提取、洗涤、滤过、浓缩等处理，最后用异丙醇溶解残渣并稀释成每1ml 中含维生素 A 为 9~15 个单位的溶液，在 300、310、325、334nm 波长处测定吸光度，并确定最大吸收波长（应为 325nm）。

（2）换算因数

$$换算因数 = \frac{效价(IU/g)}{E_{1cm}^{1\%}(\lambda_{max})}$$

$$1IU = 0.300\mu g \text{ 全反式维生素 A 醇}$$

因此，每1g 全反式维生素 A 醇相当的国际单位数为：

$$\frac{1\times10^6\mu g}{0.300\mu g/IU} = 3330000IU$$

已知维生素 A 的 $E_{1cm}^{1\%}$ 值见表 11-1，所以，全反式维生素 A 醇的换算因数为：

$$换算因数 = \frac{3330000}{1820} = 1830$$

（3）A 值的选择

1）如果最大吸收波长在 323~327nm，而且 A_{300}/A_{325} 的比值小于或等于 0.73，应按下式求出校正后的吸光度，并计算 f 值。

$$校正公式\ A_{325(校正)} = 6.815A_{325} - 2.555A_{310} - 4.260A_{334}$$

$$f = \frac{A_{325(校正)} - A_{325}}{A_{325}} \times 100\%$$

如果 f 值在 ±3.0% 之间，则仍不用校正公式计算吸光度，而直接用 A_{325} 进行计算。

如果 f 值小于 -3% 或大于 +3%，则需要用 $A_{325(校正)}$ 进行计算。

2）如果最大吸收波长不在 323~327nm 之间或 A_{300}/A_{325} 的比值大于 0.73 时，表示供试品中杂质含量过高，应采用色谱法将未皂化部分纯化后再进行测定。

（4）结果计算

1）求 $E_{1cm}^{1\%}$：由 $A = E_{1cm}^{1\%}Cl$，求得 $E_{1cm}^{1\%} = \dfrac{A}{Cl}$，$A$ 为 325nm 波长处直接测得的吸光度值，即 A_{325}；或采用校正公式计算出的校正值，即 $A_{325(校正)}$。

2）求效价（IU/g）：$IU/g = E_{1cm}^{1\%} \times 1830$。

3）求维生素 A 醇占标示量的百分含量：

$$标示量\% = \frac{IU/g \times \overline{W}}{标示量} \times 100\% = \frac{E_{1cm}^{1\%} \times 1830 \times \overline{W}}{标示量} \times 100\% = \frac{\dfrac{A}{Cl} \times 1830 \times \overline{W}}{标示量} \times 100\%$$

实例解析

实例 11-1：维生素 AD 软胶囊中维生素 A 的测定

精密称取维生素 AD 软胶囊装量差异项下的内容物 0.1287g（每粒内容物的平均装量 0.07985g，标示量为每粒含维生素 A 10000 单位），置 10ml 烧杯中，加环己烷溶解并定量转移至 50ml 量瓶中，用环己烷稀释至刻度，摇匀；精密量取 2ml，置另一个 50ml 量瓶中，用环己烷稀释至刻度，摇匀。以环己烷为空白，测得最大吸收波长为 328nm，并分别于 300、316、328、340 和 360nm 的波长处测得吸光度如下，计算软胶囊中维生素 A 占标示量的百分含量。

波长（nm）	300	316	328	340	360
吸光度（A）	0.374	0.592	0.663	0.553	0.228

解析：（1）计算各波长处的吸光度与 328nm 波长处的吸光度比值，并与规定比值比较：

	300	316	328	340	360
吸光度比（A_i/A_{328}）	0.564	0.893	1.000	0.834	0.344
规定比值	0.555	0.907	1.000	0.811	0.299
比值差	+0.009	-0.014	0	+0.023	+0.045

其中，比值 A_{340}/A_{328} 和 A_{360}/A_{328} 与规定比值之差均超过规定的限度（±0.02），需计算校正吸光度。

（2）计算校正吸光度，并与实测值比较：

$$A_{328(校正)} = 3.52 \ (2A_{328} - A_{316} - A_{340})$$

$$= 3.52 \ (2×0.063 - 0.592 - 0.553) = 0.637$$

因校正吸光度与实测值之差已超过实测值的-3.0%，故应以 $A_{328(校正)}$ 计算含量。

（3）计算供试品的吸收系数 $E_{1cm}^{1\%}$（328nm）值：

$$E_{1cm}^{1\%} \ (328nm) = \frac{A_{328(校正)}}{100 m_s / D} = \frac{0.637}{100 × 0.1287 / 1250} = 61.87$$

$A_{328(校正)}$ 为经校正的在 328nm 的波长处测得的吸光度；m_s 为取样量；D 为稀释体积。

（4）计算供试品中维生素 A 效价（IU/g）及占标示量的百分含量：

$$供试品中维生素 A 效价 = E_{1cm}^{1\%} \ (328nm) ×1900$$

$$= 61.87 × 1900 = 117553 \ (IU/g)$$

$$标示量\% = \frac{维生素 A \ (IU/g) × 每粒内容物平均装量 \ (g/粒)}{标示量 \ (IU/粒)} × 100\%$$

$$= \frac{117553 × 0.07985}{10000} × 100\%$$

$$= 93.9\%$$

（二）高效液相色谱法

高效液相色谱法适用于维生素 A 醋酸酯原料及其制剂中维生素 A 的含量测定。

1. 色谱条件与系统适用性试验　用硅胶为填充剂，以正己烷-异丙醇（997：3）为流动相，检测波长为 325nm。取系统适用性试验溶液 10μl，注入液相色谱仪，维生素 A 醋酸酯主峰与其顺式异构体峰的分离度应大于 3.0。精密量取对照品溶液 10μl，注入液相色谱仪，连续进样 5 次，主成分峰面积的相对标准偏差不得过 3.0%。

2. 系统适用性试验溶液的制备　取维生素 A 对照品适量（约相当于维生素 A 醋酸酯 300mg），置烧杯中，加入碘试液 0.2ml，混匀，放置约 10 分钟，定量转移至 200ml 量瓶中，用正己烷稀释至刻度，摇匀，精密量取 1ml，置 100ml 量瓶中，用正己烷稀释至刻度，摇匀。

测定法：精密称取供试品适量（约相当于 15mg 维生素 A 醋酸酯），置 100ml 量瓶中，用正己烷稀释至刻度，摇匀，精密量取 5ml，置 50ml 量瓶中，用正己烷稀释至刻度，摇匀，作为供试品溶液。另精密称取维生素 A 对照品适量（约相当于 15mg 维生素 A 醋酸酯），同法制成对照品溶液。精密量取供试品溶液与对照品溶液各 10μl，分别注入液相色谱仪，记录色谱图，按外标法以峰面积计算，含量应符合规定。

《中国药典》收载的维生素 AD 软胶囊、维生素 AD 滴剂均采用本法测定含量。

第二节 维生素 B₁ 的分析

维生素 B₁（vitamin B₁）具有维持糖代谢及神经传导与消化正常的功能，主要用于治疗维生素 B₁ 缺乏病、多发性神经炎和胃肠道疾病。维生素 B₁ 广泛存在于米糠、麦麸和酵母中，此外来源于人工合成。《中国药典》收载有维生素 B₁ 及其片剂和注射剂。

一、结构与性质

（一）结构

维生素 B₁（亦称盐酸硫胺，thiamine hydrochloride）是由氨基嘧啶环和噻唑环通过亚甲基连接而成的季铵类化合物，噻唑环上季铵及嘧啶环上氨基，为两个碱性基团，可与酸成盐。化学名称为：氯化-4-甲基-3-[（2-甲基-4-氨基-5-嘧啶基）甲基]-5-（2-羟基乙基）噻唑鎓盐酸盐，分子式为 $C_{12}H_{16}N_4OS \cdot HCl$。其结构式如下：

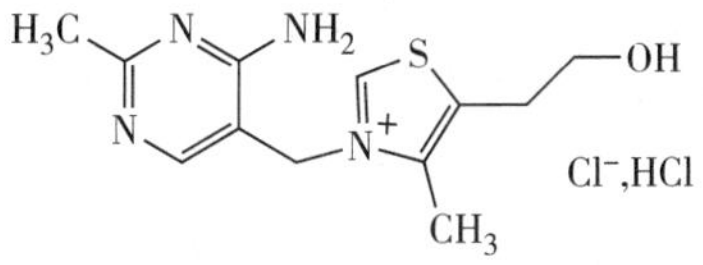

（二）性质

1. 溶解性 维生素 B₁ 在水中易溶，在乙醇中微溶，在乙醚中不溶。本品的水溶液显酸性。

2. 硫色素反应 噻唑环在碱性介质中可开环，再与嘧啶环上的氨基环合，经铁氰化钾等氧化剂氧化成具有荧光的硫色素，后者溶于正丁醇中呈蓝色荧光。

3. 与生物碱沉淀试剂反应 分子中含有两个杂环（嘧啶环和噻唑环），具有碱性，可与某些生物碱沉淀试剂（如碘化汞钾、三硝基酚、碘溶液和硅钨酸等）反应生成组成恒定的沉淀，可用于鉴别和含量测定。

4. 氯化物的特性 维生素 B₁ 为盐酸盐，所以本品的水溶液显氯化物的鉴别反应。

5. 紫外吸收光谱特征 本品的 12.5μg/ml 盐酸溶液（9→1000），在 246nm 的波长处测定吸光度，吸收系数（$E_{1cm}^{1\%}$）为 406~436。

二、鉴别试验

（一）硫色素反应

1. 原理 维生素 B₁ 在碱性溶液中，可被铁氰化钾氧化成硫色素。硫色素溶于正丁醇（或异丁醇等）中，显蓝色荧光。

硫色素反应为维生素 B₁ 所特有的专属性反应，《中国药典》用该反应鉴别维生素 B₁ 及其制剂。反应式如下：

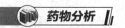

2. 方法 取本品约 5mg，加氢氧化钠试液 2.5ml 溶解后，加铁氰化钾试液 0.5ml 与正丁醇 5ml，强力振摇 2 分钟，放置使分层，上层显强烈的蓝色荧光；加酸使呈酸性，荧光即消失；再加碱使呈碱性，荧光又重现。

（二）沉淀反应

维生素 B_1 结构中具有嘧啶环和氨基，显生物碱的特性。可与多种生物碱沉淀试剂或显色剂（如碘化汞钾、碘、硅钨酸、苦味酸等）反应。

（三）氯化物反应

本品的水溶液显氯化物的鉴别反应。

（四）硫元素反应

维生素 B_1 与 NaOH 共热，分解产生硫化钠，可与硝酸铅反应生成黑色沉淀，可用作鉴别。

（五）红外分光光度法

取本品适量，加水溶解，水浴蒸干，在 105℃ 干燥 2 小时测定。本品的红外光吸收图谱应与对照的图谱一致。

三、杂质检查

《中国药典》规定应检查维生素 B_1 原料药的酸度、总氯量和有关物质的检查。

（一）酸度

维生素 B_1 在高温时，特别是在高温碱性溶液中，非常容易破坏，并易受紫外线破坏，但是在酸性溶液中，稳定性较好，甚至加热时也是稳定的，《中国药典》规定应检查维生素 B_1 原料药的酸度。

（二）总氯量

维生素 B_1 为盐酸盐，需检查总氯量。《中国药典》采用银量法检查。方法为取本品约 0.2g，精密称定，加水 20ml 溶解后，加稀醋酸 2ml 与溴酚蓝指示液 8~10 滴，用硝酸银滴定液（0.1mol/L）滴定至显蓝紫色。每 1ml 硝酸银滴定液（0.1mol/L）相当于 3.54mg 的氯（Cl）。按干燥品计算，含总氯量应为 20.6%~21.2%。

（三）有关物质

维生素 B_1 在贮藏过程中，遇到空气、光照和高温，容易被氧化和受热降解，生成一些与维生素 B$_1$ 结构相似的特殊杂质，即为维生素 B$_1$ 的有关物质，《中国药典》采用自身溶液对照法对其进行检查。

方法：精密称取本品约 10mg，加流动相稀释制成每 1ml 中含维生素 B$_1$ 1mg 的溶液，作为供试品溶液，精密量取 1ml，置 100ml 量瓶中，加流动相稀释至刻度，摇匀作为对照溶液。照高效液相色谱法测定，用十八烷基硅烷键合硅胶为填充剂；以甲醇-乙腈-0.02mol/L 庚烷磺酸钠溶液（含 1% 三乙胺，用磷酸调 pH 值至 5.5）（9：9：82）为流动相，检测波长为 254nm，理论板数按维生素 B$_1$ 计算不低于 2000，主峰与前后峰的分离度应符合要求。取对照溶液 20μl 注入液相色谱仪，调节检测灵敏度，使主成分色谱峰的峰高约为满量程的 20%。精密量取供试品溶液与对照溶液各 20μl，分别注入液相色谱仪，记录色谱图至主成分保留时间的 3 倍，供试品溶液色谱图如有杂质峰（扣除溶剂峰），各杂质峰面积的和不得大于对照溶液主峰面积的 0.5 倍（0.5%）。

四、含量测定

维生素 B$_1$ 及其制剂常用的含量测定方法有非水溶液滴定法、紫外分光光度法和硫色素荧光法。

（一）非水溶液滴定法

1. 原理　维生素 B$_1$ 分子中含有两个碱性的已成盐的伯胺和季铵基团，在非水溶液中均可与高氯酸作用。根据消耗高氯酸的量即可计算维生素 B$_1$ 的含量。

2. 方法　取本品约 0.15g，精密称定，置 100ml 具塞锥形瓶中，加冰醋酸 20ml，微热溶解后，密塞，放冷至室温，加醋酸汞试液 5ml 与喹哪啶红-亚甲蓝混合指示液 2 滴，用高氯酸滴定液（0.1mol/L）滴定至溶液显天蓝色，振摇 30 秒钟不褪色，并将滴定的结果用空白试验校正。每 1ml 高氯酸滴定液（0.1mol/L）相当于 16.86mg 的 C$_{12}$H$_{17}$ClN$_4$OS·HCl。

3. 讨论

（1）有机碱的氢卤酸盐在用高氯酸滴定前，需加入醋酸汞溶液。醋酸汞可与氢卤酸盐（盐酸）作用生成非解离的卤化汞（氯化汞），以消除氢卤酸盐对非水滴定法的干扰。

（2）维生素 B$_1$ 具有两个碱性基团，故与高氯酸反应的摩尔比为 1：2。维生素 B$_1$ 分子量为 337.27，所以滴定度（T）为 16.86mg/ml。

（3）《英国药典》采用非水滴定法，以无水甲醇-冰醋酸（5：65）为溶剂，用电位法指示终点。

（二）紫外分光光度法

1. 原理　维生素 B$_1$ 分子中具有共轭双键结构，在紫外区有吸收，根据其最大吸收波长的吸光度即可计算含量。《中国药典》收载的维生素 B$_1$ 片剂和注射剂均采用本法测定。

2. 维生素 B$_1$ 片的测定

（1）方法　取本品 20 片，精密称定，研细，精密称取适量（约相当于维生素 B$_1$ 25mg），置 100ml 量瓶中，加盐酸溶液（9→1000）约 70ml，振摇 15 分钟使维生素 B$_1$ 溶解，加盐酸溶液（9→1000）稀释至刻度，摇匀，用干燥滤纸滤过，精密量取续滤液 5ml，置另一 100ml 量瓶中，再加盐酸溶液（9→1000）稀释至刻度，摇匀，照紫外-可见分光光度法，在 246nm 的波长处测定吸光度，按 C$_{12}$H$_{17}$ClN$_4$OS·HCl 的吸收系数（$E_{1cm}^{1\%}$）为 421 计算，即得。

（2）计算

$$标示量(\%) = \frac{A \times D \times \overline{W}}{E_{1cm}^{1\%} \times 100 \times W \times 标示量} \times 100\% \tag{11-1}$$

式中，A 为供试品在 246nm 的波长处测得的吸光度；D 为供试品的稀释体积；$\overline{W}$ 为维生素 B$_1$ 片的平均片重；W 为称取维生素 B$_1$ 片粉的质量。

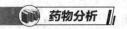

实例解析

实例 11-2：维生素 B_1 片的含量测定

取维生素 B_1 片（每片含维生素 B_1 10mg）20 片，总重为 1.6312g，研细，称取 0.4182g，置 100ml 量瓶中，加盐酸溶液（9→1000）溶解并稀释至刻度，摇匀，滤过，弃去初滤液，精密量取续滤液 1ml，置另一 50ml 量瓶中，再加盐酸溶液（9→1000）稀释至刻度，摇匀。照紫外分光光度法在 246nm 波长处测定吸收度为 0.437。已知 $C_{12}H_{17}ClN_4OS \cdot HCl$ 的吸收系数（$E_{1cm}^{1\%}$）为 425，求该片剂占标示量的百分含量？

解析： 标示量(%) $= \dfrac{A \times D \times \overline{W}}{E_{1cm}^{1\%} \times 100 \times W \times 标示量} \times 100\%$

$$= \frac{0.437 \times 100 \times \dfrac{50}{1} \times \dfrac{1.6312}{20}}{425 \times 100 \times 0.4182 \times 10 \times 10^{-3}} \times 100\%$$

$$= 100.3\%$$

（三）硫色素荧光法

硫色素荧光反应为维生素 B_1 的专属反应，可用于维生素 B_1 及其制剂的含量测定。

1. 原理　维生素 B_1 在碱性溶液中被铁氰化钾氧化成硫色素，用异丁醇提取后，在紫外光（λ_{ex} 365nm）照射下呈现蓝色荧光（λ_{em} 435nm），通过与对照品荧光强度比较，即可测得供试品含量。

2. 方法

（1）氧化试剂的制备　取新鲜配制的 1.0% 铁氰化钾溶液 4.0ml，加 3.5mol/ml 氢氧化钠溶液制成 100ml，于 4 小时内使用。

（2）对照品溶液的制备　维生素 B_1 对照品约 25mg，精密称定，溶于 300ml 稀醇溶液（1→5），用 3mol/L 盐酸溶液调节至 pH4.0，加稀醇稀释成 1000ml，作为贮备液，避光冷藏，每月配制一次。取贮备液适量，用 0.2mol/L 盐酸溶液逐步定量稀释至 0.2μg/ml 溶液。

（3）供试品溶液的制备　取供试品适量，用 0.2mol/L 盐酸液溶解，制成 100μg/ml 的溶液（若供试品难溶，可在水浴上加热使溶解），精密量取 5ml，逐步定量稀释至 0.2μg/ml 的溶液。

（4）测定方法　取 40ml 具塞试管 3 支或 3 支以上，各精密加入对照品溶液 5ml，于其中 2 支（或 2 支以上）试管中迅速（1~2 秒内）加入氧化试剂各 3.0ml，在 30 秒内再加入异丁醇 20.0ml，密塞，剧烈振摇 90 秒。于另 1 支试管中加 3.5mol/L 氢氧化钠溶液 3.0ml 以代替氧化试剂，并照上述方法操作，作为空白。

另取 3 支或 3 支以上的相同试管，各精密加入供试品溶液 5ml，照上述对照品溶液试管的方法，同法处理。

于上述 6 支或 6 支以上试管中，各加入无水乙醇 2ml，旋摇数秒钟，待分层后，取上层澄清的异丁醇液约 10ml，置荧光测定池内，测定其荧光强度（激发和发射的最大波长分别为 365nm 和 435nm）。

$$5ml \text{ 供试品溶液中维生素 } B_1 \text{ 的 } \mu g \text{ 数} = \frac{A - b}{S - d} \times 0.2 \times 5 \tag{11-2}$$

式中，A 和 S 分别为供试品溶液和对照品溶液测得的平均荧光读数；b 和 d 则分别为其相应的空白读数；0.2 为对照品溶液的浓度（μg/ml）；5 为测定时对照品溶液的取样体积（ml）。

第三节 维生素C的分析

维生素C（vitamin C）又称L-抗坏血酸（L-ascorbic acid）。《中国药典》收载有维生素C原料药及其片剂、泡腾片、颗粒剂和注射液。

一、结构与性质

（一）结构

维生素C结构中有2个手性碳原子（C_4、C_5），具有四种光学异构体，其中以L-构型右旋体的生物活性最强。维生素C分子结构中具有烯二醇结构，具内酯环，使维生素C性质极为活跃。其化学结构与糖类十分相似，结构式如下：

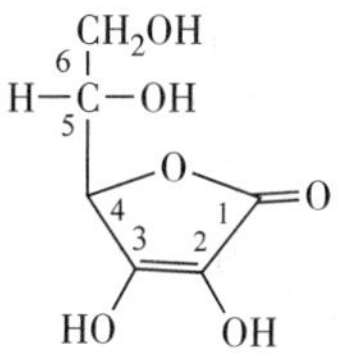

（二）性质

1. 性状 维生素C为白色结晶或结晶性粉末，无臭，味酸，久置色渐变微黄。

2. 溶解性 维生素C在水中易溶，水溶液呈酸性；在乙醇中略溶，在三氯甲烷或乙醚中不溶。

3. 酸性 维生素C分子结构中的烯二醇基具有酸性，尤其是C_3-OH由于受共轭效应的影响，酸性较强（$pK_1 = 4.17$），C_2-OH由于形成分子内氢键，酸性极弱（$pK_2 = 11.57$），故维生素C一般表现为一元酸，可与碳酸氢钠作用生成钠盐。

4. 旋光性 维生素C分子中有2个手性碳原子，故有4个光学异构体，其中L(+)-抗坏血酸活性最强。本品的比旋光度为+20.5°～+21.5°。

5. 还原性 维生素C分子中的烯二醇基具极强的还原性，易被氧化为二酮基而成为去氢抗坏血酸，加氢又可还原为抗坏血酸。在碱性溶液或酸性溶液中能进一步水解为二酮古洛糖酸而失去活性，故此反应为不可逆反应。

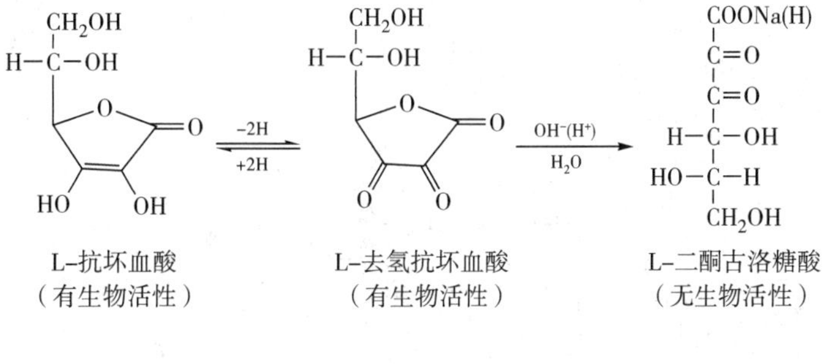

6. 水解性 维生素C和碳酸钠作用可生成单钠盐，不致发生水解，因为双键使内酯环变得比较稳定；但在强碱中，内酯环可水解，生成酮酸盐。反应式如下：

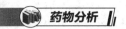
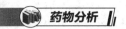

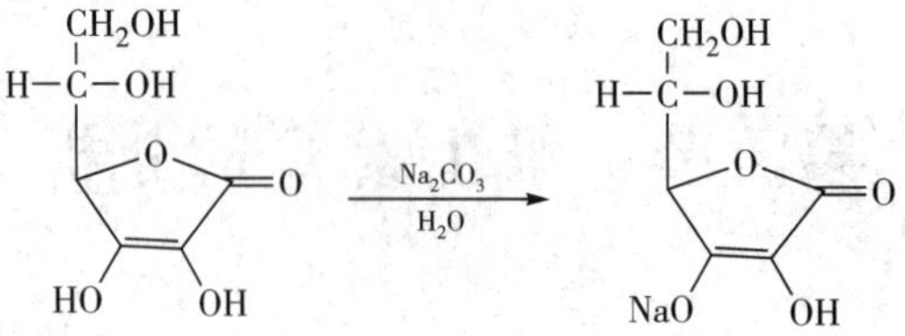

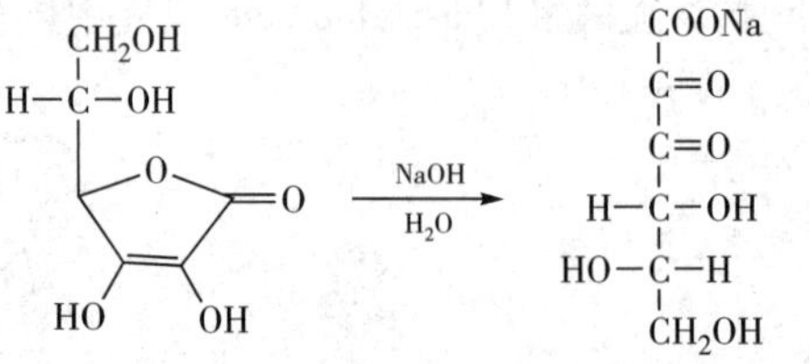

7. 糖类的性质　维生素 C 的化学结构与糖类相似，具有糖类的性质和反应。

8. 紫外吸收特性　维生素 C 具有共轭双键，其稀盐酸溶液在 243nm 波长处有最大吸收，$E_{1cm}^{1\%}$ 为 560，可用于鉴别和含量测定。若在中性或碱性的条件下，则红移至 265nm 处。

二、鉴别试验

（一）与硝酸银反应

1. 原理　维生素 C 分子中有烯二醇基，具有强还原性，可被硝酸银氧化为去氢抗坏血酸，同时产生黑色金属银沉淀。反应式如下：

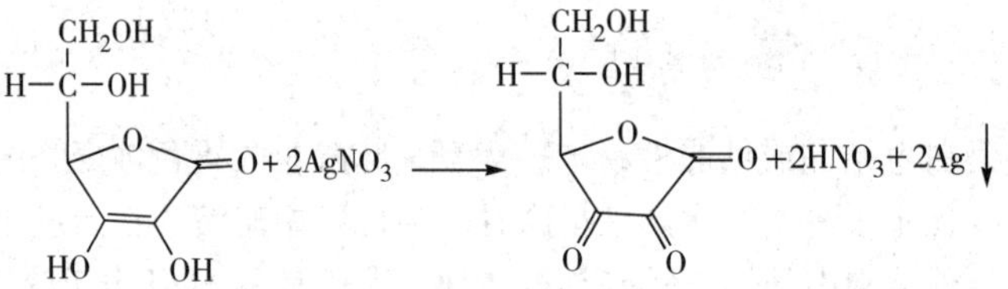

2. 方法　取本品 0.2g，加水 10ml 溶解。取该溶液 5ml，加硝酸银试液 0.5ml，即生成金属银的黑色沉淀。《中国药典》采用该法鉴别。

（二）与 2,6-二氯靛酚反应

1. 原理　2,6-二氯靛酚为一染料，其氧化型在酸性介质中呈玫瑰红色，碱性介质中呈蓝色。与维生素 C 作用后生成还原型无色的酚亚胺，反应式如下：

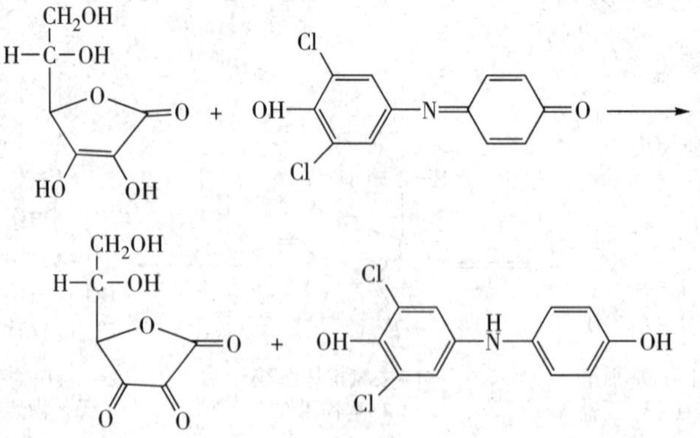

2. 方法　取本品 0.2g，加水 10ml 溶解。取该溶液 5ml，加二氯靛酚钠试液 1~2 滴，试液的颜色消失。《中国药典》也采用该法进行鉴别。

（三）与其他氧化剂反应

维生素 C 还可被亚甲蓝、高锰酸钾、碱性酒石酸铜试液、磷钼酸等氧化剂氧化为去氢抗坏血酸，同时抗坏血酸可使其试剂褪色，产生沉淀或呈现颜色。

（四）糖类的反应

维生素 C 可在三氯醋酸或盐酸存在下水解、脱羧、生成戊糖，再失水，转化为糖醛，加入吡咯，加热至 50℃ 产生蓝色。

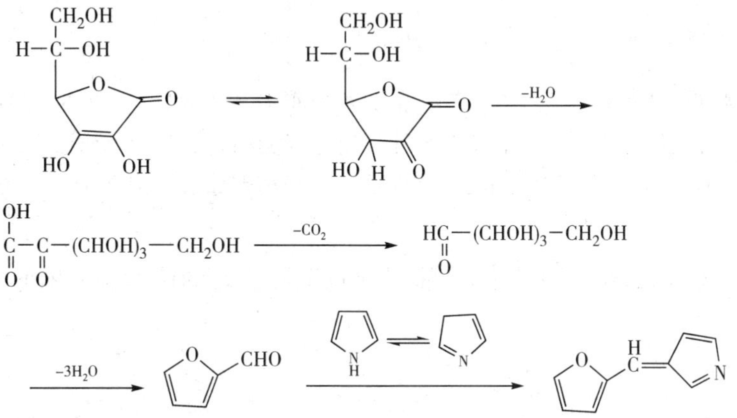

（五）紫外-可见分光光度法

维生素 C 在 0.01mol/L 盐酸溶液中，在 243nm 波长处有最大吸收，利用此特征进行鉴别。《英国药典》采用本法进行鉴别，规定其吸收系数 $E_{1cm}^{1\%}$ 应为 545~585。

三、杂质检查

《中国药典》规定应检查维生素 C 及其片剂、注射剂的澄清度与颜色，另外对维生素 C 原料中铜铁离子进行检查。

（一）溶液颜色与澄清度检查

维生素 C 及其制剂在贮存期间易变色，且颜色随贮存时间的延长而逐渐加深。因为维生素 C 的水溶液在高于或低于 pH5~6 时，受空气、光线和温度的影响，分子中的内酯环可发生水解，并且进一步发生脱羧反应生成糖醛聚合呈色。为保证产品质量，须控制有色杂质的量，《中国药典》采用控制吸光度的方法进行检查，具体方法如下：

1. 原料 取维生素 C 供试品 3.0g，加水 15ml，振摇使溶解，溶液应澄清无色；如显色，将溶液经 4 号垂熔漏斗滤过，取滤液，照紫外-可见分光光度法，在 420nm 的波长处测定吸光度，不得超过 0.03。

2. 片剂 取本品的细粉适量（约相当于维生素 C 1.0g），加水 20ml，振摇使其溶解，滤过，滤液照紫外-可见分光光度法，在 440nm 的波长处测定吸光度，不得超过 0.07。

3. 注射剂 取本品适量，加水稀释成 1ml 中含维生素 C 50mg 的溶液，照紫外-可见分光光度法，在 420nm 的波长处测定吸光度，不得超过 0.06。

维生素 C 制剂在加工过程中有色杂质增加，故限量比原料药宽一些。片剂和注射剂中所含有色杂质的吸收峰略有不同，故测定限量时，所用的波长也不同。

（二）铁、铜离子的检查

1. 铁 取本品 5.0g 两份，精密称定，分别置 25ml 的量瓶中，一份中加 0.1mol/L 硝酸溶液溶解并稀释至刻度，摇匀，作为供试品溶液（B）；另一份中加标准铁溶液（精密称取硫酸铁铵 863mg，置 1000ml 量瓶中，加 1mol/L 硫酸溶液 25ml，加水稀释至刻度，摇匀，精密量取 10ml，置 100ml 量瓶中，加水稀释至刻度，摇匀）1.0ml，加 0.1mol/L 硝酸溶液溶解并稀释至刻度，摇匀，作为对照品溶液（A）。照原子吸收分光光度法，在 248.3nm 的波长处分别测定，应符合规定＼［若 A 和 B 溶液测得吸光度分别为 a 和 b，则要求 $b < (a-b)$ ＼］。

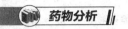

2. 铜 取本品2.0g两份，精密称定，分别置25ml量瓶中，一份中加0.1mol/L硝酸溶液溶解并稀释至刻度，摇匀，作为供试品溶液（B）；另一份中加标准铜溶液（精密称取硫酸铜393mg，置1000ml量瓶中，加水稀释至刻度，摇匀，精密量取10ml，置100ml量瓶中，加水稀释至刻度，摇匀）1.0ml，加0.1mol/L硝酸溶液溶解并稀释至刻度，摇匀，作为对照溶液（A）。照原子吸收分光光度法，在324.8nm的波长处分别测定，应符合规定（要求同上计算）。

四、含量测定

利用维生素C具有强还原性，进行含量测定的方法有很多，如碘量法、2,6-二氯靛酚法、碘酸钾法、铈量法、溴酸钾法、铁氰化钾法等，其他还有紫外分光光度法和高效液相色谱法等。《中国药典》收载的维生素C原料药、片剂、泡腾片、泡腾颗粒、注射液等均采用碘量法测定含量。

（一）碘量法

1. 原理 维生素C在醋酸酸性条件下，可被碘定量氧化。根据消耗碘滴定液的体积即可计算维生素C的含量。反应式如下：

2. 方法 取本品约0.2g，精密称定，加新沸过的冷水100ml与稀醋酸10ml使溶解，加淀粉指示液1ml，立即用碘滴定液（0.1mol/L）滴定，至溶液显蓝色并在30秒内不褪。每1ml碘滴定液（0.1mol/L）相当于8.806mg的$C_6H_8O_6$。

3. 注意事项

（1）操作中加入稀醋酸10ml使滴定在酸性溶液中进行。因在酸性介质中维生素C受空气中氧的氧化速度减慢，但样品溶于稀醋酸后仍需立即进行滴定。

（2）加新沸过的冷水目的是为减少水中溶解的氧对测定的影响。

（3）《中国药典》采用本法对维生素C原料药、片剂、泡腾片、颗粒剂和注射剂进行含量测定。为消除制剂中辅料对测定的干扰，滴定前要进行必要的处理。如片剂溶解后应滤过，取续滤液测定；注射剂测定前加丙酮2ml，以消除注射剂中抗氧剂亚硫酸氢钠对测定的影响。

实例解析

实例11-3：维生素C注射液的含量测定

取维生素C注射液（本品规定为2ml：0.1g）4ml，加水15ml与丙酮2ml，摇匀，放置5分钟，加稀醋酸4ml与淀粉指示液1ml，用碘滴定液（0.1mol/L）滴定，至溶液显蓝色并持续30秒不褪，消耗碘滴定液（0.1mol/L，$F=1.025$）22.10ml。已知每1ml碘滴定液（0.1mol/L）相当于8.806mg的维生素C，求维生素C注射液的标示百分含量。

解析：标示量(%) $= \dfrac{F \times T \times V \times 1}{V_s \times 每1ml维生素C注射液的标示量} \times 100\%$

$= \dfrac{1.025 \times 8.806 \times 22.10 \times 1}{4 \times \dfrac{0.1 \times 1000}{2}} \times 100\%$

$= 99.7\%$

（二）2,6-二氯靛酚滴定法

1. 原理　2,6-二氯靛酚为一染料，其氧化型在酸性溶液中显红色，碱性溶液中为蓝色。当与维生素C反应后，即转变为无色的酚亚胺（还原型）。因此，维生素C在酸性溶液中，可用2,6-二氯靛酚滴定液滴定至溶液显玫瑰红色为终点，无需另加指示剂。

2. 方法（维生素C注射剂）　精密量取本品适量（约相当于维生素C 50mg），置100ml量瓶中，加偏磷酸-醋酸试液20ml，用水稀释至刻度，摇匀；精密量取稀释液适量（约相当于维生素C 2mg）置50ml的锥形瓶中，加偏磷酸-醋酸试液5ml，用2,6-二氯靛酚滴定液滴定至显玫瑰红色，并持续5秒不褪色；另取偏磷酸-醋酸试液5.5ml，加水15ml，用2,6-二氯靛酚滴定液滴定，做空白试验校正。以2,6-二氯靛酚滴定液对维生素C滴定度计算，即可。

3. 注意事项

（1）本法并非维生素C的专一反应，其他还原性物质对测定也有干扰。但由于维生素C的氧化速度远比干扰物质快，故快速滴定可减少干扰物质的影响。多用于含维生素C的制剂与食品分析。

（2）本法也可用2,6-二氯靛酚进行剩余比色测定，即在加入维生素C后，在很短的时间内，测定剩余染料的吸收强度，或利用醋酸乙酯或醋酸丁酯提取剩余染料后进行比色测定。

（3）由于2,6-二氯靛酚滴定液不够稳定，贮存时易缓缓分解，故需经常标定，贮备液不易超过一周。

第四节　维生素D的分析

维生素D（vitamin D）是一类抗佝偻病维生素的总称。目前已知的维生素D类物质至少有十种之多，都是甾醇的衍生物。《中国药典》主要收载有维生素D_2、D_3原料药；维生素D软胶囊和注射液；维生素D_3注射剂。

一、结构与性质

（一）结构

维生素D_2和维生素D_3的结构如下：

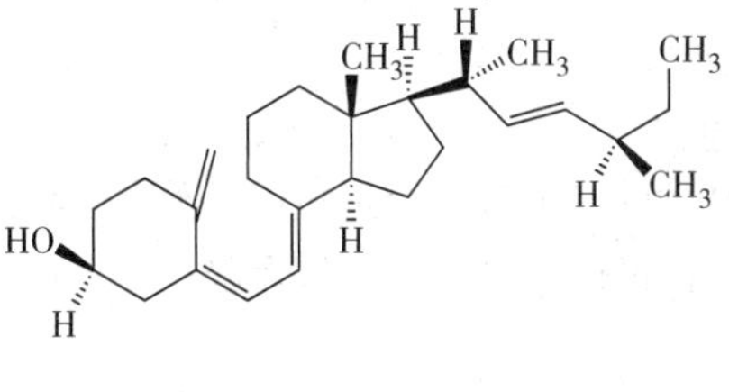

维生素D_2 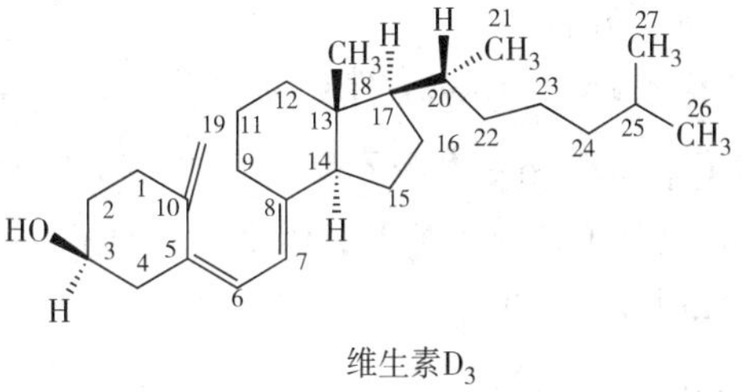　　　　　　　　　　　　　维生素D_3

维生素D_2为9,10-开环麦角甾-5,7,10(19),22-四烯-3β-醇，又名骨化醇（calciferol）或麦角骨化醇（ergocalciferol）。维生素D_3为9,10-开环胆甾-5,7,10(19)-三烯-3β-醇，又名胆骨化醇（colecalciferol）。两者都是甾醇衍生物，维生素D_2与维生素D_3结构上的区别仅在于侧链多一个双键和C_{24}上多一个甲基。

（二）性质

1. 性状　维生素D_2、D_3均为无色针状结晶或者白色结晶性粉末；无臭、无味；遇光或者空气均易变质。

2. 溶解性 维生素 D_2 在三氯甲烷中极易溶解，在乙醇、丙酮或者乙醚中易溶；维生素 D_3 在乙醇、丙酮、乙醚或者三氯甲烷中极易溶解；二者均在植物油中略溶，在水中不溶。

3. 不稳定性 维生素 D_2、D_3 因含有多个烯键，所以极不稳定，遇光、空气及其他氧化剂均发生氧化而变质，使效价变低，毒性增强。本品对酸也不稳定。

4. 旋光性 维生素 D_2 具有 6 个手性碳原子，而维生素 D_3 有 5 个手性碳原子，所以二者均具有旋光性。

5. 甾类显色反应 本品用三氯甲烷溶解后，加醋酐和硫酸，显黄色，渐变红色，迅速变为紫色，最后变为绿色。此反应为甾体化合物的共有反应。

6. 紫外吸收特征 取本品，加无水乙醇溶解并定量稀释至每 1ml 中约含 $10\mu g$ 的溶液。照紫外分光光度法，在 265nm 的波长处测定吸光度，维生素 D_2 的吸收系数（$E_{1cm}^{1\%}$）为 $460\sim490$；维生素 D_3 的吸收系数（$E_{1cm}^{1\%}$）为 $465\sim495$。

二、鉴别试验

（一）显色反应

1. 与醋酐-浓硫酸反应 取维生素 D_2 或 D_3 约 0.5mg，加三氯甲烷 5ml 溶解后，加醋酐 0.3ml 与硫酸 0.1ml，振摇，维生素 D_2 初显黄色，渐变红色，迅速变为紫色，最后成绿色。维生素 D_3 初显黄色，逐渐变红色，迅速变为紫色、蓝绿色，最后变成绿色。

2. 与三氯化锑反应 取本品适量（约 1000IU），加 1,2-二氯乙烷 1ml 溶解，加三氯化锑试液 4ml，溶液即显橙红色，逐渐变为粉红色。

3. 其他显色反应 维生素 D 与三氯化铁反应呈橙黄色，与二氯丙醇和乙酰氯试剂反应显绿色，均可用于鉴别，但专属性不强。

（二）比旋度测定

取维生素 D_2，精密称定，加无水乙醇溶解并定量稀释制成每 1ml 中约含 40mg 的溶液，依法测定，比旋度为 $+102.5°$ 至 $+107.5°$；取维生素 D_3 精密称定，加无水乙醇溶解并定量稀释制成每 1ml 中约含 5mg 的溶液，依法测定，比旋度为 $+105°$ 至 $+112°$（二者均应用于容器开启后 30 分钟内取样，并在溶液配制后 30 分钟内测定）。

（三）其他鉴别方法

维生素 D_2、D_3 可用薄层色谱法、高效液相色谱法和制备衍生物测熔点进行鉴别。此外，亦可通过其 UV、IR 的特征加以鉴别。

（四）维生素 D_2、D_3 的区别反应

取维生素 D 10mg，溶于 96% 乙醇 10ml 中。取此液 0.1ml，加乙醇 1ml 和 85% 硫酸 5ml。维生素 D_2 显红色，在 570nm 波长处有最大吸收；维生素 D_3 显黄色，在 495nm 波长处有最大吸收。此反应也用于维生素 D_2、D_3 的含量测定。

三、杂质检查

《中国药典》规定维生素 D_2 原料药中应检查麦角甾醇及有关物质。

检查方法：取本品 10mg，加 90% 乙醇 2ml 溶解后，加洋地黄皂苷溶液（取洋地黄皂苷 20mg，加 90% 乙醇 2ml，加热溶解制成）2ml，混合，放置 18 小时，不得发生浑浊或沉淀。

四、含量测定

维生素 D 的含量测定方法有化学法、色谱法、光谱法和微生物法，《中国药典》采用正相高效液相色谱法（NP-HPLC）测定。

（一）维生素 D 测定法

本法用高效液相色谱法测定维生素 D（包括维生素 D_2、D_3，下同）及其制剂、维生素 AD 制剂或鱼肝油中所含维生素 D 及前维生素 D 经折算成维生素 D 的总量，以单位表示，每单位相当于维生素 D $0.025\mu g$。测定应在半暗室中及避免氧化的情况下进行。

无维生素 A 醇及其他杂质干扰的供试品可用第一法测定，否则应按第二法处理后测定；如果照第二法处理后，前维生素 D 峰仍受杂质干扰，仅有维生素 D 峰可以分离时，则应按第三法测定。各法分述如下。

1. 第一法

（1）对照品贮备溶液的制备　根据各制剂中所含维生素 D 的成分，精密称取相应的维生素 D_2 或 D_3 对照品 25mg，置 100ml 棕色量瓶中，加异辛烷 80ml，避免加热，超声处理 1 分钟使完全溶解，用异辛烷稀释至刻度，摇匀，作为贮备溶液（1）；精密量取 5ml，置 50ml 棕色量瓶中，用异辛烷稀释至刻度，摇匀，充氮密塞，避光，0℃以下保存，作为贮备溶液（2）。

测定维生素 D_2 时，应另取维生素 D_3 对照品 25mg，同法制成维生素 D_3 对照品贮备溶液，供系统适用性试验用。

（2）色谱条件与系统适用性试验　用硅胶为填充剂，正己烷-正戊醇（997：3）为流动相，检测波长为 254nm。量取维生素 D_3 对照品贮备液（1）5ml，置具塞玻璃容器中，通氮后密塞，置 90℃水浴中加热 1 小时，取出，迅速冷却，加正己烷 5ml，摇匀，置 1cm 具塞石英吸收池中，在 2 支 8W 主波长分别为 254nm 和 365nm 的紫外光灯下，将石英吸收池斜放 45°，并距灯管 5~6cm，照射 5 分钟，使溶液中含有前维生素 D_3、反式维生素 D_3、维生素 D_3 和速甾醇 D_3；量取该溶液注入液相色谱仪，进样 5 次，记录色谱图峰，维生素 D_3 峰的相对标准偏差应不大于 2.0%；前维生素 D_3 峰（与维生素 D_3 的相对保留时间约为 0.5）与反式维生素 D_3 峰（与维生素 D_3 的相对保留时间约为 0.6），以及维生素 D_3 峰与速甾醇 D_3 峰（与维生素 D_3 的相对保留时间约为 1.1）的分离度均应大于 1.0。

（3）响应因子测定　精密量取对照品贮备溶液（2）5ml，置 50ml 量瓶中，用正己烷稀释至刻度，摇匀；作为对照品溶液。取 $10\mu l$ 注入液相色谱仪，记录色谱图，计算维生素 D 的响应因子 f_1。

$$f_1 = c_1/A_1 \tag{11-3}$$

式中，c_1 为维生素 D 对照品溶液的浓度，$\mu g/ml$；A_1 为对照品溶液色谱图中维生素 D 峰的峰面积。

另精密量取对照品贮备溶液（1）5ml，置 50ml 量瓶中，加入 2,6-二叔丁基对甲酚结晶 1 粒，通氮排除空气后，密塞，置 90℃水浴中加热 1.5 小时，取出迅速冷却，用正己烷稀释至刻度，摇匀，作为混合对照品溶液；取 $10\mu l$ 注入液相色谱仪，记录色谱图，计算前维生素 D 的响应因子 f_2。

$$f_2 = (c_1 - f_1 A_1)/A_2 \tag{11-4}$$

式中，c_1 为 f_1 测定项下维生素 D 对照品溶液的浓度，$\mu g/ml$；f_1 为维生素 D 的响应因子；A_1 为混合对照品溶液色谱图中维生素 D 峰的峰面积，A_2 为混合对照品溶液色谱图中前维生素 D 峰的峰面积。

（4）测定法　取该制剂项下制备的供试品溶液进行测定，按下列公式计算维生素 D 及前维生素 D 折算成维生素 D 的总量（c_i）。

$$c_i = f_1 A_{i1} + f_2 A_{i2} \tag{11-5}$$

式中，A_{i1} 为维生素 D 的峰面积；A_{i2} 为前维生素 D 的峰面积。

2. 第二法

（1）供试品溶液 A 的制备　精密称取供试品适量（相当于维生素 D 总量 600 单位以上，重量不超过 2.0g），置皂化瓶中，加乙醇 30ml、维生素 C 0.2g 与 50%氢氧化钾溶液 3ml＼［若供试品为 3g，则加 50%氢氧化钾溶液 4ml＼］，置水浴上加热回流 30 分钟，冷却后，自冷凝管顶端加水 10ml 冲洗冷凝管内壁，将皂化液移至分液漏斗中，皂化瓶用水 60~100ml 分数次洗涤，洗液并入分液漏斗中，用不含过氧化物的乙醚振摇提取 3 次，第一次 60ml，以后每次 40ml，合并乙醚液，用水洗涤数次，每次约 100ml，洗涤时应缓缓旋动，避免乳化，直至水层遇酚酞指示液不再显红色，静置，分取乙醚提取液，加入干燥滤纸条少许振摇除去乙醚提取液中残留的水分，分液漏斗及滤纸条再用少量乙醚洗涤，洗液与提取液合并，置具塞圆底烧瓶中，在水浴上低温蒸发至约 5ml，再用氮气流吹干，迅速精密加入甲醇 3ml，密塞，超声处理助溶后，移入离心管中，离心，取上清液作为供试品溶液 A。

（2）净化用色谱柱系统分离收集维生素 D　精密量取上述供试品溶液 A 500μl，注入以十八烷基硅烷键合硅胶为填充剂的液相色谱柱，以甲醇-乙腈-水（50∶50∶2）为流动相进行分离，检测波长为 254nm，记录色谱图，维生素 D 与前维生素 D 为重叠峰，并能与维生素 A 及其他干扰含量测定的杂质分开；准确收集含有维生素 D 及前维生素 D 混合物的全部流出液，置具塞圆底烧瓶中，用氮气流迅速吹干，精密加入正己烷溶液适量，使每 1ml 中含维生素 D 为 50~140 单位，密塞，超声处理使溶解，即为供试品溶液 B。

（3）测定法　取供试品溶液 B，按第一法进行含量测定，进样量为 100~200μl。

3. 第三法

（1）供试品溶液的制备　取该制剂项下制备的供试品溶液 A，按上述第二法净化。用色谱柱系统分离维生素 D 项下的方法处理，至"用氮气流迅速吹干"后，加入异辛烷 2ml 溶解，通氮排除空气后，密塞，置 90℃水浴中，加热 1.5 小时后，立即通氮在 2 分钟内吹干，迅速精密加入正己烷 2ml，溶解后，即为供试品溶液 C。

（2）对照品溶液的制备　精密量取对照品贮备溶液（1）适量，加异辛烷定量稀释制成每 1ml 中约含维生素 D 50 单位，精密量取 2ml 置具塞圆底烧瓶中，照供试品溶液制备项下的方法，自"通氮排除空气后"起，依法操作，得对照品溶液。

（3）测定法　照第一法项下的色谱条件下，精密量取对照品溶液与供试品溶液 C 各 200μl，注入液相色谱仪，记录色谱图，按外标法以峰面积计算维生素 D 的含量。

（二）注意事项

（1）本法采用以硅胶为填充剂，以非极性溶剂正己烷-正戊醇（997∶3）为流动相的正相高效液相色谱法测定，检测波长为 254nm。

（2）由于维生素 D 易受光照而发生变化，测定应在半暗室中及避免氧化的情况下进行，必要时可通惰性气体和使用棕色玻璃容器。

（3）皂化及提取过程极为复杂，振摇不剧烈及水浴温度大于 40℃时，则测定结果偏低。提取溶剂以苯为最好，苯对维生素 D 的溶解度较大；但苯的毒性较大，因此多采用己烷或戊烷。由于维生素 D 树脂状样品含有 20%~40% 其他物质，因此以乙醚、己烷或戊烷-乙醚提取，用 3% 氢氧化钾洗涤提取液，除去某些干扰物；也可加入马来酸酐，消除反式异构体。提取物经浓缩至干的残渣，用甲醇或乙腈-乙醇的混合溶剂溶解，以适合于净化色谱系统。残渣难溶时，可以超声助溶。

（4）净化后的维生素 D，其测定溶液以甲苯-流动相 B 溶解，同时加入内标溶液。内标溶液亦可选用邻苯二甲酸二甲酯。

（5）分析用色谱系统适用性试验时的维生素 D、前维生素 D 试验液，也可通过下列方法制备：取维生素 D_3 对照品溶液（25mg/100ml 维生素 D_3 异辛烷液，配制时应避免加热，用超声助溶 1 分钟）5ml，置具塞玻璃容器中，通氮后密塞，置 90℃水浴中加热 1 小时，取出迅速冷却，加正己烷 5ml，摇匀，置 1cm 具塞石英吸收池中，在 2 支 8W 主波长分别为 254nm 和 365nm 的紫外光灯下，将石英吸收池斜放 45°，并距灯管 5~6cm，照射 5 分钟，使溶液中含有前维生素 D_3、反式维生素 D_3、维生素 D_3 和速甾醇 D_3。

（6）《中国药典》规定，当样品经皂化提取及净化色谱系统分离收集后，前维生素 D 峰仍受杂质干扰时，则将皂化提取及净化色谱系统收集的维生素 D 混合洗脱液用氮气流挥干后，加异辛烷 2ml 使溶解。通氮排除空气后，密塞，置 90℃水浴中，加热 1.5 小时后，立即通氮在 2 分钟内吹干，迅速精密加入正己烷 2ml，溶解后，得供试液；另取维生素 D 对照品溶液经上述相同方法处理后，得对照液。供试液与对照液交替进样，读取维生素 D 的峰值，按外标法计算含量。

（7）若供试品中无维生素 A 醇及其他杂质干扰，则可直接进样，进行色谱测定。

第五节 维生素 E 的分析

维生素 E（vitamin E）又称 α-生育酚（α-tocopherol）。生育酚主要具有 α、β、γ 和 δ 四种异构体，其中以 α-异构体的生理作用最强。其天然品为右旋体（d-α），合成品为消旋体（dl-α），右旋体与消旋体的效价比为 1.4：10。一般药品为合成品，即消旋体。《中国药典》收载的维生素 E 是人工合成的消旋 α-生育酚醋酸酯（dl-α-tocopheryl acetate），以及维生素 E 粉、片剂、软胶囊和注射液。

一、结构与性质

（一）结构

维生素 E 为苯并二氢吡喃醇衍生物，苯环上有一个乙酰化的酚羟基，故又称生育酚。合成型为（±）-2,5,7,8-四甲基-2-(4,8,12-三甲基十二烷基)-6-苯并二氢吡喃醇乙酸酯或 dl-α-生育酚乙酸酯。天然型为（+）-2,5,7,8-四甲基-2-(4,8,12-三甲基十二烷（十三烷）基)-6-苯并二氢吡喃醇乙酸酯或 d-α-生育酚醋酸酯。化学结构如下：

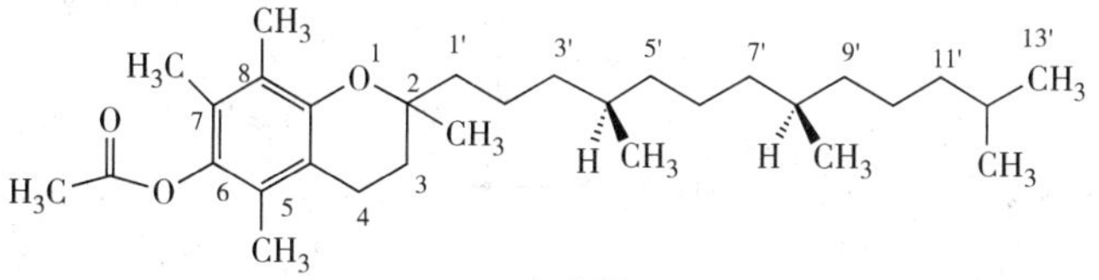

合成型

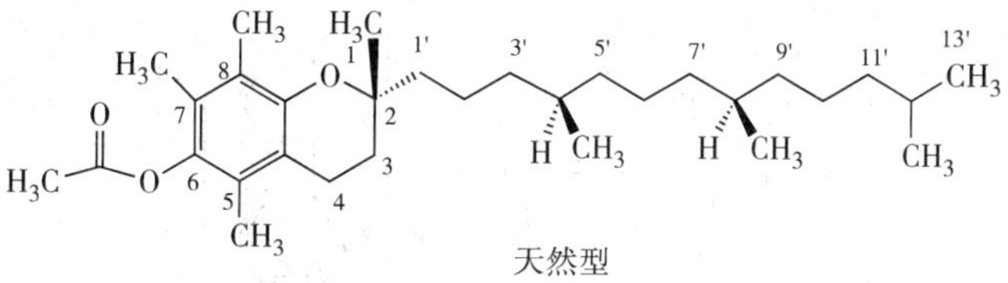

天然型

（二）性质

1. 性状　维生素 E 为微黄色或黄色透明的黏稠液体；几乎无臭；遇光色渐变。

2. 溶解性　维生素 E 在无水乙醇、丙酮、乙醚、石油醚中易溶，在水中不溶。

3. 水解性　维生素 E 苯环上有乙酰化的酚羟基，在酸性或碱性溶液中加热可水解生成游离生育酚，故常作为特殊杂质进行检查。

4. 易被氧化　维生素 E 在无氧条件下对热稳定，加热 200℃ 也不破坏，但对氧十分敏感，遇光、空气可被氧化。其氧化产物为 α-生育醌（α-tocopherol quinine）和 α-生育酚二聚体。

维生素 E 的水解产物游离生育酚，在有氧或其他氧化剂存在时，则进一步氧化生成有色的醌型化合物，尤其在碱性条件下，氧化反应更易发生。所以游离生育酚暴露于空气或日光中，极易被氧化变色，故应避光保存。

5. 紫外吸收特性　本品结构中含有苯环，故有紫外吸收，其无水乙醇溶液在 284nm 的波长处有最大吸收，其吸收系数（$E_{1cm}^{1\%}$）为 41.0~45.0。

二、鉴别试验

（一）硝酸反应

1. 原理　维生素 E 在硝酸酸性条件下，水解生成生育酚，生育酚被硝酸氧化为邻醌结构的生育红而显橙红色。

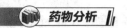

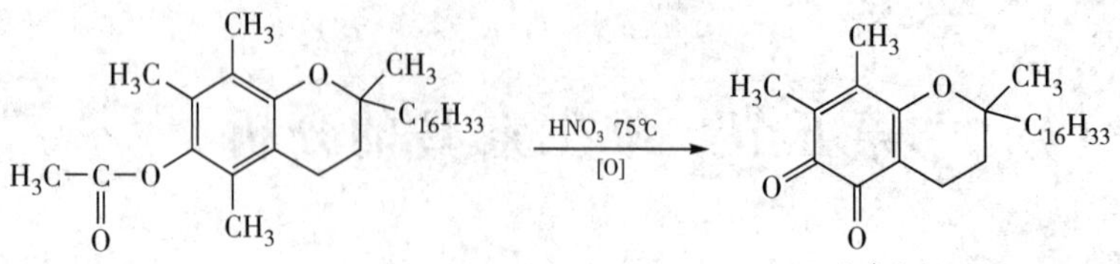

生育红

2. 方法　取本品约 30mg，加无水乙醇 10ml 溶解后，加硝酸 2ml，摇匀，在 75℃ 加热约 15 分钟，溶液应显橙红色。

本法简便、快速，显色反应明显。《中国药典》采用本法进行鉴别。

（二）三氯化铁反应

1. 原理　维生素 E 在碱性条件下，水解生成游离的生育酚，生育酚经乙醚提取后，可被 $FeCl_3$ 氧化成对生育醌；同时 Fe^{3+} 被还原为 Fe^{2+}，Fe^{2+} 与联吡啶生成红色的配位离子。

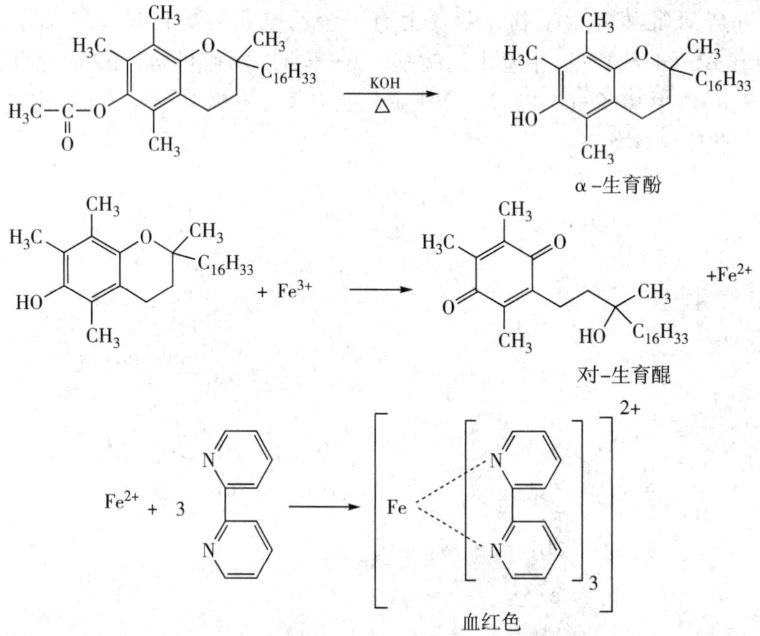

α-生育酚

对-生育醌

血红色

2. 方法　取本品约 10mg，加乙醇制氢氧化钾试液 2ml，煮沸 5 分钟，放冷，加水 4ml 与乙醚 10ml，振摇，静置使分层；取乙醚液 2ml，加 2,2′-联吡啶的乙醇溶液（0.5→100）数滴和三氯化铁的乙醇液（0.2→100）数滴，应显血红色。

（三）紫外-可见分光光度法

维生素 E 的 0.01% 无水乙醇液，在 284nm 的波长处有最大吸收；在 254nm 的波长处有最小吸收，可供鉴别。

（四）薄层色谱法

将维生素 E 供试品点于硅胶 G 薄层板上，以环己烷-乙醚（4∶1）为展开剂，展开 10~15cm 后，取出，于空气中晾干，喷以浓硫酸，在 105℃ 加热 5 分钟，α-生育酚、α-生育酚醋酸酯和 α-生育醌的 R_f 值分别为 0.5、0.7 和 0.9。

（五）其他方法

《中国药典》采用红外光谱法鉴别维生素 E，采用 GC 法鉴别维生素 E 软胶囊和维生素 E 粉，按含量测定项下的方法试验，供试品主峰的保留时间与维生素 E 对照品的保留时间一致。

三、杂质检查

《中国药典》规定本品须检查酸度和游离生育酚、有关物质（合成型）、残留溶剂。

（一）酸度

检查维生素 E 制备过程中引入的游离醋酸。方法如下：取乙醇与乙醚各 15ml，置锥形瓶中，加酚酞指示液 0.5ml，滴加氢氧化钠滴定液（0.1mol/L）至微显粉红色，加本品 1.0g，溶解后，用氢氧化钠滴定液（0.1mol/L）滴定，不得超过 0.5ml。

（二）生育酚

《中国药典》采用硫酸铈滴定法检查制备过程中未酯化的生育酚。

1. 原理　利用游离生育酚的还原性，可被硫酸铈定量氧化。故在一定条件下以消耗硫酸铈滴定液（0.01mol/L）的体积来控制游离生育酚的限量。游离生育酚被氧化成生育醌后失去两个电子，滴定反应的物质的量比为 1∶2，生育酚的分子量为 430.7，即 1mol 的硫酸铈相当于 1/2mol 的生育酚。

2. 方法　取本品 0.10g，加无水乙醇 5ml 溶解后，加二苯胺试液 1 滴，用硫酸铈滴定液（0.01mol/L）滴定，消耗硫酸铈滴定液（0.01mol/L）不得过 1.0ml。

3. 计算　《中国药典》规定维生素 E 中所含游离生育酚不得超过 2.15%，1ml 硫酸铈滴定液（0.01mol/L）相当于 0.002154g 的游离生育酚。

$$L（\%）= \frac{T \times V}{S} \times 100\% = \frac{0.002154 \times 1.0}{0.10} \times 100\% = 2.15\%$$

（三）有关物质

合成维生素 E 是以 1,2,4-三甲苯为原料合成的三甲氢醌与以柠檬酸为原料合成的植醇缩合环合而得。合成步骤多，合成过程中会残存 α-生育酚及其他杂质，《中国药典》采用气相色谱法检查。

方法：取本品，用正己烷稀释制成每 1ml 中约含 2.5mg 的溶液，作为供试品溶液；精密量取适量，用正己烷定量稀释制成每 1ml 中含 25μg 的溶液，作为对照溶液。照含量测定项下的色谱条件，取对照溶液 1μl，注入气相色谱仪，调节检测灵敏度，使主成分色谱峰的峰高约为满量程的 30%，再精密量取供试品溶液与对照溶液各 1μl，分别注入气相色谱仪，记录色谱图至主成分峰保留时间的 2 倍，供试品溶液的色谱图如有杂质峰，α-生育酚（相对保留时间约为 0.87）的峰面积不得大于对照溶液主峰面积（1.0%），其他单个杂质峰面积不得大于对照溶液主峰面积的 1.5 倍（1.5%），各杂质峰面积的和不得大于对照溶液主峰面积的 2.5 倍（2.5%）。

（四）残留溶剂

维生素 E 最丰富的天然来源为植物油，如大豆油、小麦胚芽油等，在提取过程中会残存正己烷，正己烷为限制使用的第二类溶剂，《中国药典》采用气相色谱法检查。

四、含量测定

维生素 E 的含量测定方法很多，主要是利用维生素 E 水解产物游离生育酚具有易氧化性质，用硫酸铈滴定液直接滴定；或将铁（Ⅲ）还原为铁（Ⅱ）后，再与不同试剂反应生成配位化合物进行比色测定。也可直接硝酸氧化，邻苯二胺缩合后荧光测定，近年来各国国家药典多采用 GC、HPLC 法测定其含量，该法专属性强，简便快速，特别适合维生素 E 制剂的分析。

（一）气相色谱法（内标法）

《中国药典》采用气相色谱法测定维生素 E 的含量。维生素 E 的沸点虽高达 350℃，但仍可不需经衍生化直接用气相色谱法测定含量，由于气相色谱法选择性高，可分离维生素 E 及其异构体，故可选择性

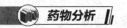

地测定维生素 E，尤其适用于维生素 E 制剂的含量测定。

色谱条件与系统适用性试验：以硅酮（OV-17）为固定液，涂布浓度为 2% 的填充柱；或用 100% 二甲基聚硅氧烷为固定液的毛细管柱；柱温为 265℃。理论板数按维生素 E 峰计算不低于 500（填充柱）或 5000（毛细管柱），维生素 E 峰与内标物质峰的分离度应符合要求。

校正因子测定：取正三十二烷适量，加正己烷溶解并稀释成 1ml 中含 1.0mg 的溶液，作为内标溶液。另取维生素 E 对照品 20mg，精密称定，置棕色具塞锥形瓶中，精密加入内标溶液 10ml，密塞，振摇使溶解，取 1~3μl 注入气相色谱仪，计算校正因子。

样品测定：取本品约 20mg，精密称定，置棕色具塞锥形瓶中，精密加入内标溶液 10ml，密塞，振摇使溶解，取 1~3μl 注入气相色谱仪，测定，计算，即得。

（二）高效液相色谱法（外标法）

《日本药局方》采用高效液相色谱法测定含量，维生素 E 是指 dl-α-生育酚，以外标法定量。

1. 色谱条件 色谱柱为内径 4mm，长 15~30cm 的不锈钢柱，填充粒径 5~10μm 的十八烷基硅烷键合硅胶为固定相，流动相为甲醇-水（49：1）；紫外检测器，检测波长为 292nm。生育酚和醋酸生育酚两峰的分离度应大于 2.6，生育酚先出峰。峰高的 RSD 应小于 0.8%。

2. 方法 取维生素 E 供试品和生育酚对照品各约 0.05g，精密称定，分别溶于无水乙醇中，并准确稀释至 50.0ml，即得供试品溶液和对照品溶液；精密吸取两种溶液各 20μl 注入高效液相色谱仪，记录色谱图，分别测定维生素 E 的峰高 H_x 和 H_r，按下列公式计算含量（mg）：

$$供试品中生育酚的量（mg）= M_r \times (H_x/H_r) \tag{11-6}$$

式中，M_r 为生育酚对照品的量（mg）；H_x 和 H_r 分别为供试品和对照品中生育酚的峰高。

维生素 C

维生素 C（vitamin C，ascorbic acid）又叫 L-抗坏血酸，是一种水溶性维生素。食物中的维生素 C 被人体小肠上段吸收。一旦吸收，就随血液分布到体内组织中。正常情况下，维生素 C 绝大部分在体内经代谢分解成草酸或与硫酸结合生成抗坏血酸-2-硫酸由尿排出；另一部分可直接由尿排出体外。维生素 C 的主要作用是提高免疫力，预防癌症、心脏病、中风，保护牙齿和牙龈等。另外，坚持按时服用维生素 C 还可以使皮肤黑色素沉着减少，从而减少黑斑和雀斑，使皮肤白皙。

维生素 C 除了因其功效被药用或作为营养补充剂添加到功能食品中外，还可以作为抗氧化剂添加到药品和食品中，防止食品和药品的氧化变质。维生素 C 可以用作抗氧化剂是因为其含有烯醇式的结构，具有还原性，非常容易被氧化。当有氧化剂存在的时候，维生素 C 首先被氧化，从而保护了食品和药品中易被氧化的成分。这样看来，维生素 C 发挥抗氧化剂的作用，其实就是牺牲了自己，保护了他人。我们生活中也有许许多多像维生素 C 这样的人。像消防战士，武警官兵、警察、军人和医护工作者等，他们都是我们身边的"最美逆行者"，是他们牺牲了自己，牺牲了小我，换来了我们的国泰民安。所以，哪有什么岁月静好，不过是有人替你负重前行！2020 年对每个人来说都是不平凡的一年。当突如其来的新冠疫情面前，有无数的医护工作者逆行而上，成为一个个维生素 C 一样的人，牺牲了自己的时间，自己的小家，甚至是自己的生命，保护了人民群众的生命，成为我们战胜疫情的有力保障。让我们向他们学习，向无数的"逆行者"学习，同时，不断的学习本领充实自己，强大自己，争做一个有本领、有担当、有精神的社会主义新青年。

本章小结

一、维生素 A 的分析

1. 维生素 A 的性质：不稳定性、易发生氧化、脱水反应；与三氯化锑显色；紫外吸收。

2. 维生素 A 的鉴别试验：与三氯化锑反应显蓝色，渐变成紫红色；紫外分光光度法；薄层色谱法。

3. 维生素 A 的杂质检查：酸值和过氧化值的检查。

4. 维生素 A 的含量测定：三点校正法；高效液相色谱法。

二、维生素 B_1 的分析

1. 维生素 B_1 的性质：硫色素反应；紫外吸收；与生物碱沉淀剂反应；氯化物特性。

2. 维生素 B_1 的鉴别：硫色素反应；沉淀反应；氯化物反应；硫元素反应；红外分光光度法。

3. 维生素 B_1 的杂质检查：酸度、总氯量和有关物质的检查。

4. 维生素 B_1 的含量测定：非水溶液滴定法；紫外-可见分光光度法（片剂和注射剂）；硫色素荧光法（USP）。

三、维生素 C 的分析

1. 维生素 C 的性质：酸性；旋光性；还原性；水解性；具有糖的性质；紫外吸收。

2. 维生素 C 的鉴别：与硝酸银反应；2,6-二氯靛酚反应；糖的反应；紫外-可见分光光度法。

3. 维生素 C 的杂质检查：溶液澄清度与颜色，铜铁离子的检查。

4. 维生素 C 的含量测定：碘量法；2,6-二氯靛酚滴定法。

四、维生素 D 的分析

1. 维生素 D 的性质：不稳定性；旋光性；显色反应；紫外吸收。

2. 维生素 D 的鉴别：显色反应；比旋度；其他鉴别方法；维生素 D_2 与 D_3 的区别反应。

3. 维生素 D 的杂质检查：麦角甾醇及有关物质的检查。

4. 维生素 D 的含量测定：高效液相色谱法。

五、维生素 E 的分析

1. 维生素 E 的性质：水解性；氧化性；紫外吸收。

2. 维生素 E 的鉴别：硝酸反应；三氯化铁反应；分光光度法；色谱法。

3. 维生素 E 的杂质检查：酸度和游离生育酚、有关物质（合成型）、残留溶剂的检查。

4. 维生素 E 的含量测定：气相色谱法。

练 习 题

题库

一、选择题

A 型题（最佳选择题）

1. 下列哪种维生素属于水溶性维生素（　　）。

　　A. 维生素 A　　　　　　B. 维生素 E　　　　　　C. 维生素 C　　　　　　D. 维生素 D

2. 维生素 A 可用紫外吸收光谱特征鉴别，是由于其分子结构中具有（　　）。

　　A. 共轭双键　　　　　B. 酚羟基　　　　　　　C. 环己烯　　　　　　　D. 甲基

3. 下列药物的碱性溶液，加入铁氰化钾后，再加正丁醇，显蓝色荧光的是（　　）。

A. 维生素 A   B. 维生素 B_1 C. 维生素 C   D. 维生素 D

4. 测定维生素 C 注射液的含量时, 在操作过程中要加入丙酮, 这是为了 (　　)。

     A. 保持维生素 C 的稳定   B. 使反应完全

     C. 加快反应速度   D. 消除注射液中抗氧剂的干扰

5. 维生素 C 的鉴别反应, 常采用的试剂有 (　　)。

     A. 碱性酒石酸铜   B. 硝酸银   C. 碘化铋钾   D. 乙酰丙酮

6. 对维生素 E 鉴别试验叙述正确的是 (　　)。

     A. 硝酸反应中维生素 E 水解生成 α-生育酚显橙红色

     B. 硝酸反应中维生素 E 水解后, 又被氧化为生育酚而显橙红色

     C. $FeCl_3$-联吡啶反应中, Fe^{3+} 与联吡啶生成红色配离子

     D. $FeCl_3$-联吡啶反应中, Fe^{2+} 与联吡啶生成红色配离子

7. 维生素 C 含量测定中, 为减少水中氧气对测定的影响应该加下列哪种溶剂溶解样品?(　　)

     A. 稀盐酸   B. 稀氢氧化钠

     C. 稀醋酸   D. 新沸放冷的蒸馏水

8. 二氯靛酚滴定法测定维生素 C 时, 其终点指示方法为 (　　)。

     A. 加入淀粉做指示剂   B. 利用自身颜色变化指示终点

     C. 加入酚酞做指示剂   D. 电位法

9. 维生素 B_1 进行硫色素反应鉴别而显荧光的条件是 (　　)。

     A. 乙醚   B. 碱性   C. 中性   D. 弱酸性

10. 《中国药典》采用 GC 法测定维生素 E 的含量, 内标物质是 (　　)。

     A. 正二十二烷   B. 正二十六烷   C. 正三十六烷   D. 正三十二烷

B 型题（配伍选择题）

[1~4]

     A. 亚硝基铁氰化钠反应   B. 硫色素反应

     C. 硝酸反应   D. 三氯化锑反应

     E. 硝酸银试液的反应

以下药物的鉴别反应是:

1. 维生素 C (　　)

2. 维生素 E (　　)

3. 维生素 B_1 (　　)

4. 维生素 A (　　)

X 型题（多项选择题）

1. 《中国药典》中, 用原子吸收分光光度法检查维生素 C 中的 (　　)。

     A. 铁盐   B. 汞盐   C. 铜盐

     D. 砷盐   E. 锌盐

2. 维生素 C 与分析方法的关系有 (　　)。

     A. 二烯醇结构具有还原性, 可用碘量法定量   B. 与糖结构类似, 有糖的某些性质

     C. 无紫外吸收   D. 有紫外吸收

     E. 二烯醇结构有弱酸性

3. 《中国药典》规定维生素 A 的测定采用紫外分光光度法（三点校正法）, 此法又分为 (　　)。

     A. 等波长差法   B. 等吸收比法   C. 6/7 A 法

     D. 差示分光法   E. 双波长法

4. 维生素 E 的鉴别试验有 (　　)。

     A. 硫色素反应

  B. 硫酸-乙醇呈色反应

  C. 硝酸氧化呈色反应

  D. 碱性水解后加三氯化铁乙醇液与 2,2'-联吡啶乙醇液呈色反应

  E. Marquis 反应

5. 《中国药典》规定鉴别维生素 B_1 的鉴别试验应有（ ）。

  A. 二氯靛酚反应   B. 氯化物的反应   C. 硫色素反应

  D. 羟肟酸铁反应   E. 硝酸氧化呈色反应（橙红色）

二、简答题

1. 简述碘量法测定维生素 C 的原理及需注意的问题？

2. 简述维生素 A 的三氯化锑反应？

3. 三点校正法测定维生素 A 的原理是什么？简述换算因数 1830 和 1900 的由来？

4. 简述维生素 B_1 的硫色素反应？

三、计算题

  维生素 AD 胶丸的测定：精密称取维生素 AD 胶丸装量差异项下的内容物重 0.1207g（每丸内容物的平均装量 0.07885g），置 10ml 烧杯中，加环己烷溶解并定量转移至 50ml 量瓶中，用环己烷稀释至刻度，摇匀；精密量取 2ml，置另一 50ml 量瓶中，用环己烷稀释至刻度，摇匀。以环己烷为空白，测得最大吸收波长为 328nm，并分别于 300、316、328、340 和 360nm 的波长处测得吸收度如下。求胶丸中维生素 A 占标示量的百分含量。已知标示量每丸含维生素 A 10000 单位。

波长（nm）	300	316	328	340	360
A	0.364	0.593	0.663	0.557	0.228

（高桂花 齐永秀）

第十二章

甾体激素类药物的分析

课堂互动

1. 目前，甾体激素类药物有多少种？如何分类？

2. 甾体激素类药物有哪些毒副作用？

甾体激素类（steroid hormones）药物是一类具有环戊烷并多氢菲母核的激素类药物，包括天然激素类和人工合成品及其衍生物，目前临床应用的主要是后者。根据药理作用，甾体激素类药物可分为肾上腺皮质激素（adrenocortical hormones）和性激素（sex hormones）两大类，其中性激素又可分为雌激素（estrogens）、雄激素和同化激素（androgens and anabolic agents）、孕激素（progestins）。《中国药典》收载了该类药物的原料及制剂共100多个品种。其中肾上腺皮质激素代表药物有氢化可的松（hydrocortisone）、地塞米松磷酸钠（dexamethasonesodium phosphate）、醋酸去氧皮质酮（desoxycortone acetate）、醋酸曲安奈德（triamcinolone acetonide）；孕激素有黄体酮（progesterone）、醋酸甲地孕酮（megestrol acetate）、左炔诺孕酮（Levonorgestrel）、炔诺酮（norethisterone）；雄激素和同化激素有甲睾酮（methyltestosterone）、丙酸睾酮（testosterone propionate）、十一酸睾酮（testosterone undecanoate）；雌激素有雌二醇（estradiol），人工合成的有炔雌醇（ethinylestradiol）、苯甲酸雌二醇（estradiol benzoate）等。

一、结构与性质

（一）结构

甾体激素药物的母核（甾烷）结构和碳原子编号如下所示，按 C_{10}，C_{13}，C_{17} 位上取代情况的不同，分为雌甾烷（estrane）、雄甾烷（androstane）和孕甾烷（pregnane）。

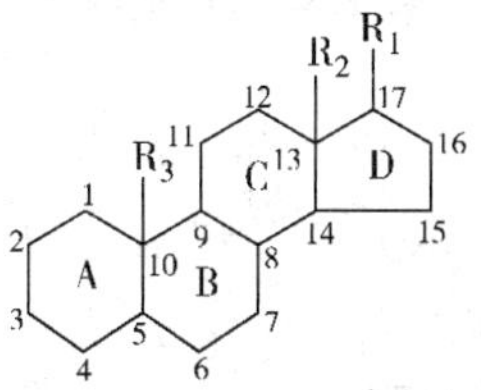

甾　烷　$R_1 = H$　$R_2 = H$　$R_3 = H$
雌甾烷　$R_1 = H$　$R_2 = CH_3$　$R_3 = H$
雄甾烷　$R_1 = H$　$R_2 = CH_3$　$R_3 = CH_3$
孕甾烷　$R_1 = C_2H_5$　$R_2 = CH_3$　$R_3 = CH_3$

1. 肾上腺皮质激素　肾上腺皮质激素（adrenocortical hormones）简称皮质激素，按其生理作用分为糖皮质激素和盐皮质激素，均具有孕甾烷母核，在临床上应用广泛。本类药物具有以下结构特征。

（1）A 环有 Δ^4-3-酮基，为共轭体系，在波长为 240nm 附近有紫外吸收。

（2）C_{17} 位上为 α-醇酮基，具有还原性。多数药物有 C_{17}-羟基，如氢化可的松、地塞米松磷酸钠；部分药物 α-醇酮基上的醇羟基与酸成酯，如地塞米松磷酸钠、醋酸去氧皮质酮、醋酸曲安奈德。

（3）一些药物的 C_6 或 C_9 位有卤素取代，如丙酸倍氯米松（beclometasone dipropionate，C_9-Cl）、地塞米松（dexamethasone，C_9-F）、醋酸氟轻松（fluocinonide，C_6-F，C_9-F），可显有机氟或氯化物反应。

（4）一些药物的 C_1 与 C_2 之间或 C_6 与 C_7 之间为双键；C_{11} 位上有羟基或酮基。

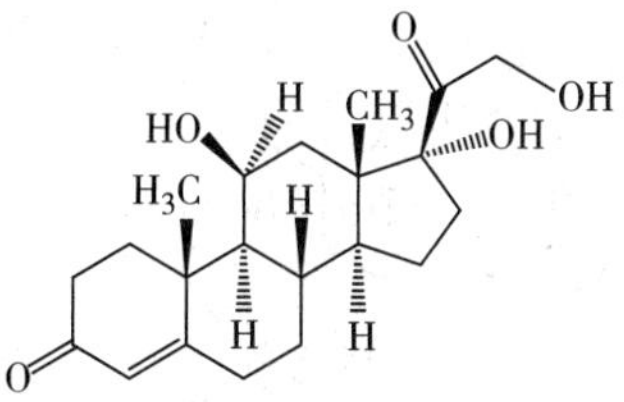

氢化可的松

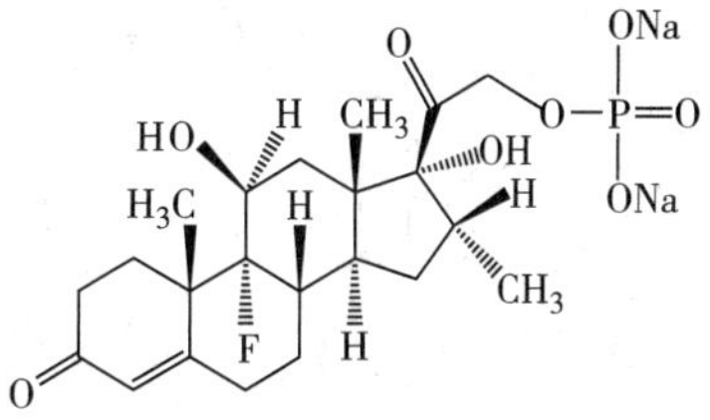

地塞米松磷酸钠

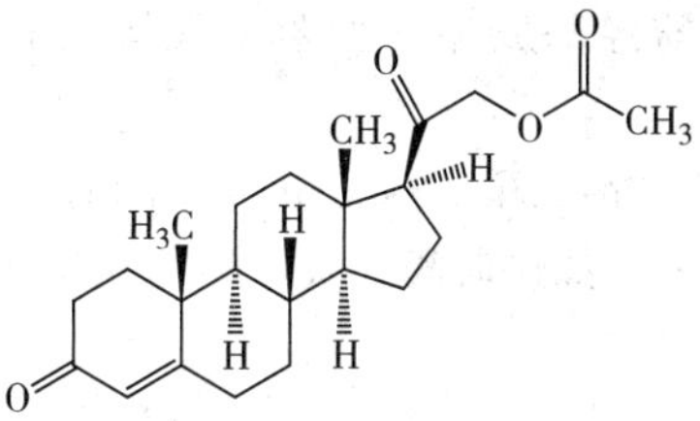

醋酸去氧皮质酮

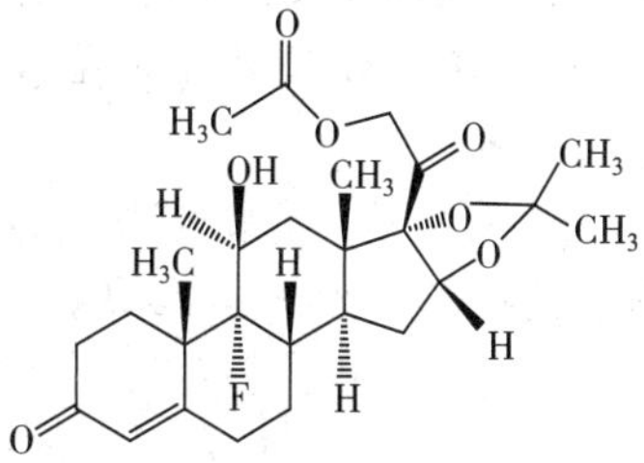

醋酸曲安奈德

2. 雄激素与同化激素　雄激素（androgens）具有雄甾烷母核，具有维持男性生理、促进蛋白质合成等广泛的活性，对雄激素结构改造，可以大大降低其雄性激素的作用，但保留或增强同化作用，成为同化激素类（anabolic steroid）药物。本类药物具有以下结构特征。

（1）A 环有 Δ^4-3-酮基。

（2）C_{17} 位上为羟基，部分药物的羟基被酯化。

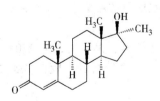

甲睾酮

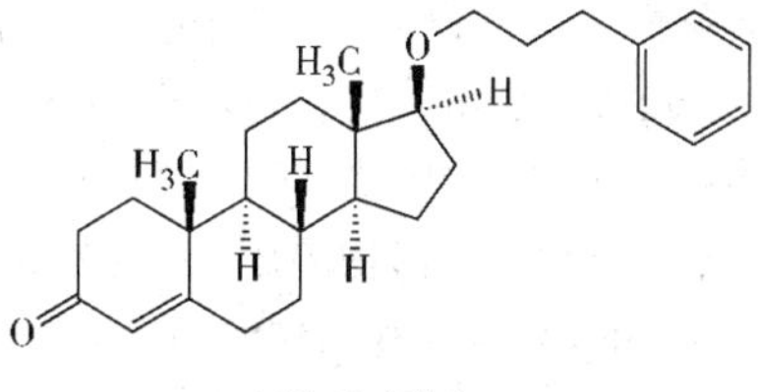

苯丙酸诺龙

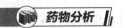
3. 孕激素 孕激素类（progestogens）药物具有孕甾烷母核，是一类重要的口服避孕药。本类药物具有以下结构特征。

（1）A 环有 Δ^4-3-酮基。

（2）C_{17} 位上有甲酮基（17α-羟孕酮类，如黄体酮、醋酸甲地孕酮）或乙炔基（19-去甲睾丸酮类，如炔诺酮、左炔诺孕酮）。

（3）多数在 C_{17} 位上有羟基，部分药物的羟基被酯化（如己酸羟孕酮）。

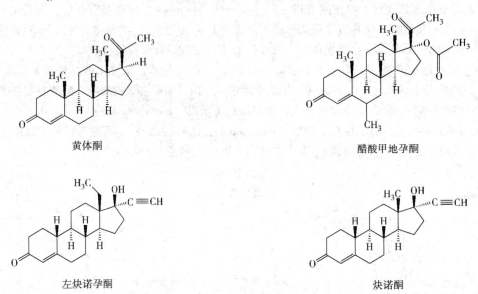

黄体酮   醋酸甲地孕酮

左炔诺孕酮   炔诺酮

4. 雌激素 雌激素类（estrogens）药物具有雌甾烷母核，具有促进女性身体发育、促使皮下脂肪富集、体内钠和水的潴留以及骨中钙的沉积等活性。本类药物具有以下结构特征。

（1）A 环为苯环，C_3 位上有酚羟基，有的药物 C_3 位上的酚羟基成酯（如苯甲酸雌二醇）或成醚（如炔雌醚，quinestrol）。

（2）C_{17} 位上有羟基，有些药物 C_{17} 位上羟基变成了酯（如戊酸雌二醇，estradiol valerate）。

（3）有些药物在 C_{17} 位上有乙炔基，构成 19-去甲孕甾烷母核，如炔雌醇、炔雌醚（quinestrol）。

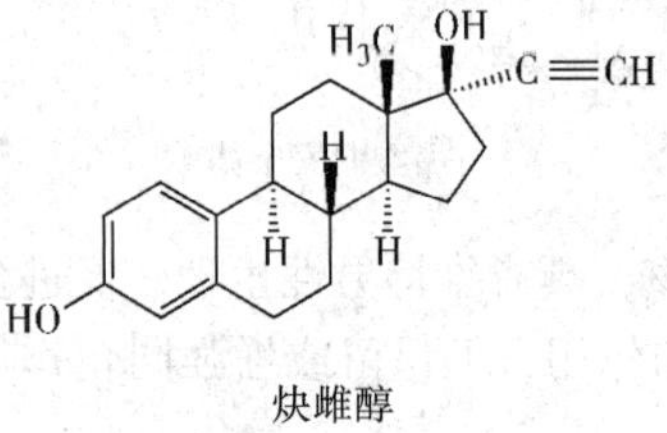

炔雌醇 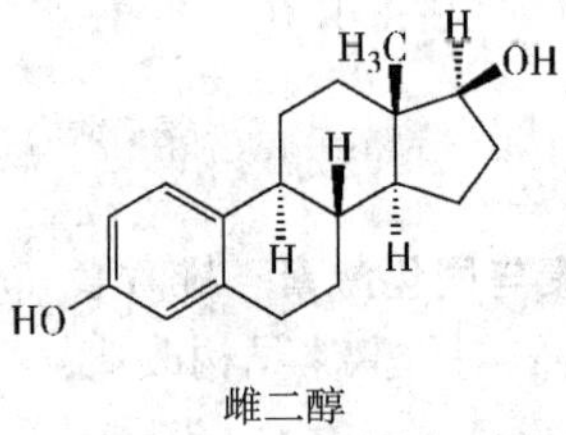   雌二醇

（二）性质

1. 性状 本类药物为白色至微黄色粉末或结晶性粉末。

2. 溶解性 甾体激素类药物多数在三氯甲烷中微溶至易溶，在甲醇或乙醇中微溶至溶解，在乙醚或植物油中极微溶解至略溶解，在水中不溶解或几乎不溶解。

3. 熔点 本类药物的熔点高、低不等，肾上腺皮质激素类药物的熔点大多在 200~270℃ 范围，熔融时同时分解；孕激素类药物的熔点多在 200~240℃ 范围；雌激素类药物的熔点一般在 100~200℃ 范围；雄激素类药物的熔点在 60~170℃ 范围。

4. 比旋度 本类药物分子结构中有多个手性碳，具旋光性。在二氧六环、三氯甲烷或醇等溶剂中，多数药物显示右旋，左炔诺孕酮、炔诺酮和炔雌醇为左旋。

5. 紫外吸收特性 具 α,β-不饱和酮基团（Δ^4-3-酮结构）的药物在波长为 240nm 附近有最大吸收，

A 环为苯环并具有酚羟基的雌激素类药物在波长为 280nm 附近有最大吸收。在乙醇或无水乙醇溶液中，皮质激素类药物的 $E_{1cm}^{1\%}$ 值多数在 350~450 之间；性激素类药物的 $E_{1cm}^{1\%}$ 值大多在 500~650 之间。

6. 与硫酸呈色　甾体激素类能与多种强酸（如硫酸、盐酸、高氯酸等）反应呈色，其中与硫酸的呈色反应是各国药典常用的鉴别方法。本法操作简便，反应灵敏，多数甾体激素药物与硫酸形成的颜色或荧光不同，可相互区别。

7. C_{17}-α-醇酮基的还原性　肾上腺皮质激素类药物的 C_{17}-α-醇酮基具有还原性，可与四氮唑、碱性酒石酸铜、氨制硝酸银等试液反应呈色，广泛用于皮质激素类药物的鉴别试验。其中四氮唑显色反应还用于皮质激素类药物薄层色谱的斑点检出和比色含量测定。

8. 酮基与羰基试剂的呈色反应　皮质激素、孕激素、雄激素和同化激素类药物分子结构中含有 C_3-酮基和 C_{20}-酮基，可与一些羰基试剂，如异烟肼、硫酸苯肼、2,4-二硝基苯肼等反应，形成黄色的腙。

9. C_{17}-甲酮基的呈色反应　甾体激素类药物分子结构中含有甲酮基及活泼亚甲基时，能与亚硝基铁氰化钠、间二硝基苯等反应呈色。其中亚硝基铁氰化钠反应被认为是黄体酮的专属、灵敏的鉴别方法，在一定条件下，黄体酮显示蓝紫色，其他常用甾体激素均不显蓝紫色，而呈现淡橙色或不显色。

10. 酚羟基的呈色反应　雌激素 C_3 位上的酚羟基，可与重氮苯磺酸反应生成红色偶氮染料进行鉴别。

二、鉴别试验

（一）与硫酸的呈色反应

1. 原理　甾体化合物中的酮基在酸性条件下先质子化形成正碳离子，然后与 HSO_4^- 结合呈色。由于甾体中存在共轭 π 键等结构，此外，HSO_4^- 本身也存在 π 键并与碳正离子结合，使其对光有特征吸收，因此产生不同的颜色。加水后，由于水解作用，产物结构发生变化，光谱特征吸收波长发生了移动，因此颜色也随之改变。反应式如下：

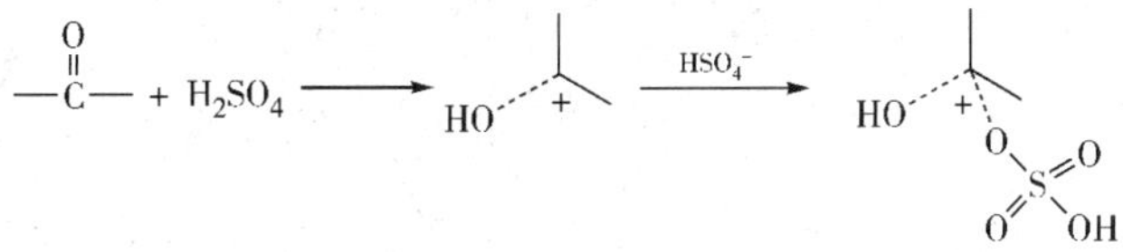

2. 方法　取氢化可的松 2mg，加硫酸 2ml 溶解，放置 5 分钟，显棕黄至红色，并显绿色荧光，将此溶液倾入 10ml 水中，即变黄色至橙黄色，微带绿色荧光，同时有少量絮状沉淀生成。

3. 注意事项　实验操作过程中必须注意取样量，量大时，色泽太深，其变化不易观察。本法操作简便，反应灵敏，多数甾体激素药物与硫酸形成的颜色或荧光不同，可相互区别。因此，该方法是各国药典常用的甾体激素类药物的鉴别方法，见表 12-1。此外，还有部分甾体药物采用硫酸-乙醇或硫酸-甲醇为显色剂进行鉴别，如甲睾酮、醋酸羟孕酮、十一酸睾酮等。

表 12-1　常见甾体激素药物与硫酸的呈色反应

药品名称	加硫酸后颜色	加水稀释后颜色变化
地塞米松	淡红棕色	颜色消失
醋酸泼尼松	橙色	黄色，渐变成蓝绿色
醋酸可的松	黄色或微带橙色	颜色消失，溶液澄清
氢化可的松	棕黄至红色并显绿色荧光	黄至橙黄色，微带绿色荧光，有少量絮状沉淀
醋酸氢化可的松	黄色至棕黄色，并带绿色荧光	
泼尼松龙	深红色	红色褪去，有灰色絮状沉淀
醋酸泼尼松龙	玫瑰红色	颜色消失，有灰色絮状沉淀
醋酸甲羟孕酮	沿管壁加乙醇使成两液层	交界面显蓝紫色
己酸羟孕酮	微黄色	由绿变红，再变为红紫色并带蓝色荧光
炔雌醇	橙红色，反射光下显黄绿色荧光	玫瑰红色絮状沉淀
炔雌醚	橙红色，紫外光下显黄绿色荧光	红色沉淀
尼尔雌醇	玫瑰红色	蓝紫色
苯甲酸雌二醇	黄绿色并显蓝色荧光	淡橙色
雌二醇	黄绿色荧光，加三氯化铁后呈草绿色	红色

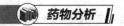

（二）与四氮唑的呈色反应

1. 原理　肾上腺皮质激素类药物的 $C_{17}-\alpha$-醇酮基具有还原性，在碱性条件下可将四氮唑还原为有色的甲䐶（formazan）；常用的四氮唑盐有两种：氯化三苯四氮唑（triphenyltetrazolium chloride，TTC 或 RT）和二聚体蓝四氮唑（blue tetrazolium，BT）。两种试剂均无色，它们在碱性条件下与 α-醇酮基发生氧化还原反应，α-醇酮基在该反应中失去 2 个电子，其 C_{21} 位上醇被氧化为醛。TTC 和 BT 的结构及还原产物如下。

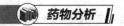

TTC　　　　　　　　　　甲䐶（红色）

BT　　　　　　　　单甲䐶（红色）　　　　　　　双甲䐶（蓝色）

2. 方法　取醋酸泼尼松约 1mg，加乙醇 2ml 使溶解，加 10% 氢氧化钠溶液 2 滴与氯化三苯四氮唑（TTC）试液 1ml，即显红色。

3. 注意事项　四氮唑试剂不仅用于 $C_{17}-\alpha$-醇酮基的鉴别，也常用作皮质激素中"其他甾体"检查的显色剂，同时，四氮唑比色法也是该类药物含量测定的依据。另外，利用 $C_{17}-\alpha$-醇酮基的还原性，肾上腺皮质激素类药物还可与碱性酒石酸铜、氨制硝酸银等试液反应呈色。最终碱性酒石酸铜还原为砖红色氧化亚铜；氨制硝酸银还原为黑色的金属银。这两种方法也被广泛用于皮质激素类药物的鉴别试验。

（三）酮基与羰基试剂的呈色反应

1. 原理　肾皮质激素、孕激素、雄激素和同化激素类药物分子结构中均含有 C_3-酮基和 C_{20}-酮基，可与一些羰基试剂，如异烟肼、硫酸苯肼、2,4-二硝基苯肼等反应，形成黄色的腙类衍生物。其中硫酸苯肼法是 C_{17}，C_{21}-二羟基-C_{20}-酮基的专属反应，该法在强酸性条件下，反应式如下：

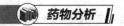

2. 方法　取氢化可的松（hydrocortisone）约 0.1mg，加乙醇 1ml 溶解后，加临用新制的硫酸苯肼试液 8ml，在 70℃ 加热 15 分钟，即显黄色。

3. 注意事项　该反应也可用于定量分析，异烟肼可选择性地作用于药物分子结构中的 C_3-酮基，用于比色法测定药物含量。

（四）C_{17}-甲酮基与亚硝基铁氰化钠的呈色反应

1. 原理　甾体激素类药物分子结构中含有甲酮基以及活泼亚甲基时，能与亚硝基铁氰化钠反应呈色。其反应式如下：

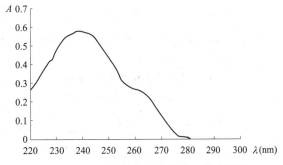

2. 方法　取黄体酮约 5mg，置于小试管中，加甲醇 0.2ml 溶解后，加亚硝基铁氰化钠的细粉约 3mg、碳酸钠及醋酸铵各约 50mg，摇匀，放置 10~30 分钟，应显蓝紫色。

3. 注意事项　分子结构中含有甲酮基的甾体激素类药物，除能与亚硝基铁氰化钠反应外，还能与间二硝基苯、芳香醛等反应呈色。其中亚硝基铁氰化钠反应被认为是黄体酮专属、灵敏的鉴别方法，在一定条件下，黄体酮显示蓝紫色，其他常用甾体激素均不显蓝紫色，而呈现淡橙色或不显。

（五）紫外分光光度法

1. 原理　甾体激素类药物的紫外特性是基于分子中的 A 环及 B 环，而 C 环和 D 环一般不发生影响。具 Δ^4-3-酮结构的甾体激素药物在波长 240nm 附近有最大吸收，C_1 位引入第二个双键，对吸收带位置的影响不显著，但 C_6 位双键的引入，则使吸收带红移约 40nm，并且增色效应显著。A 环具有酚羟基的雌激素类药物在波长 280nm 附近有最大吸收。在强碱性溶液中，酚羟基电离，吸收带红移约 20nm，且吸收强度增加；酚羟基成为烷氧基衍生物后吸收带分裂，但碱化时不发生吸收带位移。

2. 方法　取丙酸倍氯米松适量，精密称定，加乙醇溶解并定量稀释制成每毫升中约含 20μg 的溶液，按照紫外-可见分光光度法测定，在 239nm 的波长处有最大吸收，吸光度为 0.57~0.60；在 239nm 与 263nm 波长处的吸光度比值应为 2.25~2.45（图 12-1）。

图 12-1　丙酸倍氯米松的紫外吸收光谱图

3. 注意事项 甾体激素类药物的上述紫外吸收光谱特性是定性、定量分析的依据，在各国药典收载的甾体激素类药物的鉴别试验中，紫外分光光度法是常用方法之一。《中国药典》采用测定最大吸收的波长、最大吸收波长处的吸光度或吸收系数、某两个波长处吸光度比值等方法加以鉴别。

（六）红外分光光度法

各国药典几乎都采用红外光谱作为一项鉴别甾体激素药物的方法。甾体激素类药物的主要官能团有羰基、羟基、乙炔基，以及甾体骨架上的大量甲基、次甲基等，在红外光谱图谱上，这些基团显示强吸收峰。峰位在 $3600 \sim 3300 cm^{-1}$ 的区域是羟基的 ν_{O-H} 吸收带，$2900 cm^{-1}$ 左右的区域是甾体骨架中甲基、次甲基的 ν_{C-H} 吸收带，$1750 \sim 1700 cm^{-1}$ 的区域是饱和酮和酯的 $\nu_{C=O}$ 吸收带，$1700 \sim 1500 cm^{-1}$ 之间的区域是不饱和酮 $\nu_{C=O}$ 及双键 $\nu_{C=C}$ 吸收带，$3300 cm^{-1}$ 的区域是炔基的 $\nu_{\equiv C-H}$ 吸收带。根据结构特征可以方便地区分出含不同特征官能团的各类甾体药物的红外光谱。氢化可的松、甲睾酮、黄体酮、炔雌醇的 IR 光谱图如图 12-2 至图 12-5 所示。

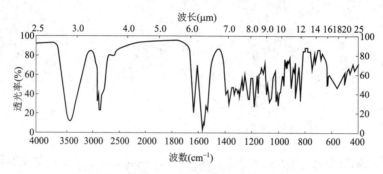

图 12-2　氢化可的松的红外光谱图

氢化可的松的红外光谱主要吸收特征如下：

波数（cm^{-1}）	峰归属
3430	羟基（ν_{O-H}）
1712	C_{20} 酮（$\nu_{C=O}$）
1642	C_3 酮（$\nu_{C=O}$）
1610	C_4 烯（$\nu_{C=C}$）
1114，1046	羟基（ν_{C-O}）
900	烯（ν_{C-H}）

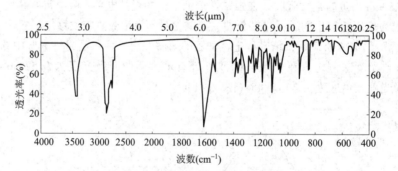

图 12-3　甲睾酮的红外光谱图

甲睾酮的红外光谱主要吸收特征如下：

波数（cm^{-1}）	峰归属
3440	羟基（ν_{O-H}）
1670	C_3 酮（$\nu_{C=O}$）
1615	C_4 烯（$\nu_{C=C}$）
875	烯（ν_{C-H}）

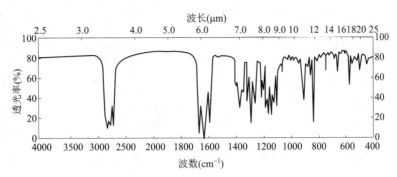

图 12-4　黄体酮的红外光谱图

黄体酮的红外光谱主要吸收特征如下：

波数（cm^{-1}）	峰归属
1700	C_{20}酮（$\nu_{C=O}$）
1665	C_3酮（$\nu_{C=O}$）
1615	C_4烯（$\nu_{C=C}$）
870	烯（ν_{C-H}）

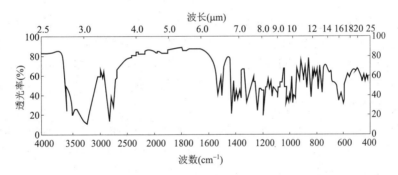

图 12-5　炔雌醇的红外光谱图

炔雌醇的红外光谱主要吸收特征如下：

波数（cm^{-1}）	峰归属
3600，3500，3320	羟基（ν_{O-H}）
3292	炔（$\nu_{\equiv C-H}$）
3060，3020	苯环（ν_{C-H}）
1612，1585，1502	苯环（$\nu_{C=C}$）
1260	酚羟基（ν_{C-O}）

　　由于各种型号的红外光谱仪性能不同，供试品制备时研磨程度的差异或吸水程度的不同等原因，均会影响光谱的形状。因此，进行光谱比对时，应考虑各种因素可能造成的影响。

（七）薄层色谱法

　　薄层色谱法鉴别甾体激素类药物，是根据其分子结构及构型上的差异，在一定条件下测定比移值（R_f）或相对比移值（R_{st}）来进行鉴别。在测定时，先将供试品中所含辅料的干扰排除，然后将处理好的供试品和对照品配制成规定浓度的溶液，按规定的方法进行点样、检测。要求供试液斑点与对照液斑点的比移值（R_f）或相对比移值（R_{st}）应相同。常见甾体激素类药物的薄层色谱鉴别条件见表 12-2。

表 12-2　常见甾体激素药物的薄层色谱鉴别条件

药物	样品处理	吸附剂	展开剂	显色剂
苯丙酸诺龙注射剂	石油醚提取后丙酮溶解	硅胶 G	正庚烷-丙酮	硫酸-乙醇显色
十一酸睾酮注射剂	正己烷溶解	硅胶 G	正己烷-丙酮	2,4-二硝基苯肼
丙酸睾酮注射剂	无水乙醇提取	硅胶 G	二氯甲烷-甲醇	紫外光灯（254nm）
苯甲酸雌二醇注射剂	无水乙醇提取	硅胶 GF$_{254}$	苯-乙醚-冰醋酸	喷硫酸-乙醇，紫外光灯（365nm）
戊酸雌二醇注射剂	甲醇溶解	硅胶 G	苯-乙醚-冰醋酸	喷硫酸-无水乙醇
雌二醇缓释贴片	甲醇溶解	硅胶 G	甲苯-丙酮	喷硫酸-无水乙醇
己酸羟孕酮注射剂	三氯甲烷溶解	硅胶 GF$_{254}$	环己烷-乙酸乙酯	紫外光灯（254nm）
醋酸泼尼松眼膏	石油醚提取后三氯甲烷溶解	硅胶 G	二氯甲烷-乙醚-甲醇-水	碱性四氮唑蓝
醋酸地塞米松乳膏	无水乙醇提取	硅胶 G	三氯甲烷-丙酮	喷硫酸-无水乙醇
哈西奈德软膏	三氯甲烷提取	硅胶 G	三氯甲烷-乙酸乙酯	碱性四氮唑蓝

（八）高效液相色谱法

随着高效液相色谱法在甾体激素类药物及其制剂的含量测定中应用，高效液相色谱鉴别法的应用几乎同步增长。《中国药典》规定：在含量测定项下记录的色谱图中，供试品溶液主峰的保留时间应与对照品溶液主峰的保留时间一致。

三、杂质检查

大多数甾体激素类药物都是通过其他甾体化合物结构改造而成，生产过程中可能引入合成原料、中间体、异构体及降解产物等结构类似的"其他甾体"杂质，《中国药典》将这类杂质定义为"有关物质"，采用薄层色谱法或高效液相色谱法进行限度检查。此外，有些甾体激素还规定了游离磷酸盐、硒、乙炔基，以及甲醇和丙酮等检查项目。

（一）有关物质的薄层色谱检查法

1. 方法　采用高低浓度法（主成分自身对照法）。将供试品制备成高、低两种浓度的溶液，高浓度溶液作为供试溶液，低浓度溶液作为对照溶液。供试溶液图谱中杂质斑点的数目与颜色与对照溶液的主斑点比较，即通过杂质斑点总数和各单一杂质的量（颜色）进行控制。

2. 示例　取醋酸去氧皮质酮适量，加三氯甲烷-甲醇（9∶1）制成每 1ml 中约含 10mg 的溶液，作为供试品溶液；精密量取适量，分别将上述溶剂稀释制成每 1ml 中约含 0.1mg 的对照溶液 Ⅰ 与每 1ml 中约含 0.2mg 的对照溶液 Ⅱ。按照薄层色谱法进行试验，吸取上述 3 种溶液各 5μl，分别点于同一硅胶 GF$_{254}$ 薄层板上，以二氯甲烷-乙醚-甲醇-水（77∶15∶8∶1.2）为展开剂，展开，晾干，在紫外光灯（波长 254nm）下检视。供试品溶液如显任何杂质斑点，与对照溶液 Ⅰ 所显的主斑点比较，不得更深，如有 1 个斑点深于对照溶液 Ⅰ 的主斑点，则与对照溶液 Ⅱ 所显的主斑点比较，不得更深。

3. 注意事项　本方法适用于杂质的结构不确定，或虽然杂质结构已知，但是没有杂质对照品的情况。该法仅限于杂质斑点的颜色与主成分斑点颜色相同或相近的情况下使用。

（二）有关物质的高效液相色谱检查法

1. 方法　将供试品溶液稀释成与杂质限量相当的溶液作为对照溶液，调节检测灵敏度后，取供试溶液和对照溶液，分别进样，除另有规定外，供试品溶液的记录时间应为主成分色谱峰保留时间的 2 倍，测量供试品溶液图谱中各杂质的峰面积，并与对照溶液的主成分的峰面积比较，计算杂质含量。

2. 示例　取丙酸睾酮适量，精密称定，加甲醇分别制成 1mg/ml 的供试溶液，与 0.01mg/ml 的对照溶液。用十八烷基硅烷键合硅胶为填充剂；以甲醇-水（80∶20）为流动相，调节流速使丙酸睾酮峰的保留时间约为 12 分钟；检测波长为 241nm；进样体积 10μl。精密量取供试品溶液与对照溶液，分别注入液相色谱仪，记录色谱图至主成分色谱峰保留时间的 2 倍。供试品溶液的色谱图中如有杂质峰，单个杂质峰面积不得大于对照溶液主峰面积的 0.5 倍（0.5%），各杂质峰面积的和不得大于对照溶液主峰面积

（1.0%），小于对照溶液主峰面积0.02倍的峰忽略不计。

3. 注意事项　该方法多在单一杂质含量较少、无法得到杂质对照品、杂质结构（吸收情况）与主成分相似，即杂质与主成分的响应因子基本相同的情况下使用。当已知杂质，特别是毒性杂质对主成分的相对响应因子在0.9~1.1时，可以用本法计算含量；超过此范围时，宜用加校正因子的主成分自身对照法或对照品对照法计算含量。

（三）杂质吸光度检查法

1. 原理　利用本类药物的Δ^4-3-酮结构在波长240nm附近有最大吸收，C_6位双键的引入则使吸收带红移约40nm的性质，可采用测定两波长处吸光度的方法，建立有关杂质的限度检查方法。根据纯品的两波长处吸光度比值为一定值，当混有一定量杂质后，该吸光度比值将发生改变这一原理，规定供试品溶液的两波长处吸光度比值应在某一定值以上或以下即可控制有关杂质的限量。

2. 方法　取醋酸甲地孕酮适量，精密称定，加无水乙醇溶解并定量稀释成每1ml中约含10μg的溶液，按照紫外-可见分光光度法，在287nm波长处有最大吸收，在240nm与287nm波长处的吸光度比值不得大于0.17。

3. 注意事项　醋酸甲地孕酮分子结构中具有C_6位双键，其最大吸收波长在287nm，而C_6位无双键的有关杂质的最大吸收波长在240nm。当被检样品中混有少量该杂质时，样品在240nm处的吸光度将增加，导致其A_{240}/A_{287}比值增加，控制该比值在0.17以下，即可控制有关杂质的量。

（四）游离磷酸盐检查——磷钼酸比色法

1. 原理　磷酸盐在酸性条件下与钼酸铵$[(NH_4)_3MoO_4]$反应，生成磷钼酸铵$[(NH_4)_3PO_4 \cdot 12MoO_3]$，再经1-氨基-2-萘酚-4-磺酸溶液还原成磷钼酸蓝（钼蓝）后，在波长740nm处有最大吸收，通过比较供试品溶液和对照品溶液的吸光度值大小来控制药物中游离磷酸盐的量。反应原理如下：

$$H_3PO_4+12(NH_4)_3MoO_4+21HNO_3 \longrightarrow (NH_4)PO_4 \cdot 12MoO_3+21NH_4NO_3+12H_2O$$

$$(NH_4)PO_4 \cdot 12MoO_3 \xrightarrow{还原} (MoO_2 \cdot 4MoO_3)_2 \cdot H_3PO_4 \cdot H_2O$$

2. 方法　精密称取地塞米松磷酸钠20mg，置于25ml量瓶中，加水15ml使溶解；另取标准磷酸盐溶液［精密称取经105℃干燥2小时的磷酸二氢钾0.35g，置于1000ml量瓶中，加硫酸溶液（3→10）10ml与水适量使溶解，用硫酸稀释至刻度，摇匀；临用时再稀释10倍］4.0ml，置于另一25ml量瓶中，加水11ml。各精密加钼酸铵硫酸试液2.5ml与1-氨基-2-萘酚-4-磺酸溶液（取无水亚硫酸钠5g、亚硫酸氢钠94.3g与1-氨基-2-萘酚-4-磺酸0.7g，充分混合，临用时取此混合物1.5g加水10ml使溶解，必要时滤过）1ml，加水至刻度，摇匀，在20℃放置30~50分钟，在740nm的波长处测定吸光度。规定供试品溶液的吸光度不得大于对照溶液的吸光度。

（五）甲醇和丙酮残留量检查法

1. 原理　某些甾体激素类药物在生产过程中使用大量的甲醇和丙酮，因此规定需检查甲醇和丙酮的残留量。《中国药典》采用气相色谱法对其进行检查，测定时不得出现甲醇峰，丙酮不得过5.0%（g/g）。

2. 方法　精密量取甲醇10μl（相当于7.9mg）与丙酮100μl（相当于79mg）于100ml量瓶中，精密加0.1%（ml/ml）正丙醇（内标物质）溶液2.0ml，加水稀释至刻度，摇匀，作为对照溶液；另取地塞米松磷酸钠0.16g，精密称定，置10ml量瓶中，精密加入上述内标溶液2.0ml，加水溶解并稀释至刻度，摇匀，作为供试品溶液。取上述溶液，用气相色谱法测定，用高分子多孔小球色谱柱（按正丙醇计算的理论板数应大于700），在柱温150℃测定。含丙酮不得过5.0%（g/g），并不得出现甲醇峰。

（六）硒元素检查法

1. 原理　采用氧瓶燃烧法对含硒甾体激素类药物进行有机破坏，使杂质硒转化为高价态氧化物（SeO_3），以硝酸溶液吸收，再用盐酸羟胺将Se^{6+}还原为Se^{4+}；以亚硒酸钠溶液为标准硒对照，在pH2.0±0.2条件下，Se^{4+}与二氨基萘显色，生成4,5-苯并苯硒二唑（4,5-benzopiazselenol）；分别用环己烷提取，于波长378nm处测定吸光度，规定供试品溶液的吸光度不得大于硒对照溶液的吸光度。反应式如下：

$$SeO_3+H_2O \longrightarrow H_2SeO_4$$

$$H_2SeO_4 + 2NH_2OH \longrightarrow H_2SeO_3 + N_2 + 3H_2O$$

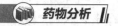

2. 方法　精密称取醋酸曲安奈德 0.10g，依硒检查法（《中国药典》四部通则 0804）检查，应符合规定（0.005%）。

（七）乙炔基检查法

1. 原理　甾体激素类药物中乙炔基的检查是利用乙炔基上的活泼氢与硝酸银作用，生成炔银化合物和一分子的硝酸，再用氢氧化钠滴定液滴定生成的硝酸，电位法指示终点。反应式如下：

$$HNO_3 + NaOH \longrightarrow NaNO_3 + H_2O$$

2. 方法　取炔诺孕酮约 0.2g，精密称定，置 50ml 烧杯中，加四氢呋喃 20ml，搅拌使溶解，加 5% 硝酸银溶液 10ml。按照电位滴定法，以玻璃电极为指示电极，饱和甘汞电极（玻璃套内装饱和硝酸钾溶液）为参比电极，用氢氧化钠滴定液（0.1mol/L）滴定。每 1ml 氢氧化钠滴定液（0.1mol/L）相当于 2.503mg 的乙炔基。含乙炔基应为 7.8% ~ 8.2%。

四、含量测定

甾体激素类药物及其制剂含量测定的方法，主要有高效液相色谱法、紫外-可见分光光度法和四氮唑比色法。《中国药典》主要收载了高效液相色谱法。

（一）紫外-可见分光光度法

紫外-可见分光光度法曾广泛用于甾体激素类药物的含量测定，但因其专属性不强，原料药中的其他甾体杂质、制剂中的一些辅料对紫外法均有干扰，已逐渐被高效液相色谱法所取代。

实例解析

实例 12-1：氢化可的松片的含量测定方法

取本品 20 片，精密称定（2.098g），研细，精密称取 0.1045g（约相当于氢化可的松 20mg），置 100ml 量瓶中，加无水乙醇约 75ml，振摇 1 小时使氢化可的松溶解，用无水乙醇稀释至刻度，摇匀，滤过，精密量取续滤液 5ml，置另一 100ml 量瓶中，加无水乙醇稀释至刻度，摇匀，按照紫外-可见分光光度法，在波长 242nm 处测得吸光度为 0.432，按氢化可的松（$C_{21}H_{30}O_5$，20mg/片）的吸收系数（$E_{1cm}^{1\%}$）为 435 计算。

解析：标示量的百分含量 $= \dfrac{A \times D \times 1000 \times \overline{W}}{E_{1cm}^{1\%} \times 100 \times m \times 标示量} \times 100\%$

$$= \dfrac{0.432 \times \dfrac{100ml \times 100ml}{5ml} \times 1000 \times \dfrac{2.098g}{20}}{435g/100ml \times 100 \times 0.1045g \times 20mg/片} \times 100\%$$

$$= 99.7\%$$

（二）四氮唑比色法

1. 原理　皮质激素类药物的 $C_{17}-\alpha-$ 醇酮基结构具有还原性，在强碱溶液中能将四氮唑定量地还原为有色甲䐶，而自身失去 2 个电子被氧化为 20-酮-21-醛。生成的颜色随所用试剂和条件的不同而不同。其反应机制详见鉴别试验项下的四氮唑呈色反应。

2. 注意事项　四氮唑法受多种因素影响，空气中氧、光线，反应温度、时间、pH 值及反应液中水分等均对吸光度有影响。故反应需在暗处进行，同时在达到最大呈色时间后，需立即测定吸光度，TTC 的反应时间在《中国药典》的实验条件下以 40~45 分钟为宜。反应混合物中水分含量应控制在 5% 以下，pH 值应在 13.75 以上。

在同样的实验条件下，皮质激素类药物的结构影响反应速度，一般认为，$C_{11}-$ 酮基的甾体反应速度快于 $C_{11}-$ 羟基的甾体；$C_{21}-$ 羟基酯化后反应速度减慢，当与磷酸、琥珀酸等较大分子形成酯后，反应更慢，难以定量。

尽管影响本方法结果的干扰因素较多，但其优点是测定结果能指示药品的稳定性，因样品降解最易发生在 C_{17} 位侧链上，而氧化产物和水解产物是不发生四氮唑反应的，故本法能选择性地测定 C_{17} 位未被氧化或降解的药物含量。

实例解析

实例 12-2：醋酸氢化可的松片的含量测定方法

取本品 20 片，精密称定 2.008g，研细，精密称取适量 0.1010g（约相当于醋酸氢化可的松 20mg），置于 200ml 量瓶中，加无水乙醇适量，振摇使醋酸氢化可的松溶解并用无水乙醇稀释至刻度，摇匀，滤过，取续滤液，作为供试品溶液；另取精密称取醋酸氢化可的松对照品 20.02mg，置于 200ml 量瓶中，加无水乙醇溶解并稀释至刻度，摇匀，作为对照品溶液。精密量取供试品溶液与对照品溶液各 1ml，分别置于干燥具塞试管中，各精密加无水乙醇 9ml 与氯化三苯四氮唑试液 1ml，摇匀，再加氢氧化四甲基铵试液 1ml，摇匀，在 25℃ 暗处放置 40~45 分钟，按照紫外-可见分光光度法，在 485nm 的波长处分别测定吸光度 $A_{样}$ 为 0.435，$A_{对}$ 为 0.445，计算含量。

解析：

$$标示量的百分含量 = \frac{A_{样} \times m_{对} \times \overline{W}}{A_{对} \times m \times 标示量} \times 100\% = \frac{0.435 \times 20.02 \times \dfrac{2.008g}{20}}{0.445 \times 0.1010g \times 20mg/片} \times 100\% = 97.3\%$$

（三）异烟肼比色法

1. 原理　在一定条件下异烟肼可与 Δ^4-3- 酮甾体在室温下，迅速、定量地反应，生成黄色的腙，反应式如下：

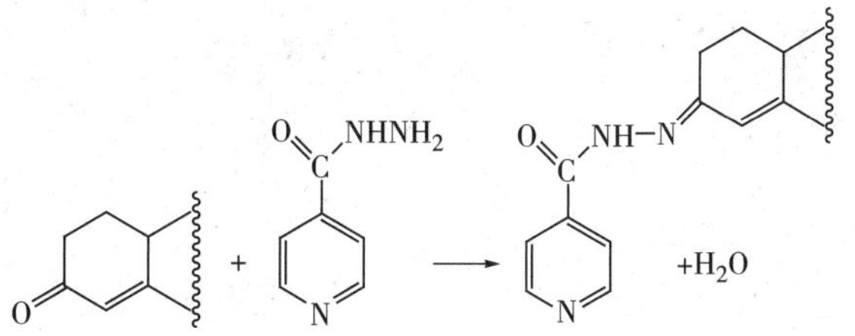

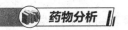

2. 注意事项 本反应要求在酸性溶液中进行，当酸与异烟肼的摩尔比为2∶1时，可获最大吸收，所用的酸可以是盐酸、硫酸或醋酸，其中盐酸最常用。考虑异烟肼盐酸盐的溶解度，反应溶剂以无水甲醇或乙醇最为适宜。本反应中羰基与肼缩合，脱去1分子水，这是一个可逆反应，水分可促使反应逆转水解，当在带塞玻璃管中不致使溶剂挥发及吸收水分情况下，光与氧并不影响反应，温度升高，反应加快。

本法对Δ^4-3-酮甾体药物具有一定的专属性。由于甾体激素类药物多具有Δ^4-3-酮结构，且比色法影响因素较多，目前本法已很少使用。

（四）高效液相色谱法

各国药典收载的甾体激素类药物的高效液相色谱法有正相色谱法和反相色谱法。《中国药典》采用的主要为反相色谱法，大多采用内标法定量，甾体激素类药物可以互为内标。制剂的含量测定，如注射用油、膏、霜基质等辅料对色谱分析有影响，一般需经过提取或稀释处理后再进行HPLC分析。对色谱系统适用性中分离效能的考察，内标法一般要求被测物与内标的分离度符合要求；外标法中一般配制一个与被测物色谱行为相近的其他甾体的混合对照溶液，要求两者的分离度达到某一规定值以上。

实例解析

实例12-3：苯丙酸诺龙的含量测定

色谱条件与系统适用性试验：用十八烷基硅烷键合硅胶为填充剂，以甲醇-水（82∶18）为流动相，检测波长为241nm。系统适用性溶液色谱图中，出峰顺序依次为丙酸睾酮峰与苯丙酸诺龙峰，丙酸睾酮峰与苯丙酸诺龙峰之间的分离度应大于10.0。

测定法：取本品约50mg，精密称定，置于25ml量瓶中，加甲醇溶解并稀释至刻度，摇匀，精密量取该溶液与内标溶液（1mg/ml丙酸睾酮的甲醇溶液）各5ml，置于25ml量瓶中，用甲醇稀释至刻度，摇匀，作为供试品溶液；另取苯丙酸诺龙对照品约50mg，精密称定，置于25ml量瓶中，加甲醇溶解并稀释至刻度，摇匀，精密量取该溶液与内标溶液（1mg/ml丙酸睾酮的甲醇溶液）各5ml，置于25ml量瓶中，用甲醇稀释至刻度，摇匀，作为对照品溶液。精密吸取供试品溶液和对照品溶液各10μl，注入液相色谱仪，记录色谱图，按内标法以峰面积计算含量。

解析：已知：供试品溶液中丙酸睾酮的色谱峰面积A'_s为121958，苯丙酸诺龙的色谱峰面积A_x为200010；对照品溶液中丙酸睾酮的色谱峰面积A_s为121265，苯丙酸诺龙的色谱峰面积A_r为201310；供试品的取样量为51.22mg，苯丙酸诺龙对照品的称取质量为50.24mg，内标溶液的实际浓度为1.1082mg/ml。

$$C_s = \frac{1.1082mg/ml \times 5ml}{25ml} = 0.2216mg/ml$$

$$C_r = \frac{50.24mg \times 5ml}{25ml \times 25ml} = 0.4019mg/ml$$

校正因子$(f) = \frac{A_s/C_s}{A_r/C_r} = \frac{121265/0.2216}{201310/0.4019} = 1.092$

供试品溶液中苯丙酸诺龙浓度$(C_x) = f \times \frac{A_x}{A'_s/C_s} = 1.092 \times \frac{200010}{121958/0.2216} = 0.3968mg/ml$

含量$\% = \frac{C_x}{C_r} \times 100\% = \frac{0.3968}{0.4019} \times 100\% = 98.7\%$

知识拓展

甾体激素的发现历史

　　1849 年，德国哲学家伯索尔德通过公鸡睾丸移植实验，发现睾丸产生的物质能够影响鸡冠、脑及其他器官的生长发育。伯索尔德认为必定存在某种由睾丸产生的物质通过血液影响鸡冠、脑及其他器官的生长发育。人们开始在卵巢中寻找雌激素，经过 20 多年的努力，仍然一无所获。1929 年，德国科学家布特南德发现了雌激素，在初步分析这种激素的结构后，他认为这是一种甾体化合物，但在当时还不能证实。此后有关科学家投入到寻找称为孕酮的雌激素工作中，1931 年，由布特南德首先发现的雄酮（雄性激素），被证实是一种甾体化合物。1936 年，瑞士化学家莱克斯坦报道分离出了 7 种有关物质。并在次年，莱克斯坦成功合成出第一个肾上腺皮质激素取名为醋酸去氧皮质酮（DOCA）。1940 年，美国科学家肯德尔发现控制糖代谢的甾体激素，它较去氧皮质酮 C11 位上多了一个氧原子。1943 年，莱克斯坦成功地合成了该物质并称为皮质酮。

　　甾体化学研究是甾体激素特别是性激素得以发现的基础或前提，在初始，性激素研究与甾体化学研究是各行其道、互不相干的，布特南德因也因为这个原因，凭着其出色的工作获得了 1939 年诺贝尔奖。1950 年，肯德尔、莱克斯坦、临床医生韩奇因发现"有关肾上腺皮质激素的结构和生物学作用"也荣获诺贝尔奖。

　　甾体类激素的发现过程，体现了布特南德等科学家们锲而不舍、善于思考的科学精神，是我们学习的好榜样。科学的研究从来就是一个不断探索、发现、探索、发现的过程，唯有脚踏实地、勤勤恳恳才能有所建树。

本章小结

　　1. 甾体激素类药物的基本结构：均具有环戊烷并多氢菲母核。肾上腺皮质激素 A 环有 Δ^4-3-酮基，C_{17} 位上为 α-醇酮基，多数药物有 C_{17}-羟基；雄性激素及同化激素 A 环有 Δ^4-3-酮基，C_{17} 位上有甲酮基，多数在 C_{17} 位上有羟基；孕激素 A 环有 Δ^4-3-酮基，C_{17} 位上有甲酮基；雌激素 A 环为苯环，C_3 位有酚羟基，C_{17} 位具有羟基或酮基，有些具有乙炔基。

　　2. 甾体激素类药物的性质：脂溶性、熔点较低、旋光性；与硫酸反应呈色；与羰基试剂反应呈色；C_{17}-α-醇酮基的还原性；C_{17}-甲酮基的呈色反应；酚羟基的呈色反应；紫外吸收。

　　3. 甾体激素类药物的鉴别试验：与硫酸的呈色反应，官能团的呈色反应（C_{17} 位上为 α-醇酮基的呈色反应、酮基的呈色反应、甲酮基的呈色反应、有机氟的呈色反应、酚羟基的呈色反应）；紫外分光光度法；红外分光光度法；薄层色谱法、高效液相色谱法等。

　　4. 甾体激素类药物杂质检查：其他甾体、游离磷酸、甲醇和丙酮、硒、乙炔基等。

　　5. 甾体激素类药物的含量测定：紫外-可见分光光度法；四氮唑盐比色法；异烟肼比色法；高效液相色谱法。

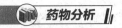

一、选择题

A 型题（最佳选择题）

1. 下列具有 Δ^4-3-酮基结构的药物是（　　）。
   A. 维生素 A　　　　　B. 阿司匹林　　　　　C. 氢化可的松　　　　D. 炔雌醇

2. 下列可与异烟肼反应形成黄色腙的药物是（　　）。
   A. 阿托品　　　　　　B. 黄体酮　　　　　　C. 醋酸可的松龙　　　D. 雌二醇

3. 各国药典测定甾体激素类药物含量最常采用的方法是（　　）。
   A. 紫外–可见分光光度法　　　　　　　B. 氧化还原滴定法
   C. 气相色谱法　　　　　　　　　　　　D. 高效液相色谱法

4. 用薄层色谱法检查甾体激素类药物中的"其他甾体"时，最常用的方法是（　　）。
   A. 对照药物法　　　　　　　　　　　　B. 杂质对照法
   C. 比色法　　　　　　　　　　　　　　D. 高低浓度法

5. 高效液相色谱法测定苯丙酸诺龙时，采用内标法定量，其内标物为（　　）。
   A. 氢化可的松　　　B. 丙酸睾酮　　　　C. 维生素 A　　　　D. 甲睾酮

6. 下列哪种药物能与亚硝基铁氰化钠反应显蓝紫色？（　　）
   A. 丙酸睾酮　　　　　　　　　　　　　B. 黄体酮
   C. 醋酸可的松龙　　　　　　　　　　　D. 雌二醇

7. 四氮唑比色法可用于下列哪些药物的含量测定？（　　）
   A. 醋酸地塞米松注射液　　　　　　　　B. 丙酸睾酮注射液
   C. 维生素 C 胶丸　　　　　　　　　　　D. 雌二醇片

8. 四氮唑比色法测定醋酸氢化可的松片含量的依据是（　　）。
   A. 分子中具有 Δ^4-3-酮基　　　　　　B. 分子中具有甲酮基
   C. 分子中具有酚羟基　　　　　　　　　D. C_{17}-α-醇酮基的还原性

9. 地塞米松磷酸钠中游离磷酸盐的检查方法是（　　）。
   A. 磷钼酸比色法　　　　　　　　　　　B. 高效液相色谱法
   C. 红外分光光度法　　　　　　　　　　D. 紫外–可见分光光度法

10. 氢化可的松红外吸收光谱图中，羰基的伸缩振动波数是（　　）。
    A. $3600\sim3300\,cm^{-1}$　　　　　　　　B. $3000\sim2700\,cm^{-1}$
    C. $3300\sim3000\,cm^{-1}$　　　　　　　　D. $1900\sim1650\,cm^{-1}$

X 型题（多项选择题）

1. 具有乙炔基的药物有（　　）。
   A. 苯丙酸诺龙　　　B. 炔诺酮　　　　C. 雌二醇
   D. 炔雌醇　　　　　E. 甲睾酮

2. 关于药物结构特征下列说法正确的是（　　）。
   A. 雌二醇具有乙炔基　　　　　　　　　B. 黄体酮具有甲酮基
   C. 雌二醇具有酚羟基　　　　　　　　　D. 炔雌醇 C_{10} 上有角甲基
   E. 醋酸曲安奈德 C_{17} 位上为 α-醇酮基的醋酸酯

3. 下列试剂中，可用于鉴别氢化可的松的是（　　）。
   A. 2,4-二硝基苯肼　　　　　　　　　　B. 异烟肼

  C. 浓硫酸   D. 硫酸苯肼

  E. 红四氮唑

4. 甾体激素类药物应检查的特殊杂质有（ ）。

  A. 硒   B. 游离磷酸盐   C. 聚合物

  D. 其他甾体   E. 胆甾烷

5. 以下属于四氮唑的是（ ）。

  A. RT   B. BT   C. BTB

  D. TTC   E. TB

二、简答题

1. 用合适的化学方法区分下列药物：氢化可的松、黄体酮、炔雌醇和甲睾酮。

2. 红外光谱为何成为甾体激素类药物鉴别的重要手段？

3. 简述四氮唑比色法的反应原理、条件、应用范围及测定中应注意的问题。

三、计算题

1. 地塞米松磷酸钠中游离磷酸盐的检查：精密称取本品 20mg，置于 25ml 量瓶中，加水 15ml 使溶解；另取标准磷酸盐溶液［精密称取经 105℃干燥 2 小时的磷酸二氢钾 0.35g，置于 1000ml 量瓶中，加硫酸溶液（3→10）10ml 与水适量使溶解，并稀释至刻度，摇匀；临用时再稀释 10 倍］4.0ml，置于另一 25ml 量瓶中，加水 11ml。各精密加钼酸铵硫酸试液 2.5ml 与 1-氨基-2-萘酚-4-磺酸溶液 1ml，加水至刻度，摇匀，在 20℃放置 30~50 分钟，在 740nm 的波长处测定吸光度。规定供试品溶液的吸光度不得大于对照溶液的吸光度。计算其杂质限量。

2. 氢化可的松软膏（规格：10g：100mg）的含量测定。

对照品溶液的制备：精密称取氢化可的松对照品 20.00mg，置 100ml 量瓶中，加无水乙醇适量使溶解并稀释至刻度，摇匀，即得。

供试品溶液的制备：精密称取样品 2.0134g，置烧杯中，加无水乙醇约 30ml，在水浴上加热使溶解，再置冰水中冷却，滤过，滤液移至 100ml 量瓶中，反复提取 3 次，滤液合并入量瓶中，并稀释至刻度，摇匀，即得。

测定法：精密量取对照品溶液与供试品溶液各 1ml，分别置于干燥的具塞试管中，各精密加入无水乙醇 9ml 与氯化三苯四氮唑试液 1ml，摇匀，各精密加入氢氧化四甲基铵试液 1ml，摇匀，在 25 的暗处放置 40~45 分钟，在 485nm 波长处分别测定吸光度。

测得供试品溶液的吸光度为 0.513；对照品溶液的吸光度为 0.525。计算氢化可的松软膏的标示量%。

（丘　琴　齐永秀）

第十三章

抗生素类药物的分析

学习导引

知识要求

1. **掌握** 抗生素类药物的类型、结构、质量和稳定性特点及分析方法。
2. **熟悉** 各类抗生素药物的有关物质来源、特点和检查方法。
3. **了解** 抗生素药物的其他分析项目与方法。

能力要求

1. 熟练掌握青霉素、头孢菌素类药物测定含量的操作技能。
2. 学会应用化学鉴别反应鉴别各类抗生素类药物。

课堂互动

1. 目前，抗生素有多少种？如何分类？
2. 青霉素类药物可以经常使用吗？

抗生素（antibiotics）是指在低微浓度下即可对某些生物的生命活动有特异抑制作用的化学物质的总称。抗生素是微生物的代谢产物，由真菌、细菌或其他微生物在繁殖过程中所产生的一类具有杀灭或抑制微生物生长的物质。

抗生素类药物的质量控制尤为重要，主要表现为：①生产工艺复杂发酵过程不易控制；发酵过程易受污染。②稳定性差分子结构多不稳定；降解后，疗效降低、失效或毒副作用增加。③抗生素的检查项目包括一般杂质、有关物质、聚合物及安全性检查（异常毒性、降压物质、热原、细菌内毒素和无菌）。

抗生素类药品的含量测定方法包括：①生物学方法，是以生物学方法或生化方法测定生理活性物质，并按效价单位计算的测定方法；②微生物检定法，根据抗生素对细菌作用的强度来测定其效价，灵敏度高，干扰物质少，可测未知药物，包括管碟法、浊度法；③理化方法，是以理化方法测定主药含量，包括容量法、紫外-可见分光光度法、高效液相色谱法。

在长期的抗生素选择之后出现的对相应抗生素产生耐受能力的微生物，统称耐药菌。所谓细菌耐药性（bacterial resistance）又称抗药性，是指细菌产生的对抗菌药不敏感的现象，是细菌自身生存过程的一种特殊表现形式。耐药性可分为固有耐药性（intrinsic resistance）和获得性耐药性（acquired resistance）。固有耐药性又称天然耐药性，是由细菌染色体基因决定，代代相传，不会改变的。获得性耐药性是由于细菌与抗生素接触后，通过改变自身的代谢途径，使其不被抗生素杀灭。

耐药的机制包括：①产生灭活酶，使抗菌药失活：包括β-内酰胺酶、氨基糖苷类钝化酶和其他酶类。如氯霉素乙酰转移酶灭活氯霉素、酯酶、核苷转移酶等。②抗菌药物作用靶位改变。③降低细菌外膜通透性。④影响主动流出系统。

抗生素的种类繁多，性质复杂，按结构和性质可分为以下九大类。

（1）β-内酰胺类抗生素（β-lactam antibiotics） 这类抗生素的化学结构中都含有一个四元的内酰胺环，属于这类抗生素的有青霉素、头孢菌素及它们的衍生物。临床常用的青霉素类药物有：青霉素钾、青霉素钠、青霉素V钠、阿莫西林、美罗培南、氨苄西林、氨苄西林钠、普鲁卡因青霉素等。临床常用的头孢类药物有：头孢丙烯、头孢他啶、头孢曲松钠、头孢克肟、头孢克洛、头孢拉定、头孢泊肟酯、头孢哌酮、头孢哌酮钠、头孢唑林钠、头孢氨苄、头孢羟氨苄。

（2）氨基糖苷类抗生素（aminoglycoside antibiotics） 这类抗生素的化学结构中都有氨基糖苷和氨基环醇，属于这类抗生素的药物常用的有：硫酸链霉素、硫酸庆大霉素、妥布霉素、阿米卡星、硫酸卡那霉素、硫酸阿米卡星、硫酸依替米星、硫酸新霉素等。

（3）四环类抗生素 这类抗生素的化学结构中都含有一个四并苯的母核，属于这类抗生素的有盐酸四环素、盐酸土霉素、盐酸多烯环素、盐酸米诺环素、盐酸美他环素等。

（4）大环内酯类抗生素（macrolide antibiotics） 这类抗生素的化学结构中都有一个大环内酯作为配糖体，红霉素为本类抗生素的代表。其他如琥乙红霉素、乙酰螺旋霉素、阿奇霉素、罗红霉素、乳糖酸红霉素等。

（5）氯霉素类抗生素（chloramphenicol class of antibiotics） 属于这类抗生素的有氯霉素、甲砜霉素、琥珀氯霉素等。

（6）多肽类抗生素（polypeptide antibiotic） 属于这类抗生素的有盐酸万古霉素、盐酸去甲万古霉素等。

（7）多烯大环类抗生素（polyene macrocyclic class of antibiotics） 这类抗生素的化学结构中不仅有大环内酯，而且在内酯结构中还存有共轭双键，属于这类抗生素的有制霉菌素、两性霉素B等。

（8）抗肿瘤类抗生素（antitumor antibiotics） 属于这类抗生素的有丝裂霉素、盐酸平阳霉素、盐酸多柔比星、盐酸柔红霉素等。

（9）其他抗生素 凡不属于上述八类的抗生素一般均归于其他抗生素。如美洛西林钠、盐酸克林霉素、盐酸林可霉素、替考拉宁、磷霉素钠等。

由于抗生素的结构和性质各异，上述的分类远远不能包括所有的抗生素，本章主要讨论β-内酰胺类、氨基糖苷类、四环素类抗生素的物理化学性质、鉴别反应、杂质检查、含量测定方法与原理。

知识链接

抗生素的发现历史

青霉素于1929年被弗莱明发现，污染在培养葡萄球菌的双碟上一株霉菌能杀死周围的葡萄球菌，他对此球菌分离纯化后得到的菌株经鉴定为点青霉，并将该菌所产生的抗生素命名为青霉素。至1943年链霉素的发现者赛尔曼·瓦克斯曼才给出了抗生素的定义，即微生物代谢产生的能抑制它种微生物生长活动甚至杀灭它种微生物的化学物质。青霉素的发现过程虽是偶然，但弗莱明"细心、认真，善于发现"的科学素养才是真正的决定因素。

抗生素来源于细菌、放线菌和霉菌等微生物，植物和动物也能产生抗生素。抗生素是生物（包括微生物、植物、动物）在其生命活动中产生的（或并用化学、生物或生化方法衍生的），能在低微浓度下有选择地抑制或影响它种生物机能的化学物质的总称。

抗生素分为天然品和人工合成品，前者由微生物产生，后者是对天然抗生素进行人工改造获得的部分合成产品。

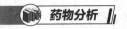

第一节　β-内酰胺类药物的分析

本类抗生素包括青霉素类（penicillins）和头孢菌素类（cephalosporins），它们的分子结构中均含有β-内酰胺环，因此统称为β-内酰胺类抗生素。

一、结构与性质

（一）结构

青霉素和头孢菌素同属β-内酰胺抗生素。分子中都有一个游离羧基和酰胺侧链。氢化噻唑环或氢化噻嗪环与β-内酰胺并合的杂环，分别构成二者的母核。不同之处在于青霉素类分子中的母核称为6-氨基青霉烷酸（6-aminopenicillanic acid，6-APA）；头孢菌素类分子中的母核称为7-氨基头孢菌烷酸（7-aminocephalosporanic，7-ACA）。由此也可以说，青霉素类的分子结构由侧链 RCO-与母核6-APA 两部分结合而成；头孢菌素类是由侧链 RCO-与母核7-ACA 组成。这一结构上的差异使头孢菌素能耐受青霉素酶。

通常青霉素分子中含有三个手性碳原子（C_2、C_5、C_6），头孢菌素类分子中含有两个手性碳原子（C_6、C_7）。由于酰胺基上 R 及 R_1 的不同，构成各种不同的青霉素和头孢菌素。青霉素类代表性药物有阿莫西林、青霉素钠、氨苄西林等；头孢菌素类代表性药物有头孢他啶、头孢克洛等。

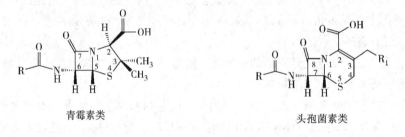

青霉素类　　　　　　　　　　头孢菌素类

（二）性质

1. 酸性　青霉素类和头孢菌素类分子中的游离羧基，具有较强的酸性，大多数青霉素类化合物的 pK_a 在 2.5~2.8，能与无机碱或某些有机碱形成盐，如青霉素 G 钠、青霉素 G 钾等。其碱金属盐易溶于水，而有机碱盐难溶于水，易溶于甲醇等有机溶剂。

2. 旋光性　青霉素类分子中含有三个手性碳原子，头孢菌素类含有两个手性碳原子，故都具有旋光性。根据这一性质，进行定性和定量分析。

3. 紫外吸收特性　青霉素类分子中母核部分没有共轭系统，没有紫外吸收，但其侧链酰胺基上 R 取代基若有苯环等共轭系统，则有紫外吸收特性。如青霉素钾（钠）的 R 为苄基，因而其水溶液在264nm波长处具有较强的紫外吸收。而头孢菌素类母核部分具有 O＝C—N—C＝C 结构，R 取代基具有苯环等共轭系统，有紫外吸收。

4. β-内酰胺环的不稳定性　其稳定性与含水量和纯度有很大关系。干燥条件下青霉素和头孢菌素类药物均较稳定，室温条件下密封保存可贮存3年以上，但它们的水溶液很不稳定，不稳定的部分是β-内酰胺环。β-内酰胺环在酸、碱、青霉素酶、羟胺及某些金属离子（铜、铅、汞和银）或氧化剂等作用下，易发生水解和分子重排，失去抗菌作用，形成一系列降解产物。

本类药物在碱性条件或在青霉素酶的作用下，β-内酰胺开环形成青霉噻唑酸；在 pH2 的酸性条件下可开环、重排成青霉酸；在 pH4 的酸性条件下可开环、重排成青霉烯酸；本类药物降解的最终产物为青霉醛和青霉胺。

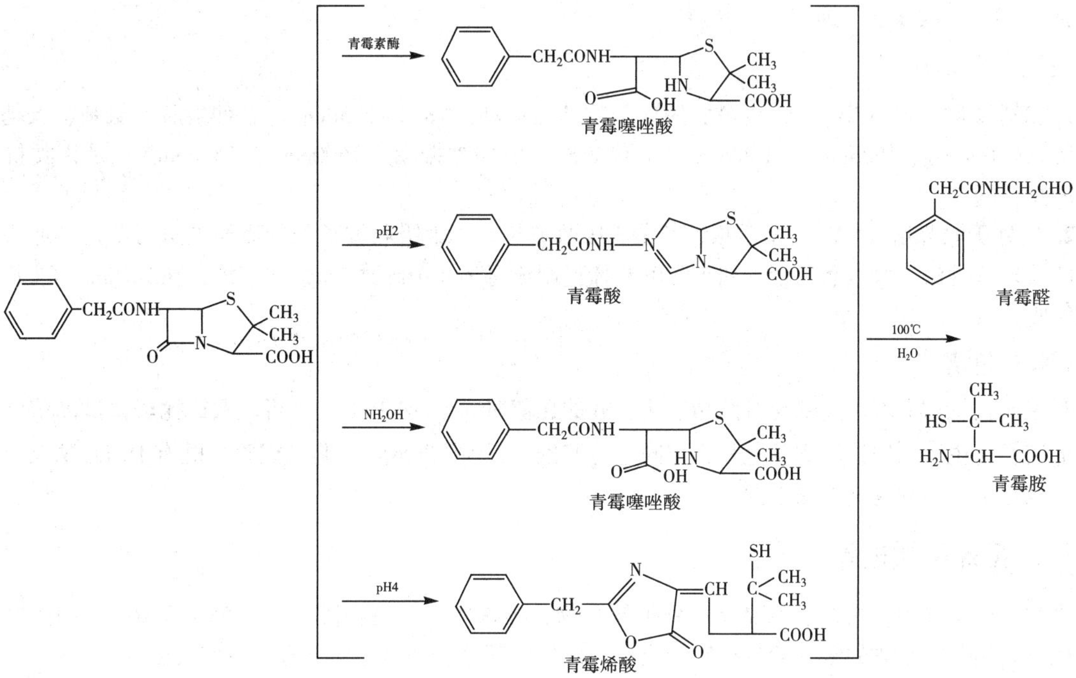

二、鉴别试验

本类药物的鉴别试验，现行版《中国药典》《美国药典》《英国药典》采用的方法主要为 HPLC、IR 和 TLC 法。

（一）呈色反应

1. 异羟肟酸铁反应　青霉素及头孢菌素在碱性中与羟胺作用，β-内酰胺环破裂生成异羟肟酸；在稀酸中与高铁离子呈色。反应式如下：

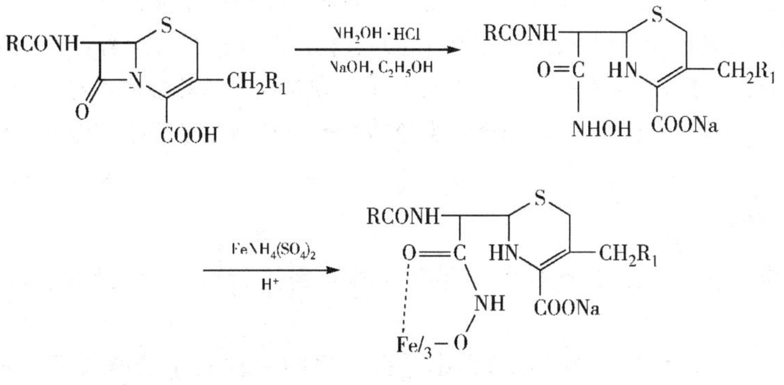

哌拉西林（钠）、头孢哌酮、拉氧头孢钠采用此法鉴别。

2. 类似肽键的反应　青霉素和头孢菌素类药物具有—CONH—结构，一些取代基有 α-氨基酸结构，可显茚三酮和双缩脲反应。

3. 其他呈色反应　侧链含有—C_6H_5—OH 基团时，能与重氮苯磺酸试液产生偶合反应而呈色。此外，本类药物还可与变色酸-硫酸、硫酸-甲醛等试剂反应而呈色。

（二）各种盐的反应

钾、钠离子的火焰反应：青霉素类、头孢菌素类药物多制成钾盐或钠盐供临床使用，因而可利用

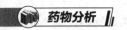

K^+、Na^+的火焰反应进行鉴别。如阿莫西林钠、头孢尼西钠、头孢西丁钠、头孢曲松钠等钠离子的鉴别；青霉素 V 钾、青霉素钾等钾离子的鉴别。

（三）光谱法

1. 红外吸收光谱（IR）　β-内酰胺环羰基的伸缩振动（1800～1750cm^{-1}），仲酰胺的氨基、羰基的伸缩振动（3300cm^{-1}、1525cm^{-1}、1680cm^{-1}）、羧酸离子的伸缩振动（1600cm^{-1}、1410cm^{-1}）是该类抗生素共有的特征峰。

2. 紫外吸收光谱（UV）　通常根据其最大吸收波长或最大吸收波长处的吸光度进行鉴定。如头孢唑林钠的紫外鉴别法：取本品适量，加水溶解并稀释制成每1ml中约含16μg的溶液，在272nm的波长处有最大吸收。

（四）色谱法

利用比较供试品溶液主峰与对照品溶液主峰的保留时间 t_R（HPLC）是否一致或比较供试品溶液与对照品溶液所显主斑点的位置和颜色是否相同进行鉴别。《中国药典》对鉴别试验中既有 HPLC 法又有 TLC 法的，规定可在两种鉴别方法中选做一种。

三、特殊杂质检查

本类抗生素药物中的杂质主要有高分子聚合物、异构体、有关物质等，一般采用 HPLC 法控制其限量，也有采用测定杂质的吸光度来控制杂质量。此外，部分抗生素还检查有机溶剂残留量。

知识拓展

抗生素的不良反应

抗生素类药物是临床最常用的药物，也是较易发生不良反应的药物之一，其不良反应主要是药物所致的过敏反应，尤以 β-内酰胺类抗生素最为严重。经多年研究证明，抗生素所致速发型过敏反应主要与药物中存在的高分子杂质有关。

抗生素中的高分子杂质一般是指药物中相对分子质量大于药物本身杂质的总称。按其来源可分为外源性杂质、内源性杂质和其他来源杂质：①蛋白、多肽、多糖等杂质，或抗生素与蛋白、多肽、多糖的结合物，一般于发酵过程中产生，即外源性杂质；②内源性杂质又称自身聚合类高分子杂质：在一定条件下，β-内酰胺可以开环产生的聚合反应产物；③其他来源的杂质：有部分杂质，并非药物分子间自身聚合产生，而是合成或使用过程中产生的高分子副产物或者高分子降解产物。

（一）聚合物的检查

《中国药典》规定头孢他啶、头孢哌酮钠等杂质检查需进行聚合物的检查，检查采用分子排阻色谱法。

分子排阻色谱法是根据待测组分的分子大小进行分离的一种液相色谱技术，其分离原理为凝胶色谱柱的分子筛机制。色谱柱多以亲水硅胶、凝胶或经修饰凝胶，如葡聚糖凝胶（Sephadex）和琼脂糖凝胶（Sepharose）等为填充剂，这些填充剂表面分布着不同尺寸的孔径，药物分子进入色谱柱后，它们中的不同组分按其分子大小进入相应的孔径内，大于所有孔径的分子不能进入填充剂颗粒内部，在色谱过程中不被保留，最早被流动相洗脱至柱外，表现为保留时间较短；小于所有孔径的分子能自由进入填充剂表面的所有孔径，在色谱柱中滞留时间较长，表现为保留时间较长，其余分子则按分子大小依次被洗脱。其定量方法如下。

1. 主成分自身对照法　一般用于高分子杂质含量较低的品种。

2. 面积归一化法　同高效液相色谱法项下规定。

3. 限量法　规定不得检出保留时间小于对照品保留时间的组分，一般用于混合物中高分子杂质的控制。

4. 自身对照外标法　一般用于 Sephadex G-10 凝胶色谱系统中 β-内酰胺类抗生素中高分子杂质的检查。在特定条件下 β-内酰胺类抗生素可以缔合形成表观分子量较大的缔合物，缔合物在 Sephadex G-10 凝胶色谱系统中的色谱行为和高分子杂质一样，都在 $K_{av}=0$ 处表现为单一的色谱峰。利用此原理，在凝胶色谱系统中，以药物自身为对照品，测定其在特定条件下缔合时的峰响应指标，再改变色谱条件，测定样品中的高分子杂质和药物分离后在 $K_{av}=0$ 处的峰响应指标，按外标法计算，即得药品中的高分子杂质相当于药品本身的相对含量。

高效分子排阻色谱法的系统适用性试验中色谱柱的理论板数 (n)、分离度、重复性、拖尾因子的测定方法，在一般情况下，同高效液相色谱法项下方法，但在高分子杂质检查时，某些药物分子的单体与其二聚体不能达到基线分离时，其分离度除另有规定外，分离度应大于 2.0。

实例解析

实例 13-1：青霉素 V 钾中青霉素 V 聚合物的测定

色谱条件与系统适用性试验：用葡聚糖凝胶 G-10（40~120μm）为填充剂，玻璃柱内径 1.0~1.4cm，柱长 30~40cm。流动相 A 为 pH7.0 的 0.1mol/L 磷酸盐缓冲液［0.1mol/L 磷酸氢二钠溶液-0.1mol/L 磷酸二氢钠溶液（61：39）］，流动相 B 为水，流速为 1.5ml/min，检测波长为 254nm。取 0.1mg/ml 蓝色葡聚糖 2000 溶液 100~200μl，注入液相色谱仪，分别以流动相 A、B 进行测定，记录色谱图。理论板数以蓝色葡聚糖 2000 峰计算均不低于 400，拖尾因子均应小于 2.0。在两种流动相系统中蓝色葡聚糖 2000 峰保留时间的比值应在 0.93~1.07，对照溶液主峰和供试品溶液中聚合物峰与相应色谱系统中蓝色葡聚糖 2000 峰的保留时间的比值均应在 0.93~1.07 之间。称取本品约 0.4g 置 10ml 量瓶中，用 0.04mg/ml 的蓝色葡聚糖 2000 溶液溶解并稀释至刻度，摇匀。取 100~200μl 注入液相色谱仪，用流动相 A 进行测定，记录色谱图，高聚体的峰高与单体与高聚体之间的谷高比应大于 2.0。另以流动相 B 为流动相，精密量取对照溶液 100~200μl，连续进样 5 次，峰面积的相对标准偏差应不大于 5.0%。

对照溶液的制备：取青霉素 V 对照品适量，精密称定，加水溶解并定量稀释制成每 1ml 中约含青霉素 V 0.2mg 的溶液。

测定法：取本品约 0.4g，精密称定，置 10ml 量瓶中，加水溶解并稀释至刻度，摇匀，立即精密量取 100~200μl 注入液相色谱仪，以流动相 A 为流动相进行测定，记录色谱图；另精密量取对照溶液 100~200μl 注入液相色谱仪，以流动相 B 为流动相进行测定，记录色谱图。按外标法以峰面积计算，含青霉素 V 聚合物以青霉素 V 计不得超过 0.6%。

解析：青霉素 V 聚合物的分子大小适合选用葡聚糖凝胶作为填充剂，聚合物分子进入色谱柱后，其分子大小进入相应的孔径内，在色谱柱中滞留时间较长，达到分离效果好，分离速度快的优势，其分离度大于 2.0。

（二）异构体和有关物质

β-内酰胺抗生素通常采用 HPLC、反相 HPLC 检查。本类药物多数规定有关物质检查，部分还检查异构体杂质。

《中国药典》采用高效液相色谱法检查头孢呋辛酯中的有关物质和异构体。

（三）吸光度

《中国药典》常采用测定杂质吸光度方法来控制本类抗生素的杂质含量。

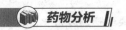

实例解析

实例13-2: 青霉素钠（钾）的吸光度检查

取本品，精密称定，加水溶解并定量稀释制成每1ml中约含1.88mg的溶液，在280nm与325nm的波长处测定吸光度，吸光度均不得大于0.10；在264nm的波长处有最大吸收，吸光度应为0.80~0.88。

解析: 此法中264nm处吸收值用来控制青霉素钠（钾）的含量，280nm处吸收值用来控制杂质的量。

（四）有机溶剂

部分本类药物需检查有机溶剂，采用气相色谱法进行检查。如氨苄西林钠需检查丙酮、乙酸乙酯、异丙醇、二氯甲烷、甲基异丁基酮、甲苯与正丁醇；头孢哌酮钠需检查丙酮、乙醇、异丙醇、正丙醇、正丁醇、乙酸乙酯、甲基异丁基酮、甲醇、环己烷、四氢呋喃、二氯甲烷与乙腈。

四、含量测定

各国药典收载的青霉素类和头孢菌素类的含量测定大多采用HPLC测定方法，少数几个样品采用抗生素微生物检定法测定。此外，利用本类药物β-内酰胺环的不稳定性，《中国药典》曾采用碘量法、电位配位滴定法、紫外-可见分光光度法测定本类药物的含量。现主要介绍高效液相色谱法。

高效液相色谱法是近年来发展最快的方法，本类药物的含量测定中应用日益广泛。它能有效地分离供试品中可能存在的降解产物、未除尽的原料及中间体等杂质，并能准确定量，适用于本类药物的原料、各种制剂及生物样本的分析测定。《中国药典》收载的本类抗生素中除磺苄西林钠采用微生物检定法测定含量外，其余均采用HPLC法测定含量。

实例解析

实例13-3: 头孢克洛含量的HPLC测定

色谱条件与系统适用性试验：用十八烷基硅烷键合硅胶为填充剂；以磷酸二氢钾溶液（取磷酸二氢钾6.8g，加水溶解并稀释成1000ml，用磷酸调节pH值至3.4)-乙腈（92:8）为流动相：检测波长为254nm。取头孢克洛对照品及头孢克洛δ-3-异构体对照品适量，加流动相溶解并稀释制成每1ml中分别含头孢克洛及头孢克洛δ-3-异构体约0.2mg的混合溶液，取20μl注入液相色谱仪，记录色谱图，头孢克洛峰与头孢克洛δ-3-异构体峰的分离度应符合要求。

测定法：取本品约20mg，精密称定，置100ml量瓶中，加流动相溶解并稀释至刻度，摇匀，取20μl注入液相色谱仪，记录色谱图；另取头孢克洛对照品适量，同法测定。按外标法以峰面积计算出供试品中$C_{15}H_{14}ClN_3O_4S$的含量。规定按无水物计算，含$C_{15}H_{14}ClN_3O_4S$不得少于95.0%。

解析: 头孢克洛原料药中含及头孢克洛δ-3-异构体，两者比例近乎相等，故对照品取两种，且其含量相等。本法流速为每分钟1ml；理论板数按头孢克洛峰计算不低于1500。

实例解析

实例 13-4：阿莫西林克拉维酸钾分散片的含量测定

阿莫西林克拉维酸钾分散片为混合制剂，主要成分是阿莫西林和克拉维酸钾。阿莫西林为广谱青霉素类抗生素，克拉维酸钾本身只有微弱的抗菌活性，但具有强大的广谱 β-内酰胺酶抑制作用，两者合用，可保护阿莫西林免遭 β-内酰胺酶水解，为一有效的 β-内酰胺酶抑制药。

色谱条件与系统适用性试验：用十八烷基硅烷键合硅胶为填充剂；以 0.05mol/L 磷酸二氢钠溶液（取磷酸二氢钠 7.8g，加水 900ml 溶解，用 10% 磷酸溶液或氢氧化钠试液调节 pH 值至 4.4 ± 0.1，加水稀释至 1000ml）-甲醇（95：5）为流动相；检测波长为 220nm。取阿莫西林和克拉维酸系统适用性试验对照品，加流动相溶解并稀释制成每 1ml 中约 0.8mg 的溶液，取 20μl 注入液相色谱仪，记录色谱图，应与标准图谱一致。阿莫西林峰和克拉维酸峰的分离度应大于 3.5。

测定法：取本品 10 片，精密称定，研细，精密称取适量（约相当于平均片重），加水适量，超声使溶解并定量稀释制成每 1ml 中含阿莫西林 0.5mg 的溶液，滤过，立即精密量取续滤液 20μl 注入液相色谱仪，记录色谱图；另精密称取阿莫西林对照品与克拉维酸对照品各适量，加水溶解并定量稀释制成与供试品溶液浓度相同的混合溶液，同法测定。按外标法以峰面积分别计算供试品中 $C_{16}H_{19}N_3O_5S$ 和 $C_8H_9NO_5$ 的含量。

解析：本品为阿莫西林和克拉维酸钾的混合制剂 [阿莫西林（$C_{16}H_{19}N_3O_5S$）与克拉维酸（$C_8H_9NO_5$）标示量之比为 4：1 或 7：1]，采用 HPLC 法同时测定两成分的含量，片中含阿莫西林和克拉维酸均应为标示量的 90.0% ～120.0%。

第二节 氨基糖苷类药物的分析

氨基糖苷类抗生素的化学结构都是以碱性环己多元醇为苷元，与氨基糖缩合而成的苷类，故称为氨基糖苷类抗生素（Aminoglycosides Antibiotics）。分为天然和半合成两大类。天然来源的包括由链霉菌属培养液中提取获得的链霉素、新霉素、妥布霉素、卡那霉素等，由小单胞菌属培养液中提取获得的小诺米星、西索米星、庆大霉素等。人工半合成的主要有阿米卡星、奈替米星等。它们的抗菌谱和化学性质都有共同之处。

（1）化学性质稳定均呈碱性而其盐易溶于水。

（2）抗菌谱广且相同，抗菌作用相互间无显著性差异。

（3）临床起效快（特别是用于治疗革兰氏阴性杆菌感染）不易产生耐药性。

一、结构与性质

（一）结构特点

以硫酸链霉素、硫酸巴龙霉素、硫酸庆大霉素、硫酸奈替米星为例，说明此类抗生素的结构特征与理化性质，见表 13-1。

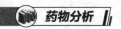

表 13-1　部分氨基糖苷类抗生素的结构与物理性质

药物名称	结构式、分子式与分子量	物理性质
硫酸链霉素	$(C_{21}H_{39}N_7O_{12})_2 \cdot 3H_2SO_4$　1457.40	白色或类白色的粉末；无臭或几乎无臭，味微苦，有引湿性。在水中易溶，在乙醇或三氯甲烷中不溶
硫酸巴龙霉素	$C_{23}H_{45}N_5O_{14} \cdot nH_2SO_4$	白色或微黄色的粉末；无臭，引湿性极强，遇光易变色。在水中易溶，在甲醇、乙醇、丙酮、三氯甲烷或乙醚中不溶。$[\alpha]_D$（水溶液）+50°~+55°
硫酸庆大霉素	$C_{21}H_{43}N_5O_7 \cdot nH_2SO_4$	白色或类白色的粉末；无臭；有引湿性。在水中易溶，在乙醇、丙酮、三氯甲烷或乙醚中不溶。$[\alpha]_D$（水溶液）+107°~+121°
硫酸奈替米星	$(C_{21}H_{41}N_5O_7)_2 \cdot 5H_2SO_4$　1441.55	白色或类白色的粉末或疏松块状物；无臭，味微苦；有引湿性。在水中易溶，在乙醇、三氯甲烷或乙醚中不溶。$[\alpha]_D$（水溶液）+88°~+96°

链霉素（Streptomycin，即链霉素 A）的结构为一分子链霉胍（streptidine）和一分子链霉双糖胺而成的碱性苷。其中链霉双糖胺是由链霉糖和 N-甲基-L-葡萄糖胺所组成。链霉双糖胺与链霉胍间的苷键结合弱于其内部双糖间的苷键，故此链霉素易于分解为链霉胍和链霉双糖胺。

链霉胍　链霉糖　N-甲基-L-葡萄糖胺

链霉双糖胺

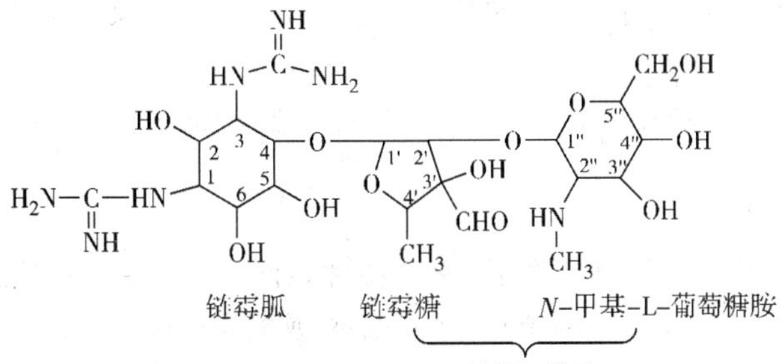

巴龙霉素（Paromomycin）由巴龙胺和巴龙二糖胺结合而成的苷。巴龙霉素有两个立体异构体：巴龙霉素 I 和巴龙霉素 II，式中 $R_1 = CH_2NH_2$，$R_2 = H$，为巴龙霉素 I；$R_1 = H$，$R_2 = CH_2NH_2$，为巴龙霉素 II。药用巴龙霉素为巴龙霉素 I 和巴龙霉素 II 的混合物，而以巴龙霉素 I 为主要成分，巴龙霉素 II 为微量成分。

庆大霉素（Gentamycin）是由绛红糖胺、脱氧链霉胺和加洛糖胺缩合而成的碱性苷。它是庆大霉素 C 复合物，尚有少量次要成分。主要组分 C_1、C_2、C_{1a} 及 C_{2a} 的结构如下：

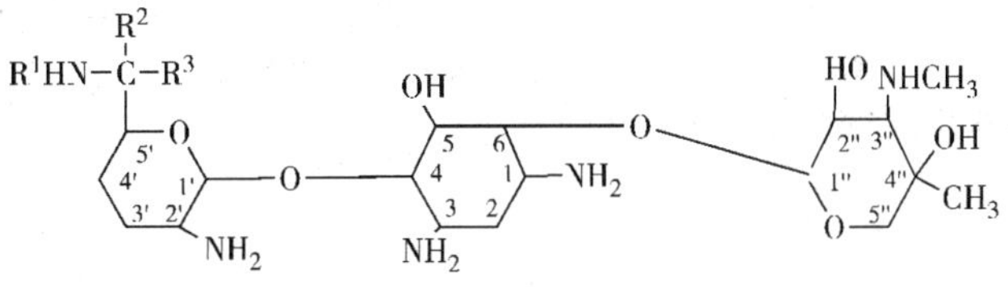

绛红糖胺　2-脱氧链霉胺　加洛糖胺

庆大霉素 C_1、C_2、C_{1a} 三者结构相似，仅在绛红糖胺 C_6 位及氨基上甲基化程度不同。C_{2a} 是 C_2 的异构体。

奈替米星（Netilmicin）的分子结构与庆大霉素 C_{1a} 基本相同，主要差异在于绛红糖胺环的 4,5 位是双键。

（二）性质

1. 碱性与溶解性　该类抗生素的分子中含有多个羟基（故也称多羟基抗生素）和碱性基团，同属碱性、水溶性抗生素，能与矿酸或有机酸成盐，临床应用主要为硫酸盐。

2. 旋光性　本类抗生素分子结构中含有多个氨基糖，具有旋光性。如《中国药典》二部中硫酸奈替米星的比旋度为 +88°～+96°（水溶液）；硫酸庆大霉素的比旋度为 +107°～+121°（水溶液）；硫酸巴龙霉素的比旋度为 +50°～+55°（水溶液）。

3. 水解性　含有二糖胺结构的抗生素，一般的化学反应只能将它们分解为一分子苷元和一分子双糖。链霉素的硫酸盐水溶液，一般以 pH5.0～7.5 最为稳定，过酸或过碱条件下易水解失效。在酸性条件下，链霉素水解为链霉胍和链霉双糖胺，进一步水解则产生 N-甲基-L-葡萄糖胺；碱性也能使链霉素水解为链霉胍、链霉双糖胺，随后链霉糖部分发生分子重排为麦芽酚（maltol），此为链霉素所特有反应，可用于定性和定量。

4. 紫外吸收光谱　链霉素在 230nm 处有紫外吸收。庆大霉素、奈替米星无共轭双键，因此无紫外吸收。

二、鉴别试验

（一）茚三酮反应

硫酸小诺米星具有羟基胺类和 α-氨基酸的性质，可与茚三酮缩合成蓝紫色化合物。《中国药典》采用本法鉴别硫酸小诺米星及其制剂。其反应原理如下：

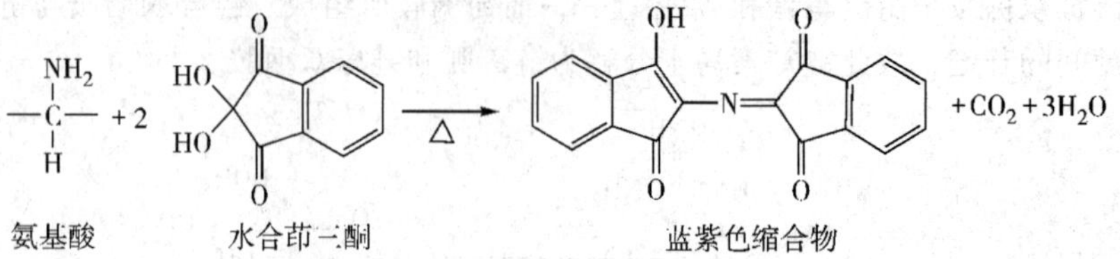

氨基酸　　　　水合茚三酮　　　　　　　　蓝紫色缩合物

（二）Molisch 试验

具有五碳糖或六碳糖结构的氨基糖苷类抗生素在酸性条件下水解后，在盐酸（或硫酸）作用下脱水生成糠醛（五碳糖）或羟甲基糠醛（六碳糖）。遇 α-萘酚或蒽酮呈色。

1. α-萘酚呈色原理

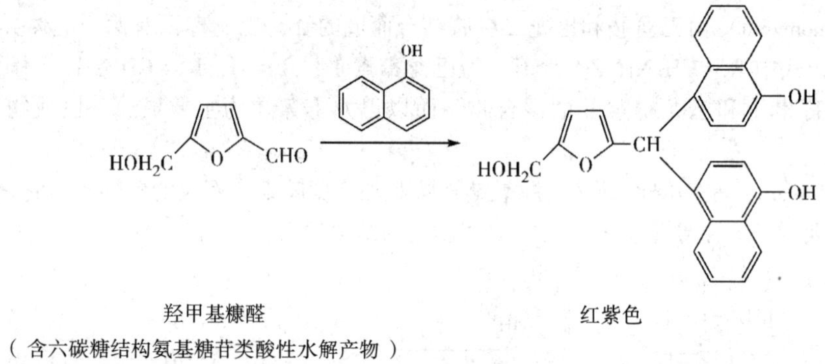

羟甲基糠醛　　　　　　　　　　　红紫色

（含六碳糖结构氨基糖苷类酸性水解产物）

2. 蒽酮的呈色原理

羟甲基糠醛　　　　　　　　　　　蓝紫色

（含六碳糖结构氨基糖苷类酸性水解产物）

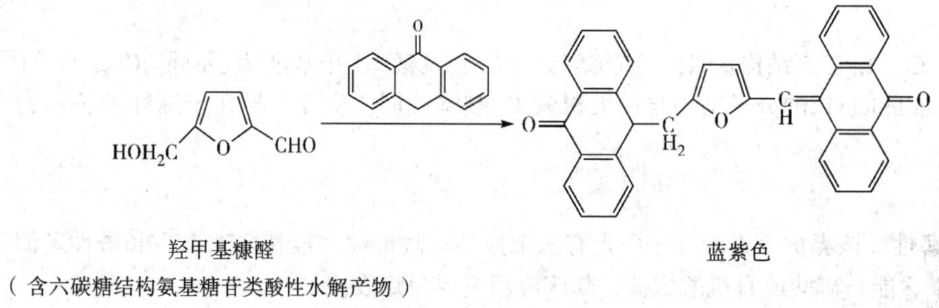

知识链接

阿米卡星的蒽酮呈色鉴别

取本品约 10mg，加水 1ml 溶解后，加 0.1% 蒽酮的硫酸溶液 4ml，即显蓝紫色。

（三）N-甲基葡萄糖胺反应

本类药物水解后产生葡萄糖胺衍生物，在碱性溶液中与乙酰丙酮缩合成吡咯衍生物（Ⅰ），与对二甲氨基苯甲醛的酸性醇溶液（Ehrlich 试剂）反应，生成樱桃红色缩合物（Ⅱ）。如链霉素、硫酸新霉素、硫酸巴龙霉素。

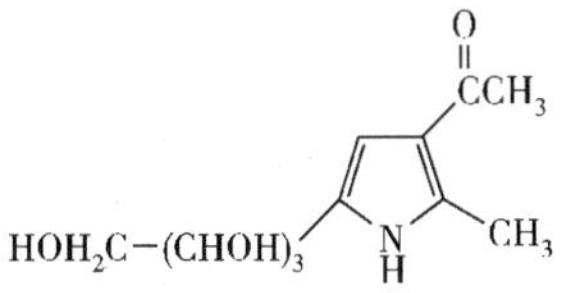

I　　　　　　　　　　　　　Ⅱ

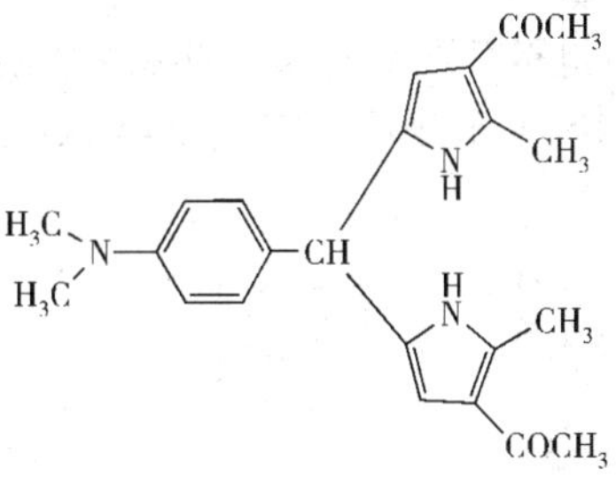

（四）麦芽酚反应

此为链霉素的特征反应。链霉素在碱性溶液中，分子中的链霉糖经分子重排使环扩大形成六元环，然后消除 *N*-甲基葡萄糖胺和链霉胍生成麦芽酚（α-甲基 β-羟基-γ-吡喃酮），麦芽酚与高铁离子在微酸性溶液中形成紫红色配位化合物。反应原理如下：

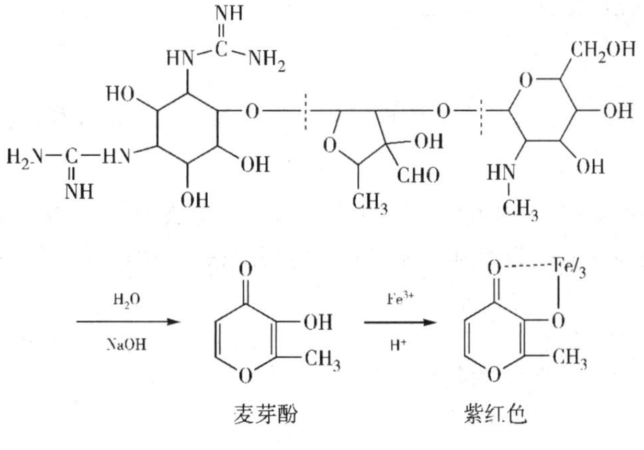

麦芽酚　　　　　　　　紫红色

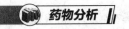

（五）坂口（Sakaguchi）反应

此为链霉素水解产物链霉胍的特有反应。链霉素水溶液加氢氧化钠试液，水解生成链霉胍。加入8-羟基喹啉（或 α-萘酚）的乙醇溶液，放冷后至15℃，再与次溴酸钠溶液反应，生成橙红色化合物。反应原理如下：

$$R-N=C-NH_2 \xrightarrow{BrO^-} R-N=C-NHBr \xrightarrow{OH^-} R-N=C-N-Br$$

链霉胍

$$R-N=C-N-NH_2$$

8-羟基喹啉 $\xrightarrow{BrO^-}$ 橙红色化合物

知识链接

硫酸链霉素的坂口反应鉴别

取本品约0.5mg，加水4ml溶解后，加氢氧化钠试液2.5ml与0.1% 8-羟基喹啉的乙醇溶液1ml，放冷至约15℃，加次溴酸钠试液3滴，显橙红色。

（六）硫酸盐反应

利用硫酸盐能与氯化钡试液生成白色硫酸钡沉淀对链霉素类药物进行鉴别。

（七）色谱法

1. 薄层色谱法 《中国药典》（2020年版）、《美国药典》（USP43-NF38）和《英国药典》（2020年版）均采用TLC法对本类抗生素进行鉴别。多以硅胶为薄层板，三氯甲烷-甲醇-浓氨水为展开剂，茚三酮或碘蒸气为显色剂。

知识链接

硫酸庆大霉素注射液的 TLC 鉴别

取本品与硫酸庆大霉素对照品，分别加水制成每1ml中含2.5mg的溶液，作为供试品溶液和对照品溶液；照薄层色谱法试验，吸取上述两种溶液各2μl，分别点于0.25mm厚，平均粒径6nm的同一硅胶G薄层板（临用前于105℃活化2小时）上；另取三氯甲烷-甲醇-氨溶液（1:1:1）混合振摇，放置1小时，分取下层混合液为展开剂，展开，当展开剂展到薄层板的3/4处，取出薄层板于20~25℃晾干，置碘蒸气中显色，供试品溶液所显主斑点数、位置和颜色应与标准品溶液斑点数、位置和颜色相同。

《美国药典》中硫酸庆大霉素注射液的 TLC 鉴别

点样相同体积（含庆大霉素 20μg）的庆大霉素的注射剂和硫酸庆大霉素对照品水溶液于厚 0.25mm，平均粒径 6nm 的同一硅胶 G 薄层板上，将薄层板置展开缸中，用三氯甲烷–甲醇–氨溶液（20∶13∶10）混合溶剂的下层进行展开，当展开剂展到薄层板的 3/4 处，取出薄层板晾干，置碘蒸气中显色，供试品溶液所显三个主斑点、R_f 值和颜色应与对照品溶液斑点数、R_f 值和颜色相同。

2. 高效液相色谱法　本类药物可按照组分检查或含量测定项下 HPLC 法进行色谱图鉴别。如《英国药典》（2020 年版）利用本法鉴别庆大霉素，根据组分分析测得的色谱图，供试品溶液色谱图中庆大霉素 C_1、C_{1a}、C_2、C_{2a} 和 C_{2b} 五组分的色谱峰保留时间应与对照品溶液的色谱峰保留时间一致。

（八）光谱法

1. 红外分光光度法　《中国药典》和《英国药典》均采用红外分光光度法鉴别本类药物，如硫酸庆大霉素、硫酸巴龙霉素、硫酸卡那霉素、硫酸阿米卡星、硫酸新霉素、硫酸链霉素等。

2. 紫外分光光度法　本类药物多无紫外吸收，故其鉴别试验中很少采用紫外分光光度法。利用这一性质，采用紫外分光光度法对庆大霉素进行鉴别。

《英国药典》中硫酸庆大霉素的 UV 鉴别

取硫酸庆大霉素 10mg，加水 1ml 和 40% 硫酸溶液 5ml；在水浴中加热 100 分钟，冷却，用水稀释至 25ml。取该溶液进行紫外扫描，在 240~330nm 应无最大吸收。

三、有关物质及组分分析

（一）有关物质检查

各国药典对本类抗生素的有关物质检查主要采用 TLC 法和 HPLC 法。

实例解析

实例 13-5：硫酸链霉素中有关物质的 HPLC 检查

取本品适量，加水溶解并稀释制成每 1ml 中约含链霉素 3.5mg 的溶液，作为供试品溶液；精密量取适量，用水定量稀释制成每 1ml 中约含链霉素 35μg、70μg 和 0.14mg 的溶液，作为对照溶液（1）、（2）和（3）。照高效液相色谱法测定，用十八烷基硅烷键合硅胶为填充剂，以 0.15mol/L 的三氟醋酸溶液为流动相，流速为每分钟 0.5ml，用蒸发光散射检测器检测（参考条件：漂移管温度为 110℃，载气流速为 2.8L/min）。取链霉素对照品适量，加水溶解并稀释制成每 1ml 中约含链霉素 3.5mg 的溶液，置日光灯（3000lx）下照射 24 小时，作为分离度试验用溶液。取妥布霉素对照品适量，用分离度试验用溶液溶解并稀释制成每1ml中约含妥布霉素0.06mg的混合溶液，量取10μl，注入液相色谱仪，记录色谱图。链霉素峰保留时间约为10~12分钟，链霉素峰与相对保留时间约为0.9处的杂质峰的分离度和妥布霉素峰的分离度应分别大于1.2和1.5。连续进样5次，链霉素峰面积的相对标准偏差应不大于2.0。量取对照溶液（1）10μl，注入液相色谱仪，调节检测灵敏度，使主成分色谱峰的峰高约为满量程的20%，精密量取对照溶液（1）、（2）和（3）各10μl，分别注入液相色谱仪，记录色谱图。以对照溶液浓度的对数与相应峰面积的对数计算线性回归方程，相关系数（r）应不小于0.99。另取供试品溶液，同法测定，记录色谱图至主成分峰保留时间的2倍，供试品溶液色谱图中如有杂质峰（硫酸峰除外），用线性回归方程计算，单个杂质不得过2.0%，杂质总量不得过5.0%。

解析： 相对标准偏差（RSD，relative standard deviation）是指：标准偏差与计算结果算术平均值的比值，即：

相对标准偏差（RSD）＝标准偏差（SD）/计算结果的算术平均值（X）×100%

该值通常用来表示分析测试结果的精密度。

知识链接

《英国药典》硫酸链霉素中链霉素 B 的 TLC 检查

供试品溶液：取本品0.2g，精密称定，置回流用圆底烧瓶中，加入新鲜配制的硫酸-甲醇溶液（3∶97）5ml溶解，加热回流1小时，冷却，用甲醇冲洗冷凝管，合并冲洗液，并用甲醇稀释至20ml，作为供试品溶液（每1L中含10g的溶液）。

对照溶液：精密称取甘露糖对照品约36mg，置回流瓶中，同法处理后定量制成每1L中含链霉素 B 相当于0.3g的溶液，作为对照溶液（1mg甘露糖相当于4.13mg的链霉素B）。

薄层操作：硅胶 G 薄层板；取上述两种溶液各10μl，分别点于同一薄层板上；以冰醋酸-甲醇-丙酮（25∶25∶50）为展开剂；展开13~15cm，晾干；喷以新鲜配制的显色剂（取2g/L 1,3-萘二酚乙醇溶液与20%硫酸溶液等体积混合），在110℃加热5分钟显色。

限度：供试品溶液所显链霉素 B 斑点的颜色与对照溶液的主斑点比较，不得更深（3.0%）。

（二）组分测定

本类抗生素多为同系物组成的混合物，同系物的效价、毒性各不相同，为保证药品的质量，必须控制各组分的相对含量，如《中国药典》对硫酸庆大霉素、硫酸小诺米星等规定了组分分析。

《中国药典》《英国药典》和《美国药典》同样的方法测定庆大霉素 C 组分，《中国药典》（2020年版）中将液相色谱检测器改为蒸发光散射检测器。

（三）硫酸盐检查

本类抗生素临床应用的主要为硫酸盐，各国药典规定 EDTA 络合滴定法测定硫酸盐含量，作为组分分析。

实例解析

实例 13-6：硫酸卡那霉素中硫酸盐测定方法（EDTA 络合滴定法）

取本品约 0.18g，精密称定，加水 100ml 使溶解，加浓氨溶液调节 pH 值至 11 后，精密加氯化钡滴定液（0.1mol/L）10ml、酞紫指示液 5 滴，用乙二胺四醋酸二钠滴定液（0.05mol/L）滴定，注意保持滴定过程中的 pH 值为 11，滴定至紫色开始消褪，加乙醇 50ml，继续滴定至蓝紫色消失，并将滴定结果用空白试验进行校正。每 1ml 氯化钡滴定液（0.1mol/L）相当于 9.606mg 硫酸盐，本品含硫酸盐的量按无水物计算应为 23.0% ~ 26.0%。

解析：以络合反应为基础的滴定分析方法称为络合滴定法。它主要以氨羧络合剂为滴定剂，这些氨羧络合剂对许多金属有很强的络合能力。乙二胺四醋酸是含有羧基和氨基的螯合剂，能与许多金属离子形成稳定的螯合物。

四、含量测定

氨基糖苷类抗生素的效价测定有微生物检定法和 HPLC 法。HPLC 测定法可分为离子交换（酸性条件下在阳离子交换柱上分离）、离子对（以烷基磺酸盐为反离子）和反相 HPLC 法，本类抗生素多数无紫外吸收，不能直接用紫外或荧光检测器，需对其进行柱前或柱后衍生化，采用电化学检测器或者蒸发光散射检测器检测。《中国药典》采用 HPLC-蒸发光散射法测定硫酸卡那霉素、硫酸依替米星等药物的含量。

实例解析

实例 13-7：HPLC 蒸发光散射法测定硫酸依替米星含量

色谱条件与系统适用性试验：用十八烷基硅烷键合硅胶为填充剂（pH 值范围 0.8 ~ 8.0）；以 0.2mol/L 三氟醋酸-甲醇（84：16）为流动相；流速为每分钟 0.5ml；用蒸发光散射检测器检测（参考条件：漂移管温度 100℃，载气流速为每分钟 2.6L），取依替米星和奈替米星对照品各适量，加水溶解并稀释制成每 1ml 中各 0.2mg 的混合溶液，取 20μl 注入液相色谱仪，记录色谱图，依替米星峰和奈替米星峰的分离度应大于 1.2，连续 5 次进样，依替米星峰面积的相对标准偏差应不大于 2.0%。

测定法：取依替米星对照品适量，精密称定，分别加水溶解并定量稀释制成每 1ml 中约含依替米星 20μg、50μg 和 0.1mg 的溶液作为对照品溶液（1）、（2）、（3）。精密量取上述三种溶液各 20μl，分别注入液相色谱仪，记录色谱图，以对照品溶液浓度的对数值对相应的峰面积的对数值计算线性回归方程，相关系数（r）应不小于 0.99；另取本品适量，精密称定，加水溶解并定量稀释制成每 1ml 中约含依替米星 2.0mg 的溶液，同法测定，用线性回归方程计算供试品中 $C_{21}H_{43}N_5O_7$ 的含量。

解析：依替米星对照品和奈替米星标准品为系统适用性溶液，用于检测系统参数和稳定性，保证试验系统的可靠有效。

第三节　四环素类药物的分析

四环素类抗生素属于广谱抗菌药物，分为天然四环素和半合成四环素，临床应用为盐酸盐。天然四环素包括：盐酸四环素、盐酸金霉素、盐酸土霉素和地美环素（去甲金霉素）。由于四环素类抗生素具有良好的抗病原微生物活性及轻微的不良反应，在相当长的时间内曾广泛应用于临床。随着临床上耐药菌的大量产生及对其轻微的不良反应的深入了解，天然四环素类药物的临床应用受到很大限制。半合成四环素有：盐酸多西四环素（强力霉素）、盐酸米诺环素（二甲胺四环素）、盐酸美他环素（甲稀土霉素）、赖安四环素和氢吡四环素（吡甲四环素），以及丁甘米诺环素（替加环素）等。《国家基本医疗保险药品目录》（2009 年版）收载的四环素类抗生素及其制剂有多西环素、米诺环素、四环素、土霉素口服常释剂型及米诺环素颗粒剂。

四环素类抗生素在化学结构上都具有四个并苯或萘并萘环构成，故统称为四环素类（tetracyclines）抗生素。

一、结构与性质

（一）结构

四环素类抗生素，可以看作四并苯或萘并萘的衍生物，基本结构如下：

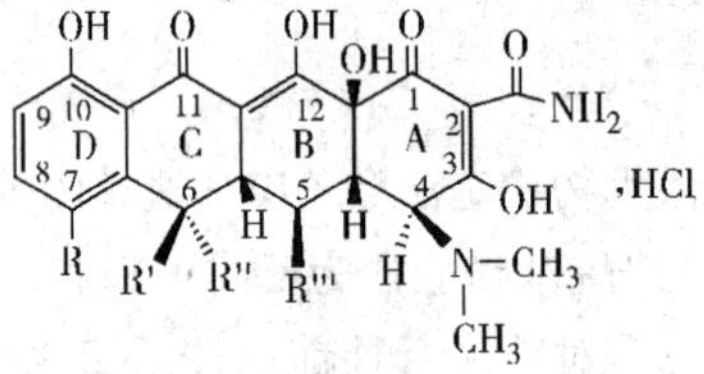

结构中各取代基 R、R′、R″ 及 R‴ 的不同构成各种四环素类抗生素。个别四环素类抗生素如盐酸多西环素分子结构中含 1/2 分子乙醇和 1/2 分子水。《中国药典》收载四环素类抗生素见表 13-2。

表 13-2　四环素类抗生素原料药的结构和分子式、分子量

药物名称	R	R′	R″	R‴	分子式	分子量
盐酸土霉素	H	OH	CH₃	OH	$C_{22}H_{24}N_2O_9 \cdot HCl$	496.90
盐酸四环素	H	OH	CH₃	H	$C_{22}H_{24}N_2O_8 \cdot HCl$	480.90
盐酸多西环素	H	H	CH₃	OH	$C_{22}H_{24}N_2O_8 \cdot HCl$ $1/2C_2H_5OH \cdot 1/2H_2O$	512.93
盐酸米诺环素	N(CH₃)₂	H	H	H	$C_{23}H_{27}N_3O_7 \cdot HCl$	493.94
盐酸金霉素	Cl	OH	CH₃	H	$C_{22}H_{23}ClN_2O_8 \cdot HCl$	515.35
盐酸美他环素	H		=CH₂	OH	$C_{22}H_{22}N_2O_8 \cdot HCl$	478.89

（二）性质

1. 酸碱性与溶解度　本类抗生素的母核上 C_4 位上的二甲氨基 $[—N(CH_3)_2]$ 显弱碱性；C_{10} 位上的酚羟基（—OH）和两个含有酮基和烯醇基的共轭双键系统显弱酸性，故四环素类抗生素是两性化合物。遇酸及碱，均能生成相应的盐，临床上多应用盐酸盐。

本类药物多为黄色结晶性物质，具引湿性。其游离碱在水中溶解度很小，其溶解度与溶液的 pH 值有关，在 pH4.5~7.2 时难溶于水；当 pH 值高于 8 或低于 4 时，溶解度增加。其盐类在水中会水解，当溶液浓度较大时，会析出游离碱。其盐酸盐易溶于水，并溶于碱或酸性溶液中，难溶于三氯甲烷、乙醚等有机溶剂。

2. 旋光性　四环素类抗生素分子中具有不对称碳原子，因此有旋光性，可用于定性、定量分析。各国药典测定该类抗生素的比旋度，如《中国药典》规定盐酸土霉素在盐酸（9→1000）溶液中的比旋度为 -188°~-200°；盐酸四环素的比旋度为 -240°~-258°（0.01mol/L 盐酸溶液）。盐酸多西环素的比旋度为 -105°~-120°［盐酸溶液（9→1000）的甲醇溶液（1→100）］。

3. 与金属离子形成配位化合物　四环素类药物结构中的酚羟基和烯醇羟基，能与多种金属离子形成不溶性盐类或有色配位化合物。如与二价钙或镁离子形成不溶性的钙盐或镁盐，与三价铁或铝离子形成

可溶性红色或黄色配合物。

4. 紫外吸收和荧光性质 本类抗生素分子内含有共轭双键系统，在紫外光区有吸收，如《中国药典》中盐酸多西环素的甲醇溶液在269nm和353nm的波长处有最大吸收，在234nm和296nm的波长处有最小吸收。盐酸美他环素的水溶液在345nm、282nm和353nm的波长处有最大吸收，在264nm和222nm的波长处有最小吸收。这些抗生素在紫外光照射下产生荧光，它们的降解产物也具有荧光。如：盐酸土霉素经酸性降解后，在紫外光下呈绿色荧光；盐酸金霉素经碱降解后在紫外光下呈蓝色荧光；盐酸土霉素经碱降解后在紫外光下呈绿色荧光，加热，荧光转为蓝色；盐酸四环素经碱降解后在紫外光下呈黄色荧光，可用于区别不同的四环素类抗生素。利用这一性质，在TLC鉴别法中常用于斑点检出。

5. 稳定性 干燥的四环素类游离碱和它们的盐类在避光条件下保存是稳定的，四环素类抗生素对各种氧化剂（包括空气中氧在内）、酸、碱都是不稳定的。尤其是碱性水溶液特别容易氧化，颜色很快变深，形成色素。其水溶液随pH值的不同会发生差向异构化、降解等反应。

（1）差向异构化反应 在弱酸性（pH2.0~6.0）溶液中会发生差向异构化。四环素类抗生素A环上手性碳原子C_4构型的改变，发生差向异构化，形成差向四环素类。反应是可逆的，达到平衡时溶液中差向化合物的含量可达40%~60%。一些阴离子如磷酸根、枸橼酸根、醋酸根离子的存在，可加速这种异构化反应的进行。

四环素、金霉素很容易差向异构化，产生差向四环素（4-epitetracycline，ETC）、差向金霉素（具有蓝色荧光），其抗菌性能极弱或完全消失。因金霉素的C_7上的氯原子具有空间排斥作用，使差向异构化反应比四环素更易发生。而土霉素、多西环素、美他环素由于C_5上的羟基和C_4上的二甲氨基形成氢键，因而较稳定，C_4上不易发生差向异构化。四环素类的差向异构化反应可用下式表示：

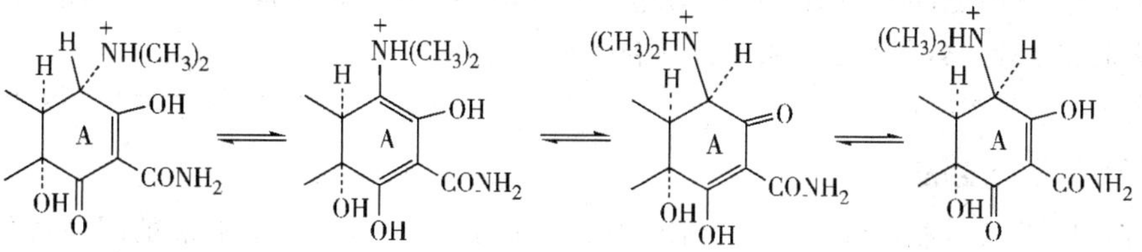

四环素（TC）　　　　　　　　　　　　　　　差向四环素（ETC）

（2）降解性质

①酸性降解：在酸性（pH<2）条件下，特别是在加热情况下，四环素类抗生素C_6上的醇羟基和C_5上的氢发生反式消去反应生成脱水四环素（anhydrotetracycline，ATC）。反应如下：

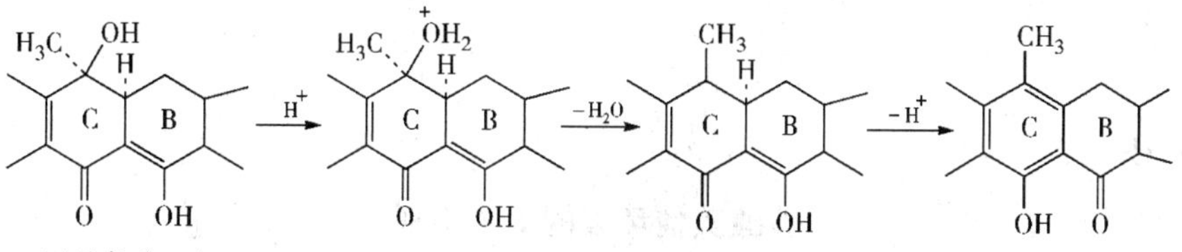

四环素（TC）　　　　　　　　　　　　　　脱水四环素（ATC）

在脱水四环素类分子中，共轭双键数目增加，色泽加深，对光的吸收程度也增大。脱水金霉素和脱水四环素为橙黄色，分别在435nm及445nm处有最大吸收。

②碱性降解：在碱性溶液中，由于氢氧离子的作用，C_6上的羟基形成氧负离子，向C_{11}发生分子内亲核进攻，经电子转移，C环破裂，生成无活性的具有内酯结构的异构体。反应如下：

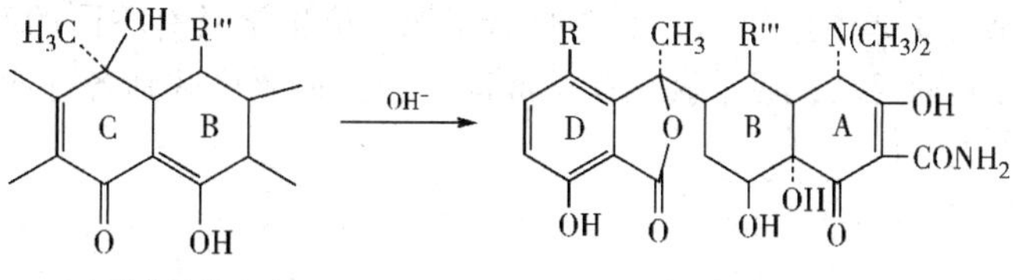

四环素类抗生素　　　　　　　　异四环素类抗生素

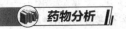

脱水四环素亦可形成差向异构体，称差向脱水四环素（4-epianhydro-tetracycline，EATC）。

二、鉴别试验

（一）高效液相色谱法

《中国药典》和《美国药典》等均采用高效液相色谱法鉴别盐酸土霉素、盐酸四环素、盐酸多西环素、盐酸金霉素等。在含量测定项下记录的色谱图中，供试品溶液主峰的保留时间应与对照品溶液主峰的保留时间一致。

（二）薄层色谱法

《中国药典》《英国药典》都采用本法鉴别四环素类抗生素。

知识链接

盐酸土霉素的 TLC 鉴别

取本品与土霉素对照品，分别加甲醇溶解并稀释制成每 1ml 中约含 1mg 的溶液，作为供试品溶液与对照品溶液；另取土霉素与盐酸四环素对照品，加甲醇溶解并稀释制成每 1ml 中各约含 1mg 的混合溶液，照薄层色谱法（《中国药典》四部通则 0502）试验，吸取上述三种溶液各 1μl，分别点于同一硅胶 G（H）F$_{254}$ 薄层板上，以水-甲醇-二氯甲烷（6∶35∶59）溶液作为展开剂，展开，晾干，置紫外光灯（365nm）下检视，混合溶液应显两个完全分离的斑点，供试品溶液所显主斑点的位置和荧光应与对照品溶液主斑点的位置和荧光相同。

（三）红外分光光度法

各国药典均利用本类药物的红外吸收光谱特征进行鉴别。《中国药典》收载的四环素类抗生素中，除土霉素外均采用了红外光谱法鉴别。

（四）紫外-可见分光光度法

本类药物的分子结构中含有多个共轭系统，在紫外光区有特征吸收，可用于鉴别。紫外鉴别法多以甲醇或水溶液为溶剂，《中国药典》规定最大吸收波长和最小吸收波长。

知识链接

盐酸美他环素的 UV 鉴别

取本品，加水溶解并稀释制成每 1ml 中约含 10μg 的溶液，照紫外-可见分光光度法（《中国药典》四部通则 0401）测定，在 345nm、282nm 和 241nm 的波长处有最大吸收，在 264nm 和 222nm 的波长处有最小吸收。

（五）显色法

四环素类抗生素遇硫酸立即产生颜色，不同的四环素类抗生素具有不同的颜色，有的有颜色变化。本类抗生素分子结构中具有酚羟基，遇三氯化铁试液即呈色。据此可区别各种四环素类抗生素，并进行鉴别。以上呈色反应见表 13-3。

表 13-3 四环素类抗生素呈色反应

名 称	浓硫酸呈色	三氯化铁呈色
盐酸四环素	紫红色→红色	红棕色
盐酸金霉素	蓝色，橄榄绿色→金黄色或棕黄色	深褐色
盐酸土霉素	深朱红色→黄色	橙褐色
盐酸多西环素	黄色	褐色
盐酸美他环素	橙红色	
盐酸米诺环素	亮黄色→浅黄色	
盐酸地美环素	紫色→黄色	

三、杂质检查

（一）有关物质

四环素类抗生素中的有关物质主要是指在生产和贮存过程中引入的异构杂质、降解杂质等等，包括差向四环素 ETC、脱水四环素 ATC、差向脱水四环素 EATC 等，这些杂质的存在不仅使抗菌活性降低，而且会使部分患者出现恶心、呕吐、糖尿、蛋白尿及酸中毒等急性或亚急性毒副反应，是引起临床上毒副反应的主要物质。《中国药典》《美国药典》和《英国药典》均采用 HPLC 法控制四环素类抗生素中的有关物质。

实例解析

实例 13-8：盐酸四环素中有关物质的 HPLC 检查

取本品加 0.01mol/L 盐酸溶液溶解并定量稀释制成每 1ml 中约含 0.8mg 的溶液，作为供试品溶液；精密量取 2ml，置 100ml 量瓶中，用 0.01mol/L 盐酸溶液稀释至刻度，摇匀，作为对照溶液。取对照溶液 2ml，置 100ml 量瓶中，用 0.01mol/L 盐酸溶液稀释至刻度，摇匀，作为灵敏度溶液。照含量测定项下的色谱条件试验，量取灵敏度溶液 10μl 注入液相色谱仪，记录色谱图，主成分色谱峰峰高的信噪比应大于 10。再精密量取供试品溶液与对照溶液各 10μl，分别注入液相色谱仪，记录色谱图至主成分峰保留时间的 2.5 倍，供试品溶液色谱图中如有杂质峰，土霉素、4-差向四环素、盐酸金霉素、脱水四环素、差向脱水四环素按校正后的峰面积（分别乘以校正因子 1.0、1.42、1.39、0.48 和 0.62）分别不得大于对照溶液主峰面积的 0.25 倍（0.5%）、1.5 倍（3.0%）、0.5 倍（1.0%）、0.25 倍（0.5%）、0.25 倍（0.5%），其他各杂质峰面积的和不得大于对照溶液主峰面积的 0.5 倍（1.0%），供试品溶液色谱图中小于灵敏度溶液主峰面积的峰忽略不计。

解析：各杂质峰，如土霉素、4-差向四环素、盐酸金霉素、脱水四环素、差向脱水四环素按校正后的峰面积，即乘以各相应的校正因子，是根据杂质限度计算得来。

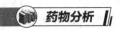

知识链接

《美国药典》盐酸米诺环素中有关物质的 HPLC 检查

流动相：0.2mol/L 草酸铵溶液、0.01mol/L 乙二胺四乙酸盐溶液和四氢呋喃（600：180：120：80）的混合液，用氢氧化铵调 pH 值到 7.2，过 0.5μm 微孔滤膜。

对照品溶液的制备：取盐酸米诺环素适量，加水制成每 1ml 中含 500μg 米诺环素的溶液，该溶液在 3 小时内使用。

分离度溶液：取盐酸米诺环素对照品 10mg 至 25ml 量瓶中，加 0.2mol/L 草酸铵溶液 20ml，涡旋使溶解。在 60℃ 水浴加热 180 分钟，放冷，用水稀释至刻度，摇匀。

系统适用性试验：波长 280nm，色谱柱十八烷基硅烷键合硅胶为填充剂（4.6mm×25cm，5μm），柱温 40℃，流速 1.5ml/min，对照品溶液的容量因子在 2.0~11.5 之间，峰的拖尾因子在 0.9~2.0 之间，重复性的相对标准偏差小于 2.0%，差向米诺环素和米诺环素的相对保留时间大约分别为 0.7 和 1.0，二者的分离度大于 4.6。

供试品溶液（1）：取盐酸米诺环素约 25mg，精密称定，置 100ml 量瓶中，加水至刻度，摇匀（注：溶液要避光，冷藏，在 3 小时内使用）。

供试品溶液（2）：精密量取供试品溶液（1）1.0ml，置 50ml 量瓶中，加水稀释至刻度，摇匀（注：溶液要避光，冷藏，在 3 小时内使用）。

供试品溶液（3）：精密量取供试品溶液（2）6.0ml，置 50ml 量瓶中，加水稀释至刻度，摇匀（注：溶液要避光，冷藏，在 3 小时内使用）。

测定法：精密量取供试品溶液（1）供试品溶液（2）和供试品溶液（3）各 20μl，分别注入液相色谱仪，记录色谱图为米诺环素保留时间的 2.6 倍，测量所有峰的峰面积。

按式计算有关物质差向米诺环素的含量：

$$差向米诺环素的含量 = 1.2rE1/rM3$$

注，rE1 是供试品溶液（1）中差向米诺环素的峰面积；rM3 是供试品溶液（3）中米诺环素的峰面积，差向米诺环素不大于 1.2%。

按式计算米诺环素中总杂质的含量：

$$米诺环素中总杂质的含量 = 2rs/rM2$$

注，rs 是供试品溶液（1）中所有杂质峰的峰面积总和；rM2 是供试品溶液（2）中米诺环素的峰面积，总杂质不大于 2.0%。

（二）杂质吸光度

杂质吸光度检查主要是为了控制本类药物中的异构体、降解产物等杂质。四环类抗生素多为黄色结晶性粉末；而异构体、降解产物颜色较深，如差向四环素为淡黄色，因其不稳定又易变成黑色；脱水四环素为橙红色；差向脱水四环素为砖红色。此类杂质的存在均可使四环素类抗生素的外观色泽变深。《中国药典》通过限制其在 430~530nm 波长处的吸光度，以控制有色杂质的量。

实例解析

实例 13-9：盐酸四环素的杂质吸光度测定方法

取本品，在 20~25℃ 时，加 0.8% 氢氧化钠溶液制成每 1ml 中含 10mg 的溶液，照紫外-可见分光光度法（《中国药典》四部通则 0401），置 4cm 的吸收池中，自加 0.8% 氢氧化钠溶液起 5 分钟时，在 530nm 的波长处测定，其吸光度不得过 0.12（供注射用）。

解析：测定 530nm 波长处的吸光度是用以控制碱性降解物的含量。在测定时，温度越高，加氢氧化钠溶液后放置的时间越长，则吸光度越高，故应严格控制温度和时间。

知识拓展

抗生素类药物的不良反应

抗生素类药物是临床最常用的药物，也是较易发生不良反应的药物之一，其不良反应主要是药物所致的过敏反应，尤以 β-内酰胺类抗生素最为严重。经多年研究证明，抗生素所致速发型过敏反应主要与药物中存在的高分子杂质有关。高分子杂质的来源：β-内酰胺类抗生素高分子杂质有外源性和内源性两种。外源性一般源于发酵工艺，为蛋白、多肽、多糖等杂质与抗生素结合的杂质。内源性系指抗生素类药物自身聚合的产物。聚合物既可来自生产过程，又可在贮藏过程中形成，甚至在用药时也可产生。如阿莫西林颗粒在采用开水冲服时，其高分子杂质可增加 100 倍。抗生素聚合物的免疫原性通常较弱，但作为多价半抗原，可引发速发型过敏反应。随着现代生产工艺的不断改进和提高，目前产品中的外源性杂质日趋减少，因此对内源性聚合物的控制是当前抗生素杂质控制的重点。

（三）残留有机溶剂

一些四环素类药物需要控制残留有机溶剂，如《中国药典》和《英国药典》规定盐酸多西环素检查乙醇，限量均为 4.3% ~ 6.0%。

四、含量测定

高效液相色谱法分离效能高，可有效地分离异构体、降解产物等杂质，使测定结果更加准确，目前各国药典多采用高效液相色谱法测定四环素类抗生素的含量。

实例解析

实例 13-10：盐酸四环素用 HPLC 法进行含量测定

色谱条件与系统适用性试验：用十八烷基硅烷键合硅胶为填充剂；醋酸铵溶液 [0.15mol/L 醋酸铵溶液-0.01mol/L 乙二胺四醋酸二钠溶液-三乙胺（100∶10∶1），用醋酸调节 pH 值至 8.5]-乙腈（83∶17）为流动相；检测波长为 280nm。取 4-差向四环素、土霉素、差向脱水四环素、金霉素及脱水四环素对照品各约 3mg 与盐酸四环素对照品约 48mg，置 100ml 量瓶中，加 0.1mol/L 盐酸溶液 10ml 使溶解后，用水稀释至刻度，摇匀，作为系统适用性试验溶液，取 10μl 注入液相色谱仪，记录色谱图，出峰顺序为：4-差向四环素、土霉素、差向脱水四环素、四环素、金霉素、脱水四环素，四环素峰的保留时间约为 14 分钟。4-差向四环素峰、土霉素峰、差向脱水四环素峰、四环素峰、金霉素峰间的分离度均应符合要求，金霉素峰及脱水四环素峰的分离度应大于 1.0。

测定法：取本品约25mg，精密称定，置50ml量瓶中，加0.01mol/L盐酸溶液溶解并稀释至刻度，摇匀，精密量取5ml，置25ml量瓶中，用0.01mol/L盐酸溶液稀释至刻度，摇匀，精密量取10μl注入液相色谱仪，记录色谱图；另取盐酸四环素对照品适量，同法测定。按外标法以峰面积计算供试品中盐酸四环素的量。

解析：四环素含多成分杂质，即4-差向四环素、土霉素、差向脱水四环素、盐酸四环素、盐酸金霉素、脱水四环素等，在系统适用性试验中，要密切检测各杂质峰的出峰时间和分离度，是准确测定四环素含量的关键。

本章小结

一、β-内酰胺类抗生素的分析

1. β-内酰胺类抗生素的鉴别试验：呈色反应、各种盐的反应、光谱法和色谱法。

2. β-内酰胺类抗生素特殊杂质的检查：聚合物的检查、异构体和有关物质、吸光度和有机溶剂。

3. β-内酰胺类抗生素含量测定方法：高效液相色谱法。

二、氨基糖苷类抗生素的分析

1. 氨基糖苷类抗生素的鉴别试验：茚三酮反应、Molisch试验、N-甲基葡萄糖胺反应、麦芽酚反应、硫酸盐反应、色谱法（薄层色谱法和高效液相色谱法）和光谱法（红外分光光度法和紫外分光光度法）。

2. 氨基糖苷类抗生素的有关物质及组分分析：有关物质检查、组分测定和硫酸盐检查。

3. 氨基糖苷类抗生素的含量测定：微生物检定法和高效液相色谱法。

三、四环素类抗生素的分析

1. 四环素类抗生素的鉴别试验：高效液相色谱法、薄层色谱法、红外分光光度法和紫外分光光度法。

2. 四环素类抗生素的杂质检查：有关物质、杂质吸光度和残留溶剂。

3. 四环素类抗生素的含量测定：高效液相色谱法。

练习题

题库

一、选择题

A型题（最佳选择题）

1.《中国药典》规定检查青霉素钠中水分的原因在于（　　）。

 A. 水分是活性物质　　　　　　　　B. 水分易使青霉素发霉

 C. 水分影响青霉素钠的质量　　　　D. 青霉素钠遇水可水解而失效

2. 青霉素族药物分子结构中的相同结构部分为（　　）。

 A. 6-氨基青霉烷酸（6-APA）　　　　B. 7-氨基头孢菌烷酸（7-ACA）

 C. 侧链部分　　　　　　　　　　　D. 五元杂环

3.《中国药典》青霉素钠含量测定的方法是（　　）。

 A. 汞量法　　　　　　　　　　　　B. 高效液相色谱法

 C. 红外光谱法　　　　　　　　　　D. 焰色反应

4. 以HPLC法鉴别的药物是（　　）。

 A. 青霉素钠　　　　　　　　　　　B. 丙磺舒

  C. 对氨基水杨酸钠   D. 司可巴比妥钠

5. 阿莫西林中阿莫西林聚合物的检查采用分子排阻色谱法，是根据阿莫西林聚合物与阿莫西林（ ）。

  A. 电荷不同而被分离   B. 分子大小不同而被分离

  C. 吸附系数不同而被分离   D. 极性大小不同而被分离

6. 《中国药典》采用 HPLC 法鉴别头孢羟氨苄，其根据为（ ）。

  A. 根据与对照品主峰的保留时间比较 B. 根据头孢羟氨苄的保留时间

  C. 根据与对照品的峰面积比较   D. 根据与对照品的峰宽比较

7. 属于氨基糖苷类抗生素的是（ ）。

  A. 阿莫西林   B. 青霉素钠

  C. 四环素   D. 庆大霉素

8. 硫酸庆大霉素可以发生硫酸盐反应，因为它们分子中含有（ ）。

  A. 羰基   B. 硫酸   C. 糖基   D. 羟基

9. 《中国药典》规定控制盐酸四环素中 ATC（脱水四环素）、ETC（差向四环素）、EATC（差向脱水四环素）及 CTC（金霉素）量的方法为（ ）。

  A. TLC   B. HPLC   C. UV   D. IR

10. 阿奇霉素中有关物质检查和含量测定检查，《中国药典》采用的方法为（ ）。

  A. GC   B. MS   C. HPLC   D. UV

二、简答题

1. 碘量法测定青霉素含量时，如何做空白试验？空白试验的目的是什么？

2. β-内酰胺类抗生素的鉴别和含量测定方法，是根据其分子结构中的哪些基团的性质而拟定的？

三、计算题

  青霉素 V 钾片的硫醇汞盐法测定含量：取本品 10 片，精密称定，质量为 2.5568g，研细，精密称取片粉 0.3055g，置 250ml 量瓶中；加水 150ml，振摇使溶解。加水稀释至刻度，摇匀，滤过，精密量取续滤液 5ml，置 100ml 量瓶中，加水稀释至刻度，摇匀，再精密取 5ml，置 25ml 量瓶中，加咪唑溶液至刻度，摇匀，置 60℃水浴中加热 30 分钟，取出冷却至室温，照分光光度法，在 325nm 波长处测定吸光度 $A = 0.485$。另取青霉素 V 对照品 0.1586g，同法测定吸光度为：0.492，已知青霉素 V 钾与青霉素 V 分子量的比值为 1.1086，本品的标示量为 0.150g/片。求标示量%。

（宋成武　齐永秀）

第十四章

药用辅料和包装材料的分析

学习导引

知识要求

1. **掌握** 药用辅料与药品包装材料的分类及分析技术。
2. **熟悉** 各类药用辅料与药品包装材料的分析特点。
3. **了解** 药用辅料及包装材料对药品质量的影响因素。

能力要求

1. 熟悉各种分析技术在药用辅料及包装材料质量分析中的应用。
2. 应用所学知识，分析药用辅料及包装材料对药品质量的影响。

课堂互动

1. 药用辅料和化工原料有何区别？举例说明。
2. 药品包装材料与一般商品包装材料区别是什么？
3. 由药品包装材料引起的药害事件有哪些？试举例说明。

　　药品质量关乎人民的生命安全，其中药用辅料和药品包装材料也是保证药品质量的重要组成部分。药用辅料是指除活性成分或前体以外，在安全性方面已进行合理的评估，药品生产和处方调配时使用的赋形剂和附加剂，用以解决处方的可塑性、稳定性、有效性、安全性等问题。由于药品包装材料伴随着药品生产、流通和使用的全过程，因此其材质已成为影响药品质量和安全的潜在因素。药品包装材料和药用辅料是药品不可分割的重要组成，与药品的质量息息相关。确保药用辅料和药包材的质量和安全性是提高药品质量，保证药品安全有效的必要条件。

第一节　药用辅料的分析

一、药用辅料概述

　　《中国药典》规定，药用辅料是指生产药品和调配处方时使用的赋形剂和附加剂，是除活性成分以外，在安全性方面已进行了合理的评估，一般包含在药物制剂中的物质。在作为非活性物质时，药用辅料除了赋形、充当载体、提高稳定性外，还具有增溶、助溶、调节释放等重要功能，是可能会影响到制剂质量、安全性和有效性的重要成分，其质量可靠性和多样性是保证剂型和制剂先进性的基础。因此，应关注药用辅料本身的安全性，以及药物-辅料相互作用及其安全性。

药用辅料是药品重要组成部分，药品中大部分成分是药用辅料，若其质量出了问题，必然涉及用到该类辅料的所有制剂，直接影响到药品的使用安全性。同时，药用辅料也是影响仿制药一致性评价的重要因素。

《中国药典》（2020年版）收载药用辅料335种，其中新增65种，修订212种。与药用辅料相关的指导原则包括3个：四部通则9601〈药用辅料功能性相关指标指导原则〉、四部通则9602〈动物源药用辅料指导原则〉和9603〈预混与共处理药用辅料质量控制指导原则〉，总体上提升了药用辅料的质量标准水平，弥补了当前我国药用辅料标准短缺的问题，有利于推进我国药用辅料行业快速健康发展。

> **知识链接**
>
> **我国药用辅料的管理**
>
> 我国药用辅料的应用历史悠久，早在公元前1766年就以水为溶剂制备了世界上最早的药剂，并逐渐开始用动物胶、蜂蜜、淀粉、醋、植物油、动物油等作为药剂辅料。在《中国药典》（2005年版）首次收载了药用辅料标准，经过10年不懈努力，2015年版在药用辅料标准提升方面取得了明显进步，主要体现在：将药用辅料标准与通则合并收入第四部；收载的辅料品种与类别显著增加，收录药用辅料270种；新方法、新技术得到广泛应用；注射剂用辅料标准更加严格并首次增加了《药用辅料功能性指标指导原则》，做到了安全性控制要求基本与国际接轨，实现了制剂常用辅料更加可控。2020年版继续扩大药用辅料标准的收载，近年来随着仿制药一致性评价工作的深入推进，使药品生产企业和监管部门越发意识到药用辅料的标准体系、质控体系和评价体系的重要性。

二、药用辅料的分类与质量标准特点

（一）药用辅料的分类

《中国药典》根据来源、作用与用途、给药途径等对药用辅料进行分类。

1. 按来源分类　天然物、半合成物和全合成物。

2. 按用于制备的剂型分类　片剂、注射剂、胶囊剂、颗粒剂、眼用制剂、鼻用制剂、栓剂、丸剂、软膏剂、乳膏剂等。

3. 按用途分类　溶剂、抛射剂、增溶剂、助溶剂、乳化剂、着色剂、黏合剂、崩解剂、填充剂、润滑剂、载体材料等。

（二）药用辅料质量标准特点

药用辅料的结构类型较多，在制定质量标准时既要考虑药用辅料自身的安全性，也要考虑其影响制剂生产、质量、安全性和有效性的性质。药用辅料标准与化学原料药标准的重要区别在于药用辅料的功能性指标，特别是大分子药用辅料的分子量分布、聚合度、取代度、支化度等关键性质量安全指标。

（1）药用辅料的国家标准应建立在经国家药品监督管理部门确认的生产条件、生产工艺及原材料的来源等基础上，按照药用辅料生产质量管理规范进行生产，上述影响因素任何之一发生变化，均应重新验证，确认药用辅料标准的适用性。

（2）药用辅料可用于多种给药途径，同一药用辅料用于给药途径不同的制剂时，需根据临床用药要求制定相应的质量控制项目。质量标准的项目设置需重点考察安全性指标。药用辅料的质量标准可设置"标示"项，用于标示其规格，如注射剂用辅料等。

（3）药用辅料用于不同的给药途径或用途时，对质量的要求不同。药用辅料的试验内容主要包括两部分：①与生产工艺及安全性有关的常规试验，如性状、鉴别、检查、含量测定等项目；②影响制剂性能的功能性指标，如黏度、粒度等。

（4）药用辅料的残留溶剂、微生物限度、热原、细菌内毒素、无菌等应符合所应用制剂的相应要求。注射剂、滴眼剂等无菌制剂用辅料应符合注射级或眼用制剂的要求，供注射用辅料的细菌内毒素应符合要求（《中国药典》四部通则1143），用于有除菌工艺或最终灭菌工艺制剂的供注射用辅料应符合微生物限度和控制菌要求（《中国药典》四部通则1105与通则1106），用于无菌生产工艺且无除菌工艺制剂的供注射用辅料应符合无菌要求（《中国药典》四部通则1101）。

三、药用辅料的分析方法

药用辅料的分析方法与原料药基本一致，在方法设计与检测技术手段上没有根本区别。

（一）药用辅料的性状

药用辅料性状描述是其质量控制的重要组成部分，能够反映辅料特有的物理性质，通常包括外观、溶解度和物理常数项等。

液体制剂的溶剂对液体制剂的制备方法、稳定性及药效等都会产生影响。乙酸乙酯是液体制剂常用的非极性溶剂，能溶解挥发油、甾体药物及其他油溶性药物，常用作搽剂的溶剂。

《中国药典》中对乙酸乙酯性状的描述：本品为无色澄清的液体；具挥发性，易燃烧，有水果香味；在水中溶解，与乙醇、乙醚、丙酮或二氯甲烷任意混溶；相对密度为0.898～0.902；折光率为1.370～1.373。

（二）药用辅料的鉴别

药用辅料是不同类型的化合物，鉴别方法主要有化学法、光谱法和色谱法等，要求专属性强、耐用性好、灵敏度高，操作简便、快速等。

丙二醇药用一般为1,2-丙二醇，毒性小、无刺激性，能延缓许多药物的水解增加稳定性，是常用的药用辅料，主要用于溶剂和增塑剂，其性质与甘油相近，但黏度较小可作为内服及肌内注射液溶剂。而"二甘醇"是一种工业溶剂，常用于汽车防冻液，价格是丙二醇的一半，对人类及动物均具毒性，可损害肝脏和肾脏，严重者可引致死亡。

丙二醇与二甘醇在外观上相似，均为无色澄清的黏稠液体。《中国药典》收载的"丙二醇"鉴别实验可以有效区分两者。

（1）在含量测定项下记录的色谱图中，供试品溶液主峰的保留时间应与对照品溶液主峰的保留时间一致。

《中国药典》丙二醇的含量测定采用气相色谱法，利用样品与对照品保留时间一致性来定性鉴别丙二醇。

（2）丙二醇样品的红外光谱图谱应与对照的图谱（光谱集706图）一致。

红外光谱法是一种专属性很强的鉴别方法，特别适用于其他方法不易区分的同类药物，丙二醇与二甘醇在官能团结构上有明显不同，红外光谱图是区分两者的最有效方法。

（三）药用辅料检查的内容

药用辅料检查项主要包括杂质、功能性指标及安全性指标等。

1. 杂质检查 与原料药杂质检查相同，药用辅料中的杂质检查主要是检查与其合成工艺有关的、在贮藏或运输过程中产生的杂质，包括一般杂质和特殊杂质等。

大豆油是用于溶剂和分散剂的药用辅料，根据其合成工艺和结构特点，《中国药典》检查项下收录"水分""重金属""砷盐"作为一般杂质检查，同时收录"过氧化物""不皂化物""棉仔油"等作为特殊杂质检查项。

2. 功能性指标检查 药用辅料功能性指标主要针对一般的化学手段难以评价功能性的药用辅料，如稀释剂、黏合剂、崩解剂、润滑剂、助流剂和抗结块剂、空心胶囊等十二大类，在《中国药典》四部通则中均有详细描述。

例如：稀释剂功能性指标包括粒度和粒度分布、粒子形态、松密度/振实密度/真密度、比表面积、结晶性、水分、流动性、溶解度、压缩性、引湿性等。

胶囊壳的功能性指标包括水分、透气性、崩解性、脆碎度、韧性、冻力强度、松紧度等。

实例解析

实例 14-1：羟丙基淀粉空心胶囊检查

羟丙基淀粉空心胶囊是由预胶化羟丙基淀粉加辅料制成的空心硬胶囊。

解析：《中国药典》标准中要求对功能性指标进行检查。

（1）松紧度 取本品 10 粒，用拇指与食指轻捏胶囊两端，旋开拔开，不得有粘结、变形或破裂，然后装满滑石粉，将帽、体套合并锁合，逐粒于 1 米的高度处直坠于厚度为 2cm 的木板上，应不漏粉；如有少量漏粉，不得超过 1 粒。如超过，应另取 10 粒复试，均应符合规定。

空心胶囊的帽、体之间应具有一定的松紧度，方可保证内容物不至漏出，保证装量稳定。将帽、体装满滑石粉后，从高度处坠落，观察其帽、体联接的松紧程度。

（2）脆碎度 取本品 50 粒，置表面皿中，放入盛有硝酸镁饱和溶液的干燥器内，置 25℃ ±1℃恒温 24 小时，取出，立即分别逐粒放入直立在木板（厚度 2cm）上的玻璃管（内径为 24mm，长为 200mm）内，将圆柱形砝码（材质为聚四氟乙烯，直径为 22mm，重 20g±0.1g）从玻璃管口处自由落下，视胶囊是否破裂，如有破裂，不得超过 5 粒。

当空心胶囊达到吸湿平衡后，考察其承受压力的情况。如果空心胶囊易碎，在使用中将导致内容物泄漏，造成损失。

（3）崩解时限 取本品 6 粒，装满滑石粉，照崩解时限检查法（四部通则 0921）胶囊剂项下的方法，加挡板进行检查，应在 20 分钟内全部崩解。

空心胶囊作为胶囊剂的药用辅料，应在一定时间内崩解以保证内容物的释放，有利于药品溶出。

3. 安全性指标 近年来，由于国内外药用辅料质量问题导致的药害事件频出，引起人们对药用辅料安全性指标的重视，尤其是注射用辅料标准应有更严格的要求。

安全性指标主要包括：微生物限度、热原、细菌内毒素、无菌、蛋白残留、溶血性物质、过敏性杂质、有毒有害物质等。

活性炭（供注射用）系由木炭、各种果壳和优质煤等作为原料，通过物理和化学方法对原料进行破碎、过筛、催化剂活化、漂洗、烘干和筛选等一系列工序加工制造而成具有很强吸附能力的多孔疏松物质，主要用作吸附剂。生产注射剂时加入活性炭主要是起到吸附热原、助滤、脱色和提高澄明度的作用，其本身安全性应得到保证，必须进行微生物限度、细菌内毒素等检查。

（1）微生物限度 取本品，依法检查（《中国药典》四部通则 1105 与通则 1106），每 1g 供试品中需氧菌总数不得过 1000cfu，霉菌和酵母菌总数不得过 100cfu，不得检出大肠埃希菌；每 10g 供试品中不得检出沙门菌。

（2）活性炭所含内毒素本底值的测定 称取约 75mg 活性炭，加入约 5ml 细菌内毒素检查用水配置成活性炭浓度为 1.5%（1.5g/100ml）的混合溶液，漩涡混合 9 分钟，然后 1500 转离心 5 分钟，离心后，取上清液用 0.22μm 无热原滤膜过滤，样品细菌内毒素应小于 2EU/g。

（3）活性炭对细菌内毒素吸附力 取细菌内毒素国家标准品 1 支，按使用说明书配制成浓度为

200EU/ml、20EU/ml 的标准内毒素溶液备用，称取约 75mg 活性炭两份，分别加入约 5ml 浓度为 200EU/ml 和 20EU/ml 的标准内毒素溶液配制成活性炭浓度为 1.5% 的混合溶液，漩涡混合 9 分钟，1500 转离心 5 分钟，离心后，取上清液用 0.22μm 无热原滤膜过滤，取续滤液，依法检查（《中国药典》四部通则 1143），应能使 200EU/ml、20EU/ml 的标准内毒素溶液内毒素含量均下降 2 个数量级（吸附率达到 99%）。

（4）无菌（供无除菌工艺的无菌制剂用） 取本品，依法检查（《中国药典》四部通则 1101），应符合规定。

（四）含量测定

药用辅料含量测定常采用容量法、光谱法和色谱法，而后者的比例逐渐增加。

（1）富马酸作为药用辅料主要用于 pH 值调节剂和泡腾剂。因其显酸性，可用甲醇溶解后直接用氢氧化钠滴定液进行滴定，方法如下：

取本品约 1.0g，精密称定，加甲醇 50ml，在热水浴中缓缓加热使溶解，放冷，加酚酞指示液数滴，用氢氧化钠滴定液（0.5mol/L）滴定，并将结果用空白试验校正。每 1ml 氢氧化钠滴定液（0.5mol/L）相当于 29.02mg 的 $C_4H_4O_4$。

（2）羟苯丙酯钠主要作用是抑菌剂，其含量测定可采用 HPLC 法。

照高效液相色谱法（《中国药典》四部通则 0512）测定。

色谱条件与系统适用性试验：用十八烷基硅烷键合硅胶为填充剂，以甲醇-1% 冰醋酸（60：40）为流动相，检测波长为 254nm。取羟苯丙酯钠与对羟基苯甲酸，加流动相配制成每 1ml 中分别含 0.1mg 的混合溶液，取 20μl 注入液相色谱仪，记录色谱图，对羟基苯甲酸峰和羟苯丙酯峰的分离度应符合要求。

测定法：取本品适量，精密称定，加流动相溶解并定量稀释制成每 1ml 中含羟苯丙酯钠 0.1mg 的溶液，精密量取 20μl 注入液相色谱仪，记录色谱图；另取羟苯丙酯对照品适量，同法测定。按外标法以峰面积乘以系数 1.122 后计算，即得。

总之，药用辅料是药品重要的组成部分，其质量直接关系到药品的安全性和有效性，《中国药典》是药用辅料质量控制的重要保证。

（五）类别与贮藏

描述药用辅料的所属类别和贮藏条件。

总之，药品的整体质量应包括活性物质、药用辅料、直接接触药品的包装材料三大部分，为达到全面质量管理，《中国药典》中增加了大量辅料质量标准，力争全面提高药品质量。未来的药用辅料标准将更加精细化，标准中辅料的来源和制法要求将更加严格，辅料标准将采取分级管理，规格和品种将不断增加，功能性指标将更加适用于药物制剂的需求。

第二节 药品包装材料的分析

一、药品包装材料概述

药品是一种特殊商品，在流通、使用过程中受到光照、水分、微生物污染等周围环境的影响很容易分解变质，所以药品经过生产及质量检验后，无论在贮藏、运输及分发使用等过程中，都必须有适当而完好的包装，才能保证药品的质量，提高药品的稳定性，延缓药品变质，保障患者用药安全。因此直接接触药品的包装材料和容器（简称药包材）是药品的一个重要组成部分。

药包材系指药品生产企业生产的药品和医疗机构配制的制剂所使用的直接与药品接触的包装材料和

容器。作为药品的一部分，药包材本身的质量、安全性、使用性能，以及药包材与药物之间的相容性对药品质量起着十分重要的作用。药包材是由一种或多种材料制成的包装组件组合而成，应具有良好的安全性、适应性、稳定性、功能性、保护性和便利性，在药品的包装、贮藏、运输和使用过程中起到保护药品质量、安全、有效、实现给药目的（如口服制剂、注射剂、气雾剂等）的作用。

药包材标准是为确保药包材的质量可控性而制定的质量指标、检验方法等技术要求，是我国药包材生产企业、药包材使用单位、药品监督管理部门和药包材检验部门共同遵循的法定依据。目前我国药包材标准由国家颁布的药包材标准（YBB 标准）和产品注册标准组成，YBB 标准分为方法标准和产品标准，药包材产品可使用国家颁布的 YBB 标准，如需制定产品注册标准的，其项目设定和技术要求不得低于同类产品的 YBB 标准。

《中国药典》（2015 年版）首次将"药包材通用要求指导原则"和"药用玻璃材料和容器指导原则"独立归入第四部，是实现药品生产全面控制的重要举措之一，保障药品整个生命周期符合标准要求，必将对药品质量提升产生深远影响。基于对药包材标准体系的进一步研究，按照"总体规划，分步推进"的原则，在《中国药典》（2020 年版）中加强了药包材通用检测方法的收载，新增通用检测方法 16 个，进一步扩充了药典药包材标准体系，为后续药包材标准体系的整体完善奠定了基础。执行好药包材标准，对指导我国药包材生产企业以质量求发展，保证人民群众用药安全、有效、方便有重要意义。

知识链接

药品包装材料的选择

药品的包装分内包装与外包装，内、外包装的要求：在为药品选择包装容器（材料）之前，必须检验证实其是否适用于预期用途，必须充分评价其对药物稳定性的影响，评定其在长期的贮存过程中，在不同环境条件下（如温度、湿度、光线等），在运输使用过程中（如与药物接触反应，对药物的吸等）、容器（材料）对药物的保护效果和本身物理、化学、生物惰性，应根据所选用药品包装材料的性质而定，并做相应的稳定性实验，所以在使用药包材之前需做相容性试验，考察药品包装材料与药品的相容性；外包装应根据药品的特性选用不易破损的包装材料，进一步保证药品在运输、储藏及使用过程中的安全性。目前我国药品包装有药用玻璃、金属、药用明胶制品、橡胶、塑料（容器、片材、膜）及其复合片（膜）等五大类六十多个直接接触药品的包装材料。

二、药品包装材料的分类与分析特点

（一）药品包装材料的分类

《中国药典》四部在"药包材通用要求指导原则"中，将药包材按材质、形制和用途进行分类。

1. 按材质 塑料类、金属类、玻璃类、陶瓷类、橡胶类和其他类（如纸、干燥剂）等，也可以由两种或两种以上的材料复合或组合而成（如复合膜、铝塑组合盖等）。

常用的塑料类药包材，如药用低密度聚乙烯滴眼剂瓶、口服固体药用高密度聚乙烯瓶、聚丙烯输液瓶等；常用的玻璃类药包材有钠钙玻璃输液瓶、低硼硅玻璃安瓿、中硼硅管制注射剂瓶等；常用的橡胶类药包材有注射液用氯化丁基橡胶塞、药用合成聚异戊二烯垫片、口服液体药用硅橡胶垫片等；常用的金属类药包材如药用铝箔、铁制的清凉油盒等。

2. 按用途和形制 输液瓶（袋、膜及配件）、安瓿、药用（注射剂、口服或者外用剂型）瓶（管、盖）、药用胶塞、药用预灌封注射器、药用滴眼（鼻、耳）剂瓶、药用硬片（膜）、药用铝箔、药用软膏管（盒）、药用喷（气）雾剂泵（阀门、罐、筒）、药用干燥剂等。

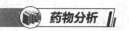

（二）药品包装材料的分析特点

药包材注重产品的使用性能和生物安全性能。

1. 药包材质量标准的内容　①物理性能：主要考察产品的物理参数、机械性能及功能性指标，如橡胶类产品的穿刺力、穿刺落屑，塑料瓶类产品的密封性及复合膜类产品的阻隔性能等，物理性能的检测项目应根据标准中规定的检验规则确定抽样方案，并对检测结果进行判断。②化学性能：考察影响产品质量的化学指标，如溶出物试验、溶剂残留量等。③生物性能：考察项目应根据所包装药物制剂的要求制定，如注射剂类药包材的检验项目包括细胞毒性、急性全身毒性试验和溶血试验等；滴眼剂瓶应考察异常毒性、眼刺激试验等。

2. 药包材与药物相容性试验　药包材作为药品的一部分，其配方组成、所选择的原辅料及生产工艺的不同，会导致不同成分的迁移、吸附甚至发生化学反应，使药物失效，有的还会产生严重的不良反应，因此必须考察药包材与药物相容性试验。药包材与药物的相容性研究是选择药包材的基础，药物制剂在选择药包材时必须进行药包材与药物的相容性研究。

3. 常用药包材进行相容性试验应重点考察的项目

（1）玻璃　常用于注射剂、片剂、口服溶液剂等剂型包装。玻璃按材质可分为低硼硅玻璃、中性硼硅玻璃、高硼硅玻璃和钠钙玻璃。不同成分的材质其性能有很大差别，应重点考察玻璃中碱性离子的释放对药液 pH 值的影响；有害金属元素的释放；不同温度（尤其冷冻干燥时）、不同酸碱度条件下玻璃的脱片；含有着色剂的避光玻璃被某些波长的光线透过，使药物分解；玻璃对药物的吸附及玻璃容器的针孔、瓶口歪斜等问题。

（2）金属　常用于软膏剂、气雾剂、片剂等的包装。应重点考察药物对金属的腐蚀；金属离子对药物稳定性的影响；金属涂层在试验前后的完整性等。

（3）塑料　常用于片剂、胶囊剂、注射剂、滴眼剂等剂型的包装。按材质可分为高密度聚乙烯、低密度聚乙烯、聚丙烯、聚对苯二甲酸乙二醇酯、聚氯乙烯等。应重点考察水蒸气的透过、氧气的渗入；水分、挥发性药物的透出；脂溶性药物、抑菌剂向塑料的转移；塑料对药物的吸附；溶剂与塑料的作用；塑料中添加剂、加工时分解产物对药物的影响；以及微粒、密封性等问题。

（4）橡胶　通常作为容器的塞、垫圈。按材质可分为异戊二烯橡胶、卤化丁基橡胶、硅橡胶。鉴于橡胶配方的复杂性，应重点考察其中各种添加物的溶出对药物的作用；橡胶对药物的吸附及填充材料在溶液中的脱落。在进行注射剂、口服液体制剂等试验时，应倒置、侧放，使药物能充分与橡胶塞接触。

（三）药包材质量标准制定要求

（1）药包材的质量标准应建立在经主管部门确认的生产条件、生产工艺，以及原材料牌号、来源等基础上，按照所用材料的性质、产品结构特性、所包装药物的要求和临床使用要求制定试验方法和设置技术指标。上述因素如发生变化，均应重新制定药包材质量标准，并确认药包材质量标准的适用性，以确保药包材质量的可控性。

（2）制定药包材标准应满足对药品的安全性、适应性、稳定性、功能性、保护性和便利性的要求。

（3）不同给药途径的药包材，其规格和质量标准要求亦不相同，应根据实际情况在制剂规格范围内确定药包材的规格，并根据制剂要求、使用方式制定相应的质量控制项目。

（4）在制定药包材质量标准时既要考虑药包材自身的安全性，也要考虑药包材的配合性和影响药物的贮藏、运输、质量、安全性和有效性的要求。

三、药品包装材料的分析方法

以"聚丙烯输液瓶"（YBB00022002-2015）质量标准为例介绍药品包装材料的分析方法。本标准适用于 50ml 及 50ml 以上聚丙烯输液用瓶。

（一）鉴别试验项目

1. 外观　根据塑料制品的质量要求，结合实样描述，应能充分体现产品的质量。

取输液瓶适量，在自然光线明亮处目测，应透明、光洁、内外应无肉眼可见的异物。

2. 鉴别　为有效控制产品的质量，加强对配方的监控而设置。应选择专属性强、灵敏度高、重现性好、操作简便快速的方法。主要是红外光谱鉴别和密度测定试验。

（1）红外光谱为分子光谱，既能区分官能团的差异，也能根据指纹区的不同提高鉴别的专属性，是一种常用的鉴别方法。

取样品适量，照包装材料红外光谱测定法（YBB00262004-2015）测定，应与对照图谱基本一致（图14-1）。

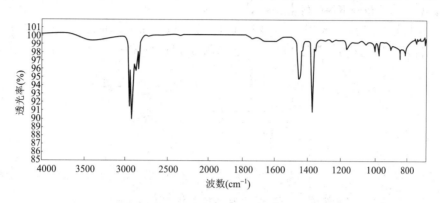

图 14-1　聚丙烯输液瓶材料红外光谱图

（2）密度　为材料物理特性的鉴别，测定材料的密度，专属性强，对配方的控制有一定作用。

取输液瓶2g，加水100ml，回流2小时，放冷，80℃干燥2小时后，依法测定（YBB00132003-2015）应为0.900~0.915g/cm³。

（二）一般检查项目

1. 适应性试验　由于聚丙烯材料制成的输液瓶，根据使用的要求，应经灭菌处理，所以应进行该项检查。

取输液瓶数个，用经0.45μm孔径滤膜过滤的注射用水进行灌装并封口。采用湿热灭菌后（标准灭菌F_0值≥8，如121℃保持15分钟），进行以下试验。

（1）温度适应性　输液产品在贮存、使用时，应能耐受不同温度，不同气候带的影响。本试验是一种模拟试验，它对产品的性能情况，提供一种预测。

取输液瓶数个，于-25℃±2℃条件下，放置24小时，然后在50℃±2℃条件下，继续放置24小时，再在23℃±2℃下，将本品置两平行平板之间，承受67kPa的内压，维持10分钟，应无液体漏出。

（2）抗跌落　输液产品应能承受在不同气候带条件下的运输、贮存、使用过程中可能发生坠落破坏，故进行该项检查。

取输液瓶数个，于-25℃±2℃条件下，放置24小时，然后在50℃±2℃下，继续放置24小时，再在23℃±2℃下，按表14-1的跌落高度，分别跌落至水平硬质刚性的光滑表面上，不得有破裂和泄漏。

表 14-1　跌落高度

公称容量	跌落高度（m）
50~749	1.00
750~1000	0.75

（3）透明度　输液产品的使用、生产过程中都需进行透明度检查，该项目是确认在经过湿热灭菌后，包装材料是否会影响到透明度。

取输液瓶数个，另取未装液输液瓶1个，装入级号为4级的浊度标准液作为对照液，在黑色背景下，以光照度2000~3000lx照射（避免照射试验人员的眼睛），观察，应能与对照液区分。

（4）**不溶性微粒** 在《中国药典》中，对输液产品设立了不溶性微粒检查项，为了防止包装材料污染药液，监控包材生产过程污染程度和材料本身微粒的脱落，应进行该项目检查。

取上述样品数个，照不溶性微粒检查法测定（YBB00272004-2015），每1ml中含5μm及5μm以上的微粒数不得过100粒；每1ml中含10μm及10μm以上的微粒数不得过10粒；每1ml中含25μm及25μm以上的微粒数不得过1粒。

2. 穿刺力 进行本试验的目的是模拟护士使用输液装置的过程中，防止因阻力太大不易刺穿或有可能导致注射针断裂，导致意外事件的发生。

取本品数个，用符合图14-2和图14-3的穿刺器，在200mm/min±50mm/min的速度下穿刺输液瓶上的穿刺部位，塑料穿刺器穿刺力不得过100N，金属穿刺器穿刺力不得过80N。

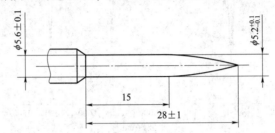

图14-2 塑料瓶塞穿刺器尺寸（尺寸：mm）

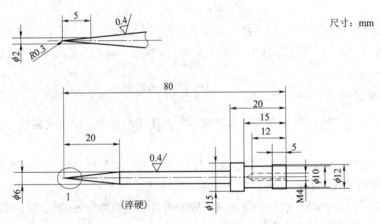

图14-3 金属穿刺器尺寸（尺寸：mm）

3. 穿刺部位不渗透性 模拟使用输液装置的过程中，防止因注射器穿刺后，导致穿刺部位药液的渗漏，故应检查橡胶的密封性。

取装液输液瓶数个，先用符合图14-2和图14-3的穿刺器穿刺输液瓶上的穿刺部位，然后将容器与穿刺器置于两个平行板之间，施加20kPa内压，维持15秒，穿刺部位不得有液体泄漏；压力试验完成后，从穿刺部位以200mm/min±50mm/min的速度拔下穿刺器，塑料穿刺器分离力不得低于5.0N，金属穿刺器力不得低于1.0N。拔出穿刺器后，再将容器置于两个平行平板之间，施加20kPa内压，维持15秒，穿刺部位不得有液体泄漏。

4. 悬挂力模拟 使用输液装置过程中，防止使用时输液瓶因悬挂不牢而断裂跌落，应检查悬挂装置的牢固性。

除另有规定外，取输液瓶数个，按表14-2对吊环施加拉力，60分钟内不得断裂。

表14-2 悬挂力

公称容量	悬挂力
≤250ml	7N
>250ml	15N

5. 水蒸气渗透　鉴于药品的贮存期一般为 2 年，以 14 天失水 0.2% 计算，据此推算：（730 天/14 天）×0.2% = 10.4% 的失水率。符合大部分药品含量一般为标示量 90% ~ 110% 的规定。

取装液本品数个，照水蒸气透过量测定法［YBB00092003-2015，第三法（3）］，在温度 20℃±5℃，相对湿度 65%±5% 的条件下，放置 14 天，每个输液瓶减少的重量不得过 0.2%。

6. 透光率　为了控制瓶体透明度并适时量化，同时检测瓶体厚薄均匀性，以控制瓶子中透光剂的量。塑料输液瓶应完全透明，便于临床应用时"三查七对"保证用药的安全性。

取输液瓶平整部位，切成 5 个 0.9cm×4cm 的切片，分别沿与入射光垂直的方向放入比色池中，加满水并以水作为空白，照紫外-可见分光光度法（《中国药典》四部通则 0401），在 450nm 波长处测定透光率，均不得低于 55.0%。

7. 炽灼残渣　在聚丙烯制粒的生产工艺中，常添加润滑剂、抗氧剂、光亮剂、透亮剂等，其毒性未知。为严格控制上述物质的加入量，故要进行该项检查。

取本品 5.0g，剪碎，置于已恒重的坩埚中，先在 100℃ 干燥 1 小时，再在 550℃ 灼烧至恒重，遗留残渣不得过 0.05%。

8. 金属元素　为了控制聚丙烯聚合中催化剂及生产管道等设备中的混入金属元素，需对有毒、有害金属进行针对性检查。本标准中的试验方法不同于重金属检查，首先是数量级不同，表现在六种金属元素的指标控制均在百万分之三以下，总量为百万分之十八；其次是针对某一特定元素试验，不是对重金属的集合。

取炽灼残渣项下的残渣，加盐酸（1→2）25ml 溶解后，照原子吸收分光光度法（《中国药典》四部通则 0406）测定，应符合以下规定。

铜在 324.8nm 的波长处测定，不得过百万分之三；

镉在 228.8nm 的波长处测定，不得过百万分之三；

铬在 357.9nm 的波长处测定，不得过百万分之三；

铅在 217.0nm 的波长处测定，不得过百万分之三；

锡在 286.3nm 的波长处测定，不得过百万分之三；

钡在 553.6nm 的波长处测定，不得过百万分之三。

9. 溶出物试验　为了控制材料中某些物质被水溶出，模拟输出液瓶的实际使用状况，监控溶出物的量，以确保药液的安全、有效。

取输液瓶平整部分内表面积 600cm²，切成 5cm×0.5cm 的小块，水洗，室温干燥后放于 300ml 的玻璃瓶中，加水 200ml，密塞，置于高压蒸汽灭菌器中，121℃±2℃ 维持 30 分钟（若加热至 121℃ 导致材料被破坏，则采用 100℃±2℃ 维持 2 小时），放冷至室温，作为供试液；另取水同法操作，作为空白液，进行以下试验。

（1）**澄清度与颜色**　输液产品的质量控制中也有该项检测，为了防止输液瓶对药液的影响，故进行该项检查。

取供试液，照澄清度检查法（《中国药典》四部通则 0902）测定，溶液应澄清；如显浑浊，与 2 号浊度标准液比较，不得更浓。

颜色取供试液，依法检查（《中国药典》四部通则 0901），溶液应无色。

（2）**pH 值**　由于人体血液为弱酸性，而通常输液的 pH 值为 5~7，为了防止包装物对药液的影响，故进行该项检查。

取供试液 20ml，加入氯化钾溶液（1→1000）1ml，依法测定（《中国药典》四部通则 0631），应为 5.0~7.0。

（3）**吸光度**　为了控制产品中含有的水溶性浸出物，尤其是添加物的杂质量，故进行该项检查。

取供试品溶液适量，用孔径 0.45μm 的滤膜过滤，照紫外-可见分光光度法（《中国药典》四部通则 0401）测定，在 220~350nm 的波长范围内进行扫描。220~240nm 间的最大吸光度不得过 0.08；241~350nm 间的最大吸光度不得过 0.05。

（4）**易氧化物**　为控制产品水溶性浸出物中容易氧化的，可能会影响药液安全有效的杂质，采用剩余滴定法进行易氧化物限量检查。

精密量取供试液 20ml，精密加入高锰酸钾滴定液（0.002mol/L）10ml 和 2mol/L 硫酸 10ml，加热微沸 3 分钟，冷却至室温。加 0.1g 碘化钾至供试液中，用硫代硫酸钠滴定液（0.01mol/L）滴定至浅棕色，再加入 5 滴淀粉指示液后滴定至无色。同时做空白试验。供试液与空白液所消耗滴定液，两者之差不得过 1.5ml。

（5）不挥发物　为控制产品中含有的水溶性浸出物中不易挥发杂质的总量，进行该项检查。

量取供试液与空白液各 250ml，分别置于已恒重的蒸发皿中，水浴蒸干，105℃ 干燥至恒重，不挥发物残渣与其空白液残渣之差不得过 12.5mg。

（6）重金属　一是用以检查生产过程中，是否有重金属污染，二是输液产品的质量控制中也有该检查项目，因此本品中应检查重金属项目。

精密量取供试液 20ml，加醋酸盐缓冲液（pH3.5）2ml，依法检查（《中国药典》四部通则 0821，第一法）测定，含重金属不得过百万分之一。

（7）铵离子　输液产品的质量控制中也有该项目的检查，同时为了防止输液瓶对药液的影响，故进行该项目检查。

精密量取供试液 50ml，加碱性碘化汞钾试液 2ml，放置 15 分钟；如显色，与氯化铵溶液（取氯化铵 31.5mg 加无氨水适量使溶解并稀释至 1000ml）4.0ml，加空白液 46ml 与碱性碘化汞钾试液 2ml 制成的对照液比较，不得更深（0.00008%）。

（8）钡离子　取供试液适量，可通过蒸发供试液，使其浓缩来提高检测范围，照金属元素项下测定，不得过百万分之一。

（9）铜离子　取供试液适量，可通过蒸发供试液，使其浓缩来提高检测范围，照金属元素项下测定，不得过百万分之一。

（10）镉离子　取供试液适量，可通过蒸发供试液，使其浓缩来提高检测范围，照金属元素项下测定，不得过千万分之一。

（11）铅离子　取供试液适量，可通过蒸发供试液，使其浓缩来提高检测范围，照金属元素项下测定，不得过百万分之一。

（12）锡离子　取供试液适量，可通过蒸发供试液，使其浓缩来提高检测范围，照金属元素项下测定，不得过千万分之一。

（13）铬离子　取供试液适量，可通过蒸发供试液，使其浓缩来提高检测范围，照金属元素项下测定，不得过百万分之一。

（14）铝离子　取供试液适量，可通过蒸发供试液，使其浓缩来提高检测范围，照原子吸收分光光度法（《中国药典》四部通则 0406），在 309.3nm 波长处测定，不得过百万分之零点零五。

（三）安全性检查项目

1. 细菌内毒素　输液产品中也有该项目的检测，为了对制瓶期间生物污染程度的控制，避免聚丙烯输液瓶对药液的影响，故进行该项检验。

取输液容器剪成 0.5cm×3cm 小条，按内表面积（cm²）与水（体积比 6∶1）混合，经 60 分钟 121℃±2℃ 灭菌，放冷，备用，作为供试液，并用同批水作为空白液，依法检查（《中国药典》四部通则 1143），本品含细菌内毒素的量应不得过 0.25EU/ml。

2. 细胞毒性　输液产品是一种安全性要求极高的药品品种，从安全的角度出发应对聚丙烯输液瓶进行安全性评价。

本法适用于聚合物材料细胞毒性的测定。采用生理温度或非生理温度及各种不同时间进行提取，适用于高密度材料及剂量–反应程度评价。

照细胞毒性检查法（YBB00012003-2015）第四法测定，应符合规定。

3. 皮肤过敏　考察输液瓶浸提液对皮肤的反应。

本法系将一定量的供试液与豚鼠皮肤接触，以检测供试品是否具有引起接触性皮肤变态反应的可能性。

取本品适量，照皮肤致敏检查法（YBB00052003-2015）测定，致敏反应不得过Ⅰ度。

4. 皮内刺激　考察供试品浸提液注入皮肤后，对人体可能产生的刺激性。

本法系将一定量的供试液注入家兔皮内，通过对局部皮肤反应的观察，评价供试品对接触组织的潜在刺激性。

取本品适量，照皮内刺激检查法（YBB00062003-2015）测定，应无刺激反应。

5. 急性全身毒性 在无菌条件下制备供试品浸提液，考察全身急性毒性。

本法系将一定剂量的供试液由静脉注入小鼠体内，在规定时间内观察小鼠有无毒性反应和死亡情况，以决定供试品是否符合规定的一种方法。

取本品适量，样品表面积与浸提介质的比例为 $6cm^2/ml$，浸提温度为 $37℃±1℃$，浸提时间为 24 小时±2 小时，照急性全身毒性检查法（YBB00042003-2015）测定，应无急性全身毒性反应。

6. 溶血 考察供试品的溶血率。

本法系通过供试品与血液直接接触，测定红细胞释放的血红蛋白量以检测供试品体外溶血程序的一种方法。

取本品适量，照溶血检查法（YBB00032003-2015）测定，溶血率应符合规定。

（四）内包装

用药用低密度聚乙烯袋密封，保持于清洁、通风处。

（五）检验规则

外观、温度适应性、抗跌落、透明度、不溶性微粒、穿刺力、穿刺部位不渗透性、悬挂力、水蒸气过量照计数抽样检验程序第 1 部分：按接收质量限（AQL）检索的逐批检验抽样计划（GB/T 2828.1—2003）的规定执行，检验项目、接收质量限（AQL）及检验水平见表 14-3。

表 14-3 聚丙烯输液瓶检验项目、检验水平及接收质量限

检验项目	检验水平	接收质量限（AQL）
外观	一般检验水平 1	4.0
温度适应性	特殊检验水平 S-2	2.5
抗跌落	特殊检验水平 S-4	2.5
透明度	特殊检验水平 S-4	2.5
不溶性微粒	特殊检验水平 S-1	1.5
穿刺力	特殊检验水平 S-2	2.5
穿刺部位不渗透性	特殊检验水平 S-2	2.5
悬挂力	特殊检验水平 S-2	2.5
水蒸气透过量	特殊检验水平 S-1	1.5

知识拓展

毒胶囊事件

2012 年 4 月 15 日，央视《每周质量报告》节目播出《胶囊里的秘密》，曝光了我国一些企业，用生石灰处理皮革废料，熬制成工业明胶，流入药品企业。由于皮革在工业加工时，要使用含铬的鞣制剂，导致制成的胶囊，往往重金属铬超标。经调查发现，9 家药厂的 13 个批次药品所用胶囊重金属铬含量超标，其中超标最多的达 90 多倍，"毒胶囊"事件自此曝光。

《中国药典》明确规定，生产药用胶囊所用的明胶原料至少应达到食用标准。然而，一些不法企业为了牟取暴利，让皮革的下脚料混进药用胶囊，影响公众的健康。药品质量的优劣直接影响到药品的安全性和有效性。我们在从事药品相关工作时，必须树立药品质量第一的理念，严格按照药品质量标准对药品进行全面质量控制，合法生产。

本章小结

1. 药用辅料的分类：①按来源；②按作用与用途；③按用于制备的剂型分类；④按用途分类。

2. 药用辅料的质量标准主要内容：性状、鉴别、检查（功能性指标）、含量测定等项目。注射用药用辅料的热原或细菌内毒素、无菌、微生物限度等应重点检查和控制。

3. 药品包装材料的分类

（1）按材质分类：塑料类、金属类、玻璃类、陶瓷类、橡胶类和其他类（如纸、干燥剂）等，也可以由两种或两种以上的材料复合或组合而成（如复合膜、铝塑组合盖等）。

（2）按用途和形制分类：输液瓶、安瓿、药用瓶、药用胶塞、药用预灌封注射器、药用滴眼（鼻、耳）剂瓶、药用硬片（膜）、药用铝箔、药用软膏管（盒）、药用喷（气）雾剂泵、药用干燥剂等。

4. 药品包装材料的分析特点：注重于产品的使用性能和生物安全性能。

5. 药品包装材量质量标准的主要内容：鉴别、使用性能、物理性能、化学性能、挥发性物质测定、微生物限度、异常毒性、生物安全性能等。

练习题

题库

一、选择题

A 型题（最佳选择题）

1.《中国药典》（2020 年版）中，收载药用辅料有（　　）种。

　　A. 335　　　　　　B. 353　　　　　　C. 358　　　　　　D. 385

2. 药用辅料的质量标准中特有的检查项目是（　　）。

　　A. 性状　　　　　　　　　　　B. 鉴别

　　C. 功能性指标　　　　　　　　　D. 含量测定

3.《中国药典》（2020 年版）中药用辅料标准收载数量大幅度增加，较《中国药典》（2015 年版）新增（　　）种。

　　A. 60　　　　　　B. 65　　　　　　C. 56　　　　　　D. 50

4. 塑料包材"适应性试验"项下不溶性微粒检查法测定，粒子直径≥10μm，粒子数不得过（　　）（个/ml）。

　　A. 10　　　　　　B. 20　　　　　　C. 50　　　　　　D. 5

5. 塑料输液瓶溶出物试验中，铬离子的限量是（　　）。

　　A. 1.5ppm　　　　B. 2ppm　　　　C. 1ppm　　　　D. 0.5ppm

6. 塑料输液瓶"水蒸气渗透"每个输液瓶减少的重量不得过（　　）。

　　A. 0.2%　　　　　B. 0.1%　　　　C. 0.15%　　　　D. 0.25%

X 型题（多项选择题）

1. 稀释剂功能性指标包括（　　）。

　　A. 粒度　　　　　　B. 松密度　　　　　　C. 脆碎度

　　D. 溶解度　　　　　E. 透气性

2. 属于药用辅料要检查的安全性指标（　　）。

　　A. 热原　　　　　　B. 细菌内毒素　　　　C. 酸度

　　D. 蛋白残留　　　　E. 微生物限度

3. 塑料输液材料容器的检查项目（　　）。

A. 化学性能　　　B. 使用性能　　　C. 安全性能

D. 相容性　　　　E. 脆碎度

4. 塑料输液瓶的适应性试验（　　　）。

A. 温度适应性　　　B. 穿刺力　　　　C. 抗跌落

D. 水蒸气渗透　　　E. 透明度

5. 药包材进行相容性试验时，玻璃材料应重点考察的项目（　　　）。

A. 碱性离子的释放对药液 pH 值的影响

B. 水蒸气的透过

C. 不同酸碱度条件下玻璃的脱片

D. 有害金属元素的释放

E. 玻璃对药物的吸附

二、简答题

1. 为什么说辅料的质量会影响药品的质量？

2. 药用辅料质量标准一般包括哪几部分？与原料药标准主要区别是什么？

3. 为什么在注射剂用药用辅料标准中加强安全性指标的检查？

4. 请问塑化剂主要存在于哪类药包材中，分析方法有哪些？通过查阅相关资料后回答。

5. 常用的橡胶类药包材有哪些？

三、计算题

在塑料输液材料的溶出物试验中，计算不挥发物质的限量。

取输液瓶平整部分内表面积 600cm²，切成 5cm×0.5cm 的小块，水洗，室温干燥后放于 300ml 的玻璃瓶中，加水 200ml，密塞，置于高压蒸汽灭菌器中，121℃±2℃维持 30 分钟〔若加热至 121℃导致材料被破坏，则采用 100℃±2℃维持 2 小时〕，放冷至室温，作为供试液；另取水同法操作，作为空白液，进行以下试验：

不挥发物检查试验：量取供试液与空白液各 250ml，分别置于已恒重的蒸发皿中，水浴蒸干，105℃干燥至恒重，不挥发物残渣与其空白液残渣之差不得过 12.5mg。请问本品中不挥发物的限量是多少？

（徐　勤　麻秋娟）

第十五章 中药分析

PPT　思维导图

学习导引

知识要求

1. 掌握　中药分析检验的基本程序，各类化学成分分析方法与原理，以及中药质量标准制定方法。
2. 熟悉　液体、半固体和固体中药制剂质量分析方法。
3. 了解　中药分析的特点。

能力要求

1. 熟练掌握中药生物碱、黄酮、皂苷和醌类化学成分含量测定的操作技能。
2. 学会应用高效液相色谱仪测定单体化学成分。

课堂互动

1. 你感冒时都用过什么药？你知道市场上有哪些中药？
2. 你对哪种中药印象比较深刻？为什么？

中药分析是以中医药理论为基础，运用现代分析方法研究中药材及饮片、提取物及中药制剂质量控制的一门应用学科，是药物分析学中重要组成部分，也是药物分析学中发展较快、特色突出的一个分支。

中药及其制剂是在中医药理论指导下，按照特定的加工、炮制及处方制成，是用于防病、治病的药品。中药分析的目的就是确保中药及其制剂在临床应用中的安全性和有效性，在中药及其制剂研究、生产、储存、运输、临床使用过程中，都应进行严格的分析检验，全面控制中药及其制剂的质量。

近年来，中药化学成分、物质基础、作用机制、分析仪器、检测方法及手段等获得较大进展，《中国药典》也对中药及其制剂的质量标准进行了大幅提升，采用了符合中药特点的现代分析仪器和方法，在现有基础上强化了对中药进行整体性、特征性、模糊性的质量控制方法，突出了中药的特色。但中药成分复杂，不同成分药理作用不一致，增加了中药质量评价的难度。

知识链接

中药及中药分析

中药是指在中医理论指导下应用的药物，与天然药物有所区别。中药包括药材和饮片、植物油脂和提取物、成方制剂和单味制剂等。中药是临床应用最广泛的药物之一，其物质基础为所含化学成分，主要有生物碱、黄酮、三萜皂苷和醌类等，中药所含成分具有多样性与复杂性的特点。中药分析就是运用现代分析方法和技术，对其所含有效成分进行分析，以确保中药临床应用的安全、合理和有效。中药分析主要应用各种色谱方法进行分析，发展速度快。中药质量标准是中药新药研究过程重要组成部分，质量标准对于确保中药安全有效、稳定和质量可靠具有重要意义。

第一节　中药分析的特点和检验的基本程序

一、中药分析的特点

为确保中药及其制剂的安全、有效，就必须运用合适的分析和评价方法，对其质量进行控制，测定有效成分含量，限制毒副成分，制定出合理、可行的质量标准，尽可能全面地评价中药及其制剂的真伪和优劣。中药化学成分复杂，中药分析与化学药物分析相比较，具有以下特点。

（一）分析对象复杂性、多样性，有效成分非单一性

中药之所以能发挥特定疗效，物质基础为其所含的化学成分。大多中药化学成分复杂，如大黄含蒽醌类有数十种，人参含人参皂苷类也可达几十种，这些化学成分随着药材的品种、规格、产地、采收时间、加工及炮制方法的不同，其比例和含量也会发生改变。有些成分还会发生相互影响，如黄连和甘草共煎后，小檗碱和甘草酸结合形成难溶于水的复合物沉淀析出。中药多种化学成分之间的协同作用对外表现为中药的疗效，单一成分含量与其临床疗效不一定具有线性关系，检测一种活性成分不能反映中药的真实疗效。

另外，中药中的杂质来源复杂。环境土壤状况，生长过程中使用化肥、农药，中药易含有较高的重金属、砷盐、残留农药；因包装、保管不当引起霉变、走油、泛糖、虫蛀等，混入非药用部位，泥沙等，因此，对中药杂质控制是保证中药质量的重要环节。

中药分析应从中医药整体观出发，整体与特征相结合、模糊与量化相结合、过程与目标相结合，采用多种分析方法，制定科学、客观、合理的中药质量控制方法。

（二）中药质量受多种因素影响

中药成分受生长温度、湿度、海拔等多种因素影响。除此之外，药用部位、炮制工艺也会对中药材质量产生一定影响。如草乌，其双酯型生物碱含量与炮制条件有直接关系，若用流通蒸汽蒸制草乌，随着压力和温度升高，双酯型生物碱含量显著下降。药材由于贮藏条件等的不同，有效成分的含量可能会产生较大变化。

中药制剂有效成分受到原料、生产工艺、辅料等的影响，原料是影响中药制剂质量的最重要的因素。就生产过程而言，如不同厂家生产的同一中药制剂，尽管提取工艺相同，但在浓缩过程中选择不同的浓缩方式对中药制剂中成分会产生较大影响。在中药煎煮提取过程中，有些中药共煎会对有效成分含量造成较大影响。

（三）中药质量标准制定应以中医药理论为指导

中药制剂组方的原则是在中医药理论指导下，按治疗疾病作用的不同分为君、臣、佐、使。君药是起主要治疗作用的药物。进行质量分析时，对中药制剂首先进行组方分析，按药物功能分出君、臣、佐、使，对君药、贵重药材和剧毒药材，选择合适的化学成分为指标，建立质量分析方法，科学评价中药制剂质量。某些组方复杂的中药制剂，也可采用特征图谱、指纹图谱对其质量模糊控制。《中国药典》较以

往各版指纹（特征）图谱的数量显著增加。

（四）中药分析强调分离分析方法的运用

随着科学技术的不断发展，中药分析也向着仪器化、自动化、微量快速的方向快速发展。采用高分离、高灵敏、高稳定的自动分析仪器成为首选。如高效液相色谱、气相色谱、超临界流体色谱、高效液相色谱-质谱联用仪等，现已广泛运用与中药分析领域，这些仪器共有的特点是从中药复杂体系中，采用恰当方法分离出目标成分进行分析，确定中药真伪并进行含量测定。

中药中的化学成分被人体吸收，进入机体后发挥其药理作用。中药中主成分含量与临床疗效不一定一致，即化学等价并非生物等价。所以，中药分析还应进行体内药物分析，为合理确定中药质量标准提供理论依据。中药由于其成分复杂性、多样性，进行整体质量评价时需要多学科交叉合作，运用现代分析仪器与方法，建立科学、先进的质量标准，确保中药临床应用的安全有效。

二、中药分析检验的基本程序

中药检验的基本工作程序包括取样、供试品溶液的制备、样品的分析（主要包括性状观察、鉴别、检查和含量测定）、记录和书写检验报告等。

（一）取样

中药的取样必须具有科学性、代表性和真实性。中药材及其饮片一般应从单包装的四角和中央取样，对包件较大或个体较大的药材，可根据实际情况抽取有代表性的样品。

药材和饮片的取样时，同批药材和饮片包件总数不足 5 件或为贵重药材和饮片的，应逐件取样；包数在 5~99 件的，随机抽取 5 件；100~1000 件的，按 5% 比例取样；超过 1000 件的，超过部分按 1% 比例取样。取样量应该不少于 3 倍的检验用量。将抽取的样品混匀，若抽取样品的总量超过检验用量数倍时，可按四分法再取样。

中药制剂取样法按照相关药品标准检验的样品消耗，遵循取样的原则，抽取至少 3 倍量的中药制剂单包装。

（二）供试品溶液的制备

不同于化学药物检验的基本工作程序的是，中药检验的基本工作程序中增加了"供试品溶液的制备"内容，这是由中药成分复杂，中药制剂剂型多样、被测成分含量低的自身特点所决定的，在进行鉴别、检查和含量测定前常需要对中药样品进行适当处理，制成适合于分析方法的试样。因此，样品的前处理是中药材、饮片及其制剂检验工作中的一项重要内容。

样品前处理通常包括粉碎、提取、纯化和富集。供试品溶液制备的原则是最大限度地保留被测定成分除去干扰成分、浓缩富集被测成分，使之达到分析方法最小检测限所需浓度。需要注意的是，样品粉碎时不能污染和损失样品。样品提取方法包括萃取法、浸渍法、回流提取、连续回流提取等。样品纯化常采用沉淀法、液-液萃取、色谱法、固相微萃取等技术。具体内容参见本章第二节。

（三）中药的鉴别

中药材和饮片的鉴别系指检验药材和饮片的真实性，包括经验鉴别、显微鉴别、理化鉴别、聚合酶链式反应法等。经验鉴别系指用简便易行的传统方法观察药材和饮片的颜色变化、浮沉情况，以及爆鸣、色焰等特征，如麝香鉴别中的"冒槽"现象、顶指现象；显微鉴别法系指用显微镜对药材和饮片的切片、粉末、解离组织或表面，以及含有饮片粉末的制剂进行观察，并根据组织、细胞或内含物等特征进行相应鉴别的方法；理化鉴别系指用化学或物理的方法，对药材和饮片中所含某些化学成分进行的鉴别试验，包括一般鉴别、光谱鉴别及色谱鉴别等方法。聚合酶链式反应（polymerase chain reaction，PCR）是一种用于扩增特定 DNA 片段的分子生物学技术，主要用于动、植物源性中药材和饮片，原材料，中间体，原料药与辅料等种属鉴定，该方法首次收载在《中国药典》（2020 年版）四部通则中。例如：金钱白花蛇的鉴别，即采用聚合酶链式反应法，先将供试品及对照药材分别进行模板 DNA 提取、通过 PCR 反应扩增 DNA 片段后，进行电泳检测，供试品凝胶电泳图谱在与对照药材凝胶电泳图谱相应的位置上，在 500~

750bp 之间有单一 DNA 条带。

中药制剂的鉴别系检验制剂药味投料的真实性。中药复方制剂鉴别在选定药味时，应选君药与臣药、贵重药及剧毒药进行鉴别。薄层色谱法为当前中药鉴别中应用最广泛的方法，也是《中国药典》收载的主要方法。薄层色谱法具有操作简便、专属性强、重现性好等特点。指纹（特征）图谱也可作为鉴别的依据。此外，光谱法因其专属性和特征性不强，仅少量用于中药鉴别。具体内容和方法详见本章第二节。

（四）中药的检查

中药的检查内容包括安全性、有效性、均匀性与纯度四个方面。药材和饮片的检查系指对药材和饮片的纯净程度、可溶性物质、有害或有毒物质进行的限量检查，包括水分、灰分、杂质、毒性成分、重金属及有害元素、二氧化硫残留、农药残留、黄曲霉毒素等。除另有规定外，饮片水分通常不得过 13%；药屑及杂质通常不得过 3%；药材及饮片（矿物类除外）的二氧化硫残留量不得过 150mg/kg；药材及饮片（植物类）禁用农药不得检出。中药制剂则应遵照《中国药典》四部通则要求进行剂型方面的检查。

1. 药材的混存杂质检查法　药材中混存的杂质系指下列物质：来源与规定相同，但其性状或部位与规定不符；来源与规定不同的物质；砂石、泥块、尘土等无机杂质。通常取规定量的供试品，摊开，用肉眼或放大镜（5~10 倍）观察，将杂质拣出；如其中有可以筛分的杂质，则通过适当的筛，将杂质分出，然后将各类杂质分别称重，计算其在供试品中的含量（%）。

2. 水分测定法　中药中水分的测定方法主要包括烘干法、甲苯法、减压干燥法、气相色谱法等。《中国药典》中除细辛、厚朴花、猪胆粉、蜂胶中水分测定采用减压干燥法，辛夷中水分测定采用气相色谱法外，大多数药物中水分测定采用烘干法、甲苯法。甲苯法主要适用于含挥发性成分的中药的水分测定。

3. 灰分测定法　灰分的测定包含总灰分和酸不溶性灰分两个项目。总灰分系指药材或制剂经加热炽灼灰化后残留的无机物，包含药物本身所含的无机盐（称为生理灰分）及泥土、砂石等无机杂质。在总灰分中加入盐酸后加热，碳酸盐等生理灰分溶解，经过滤、洗涤、干燥至恒重后剩余的残渣即为酸不溶性灰分。因此，酸不溶性灰分所反映的是外来杂质泥沙的量。

中药制剂中除了某些以根、茎等中药材粉末为原料的制剂需要检查灰分外，其他制剂不再进行该项检查。

4. 重金属及有害元素的检查　药材由于环境污染和使用农药、化肥等原因，容易引入重金属杂质铅、汞、镉、铜等，这些杂质对人体存在严重毒害。所以，其限量需要严格控制。《中国药典》规定了 28 种药材需要检查重金属及有害元素，其中新增品种 11 个，包括人参、三七、山茱萸、冬虫夏草、白芷、当归、栀子、桃仁、黄精、葛根、酸枣仁。

由于中药组成复杂，因此检查重金属及有害元素时，样品需先进行有机破坏。《中国药典》四部通则收载了有害元素铅、镉、砷、汞、铜测定法，采用的是原子吸收分光光度法和电感耦合等离子体质谱法；重金属、砷盐的检查法参见第三章的相关内容。

5. 二氧化硫残留量的检查　中药材和饮片在加工过程中为了美化、漂白药材外观和防虫、防霉，常用硫黄熏蒸处理，使得中药材及饮片中残留有二氧化硫。二氧化硫会损伤人体多种组织器官，引发疾病，且对药材自身质量也有一定的影响。《中国药典》收载的检查方法有酸碱滴定法、气相色谱法、离子色谱法，可根据具体品种情况进行选择。

6. 农药残留量的检查　中药材在种植过程中为减少病虫害往往使用农药，土壤中残留农药也可能残存于中药中，严重影响了中药材的质量，且农药残留对人体会产生危害，需要严格控制。常用的农药主要有三大类：有机氯类、有机磷类和拟除虫菊酯类。《中国药典》采用气相色谱法进行农药残留量的检查。另外，药典还收载了气相色谱-串联质谱法与液相色谱-串联质谱法，可实现农药多残留量测定，用于农药残留的快速定性筛查，发现残留农药，便于定量测定。

7. 黄曲霉毒素的检查　某些中药在种植、贮存等过程中，易发生霉变而感染真菌毒素。真菌毒素是真菌生长所产生的次级代谢产物，与癌症的发生有密切的关系。真菌毒素包括黄曲霉毒素 B1、B2、G1、G2、赭曲霉毒素 A、呕吐毒素、玉米赤霉烯酮、伏马毒素 B1、B2 及 T-2 毒素等。《中国药典》收载了药材、饮片及中药制剂中的真菌毒素检查方法。高效液相色谱法应用于单一成分真菌毒素的分析或者同种类真菌毒素的多成分分析，如黄曲霉毒素 B1、B2、G1、G2 的测定、赭曲霉毒素 A 测定、呕吐毒素测定及玉米赤霉烯酮的测定；若基质干扰或含量较低难以采用高效液相色谱法准确测定时，可采用高效液相色谱-质谱联用法，如展青霉素的测定；该方法还可用于不同种类的真菌毒素的同时测定，能实现真菌毒素的高通量快速筛选及定量检测。另外，黄曲霉毒素还可采用酶联免疫法进行测定。

8. 内源性有害物质检查　除了以上外源性有害物质外，中药本身还含有的一些有毒化学成分，因为过量使用或者误用中药而对人体产生危害。例如，乌头碱、士的宁、马兜铃酸、大麻酚、斑蝥素、吡咯里西啶类生物碱等，所以有必要对含以上毒性成分的药材、饮片及制剂的质量进行严格控制。例如：毛茛科乌头属植物附子、川乌、草乌等药材中检查双酯型生物碱，马钱子中检查番木鳖碱（士的宁）。《中国药典》常采用高效液相色谱法进行检查。

（五）中药的含量测定

含量测定是中药质量控制中的一项重要任务，通常需要结合中药的外观性状、鉴别和检查项目，对中药质量进行综合评估。中药含量测定应选择有效成分、毒性成分进行检测，对于中药制剂的含量测定需要首先进行组方分析，首选君药、贵重药和毒剧药中有效成分进行检测，确保中药临床使用的有效性和安全性。

中药的含量测定方法较多，要根据被测成分的结构及理化性质、干扰成分的理化性质、含量等因素选择合理的分析方法。常用的方法有紫外-可见分光光度法、薄层色谱扫描法、气相色谱法、高效液相色谱法、高效毛细管电泳法、原子吸收分光光度法等。色谱法具有分离和分析的双重功能，在中药分析中应用最为广泛，其中高效液相色谱法在《中国药典》一部中应用最多。中药有效成分的一种母核（发色团）往往连接不同取代基（助色团）形成一类化合物，这类化合物功效较接近。根据这个特点，中药含量测定也可选择光谱法进行总成分分析。在药效成分不明确的情况下，也可以测定浸出物进行质量控制。

（六）记录和书写检验报告

药检人员应本着严肃认真、实事求是的态度按照相关要求，完成药品检验记录并发放检验报告。

第二节　各类成分的分析

中药来源广泛，包括植物药、动物药和矿物药等，植物药占大多数，其所含化学成分多种多样，根据结构多分为生物碱、黄酮、皂苷、醌类、甾体、木脂素、有机酸、香豆素、萜类、多糖等类化合物。每一类成分具有特定的结构，母核及官能团对外表现出特定的理化性质。我们在进行质量评价时，可根据其特殊的理化性质，选择恰当的分析方法。在本节中，着重介绍生物碱、黄酮、三萜皂苷、醌类等四类成分。

一、结构与性质

（一）生物碱

生物碱（alkaloids）是生物界除生物体必须的含氮化合物之外的所有含氮有机化合物，其结构中氮原子一般含有未共用的孤对电子而多呈碱性。生物碱常见的生物碱母核有：

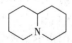 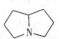 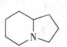 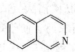 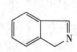

喹诺里西啶类　　吡咯里西啶类　　吲哚里西啶类　　异喹啉类　　　　吲哚类　　　　吡咯烷类

生物碱味苦，少数有色，对外表现碱性。多数生物碱为结晶固体，个别为液体。生物碱可与碘化铋钾、碘化汞钾等生物碱沉淀试剂生成难溶性沉淀，碘化铋钾等也可作为生物碱薄层鉴别显色剂。多数叔胺和仲胺的碱性和极性较小，不溶或难溶于水，能溶于三氯甲烷、乙醚等有机溶剂。季胺碱和某些氮–氧化合物生物碱极性较大，可溶于水、甲醇等，难溶于极性较小的有机溶剂。生物碱成盐后，极性较大，易溶于水及醇等。

（二）黄酮类

黄酮类化合物（flavonoids）的母核为2-苯基色原酮，由中间的三个碳原子连接两个苯环（A环和B环）组成的一系列化合物，多具有颜色，在植物体内大部分与糖结合成苷，部分以游离形式存在。按结构不同可分为异黄酮、查耳酮、黄酮醇等。

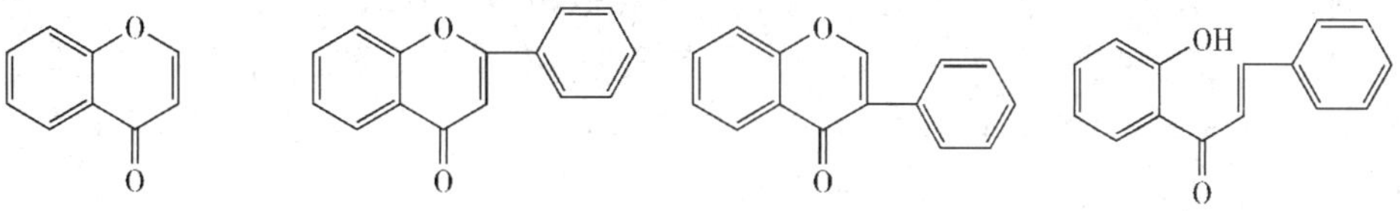

色原酮   黄酮   异黄酮   查耳酮

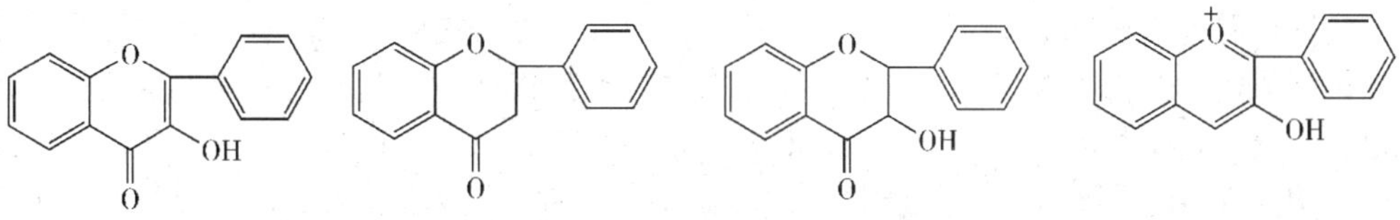

黄酮醇   二氢黄酮   二氢黄酮醇   花色素

黄酮类成分具有2-苯基色原酮基本结构，颜色随共轭体系的增加及羟基、甲氧基等基团数量的增多而加深，有特定的紫外吸收峰，两个吸收带位于300~400nm与240~280nm。黄酮具酚羟基而呈现弱酸性，可以与强碱形成水溶性盐。黄酮能与Al^{3+}、Mg^{2+}等金属离子反应生成配位化合物，其中Al^{3+}能与多数黄酮反应出现黄绿色的荧光，常作为黄酮薄层色谱显色剂使用。黄酮苷类可溶于热水、甲醇等溶剂，难溶或不溶于乙醚等溶剂，黄酮苷元易溶于乙醚等溶剂。

（三）三萜皂苷类

三萜皂苷（triterpenoidal saponins）在自然界分布广泛，由六个异戊二烯相连接，一般由30个碳原子组成，按皂苷元的结构分为四环三萜类和五环三萜两类。

三萜皂苷在无水条件下，与硫酸、三氯乙酸等反应，产生颜色变化。在酸性溶液或酶作用条件下，也可使三萜皂苷部分水解或完全水解。皂苷一般味苦且辛辣，其水溶液具有溶血作用。多数皂苷易溶于水、热甲醇等溶剂，在含水正丁醇中有较大的溶解度。

（四）醌类

醌类化合物是中药中具有醌式结构的成分，包括苯醌、萘醌、菲醌和蒽醌四类。中药中蒽醌及其衍生物最常见。蒽醌也可与糖结合成苷，极性往往增加。

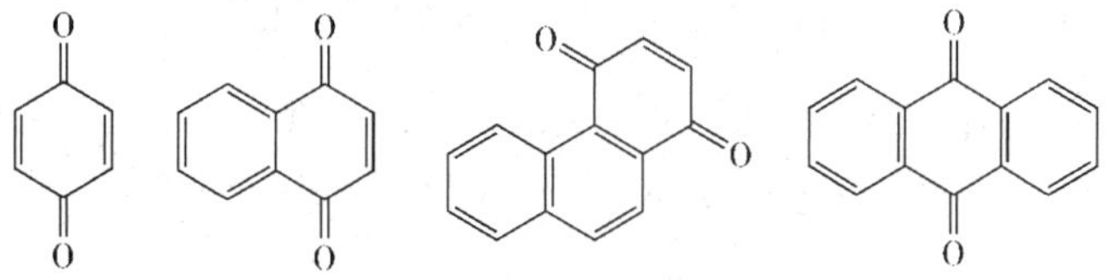

对苯醌   α-(1,4)萘醌   对菲醌   9,10-蒽醌

含有酚羟基的醌类表现出一定的酸性，能与碱成盐溶解。酸性大小受取代基的数目及位置影响。羟基取代醌类遇碱颜色加深，显红色或紫红色。醌类具有共轭结构，表现较强的紫外吸收。随着羟基等助色团的引入而呈现颜色。小分子的苯醌及萘醌具有升华性。游离醌类极性较小，可溶于丙酮、甲醇；微溶于乙醚等。成苷后极性增大，易溶于甲醇、乙醇等；几乎不溶于乙醚、三氯甲烷等。

二、供试液制备

中药成分种类较多，中药制剂剂型多样，对某种成分进行分析时，需要根据该成分的理化性质、干扰成分特性、存在剂型特点等条件综合考虑，选择恰当的提取与净化方法。

中药成分提取溶剂的选择主要是根据该成分的溶解度确定。常用的提取溶剂有甲醇、乙醇、丙酮、三氯甲烷、乙酸乙酯、乙醚、石油醚等，提取原理为"相似相溶"原理。如生物碱大都能用三氯甲烷、甲醇等溶剂提取，生物碱的盐则可用水或醇提取。极性较大的黄酮苷元及黄酮苷，选择乙酸乙酯、丙酮、甲醇等溶液提取，极性小的黄酮苷元一般适合用乙醚、三氯甲烷等溶剂提取。三萜皂苷元可用三氯甲烷、乙醚等溶剂提取，三萜皂苷选择极性较大的溶剂提取。游离醌类极性小，常用乙醚或三氯甲烷提取，结合型醌类极性大，常用甲醇或乙醇提取。

提取方法选择需考虑被测成分的热稳定性及提取时间等。常用的提取方法有萃取法、浸渍法、回流提取法、超声提取法及微波辅助萃取法等。每种提取方法有其特点，如萃取法简单、快速；浸渍法适用于热不稳定成分提取，提取液中杂质少；回流提取效率高、速度快；超声提取具有操作简单、速度快等特点。对于不同剂型中的中药成分，根据其剂型特点选择不同提取方法，如不含乙醇的液体中药制剂可采用液-液萃取法；蜜丸中乌头碱等热不稳定成分采用冷浸法；固体制剂一般可用热回流或超声提取法等。

杂质的去除应根据分析方法、分析目的等采取不同方法。常用的净化方法包括萃取法、色谱法、沉淀法和固相微萃取技术等。如采用分光光度法测定总黄酮可选择先采用乙醚提取，去除样品中低极性成分，后采用甲醇提取，显色后直接测定吸光度的方法。万氏牛黄清心丸中总生物碱含量采用氧化铝柱色谱除去杂质后，紫外分光光度计直接测定吸光度。益母草口服液中水苏碱的含量测定，就是利用硫氰酸镉铵（雷氏盐）在酸性溶液中与水苏碱生成沉淀，经过滤与其他干扰物质分离。

三、鉴别试验

（一）化学反应法

化学反应法可用来鉴别生物碱、黄酮、三萜皂苷、醌类等中药成分。

含生物碱的中药制剂经适当提取后，滴加生物碱沉淀试剂观察是否有沉淀出现。如小儿肺热平胶囊经10%盐酸乙醇溶液提取后，加碘化铋钾试液，生成桔黄色沉淀。

将含黄酮、黄酮醇、二氢黄酮或二氢黄酮醇类化合物中药用适当方法提取，制成供试品液，加入数滴盐酸，然后加入少量镁粉或锌粉（必要时加热），数分钟后出现红色-紫红色。如大山楂丸（山楂）的鉴别。

显色反应也是三萜皂苷鉴别中简便、快速的方法之一。皂苷类化合物常见的显色反应有：醋酐-硫酸反应、三氯甲烷-浓硫酸反应、冰醋酸-乙酰氯反应、芳香醛-硫酸或高氯酸反应等。但由于显色反应专属性差，已逐渐被淘汰。

含醌类中药鉴别时，可将样品经过恰当的方法提取后，制成供试品溶液，加氢氧化钠或氨水试液显橙红色、红色至蓝色。滴加或喷醋酸镁甲醇饱和溶液，显橙色、橙红至蓝紫色。

实例解析

实例 15-1：大黄流浸膏的鉴别

取本品 1ml，加 1% 氢氧化钠溶液 10ml，煮沸，放冷，滤过。取滤液 2ml，加稀盐酸数滴使呈酸性，加乙醚 10ml，振摇，乙醚层显黄色，分取乙醚液，加氨试液 5ml，振摇，乙醚层仍显黄色，氨液层显持久的樱红色。

解析： 大黄中含有大黄酸、大黄素、大黄酚等蒽醌类化合物，其分子中含有酚羟基，所以具有一定的酸性，加酸后游离析出，分子极性变小，易溶于乙醚等溶剂中显黄色；加氨试液后，大黄酸等成分与碱发生呈色反应，氨液层显樱红色，大黄素甲醚等成分由于酸性较弱，未与氨试液发生反应，留在乙醚层中，所以乙醚层仍显黄色。

（二）薄层色谱法

将中药样品用适当溶剂提取处理后，作为供试品溶液，选择适宜的条件，在薄层板上进行展开，显色，根据斑点 R_f 值、颜色进行鉴别。鉴别用的对照物有对照品、对照药材、对照提取物 3 种，对照品最为常用，有时候也会用到对照品和对照药材同时对照。中药制剂的鉴别，为了验证薄层鉴别的专属性，防止假阳性的出现，还需要使用阴阳对照。阳性对照液系将制剂中欲鉴别的某味药的对照药材按照供试品溶液的制备方法制备所得到的溶液；阴性对照液系从制剂处方中除去要鉴别的某味药，其余各味药按制法得到阴性制剂，再按制备供试品溶液相同的制备方法制备得到的溶液。上述两种溶液和供试品溶液在同一条件下展开，观察阴性对照有无干扰。

生物碱的鉴别一般用硅胶为吸附剂，硅胶显弱酸性，碱性强的生物碱在硅胶板上成盐出现拖尾，所以展开系统常为碱性。极性较大的生物碱采用纤维素及较大极性的展开剂展开。薄层色谱展开后，可在日光或紫外光（365nm）下检视，也可喷显色剂检视。

黄酮类成分鉴别通常采用硅胶为吸附剂，黄酮类成分极性越强，所需展开剂的极性越大。硅胶主要用于分离极性较弱的黄酮类化合物，包括大多数黄酮苷元和部分黄酮苷。分离时硅胶与黄酮类成分除吸附力外，还与含游离酚羟基的黄酮类化合物产生氢键，从而出现拖尾现象。在制备硅胶薄层板时加入适量的氢氧化钠溶液，可有效地减少黄酮类成分的拖尾现象。因为黄酮类化合物呈现弱酸性，一般采用酸性展开系统。聚酰胺也是黄酮类成分鉴别常用的吸附剂，适用于含游离酚羟基的黄酮苷及苷元，可采用极性较强的展开系统，通常展开剂大多含有醇、酸或水。经过色谱展开后，可在紫外光下直接检识。也可喷三氯化铝溶液显色后在紫外光下检识。

三萜皂苷鉴别常用的吸附剂为硅胶。皂苷的极性较大，展开剂极性大，才能得到较好的效果，常用的展开剂有三氯甲烷-甲醇-水（65：35：10，下层）、水饱和的正丁醇、正丁醇-冰醋酸-水（4：1：5，上层）等。皂苷元的极性较小，展开剂的极性小，分离效果才会较好。展开剂常以三氯甲烷、己烷、异丙醚等为主要成分，再加以少量其他极性溶剂，常用的展开剂有环己烷-乙酸乙酯（1：1）、正己烷-乙酸乙酯（12：1）等。薄层色谱展开后，三萜皂苷一般需要显色后进行检视。常用的显色剂有 5% 及 10% 硫酸乙醇溶液、香草醛硫酸溶液、磷钼酸溶液、浓硫酸-醋酸酐等。加热后日光下或在紫外光灯（365nm）下观察荧光斑点。如中药人参中皂苷类成分的鉴别。

中药中的蒽醌有苷和苷元，供试品制备需要将结合型蒽醌水解成游离型蒽醌再进行鉴别。吸附剂多用硅胶。水或甲醇可增大展开剂的极性及蒽醌及其苷的溶解度，故展开剂多含水或甲醇。蒽醌苷元展开剂中则不需含水或甲醇。乙酸乙酯-甲醇-水（100：16.5：13.5）适于分离蒽醌苷元和蒽醌苷。展开后，喷碱性溶剂或氨蒸气熏后日光下检视，也可直接在紫外光灯（365nm）下检视。例如虎杖中大黄素和大黄素甲醚的鉴别。

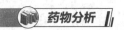

实例解析

实例 15-2：苦参薄层色谱鉴别

取苦参粉末 0.5g，加浓氨试液 0.3ml、三氯甲烷 25ml，放置过夜，滤过，滤液蒸干，残渣加三氯甲烷 0.5ml 使溶解，作为供试品溶液。另取苦参碱对照品和槐定碱对照品，加乙醇制成每 1ml 各含 0.2mg 的混合溶液，作为对照品溶液。吸取上述两种溶液各 4μl，分别点于同一用 2% 氢氧化钠溶液制备的硅胶 G 薄层板上，以甲苯-丙酮-甲醇（8：3：0.5）为展开剂，展开，展距约 8cm，取出，晾干，再以甲苯-乙酸乙酯-甲醇-水（2：4：2：1）10℃以下放置的上层溶液为展开剂，展开，取出，晾干，依次喷以碘化铋钾试液和亚硝酸钠乙醇试液。供试品色谱中，在与对照品色谱相应的位置上，显相同的两个橙色斑点。

解析： 苦参碱具有内酰胺结构，加热可被水解，所以采用冷浸的方法提取。碱化硅胶板可防止生物碱在展开过程中电离，极性发生改变而出现拖尾现象。两次展开可使色谱中斑点分离度提高，鉴别成分斑点清晰。

实例 15-3：黄芩薄层色谱鉴别

取本品粉末 1g，加乙酸乙酯-甲醇（3：1）的混合溶液 30ml，加热回流 30 分钟，放冷，滤过，滤液蒸干，残渣加甲醇 5ml 使溶解，取上清液作为供试品溶液。另取黄芩对照药材 1g，同法制成对照药材溶液。再取黄芩苷对照品、黄芩素对照品、汉黄芩素对照品，加甲醇分别制成每 1ml 含 1mg、0.5mg、0.5mg 的溶液，作为对照品溶液。吸取上述供试品溶液、对照药材溶液各 2μl 及上述三种对照品溶液各 1μl，分别点于同一聚酰胺薄膜上，以甲苯-乙酸乙酯-甲醇-甲酸（10：3：1：2）为展开剂，预饱和 30 分钟，展开，取出，晾干，置紫外光灯（365nm）下检视。供试品色谱中，在与对照药材色谱相应的位置上，显相同颜色的斑点；在与对照品色谱相应的位置上，显三个相同的暗色斑点。

解析： 黄芩中含有黄芩苷等黄酮类化合物，供试品溶液制备时可用极性较大的溶剂提取。黄芩素在碱性条件下极不稳定，不能在碱性条件下展开。展开剂中加入一定量甲酸，可有效防止黄芩素等成分出现拖尾现象。

（三）高效液相色谱法

高效液相色谱法对于结构相似的中药成分具有良好的分离效果，当薄层色谱无法鉴别时可考虑使用高效液相色谱法。《中国药典》采用保留时间比较法，即在相同的色谱条件下，比较样品与标准品中被测成分的保留时间可作为定性鉴别的依据。如条件不完全相同，可用已知对照品做内标物，采用峰面积或峰高加大法进行检视。

中药及中药制剂成分复杂，采用高效液相色谱法鉴别生物碱成分，供试品溶液需要预处理。如采用十八烷基硅烷键合相硅胶为固定相，供试品溶液中低极性组分需要去除后，再进行分析，否则低极性组分在色谱柱易出现死吸附，降低色谱柱柱效。

在一定的色谱条件下，生物碱、黄酮、三萜皂苷及醌类等成分的保留时间是固定的，在鉴别时，将含测定成分样品提取制备成供试品溶液后，选择恰当的色谱条件，采用对照品对照、比对保留时间的方法，可鉴别该类成分，在《中国药典》中就收录了清开灵软胶囊剂中黄芩苷、槐角中的槐角苷的鉴别。

实例解析

实例 15-4：芄龙胶囊的高效液相色谱鉴别

本品为龙胆总苷粉加适量的淀粉制颗粒后加工成的胶囊。

色谱条件与系统适用性试验：以十八烷基硅烷键合硅胶为填充剂；以甲醇-水（30∶70）为流动相；检测波长为270nm。理论板数按龙胆苦苷峰计算应不低于1000。

对照品溶液的制备：取龙胆苦苷对照品适量，精密称定，加流动相制成每1ml含0.5mg的溶液，即得。

供试品溶液的制备：取本品装量差异项下的内容物，研细，取约20mg，精密称定，置20ml量瓶中，加流动相溶解并稀释至刻度，摇匀，滤过，取续滤液，即得。

测定：分别精密吸取对照品溶液与供试品溶液各10μl，注入液相色谱仪，测定。

供试品色谱中应呈现与对照品色谱峰保留时间相同的色谱峰。

解析：龙胆总苷粉是由秦芄粗粉，采用渗漉法用80%乙醇作溶剂，渗漉液通过D101型大孔吸附树脂柱，用30%乙醇洗脱后减压浓缩干燥而得。龙胆总苷粉在流动相中溶解性能良好，因此供试品的处理直接采用流动相溶解除去不溶性辅料即可。通常进行高效液相分析时，配制供试品溶液时如果直接采用流动相溶解稀释，可以避免产生因为溶剂与流动相不一致出现溶剂峰甚至影响分离和积分的现象。当然如果试样不能很好直接地溶解于流动相中，可以采取先用少量适宜的溶剂溶解，然后再加流动相稀释、定容。

（四）指纹（特征）图谱法

中药指纹图谱是中药样品经适当处理后，采用一定的分析手段，找出标示该中药特征的共有峰，主要用于评价中药材、饮片、中药制剂及半成品质量的真实性、稳定性和一致性。中药指纹图谱技术大致可分为色谱法、光谱法及其他方法，其中高效液相色谱指纹图谱应用最广泛。高效液相指纹图谱经过耐用性试验、方法学考察后，经高效液相色谱指纹图谱评价系统处理，可获得指纹图谱。中药特征图谱指中药样品经适当处理后，采用一定的分析手段，得到标识其中各种组分群体特征的共有峰图谱。通过比较样品及对照指纹（特征）图谱中峰数、峰位、峰与峰之间的比例等进行鉴别。

《中国药典》收录了部分中药提取物及中药制剂的指纹（特征）图谱。如人参茎叶总皂苷特征图谱、三七总皂苷指纹图谱、夏桑菊颗粒指纹图谱等。在《中国药典》（2020年版）中新增了天麻、石斛、金银花、蟾蜍的特征图谱，银杏叶提取物的指纹图谱。

实例解析

实例 15-5：三七总皂苷的指纹图谱

色谱条件与系统适用性试验：以十八烷基硅烷键合硅胶为填充剂；以乙腈为流动相A，以水为流动相B，按表15-1中的规定进行梯度洗脱；流速每分钟1.5ml；检测波长为203nm；柱温25℃。人参皂苷Rg_1与人参皂苷Re的分离度应大于1.5。理论板数按人参皂苷Rg_1峰计算应不低于6000。

表 15-1　三七总皂苷 HPLC 鉴别流动相配比

时间（分钟）	流动相 A（%）	流动相 B（%）
0~20	20	80
20~45	20→46	80→54
45~55	46→55	54→45
55~60	55	45

　　对照提取物溶液的制备：取三七总皂苷对照提取物适量，精密称定，加 70% 甲醇溶解并稀释制成每 1ml 含 2.5mg 的溶液，即得。

　　供试品溶液的制备：取本品 25mg，精密称定，置 10ml 量瓶中，加 70% 甲醇溶解并稀释至刻度，摇匀，即得。

　　测定法：分别精密吸取对照提取物溶液与供试品溶液各 10μl，注入液相色谱仪，测定，即得。

　　供试品色谱图（图 15-1）中应呈现与三七总皂苷对照提取物中三七皂苷 R_1、人参皂苷 Rg_1、人参皂苷 Re、人参皂苷 Rb_1、人参皂苷 Rd 色谱峰保留时间相同的色谱峰。

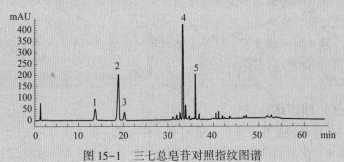

图 15-1　三七总皂苷对照指纹图谱

峰 1：三七皂苷 R_1；峰 2：人参皂苷 Rg_1；峰 3：人参皂苷 Re；
峰 4：人参皂苷 Rb_1；峰 5：人参皂苷 Rd

　　解析： 三七皂苷和人参皂苷均为三萜皂苷，其结构中缺少共轭结构，仅在紫外末端有吸收，使用紫外检测器时，需选择末端吸收作为测定波长。梯度洗脱可使五种皂苷类成分充分分离。皂苷类成分极性较大，在 70% 甲醇溶液中溶解度良好。

四、含量测定

（一）单体成分含量测定

　　中药样品中包含多种成分，若要对其中一种或几种成分进行分析测定，首先要将测定成分与其他成分分离开来。而色谱法是一种重要的分离分析方法。《中国药典》收录的中药单体成分含量测定方法主要为高效液相色谱法，也包括气相色谱法和薄层色谱扫描法。

　　1. 高效液相色谱法　在中药分析中，高效液相色谱法以其突出优势广泛应用于各类成分的含量测定。为确保测定结果的准确性，需要进行试验条件确定，包括色谱柱、流动相、洗脱方式、检测器及供试品溶液前处理方法的选择试验；系统适用性试验；方法学考察试验等一系列试验。高效液相色谱定量分析方法包括内标法和外标法，《中国药典》中主要采用外标法，如注射用双黄连中连翘、金银花、黄芩的含量测定。

　　生物碱种类较多，极性和碱性差别大，高效液相色谱分析方法主要有离子交换、反相和正相高效液相色谱，其中反相色谱法应用较多，固定相常用十八烷基硅烷键合相硅胶，流动相通常是由水和有机溶剂（甲醇或乙腈）组成，还会加入少量二乙胺、三乙胺、磷酸缓冲盐等调节流动相 pH 值，使生物碱峰型良好。使用反相色谱法测定生物碱时，流动相中要包含一定浓度的有机溶剂（甲醇或乙腈），由于 C_{18} 链疏水性强，长时间用含水高（大于90%以上）的流动相冲洗，键合相的 C_{18} 链慢慢地相互聚集形成单独的一相，最终造成相塌陷。除此之外，流动相 pH 值不恰当也会对固定相造成较大损害。

黄酮类化合物使用高效液相色谱法检测具有较高的灵敏度。中药所含黄酮类化合物经过预处理，选择恰当色谱条件，一般能得到较好的结果。《中国药典》收录的黄酮单体成分的定量分析主要采用高效液相色谱法。黄酮类成分的高效液相色谱法分为正相与反相色谱两类，大多数黄酮类化合物分析都可选择反相色谱。反相色谱测定多用十八烷基硅烷键合相硅胶为固定相，流动相常用甲醇-水-乙酸（或磷酸缓冲液）或乙腈-水。检测器主要采用紫外检测器或二极管阵列检测器。

三萜皂苷类成分无共轭结构，通常利用紫外末端为测定波长，但灵敏度相对较低，也可以选择蒸发光散射检测器进行测定。少数成分如甘草酸等具有强紫外吸收，可选择特征吸收波长为检测波长。三萜皂苷类成分测定常用的流动相有乙腈、甲醇、水等，若用紫外末端为检测波长，则对流动相纯度要求较高，否则会对结果造成干扰。

中药中若含有结合型和游离型蒽醌，结合型蒽醌需水解成为游离型蒽醌再加以测定。蒽醌类成分的结构中具有共轭体系，表现出较强的紫外吸收，通常选择紫外检测器，利用最大吸收为测定波长。采用十八烷基硅烷键合相硅胶为固定相，甲醇-水（酸水）为流动相。如三黄片中的大黄素和大黄酚的含量测定。

实例解析

实例15-6： 黄连上清丸中黄连、黄柏中生物碱和酒大黄中醌类含量测定

1. 黄连、黄柏中生物碱类含量测定

色谱条件与系统适用性试验：以十八烷基硅烷键合硅胶为填充剂；以乙腈-0.033mol/L 磷酸二氢钾溶液（35：65）为流动相；检测波长为424nm。理论板数按盐酸小檗碱峰计算应不低于4000。

对照品溶液的制备：取盐酸小檗碱对照品适量，精密称定，加甲醇制成每1ml 含 10μg 的溶液，即得。

供试品溶液的制备：取本品水丸或水蜜丸，研碎，取0.6g，精密称定；或大蜜丸剪碎，取1g，精密称定，置具塞锥形瓶中，精密加入盐酸-甲醇（1：100）混合溶液10ml，密塞，称定重量，置50℃水浴中加热15分钟，取出，放冷，超声处理（功率250W，频率33kHz）30分钟，放冷，再称定重量，用甲醇补足减失的重量，摇匀，离心，滤过，精密量取上清液2ml，低温挥干，残渣用甲醇适量使溶解并转移至碱性氧化铝柱（100~200目，8g，内径为1cm）上，用甲醇35ml 洗脱，收集洗脱液，蒸干，残渣加甲醇适量使溶解并转移至2ml 量瓶中，加甲醇至刻度，摇匀，滤过，取续滤液，即得。

测定法：分别精密吸取对照品溶液与供试品溶液各5~10μl，注入液相色谱仪，测定，即得。

本品含黄连、黄柏以盐酸小檗碱（$C_{20}H_{17}NO_4 \cdot HCl$）计，水丸每1g 不得少于0.26mg；水蜜丸每1g 不得少于0.19mg；大蜜丸每丸不得少于0.60mg，小蜜丸每1g 不得少于0.10mg。

2. 酒大黄中醌类含量测定

色谱条件与系统适用性试验：以十八烷基硅烷键合硅胶为填充剂；以乙腈-甲醇-0.1%磷酸溶液（42：23：35）为流动相；检测波长为254nm。理论板数按大黄酚峰计算应不低于3000。

对照品溶液的制备：取大黄酚对照品和大黄素对照品适量，精密称定，加甲醇制成每1ml 含大黄酚 15μg、大黄素 5μg 的混合溶液，即得。

供试品溶液的制备：（1）取本品水丸或水蜜丸，研细，取0.5g，精密称定；或大蜜丸剪碎，混匀，取1g，精密称定，置具塞锥形瓶中，精密加入甲醇-盐酸（10：1）的混合溶液25ml，称定重量，大蜜丸浸泡10小时以上，超声处理使溶散，置80℃水浴中加热回流30分钟，若瓶壁有黏附物，须超声处理去除，再称定重量，用甲醇补足减失的重量，摇匀，滤过，精密吸取续滤液5ml，置10ml量瓶中，加2%的氢氧化钠溶液2ml，加甲醇至刻度，摇匀，滤过，取续滤液，用于测定总大黄酚和总大黄素的含量。

（2）取水丸或水蜜丸粉末0.3g，精密称定；或剪碎的大蜜丸0.7g，精密称定，置具塞锥形瓶中，精密加入甲醇25ml，称定重量，大蜜丸浸泡10小时以上，用玻璃棒研磨使样品溶散，用数滴甲醇冲洗玻棒于锥形瓶中，超声处理（功率160W，频率50kHz）30分钟，放冷，再称定重量，用甲醇补足减失的重量，或挥散至原重量，摇匀，滤过，取续滤液，用于测定游离大黄酚和游离大黄素的含量。

测定法：分别精密吸取对照品溶液与上述两种供试品溶液各10~20μl，注入液相色谱仪，测定，计算总大黄酚和总大黄素的总量与游离大黄酚和游离大黄素的总量；用总大黄酚和总大黄素的总量与游离大黄酚和游离大黄素总量的差值，作为结合蒽醌中的大黄酚和大黄素的总量，即得。

本品含酒大黄以总大黄酚（$C_{15}H_{10}O_4$）和总大黄素（$C_{15}H_{10}O_5$）的总量计，水丸每1g不得少于1.8mg，水蜜丸每1g不得少于1.3mg，大蜜丸每丸不得少于4.0mg，小蜜丸每1g不得少于0.67mg；以结合蒽醌中的大黄酚（$C_{15}H_{10}O_4$）和大黄素（$C_{15}H_{10}O_5$）的总量计，水丸每1g不得少于0.7mg，水蜜丸每1g不得少于0.5mg，大蜜丸每丸不得少于1.5mg。

解析：黄连上清丸由黄连、栀子（姜制）、连翘、黄芩80g、菊花、酒大黄等十七味中药组成，成分复杂。黄连与黄柏所含小檗碱在酸性甲醇溶液中提取效率高、速度快。含量测定选择反相色谱法，流动相中含有一定浓度的盐是为小檗碱保持良好峰形。

大黄含有结合型醌类和游离型醌类。结合型醌类由于分子量较大、极性较高，采用高效液相色谱法难以测定，一般需要将其在酸性溶液中水解成游离醌类后再加以测定。反相固定相十八烷基硅烷键合硅胶对pH值有耐受范围，样品经酸水解后，需加入一定量的碱中和多余的盐酸，防止过量盐酸损坏色谱柱固定相。

2. 薄层色谱扫描法 该方法是以薄层色谱为基础建立的含量测定方法。与高效液相色谱法相比，本法试验成本低、流动相选择范围更广、流动相更换更方便。在中药分析中本法作为高效液相色谱法或气相色谱法补充应用。薄层色谱扫描法定量分析方法包括内标法、外标法、标准曲线法和追加法，《中国药典》主要采用外标两点法，如芎菊上清丸（水丸）中盐酸小檗碱及贝羚胶囊中猪去氧胆酸的含量测定。

中药有效成分可采用薄层色谱扫描法进行单体含量测定，薄层色谱展开所选择色谱条件（吸附剂、展开剂、显色剂）与鉴别相似，但需保证薄层色谱质量，能否进行有效分析，分离是关键。当测定成分有荧光时，采用荧光扫描法，如小檗碱、橙皮苷的测定；当测定成分具有紫外吸收而无荧光时，可利用荧光熄灭法（GF_{254}薄层板）测定，如士的宁的测定；若喷显色剂，如黄芪甲苷，需等待展开剂挥干后再喷。

实例解析

实例15-7：复方扶芳藤合剂中黄芪甲苷的含量测定

供试品溶液的制备：精密量取本品20ml，用三氯甲烷振摇提取2次，每次30ml，分取上层溶液，用水饱和的正丁醇振摇提取5次，第一次30ml，其余每次20ml，合并正丁醇提取液，用氨试液提取 2 次（100ml，80ml），分取正丁醇液，蒸干，残渣加 10% 乙醇 5ml 使溶解，通过 D101 型大孔吸附树脂柱（内径为 1.5cm，柱高为 12cm），用水 50ml 洗脱，弃去洗脱液，再用 40% 乙醇 30ml 洗脱，弃去洗脱液，继用 70% 乙醇 50ml 洗脱，收集洗脱液，蒸干，残渣用甲醇溶解并转移至 2ml 量瓶中，加甲醇至刻度，摇匀，即得。

对照品溶液的制备：取黄芪甲苷对照品适量，精密称定，加甲醇制成每 1ml 含 1mg 的溶液，即得。

测定法：精密吸取供试品溶液 4μl、对照品溶液 2μl 与 6μl，分别交叉点于同一硅胶 G 薄层板上，以 [正丁醇-乙酸乙酯-水（4∶1∶5）的上层溶液]-甲醇（10∶1）为展开剂，置氨蒸气饱和的展开缸内，展开，展距 16cm 以上，取出，晾干，喷以 10% 硫酸乙醇溶液，在 100℃ 加热至斑点显色清晰，放冷，在薄层板上覆盖同样大小的玻璃板，周围用胶布固定，进行扫描，波长：λ_S = 530nm，λ_R = 700nm，测量供试品吸光度积分值与对照品吸光度积分值，计算，即得。

本品每 1ml 含黄芪以黄芪甲苷（$C_{41}H_{68}O_{14}$）计，不得少于 50μg。

解析： 薄层色谱扫描法对色谱要求较严格，为获得良好的色谱图，本试验分别采用了萃取和柱色谱净化样品。在前处理过程中，不用氨试液进行处理样品所测得的黄芪甲苷含量均远低于经萃取并用氨试液处理者，所以供试品溶液制备过程增加氨试液充分洗涤 2 次步骤。皂苷分子极性较大，选择展开剂极性也较大。黄芪甲苷分子中缺少发色团和助色基，仅在 200nm 左右有弱的末端吸收，需要显色剂与其反应形成发色基团后显色，在特定波长下测定吸光度。10% 硫酸乙醇溶液是常用的皂苷显色剂。

（二）总成分含量测定

中药成分结构复杂，常有些化合物母核相同，药效接近。在中药成分含量测定中，常对结构相似的成分进行总量测定，《中国药典》主要采用化学分析法（重量法、滴定法）和光谱法（比色法）进行分析。如昆明山海棠片中总生物碱、消咳喘糖浆中总黄酮、人参总皂苷提取物含量等。

1. 化学分析法 化学分析法包括重量分析法和滴定分析法。

（1）酸碱滴定法 目前，中药中总生物碱含量测定主要使用酸碱滴定法。在进行酸碱滴定时要考虑生物碱的碱性大小选择酸碱滴定还是非水滴定。游离生物碱不溶于水，一般选择返滴定法，即加入过量酸后，再以标准碱液滴定。指示滴定终点可选择指示剂或电位法。如止喘灵注射液中总生物碱含量测定。

（2）重量法 有两种方法。一种主要针对总生物碱和总皂苷含量测定使用，是将被测成分从中药中提取后，经分离、纯化后直接称重。此法取样量大、操作复杂、费时及干扰成分多等，误差较大，现已较少应用。另一种方法主要针对总生物碱含量测定使用，即加入生物碱沉淀试剂，使生物碱生成不溶性盐沉淀，称重沉淀，换算出生物碱的含量。该法同第一种方法，影响因素也较多。

2. 比色法 中药有效成分可与特定试剂发生反应，出现一定颜色。根据这一特点，可以进行总成分分析。需要注意，显色反应的专属性一般较差，但反应比较灵敏、方法简便。

总生物碱比色法常用酸性染料比色法和雷氏盐比色法。酸性染料比色法是指生物碱在酸性条件下，与酸性染料（如溴麝香草酚蓝、溴甲酚绿等）产生定量反应而呈色。如华山参片中总生物碱含量测定。雷氏盐比色法是指生物碱与雷氏盐形成难溶于水而易溶于丙酮的红色络合物，于 525nm 处比色。如平贝母中总生物碱的含量测定。

黄酮类化合物具有特定的紫外吸收峰，含黄酮类化合物的中药经提取纯化后，可直接于最大吸收波长处测定其吸光度，以芦丁等为对照品对照计算其含量。但是在复方制剂中，其他组分吸收容易产生干扰，需进行显色后测定，显色以后显色物与背景最大吸收波长差别较大，可消除背景（即阴性空白）的干扰，以提高本法的选择性及灵敏度。黄酮类化合物易与金属盐类生成配合物，常用的是铝盐反应，试剂为三氯化铝或硝酸铝。

皂苷类成分如加入适当的显色剂，发生显色反应后，可根据产物的颜色可在可见光区进行测定，这种测定方法是测定样品中总皂苷或总皂苷元的含量。常用的显色剂有浓硫酸、高氯酸、醋酐-硫酸、芳香醛-硫酸等。如人参茎叶总皂苷含量测定

实例解析

实例 15-8：独一味胶囊中总黄酮含量测定

对照品溶液的制备：取芦丁对照品 0.2g，精密称定，置 100ml 量瓶中，加 70% 乙醇 70ml，置水浴上微热使溶解，放冷，加 70% 乙醇至刻度，摇匀。精密量取 10ml，置 100ml 量瓶中，加水至刻度，摇匀，即得（每 1ml 含芦丁 0.2mg）。

标准曲线的制备：精密量取对照品溶液 1ml，2ml，3ml，4ml，5ml，6ml，分别置 25ml 量瓶中，加水至 6ml，加 5% 亚硝酸钠溶液 1ml，混匀，放置 6 分钟，加 10% 硝酸铝溶液 1ml，摇匀，放置 6 分钟，加氢氧化钠试液 10ml，再加水至刻度，摇匀，放置 15 分钟；以相应的溶液为空白。在 500nm 波长处测定吸光度，以吸光度为纵坐标、浓度为横坐标绘制标准曲线。

测定法：取本品内容物，混匀，研细，取约 0.6g，精密称定，置 100ml 量瓶中，加 70% 乙醇 70ml，置水浴上微热并时时振摇 30 分钟，放冷，加 70% 乙醇至刻度，摇匀，取适量，离心（转速为 4000r/min）10 分钟，精密量取上清液 1ml，置 25ml 量瓶中，照标准曲线制备各项下的方法，自 "加水至 6ml" 起，依法测定吸光度，从标准曲线上读出供试品溶液中芦丁的量，计算，即得。

本品每粒含总黄酮以芦丁（$C_{27}H_{30}O_{16}$）计，不得少于 26mg。

解析：黄酮化合物结构中含有 3',4'-邻二羟基，可与亚硝酸钠-硝酸铝-氢氧化钠为显色剂，产物在 500nm 处有最大吸收。在测定时要注意原儿茶醛、原儿茶酸、咖啡酸等非黄酮类成分干扰。

3. 高效液相色谱法　高效液相色谱法与比色法相比较，具有稳定性好、重现性高、干扰因素少等优点，测定结果更为精确可靠。试验中选择合适的对照品是高效液相色谱法测定中药总成分含量的关键步骤。《中国药典》收录了总黄酮和总蒽醌的高效液相色谱测定。如银杏叶片总黄酮醇苷含量测定、大黄中结合蒽醌，以及游离蒽醌含量测定、六味安消散中结合蒽醌含量测定等。

实例解析

实例 15-9：何首乌中总蒽醌、结合蒽醌、游离蒽醌的含量测定

色谱条件与系统适用性试验：以十八烷基硅烷键合硅胶为填充剂；以甲醇-0.1% 磷酸溶液（80：20）为流动相；检测波长为 254nm。理论板数按大黄素峰计算应不低于 3000。

对照品溶液的制备：取大黄素对照品、大黄素甲醚对照品适量，精密称定，加甲醇分别制成每 1ml 含大黄素 80μg，大黄素甲醚 40μg 的溶液，即得。

供试品溶液的制备：取本品粉末（过四号筛）约 1g，精密称定，置具塞锥形瓶中，精密加入甲醇 50ml，称定重量，加热回流 1 小时，取出，放冷，再称定重量，用甲醇补足减失的重量，摇匀，滤过，取续滤液 5ml 作为供试品溶液 A（测游离蒽醌用）。另精密量取续滤液 25ml，置具塞锥形瓶中，水浴蒸干，精密加 8% 盐酸溶液 20ml，超声处理（功率 100W，频率 40kHz）5 分钟，加三

氯甲烷 20ml，水浴中加热回流 1 小时，取出，立即冷却，置分液漏斗中，用少量三氯甲烷洗涤容器，洗液并入分液漏斗中，分取三氯甲烷液，酸液再用三氯甲烷振摇提取 3 次，每次 15ml，合并三氯甲烷液，回收溶剂至干，残渣加甲醇使溶解，转移至 10ml 量瓶中，加甲醇至刻度，摇匀，滤过，取续滤液，作为供试品溶液 B（测总蒽醌用）。

测定：分别精密吸取对照品溶液与上述两种供试品溶液各 10μl，注入液相色谱仪，测定，即得。

结合蒽醌含量＝总蒽醌含量－游离蒽醌含量

本品按干燥品计算，含结合蒽醌以大黄素（$C_{15}H_{10}O_5$）和大黄素甲醚（$C_{16}H_{12}O_5$）的总量计，不得少于 0.10%。

解析： 游离蒽醌极性小，水解后加三氯甲烷萃取可获得。反相高效液相色谱固定相为 C_{18} 烷基硅烷键合硅胶，要求供试品溶液中溶剂极性较大，即通常选用不同浓度的甲醇或乙醇溶液为溶剂，否则容易使固定相中烷基被溶解。所以本方法将萃取液中三氯甲烷蒸干后，改用甲醇溶解水解后的蒽醌类成分。

第三节　中药制剂的分析

中药制剂是在中医药理论指导下，以中药为原料，按规定的处方和方法加工成一定的剂型，用于防病、治病的药品。中药制剂的真伪、优劣，直接关系到患者的安全与健康。中药制剂分析的目的就是确保临床用药的安全、有效，并且在药品研究、生产、储存、运输、使用过程中进行分析检验，全方位控制中药制剂的质量。

我国古代医药学家根据药物的性质，将药物制成丸、散、膏、丹、酒、汤、茶、锭等传统剂型。近年来，借鉴化学药剂型，又生产了合剂、酊剂、颗粒剂、片剂、注射剂等剂型。在中药制剂的分析中，一般将中药制剂分为液体制剂、半固体制剂和固体制剂等。

课堂互动

大家都见到过哪些中药剂型？

一、液体制剂

液体制剂包括合剂、酒剂、酊剂、注射剂等。中药合剂是在汤剂基础上发展起来的一种新剂型，所用的提取溶剂大多为水，有用乙醇渗滤提取。酒剂、酊剂指药品用规定浓度的乙醇浸出或溶解而制得的澄清液体制剂。

（一）液体中药制剂的一般质量要求

1. 性状　合剂在贮存期内应澄清，不得有发酵、酸败、变色、异臭、异物产生气体或其他变质现象，允许少量轻摇易散的沉淀。酒剂、酊剂含有较高浓度的乙醇，不易发酵、酸败。酒剂在贮存时间内允许有微量轻摇易散的沉淀；酊剂久置后有可能产生沉淀，在乙醇和有效成分含量符合该品种项下规定的情况下，可滤除除去沉淀。

2. 相对密度和总固体量　合剂的相对密度往往与溶液中含有可溶性物质的总量有关，检查合剂的相对密度在一定程度上可以反映其内在质量。因此合剂、口服液一般规定相对密度。酒剂应规定总固体含量，酒剂总固体项目检查有两种法。第一法测定糖、蜂蜜的酒剂，第二法测定不含糖、蜂蜜的酒剂。

3. pH 值　合剂的 pH 值与溶液的稳定性有关，同时，对微生物的生长也有影响，防腐剂在口服液中的抑菌能力也与溶液的 pH 值有关，所以有些合剂、口服液对 pH 值有明确的规定，如银黄口服液要求 pH 值为 5.5~7.0。

4. 装量差异　单剂量包装的合剂（口服液）应作装量差异检查，以保证服用时剂量的准确性。口服液还应作最低装量检查，检查结果应符合《中国药典》规定。

5. 乙醇量　制剂中乙醇含量的高低对制剂中有效成分的含量所含杂质的类型和数量及制剂的稳定性等都有影响，因此，酒剂、酊剂均要规定乙醇含量。

6. 甲醇量　提取溶剂乙醇中都带有一定量的甲醇，如甲醇含量超过一定的限度，则对人体有害，因此，对这两类剂型必须规定甲醇含量。《中国药典》规定酒剂和酊剂中含甲醇量不得超过 0.05%（ml/ml）。

7. 防腐剂量　含水较多的中药制剂容易被微生物污染。为抑制微生物的生长，常用的措施就是加入一定量的防腐剂，如苯甲酸等。测定制剂中的防腐剂的含量也容易受制剂中其他成分的干扰，选择测定方法时，既要考虑高灵敏度，又要考虑有较好的选择性。

8. 微生物限度　不同剂型微生物限度检查的项目和指标有所不同。细菌数合剂不得超过 100 个/ml，酒剂不得超过 500 个/ml，酊剂不得超过 100 个/ml；霉菌、酵母菌数均不得超过 100 个/ml，均不得检出大肠埃希菌；外用酒剂和酊剂均不得检出金黄色葡萄球菌和铜绿假单胞菌。

（二）液体中药制剂的分析特点

对于液体制剂，当处方中药味较少而且有效成分明确时，可选择主要有效成分作为质控指标。对于药味较多的处方，则可选择一个或几个有代表性的成分作为质控指标，也可以选择指纹（特征）图谱对药物质量加以控制。酒剂和酊剂中含醇量较高，药材中的蛋白质、黏液质、树胶、糖类等成分不易溶出，故酒剂和酊剂中这类成分较少，澄明度也好，样品的前处理相对较简单，有的甚至可以直接进行分析。对于一些成分复杂的样品，需经净化后才能进行分析。常用的净化方法是将酒剂或酊剂加热蒸去乙醇，然后再用适当的有机溶剂萃取。当被测成分为生物碱类时，可蒸去制剂中的乙醇，加碱水（氨水）碱化，再用有机溶剂萃取；当被测成分为酸性成分时，蒸去乙醇后加酸酸化，再用有机溶剂萃取。有时也可用柱层析法（例如 C_{18} 柱、氧化铝柱、大孔树脂柱等）对蒸去乙醇后的样品进行净化分离。液体中药制剂中的辅料，如糖、蜂蜜等会对测定造成一定的干扰，在设计方案时要加以注意。

实例解析

实例 15-10：双黄连口服液（每 1ml 相当于饮片 1.5g）

【处方】金银花、黄芩、连翘

【鉴别】（1）取本品 1ml，加 75% 乙醇 5ml，摇匀，作为供试品溶液。另取黄芩苷对照品、绿原酸对照品，分别加 75% 乙醇制成每 1ml 含 0.1mg 的溶液，作为对照品溶液。吸取上述三种溶液各 1~2μl，分别点于同一聚酰胺薄膜上，以醋酸为展开剂，展开，取出，晾干，置紫外光灯（365nm）下检视。供试品色谱中，在与黄芩苷对照品色谱相应的位置上，显相同颜色的斑点；在与绿原酸对照品色谱相应的位置上，显相同颜色的荧光斑点。

（2）取本品 1ml，加甲醇 5ml，振摇使溶解，静置，取上清液，作为供试品溶液。另取连翘对照药材 0.5g，加甲醇 10ml，加热回流 20 分钟，滤过，滤液作为对照药材溶液。吸取上述两种溶液各 5μl，分别点于同一硅胶 G 薄层板上，以三氯甲烷-甲醇（5:1）为展开剂，展开，取出，晾干，喷以 10% 硫酸乙醇溶液，在 105℃ 加热至斑点显色清晰。供试品色谱中，在与对照药材色谱相应的位置上，显相同颜色的斑点。

【检查】相对密度应不低于 1.12。pH 值应为 5.0~7.0。

其他应符合合剂项下有关的各项规定。

【含量测定】

黄芩

色谱条件与系统适用性试验：以十八烷基硅烷键合硅胶为填充剂；以甲醇-水-冰醋酸（50：50：1）为流动相；检测波长为 274nm。理论板数按黄芩苷峰计算应不低于 1500。

对照品溶液的制备：取黄芩苷对照品适量，精密称定，加 50% 甲醇制成每 1ml 含 0.1mg 的溶液，即得。

供试品溶液的制备：精密量取本品 1ml，置 50ml 量瓶中，加 50% 甲醇适量，超声处理 20 分钟，放至室温，加 50% 甲醇稀释至刻度，摇匀，即得。

测定法：分别精密吸取对照品溶液与供试品溶液各 5μl，注入液相色谱仪，测定，即得。

本品每 1ml 含黄芩以黄芩苷（$C_{21}H_{18}O_{11}$）计，不得少于 10.0mg〔规格：每 1ml 相当于饮片 1.5g〕或 20.0mg〔规格：每 1ml 相当于饮片 3g〕。

金银花

色谱条件与系统适用性试验：以十八烷基硅烷键合硅胶为填充剂；以甲醇-水-冰醋酸（20：80：1）为流动相；检测波长为 324nm。理论板数按绿原酸峰计算应不低于 6000。

对照品溶液的制备：取绿原酸对照品适量，精密称定，置棕色量瓶中，加水制成每 1ml 含 40μg 的溶液，即得。

供试品溶液的制备：精密量取本品 2ml，置 50ml 棕色量瓶中，加水稀释至刻度，摇匀，即得。

测定法：分别精密吸取对照品溶液 10μl 与供试品溶液 10~20μl，注入液相色谱仪，测定，即得。

本品每 1ml 含金银花以绿原酸（$C_{16}H_{18}O_9$）计，不得少于 0.60mg〔规格：每 1ml 相当于饮片 1.5g〕或 1.20mg〔规格：每 1ml 相当于饮片 3g〕。

连翘

色谱条件与系统适用性试验：以十八烷基硅烷键合硅胶为填充剂；以乙腈-水（25：75）为流动相；检测波长为 278nm。理论板数按连翘苷峰计算应不低于 6000。

对照品溶液的制备：取连翘苷对照品适量，精密称定，加 50% 甲醇制成每 1ml 含 60μg 的溶液，即得。

供试品溶液的制备：精密量取本品 1ml，加在中性氧化铝柱（100~120 目，6g，内径为 1cm）上，用 70% 乙醇 40ml 洗脱，收集洗脱液，浓缩至干，残渣加 50% 甲醇适量，温热使溶解，转移至 5ml 量瓶中，并稀释至刻度，摇匀，即得。

测定法：分别精密吸取对照品溶液与供试品溶液各 10μl，注入液相色谱仪，测定，即得。

本品每 1ml 含连翘以连翘苷（$C_{27}H_{34}O_{11}$）计，不得少于 0.30mg〔规格：每 1ml 相当于饮片 1.5g〕或 0.60mg〔规格：每 1ml 相当于饮片 3g〕。

解析：黄芩苷、绿原酸采用聚酰胺薄层鉴别，选择极性较大的醋酸为展开剂；连翘鉴别选择硅胶 G 为固定相，选择中等极性展开剂展开。高效液相色谱法黄芩测定项中，制备对照溶液及供试品溶液用 50% 甲醇作溶剂比用纯甲醇作溶剂所得的色谱峰要敏锐，且拖尾程度减小。

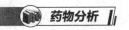

二、半固体制剂

半固体制剂主要有流浸膏剂、浸膏剂和煎膏剂。流浸膏剂或浸膏剂是指用适宜的溶剂浸出药材中的有效成分,蒸去部分或全部溶剂,调整浓度至规定标准而制成的制剂。除另有规定外,每毫升流浸膏相当于原药材1g,每克浸膏一般相当于原药材2~5g。流浸膏一般需加20%~50%量的乙醇作为防腐剂。煎膏剂指饮片经煎煮、浓缩,加炼蜜或糖制成的半流体制剂。

(一) 半固体制剂的一般质量要求

1. 性状 流浸膏久置产生沉淀时,在乙醇和有效成分含量符合该品种项下规定的情况下,可滤过除去沉淀。煎膏剂应无焦臭、异味,无糖的结晶析出。

2. 乙醇量 流浸膏剂中的乙醇含量与提取过程中化学成分的溶出程度及制剂的稳定性有关,必须规定含量。如浙贝流浸膏乙醇含量应为50%~70%。除另有规定外,含乙醇的流浸膏还应检查甲醇含量。

3. 含糖量 煎膏剂的含糖量对其质量的稳定性有影响,含糖过高,在贮存过程中容易泛砂(析出糖的结晶),含糖过低,容易发酵、长霉,因此,控制煎膏剂含糖量是保障制剂质量的重要环节。煎膏剂中加炼蜜或糖(或转化糖)的量,一般不超过清膏的3倍。

4. 相对密度和总固体含量 由于相对密度与制剂中的含糖量有关,因此应规定煎膏剂的相对密度。总固体含量与制剂中可溶性物质的总量有关,一般规定流浸膏的总固体含量,如颠茄流浸膏总固体不得少于1.7g/10ml。

5. 不溶物 煎膏剂在制备过程中容易产生焦屑等异物,故应对其进行不溶物检查。一般取供试品5g,加热水200ml,搅拌使溶化,放置3分钟后观察,不得有焦屑等异物。加饮片细粉的煎膏剂,应在未加入细粉前检查,符合规定后方可加入细粉。加入药粉后不再检查不溶物。

6. 装量 多剂量灌装的煎膏剂、浸膏剂和流浸膏剂应作最低装量检查,检查结果应符合《中国药典》规定。

7. 微生物限度检查 半固体制剂中细菌数不得超过100个/g,霉菌数,酵母菌数不得超过100个/g,均不得检出大肠埃希菌。

(二) 半固体制剂的分析特点

当固体制剂组成简单,相对杂质较少,可经稀释后直接测定,若杂质较多,需净化时,可采用稀释后萃取法、回流提取法及柱色谱分离法等。若有效成分已知,又有适当含量测定方法的,可测定其中有效成分的含量。有效成分尚不清楚或无定量方法的,可测定一定溶剂的浸出物含量,有针对地控制某类可溶性物质的量。

实例解析

实例15-11:刺五加浸膏

【处方】本品为刺五加经加工制成的浸膏

【鉴别】取本品0.5g,加70%乙醇20ml,超声处理30分钟,滤过,滤液蒸干,残渣加甲醇1ml使溶解,作为供试品溶液。另取刺五加对照药材2.5g,加甲醇20ml,加热回流1小时,滤过,滤液蒸干,残渣加甲醇1ml使溶解,作为对照药材溶液。再取异嗪皮啶对照品、紫丁香苷对照品,分别加甲醇制成每1ml含异嗪皮啶0.5mg、紫丁香苷1mg的溶液,作为对照品溶液。吸取上述供试品溶液与对照药材溶液各10μl、两种对照品溶液各2μl,分别点于同一硅胶G薄层板上,以三氯甲烷-甲醇-水(6:2:1)的下层溶液为展开剂,展开,取出,晾干,置紫外光灯(365nm)下检视。供试品色谱中,在与对照药材色谱相应的位置上,显相同颜色的荧光主斑点；在与异嗪皮啶对照品色谱相应的位置上，显相同颜色的荧光斑点；喷以 10% 硫酸乙醇溶液，在 105℃ 加热至斑点显色清晰，日光下检视。在与对照药材色谱相应的位置上，显相同颜色的主斑点；在与紫丁香苷对照品色谱相应的位置上，显相同的蓝紫色斑点。

【检查】水分：水浸膏不得过 30.0%；醇浸膏不得过 20.0%。

总灰分：不得过 6.0%。

其他应符合流浸膏与浸膏项下有关的各项规定。

【浸出物】取本品水浸膏 2.5g，精密称定，置 100ml 具塞锥形瓶中，精密加水 25ml 使溶散（必要时以玻璃棒搅拌使溶散），再精密加水 25ml 冲洗瓶壁及玻璃棒，密塞，称定重量，超声处理 30 分钟，放冷，再称定重量，用水补足减失的重量，摇匀，滤过，精密量取续滤液 25ml，置已干燥至恒重的蒸发皿中，在水浴上蒸干后，于 105℃ 干燥 3 小时，置干燥器中冷却 30 分钟，迅速精密称定重量。以干燥品计算供试品中水溶性浸出物的含量，不得少于 90.0%。或取本品醇浸膏，照醇溶性浸出物测定法项下的热浸法测定，用甲醇作溶剂，不得少于 60.0%。

【特征图谱】

色谱条件与系统适用性试验：以十八烷基硅烷键合硅胶为填充剂，Aglient ZORBAX 色谱柱（4.6mm×250mm，5μm）；以 30% 乙腈为流动相 A，以 0.2% 磷酸溶液为流动相 B，按表 15-2 中的规定进行梯度洗脱；检测波长为 220nm；柱温 20℃，流速：0.8ml/min。理论板数按紫丁香苷峰计算应不低于 6000。

表 15-2　刺五加浸膏 HPLC 特征图谱流动相配比

时间（分钟）	流动相 A（%）	流动相 B（%）
0~3	15→18	85→82
3~50	18→69	82→31
50~60	69→80	31→20

参照物溶液的制备：取紫丁香苷对照品适量，精密称定，加甲醇制成每 1ml 含 45μg 的溶液，即得。

供试品溶液的制备：取本品约 0.5g，精密称定，置具塞锥形瓶中，精密加入 50% 甲醇 25ml，密塞，称定重量，超声处理（功率 250W，频率 50kHz）30 分钟，再称定重量，用 50% 甲醇补足减失的重量，摇匀，滤过，取续滤液，即得。

测定法：分别精密吸取参照物溶液与供试品溶液各 10μl，注入液相色谱仪，记录 60 分钟色谱图，即得。

供试品特征图谱（图 15-2）中应呈现 9 个特征峰，其中与紫丁香苷参照物峰相应的峰为 S 峰，计算各特征峰与 S 峰的相对保留时间，其相对保留时间应在规定值的 ±5% 之内。规定值为：0.40（峰 1）、0.66（峰 2）、0.76（峰 3）、1.00（峰 4）、1.08（峰 5）、1.16（峰 6）、1.61（峰 7）、1.88（峰 8）、2.10（峰 9）。

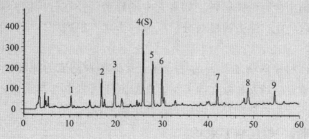

图 15-2　对照特征图谱

峰 2 为原儿茶酸；峰 4（S）为紫丁香苷；峰 5 为绿原酸；峰 7 为刺五加苷 E；峰 8 为异嗪皮啶

【含量测定】

色谱条件与系统适用性试验：以十八烷基硅烷键合硅胶为填充剂；以乙腈为流动相 A，以 0.1% 磷酸溶液为流动相 B，按表 15-3 中的规定进行梯度洗脱；检测波长为 220nm；柱温 30℃。理论板数按紫丁香苷峰计算应不低于 10000；异嗪皮啶峰与相邻杂质峰的分离度应不小于 1.5。

表 15-3 刺五加浸膏 HPLC 含量测定流动相配比

时间（分钟）	流动相 A（%）	流动相 B（%）
0~20	10→20	90→80
20~30	20→25	80→75
30~40	40	60
40~50	10	90

对照品溶液的制备：取紫丁香苷对照品、刺五加苷 E 对照品、异嗪皮啶对照品适量，精密称定，加甲醇（刺五加苷 E 对照品先加 50% 甲醇溶解）制成每 1ml 含紫丁香苷、刺五加苷 E 各 40μg、异嗪皮啶 10μg 的混合溶液，即得。

供试品溶液的制备：取本品约 0.2g，精密称定，置小烧杯中，用 50% 甲醇 20ml，分次溶解，转移至 25ml 量瓶中，超声处理（功率 250W，频率 50kHz）10 分钟，取出，放冷，加 50% 甲醇至刻度，摇匀，滤过，取续滤液，即得。

测定法：分别精密吸取对照品溶液 10μl 与供试品溶液 10~20μl，注入液相色谱仪，测定，即得。

本品按干燥品计算，水浸膏含紫丁香苷（$C_{17}H_{24}O_9$）不得少于 0.60%、刺五加苷 E（$C_{34}H_{46}O_{18}$）不得少于 0.30%、异嗪皮啶（$C_{11}H_{10}O_5$）不得少于 0.10%；醇浸膏含紫丁香苷（$C_{17}H_{24}O_9$）不得少于 0.50%、刺五加苷 E（$C_{34}H_{46}O_{18}$）不得少于 0.30%、异嗪皮啶（$C_{11}H_{10}O_5$）不得少于 0.12%。

解析： 对紫丁香苷、刺五加苷 E、异嗪皮啶的甲醇溶液做紫外全波长扫描，结果紫丁香苷的最大吸收在 220nm 和 265nm；刺五加苷 E 的最大吸收在 222.6nm 和 270nm；异嗪皮啶的最大吸收在 225nm 和 344nm。因为三者均在 220nm 至 225nm 处有最大吸收，所以选择 220nm 为检测波长。刺五加浸膏为半固体黏稠制剂，无法直接称入量瓶中，故将样品置小烧杯中，以溶剂分次溶解并转移至量瓶中，以达到充分溶散减少试验操作误差的目的。

三、固体制剂

固体制剂包括丸剂、片剂、颗粒剂、散剂、栓剂等。固体中药制剂有些为提取物制成，有些含有药材细粉。部分固体中药制剂中含有特殊辅料，如蜜丸中的蜂蜜等。在分析前，要根据辅料的特点，选择合适的溶剂及方法进行提取纯化，除去辅料对分析成分的干扰。根据固体中药制剂的不同特点，以丸剂和颗粒剂为代表简要介绍。

丸剂是指药材细粉或药材提取物加适宜的黏合剂或其他辅料制成的球形或类球形制剂，分为蜜丸、水蜜丸、水丸、糊丸、浓缩丸、蜡丸和微丸等类型。颗粒剂指将提取物与适宜的辅料或饮片细粉制成具有一定粒度的颗粒状制剂，分为可溶颗粒、混悬颗粒和泡腾颗粒。

（一）丸剂和颗粒剂的一般质量要求

1. 性状 丸剂外观应圆整均匀、色泽一致。蜜丸应细腻滋润，软硬适中。蜡丸表面应光滑无裂纹，丸内不得有蜡点和颗粒。滴丸应大小均匀，色泽一致，无粘连现象，表面无冷凝液介质黏附。颗粒剂应干燥、颗粒均匀、色泽一致、无吸潮、软化、结块、潮解等现象。

2. 水分　除另有规定外，蜜丸和浓缩蜜丸所含水分不得过 15.0%；水蜜丸和浓缩水蜜丸不得过 12.0%；水丸、糊丸和浓缩水丸不得过 9.0%。蜡丸不检查水分。颗粒剂含水量除另有规定外，不得过 6.0%。

3. 溶化性　颗粒剂需要检查溶化性，检查方法：取本品颗粒 1 袋（多剂量包装取 10g），加热水 200ml，搅拌 5 分钟，立即观察，应全部溶化或呈混悬状。可溶颗粒应全部溶化，允许有轻微浑浊；混悬颗粒应能混悬均匀。

4. 重量差异或装量差异　按丸或按重量服用的丸剂、单剂量包装的颗粒剂应做重量差异检查，差异限度应符合《中国药典》规定。

5. 装量　以重量标示的多剂量包装丸剂，装量应符合《中国药典》规定。以丸数标示的多剂量包装丸剂，不检查装量。

6. 溶散时限　一般大蜜丸及经研碎、嚼碎或用开水、黄酒等分散后再服用的丸剂不检查溶散时限，其他丸剂均需检查。蜡丸照《中国药典》崩解时限检查法片剂项下的肠溶衣片检查法检查，应符合规定。

7. 微生物限度　按剂型的差异，可允许丸剂和颗粒剂中存在一定数量的细菌，并对霉菌、酵母菌做出限量，不允许含有大肠埃希菌。应符合《中国药典》关于微生物限度检查的规定。

（二）丸剂和颗粒剂的分析特点

丸剂由原料药细粉或提取物加适宜的辅料制成，成分十分复杂，所以被分析样品一般需经过处理、提取、净化后才能进行定性、定量分析。在分析时，特别是定量分析，样品的提取分离是一个十分重要的步骤，其辅料的干扰不能忽视。如蜜丸含有大量的蜂蜜和糖分，不能被直接研碎，一般将其切碎，加一定量硅藻土作为分散剂，研磨直至使蜜丸均匀分散。也可将蜜丸置容器中，加适量水或醇使蜜丸溶散，或经干燥后再加入适当溶剂提取。硅藻土有一定的吸附能力，当用于蜜丸处理时，有些成分被吸附而丢失，造成回收率降低。丸剂中若存在原料药细粉，则可以采取显微鉴别法进行鉴别。

当颗粒剂大多经过提取，测定时可用提取溶剂直接溶出测定成分，可用超声提取或加热回流提取。但颗粒剂中大多含有糖、糊精等辅料，这些成分会使提取液黏稠度增加，当用极性较大的有机溶剂提取时，形成不溶的块状板结物，包裹和吸附有效成分，而影响提取效率，提取时应选择合适的溶剂才行。当提取液含杂质太多时，需经精制后才进行含量测定，精制的方法可用萃取法、柱色谱法等。定量分析方法可据被测成分及干扰成分而定。

实例解析

实例 15-12：六味地黄丸

【处方】熟地黄、酒萸肉、牡丹皮、山药、茯苓、泽泻

【制法】以上六味，粉碎成细粉，过筛，混匀。用乙醇泛丸，干燥，制成水丸，或每 100g 粉末加炼蜜 35~50g 与适量的水，制丸，干燥，制成水蜜丸；或加炼蜜 80~110g 制成小蜜丸或大蜜丸，即得。

【鉴别】(1) 取本品，置显微镜下观察：淀粉粒三角状卵形或矩圆形，直径 24~40μm，脐点短缝状或人字状（山药）。不规则分枝状团块无色，遇水合氯醛试液溶化；菌丝无色，直径 4~6 μm（茯苓）。薄壁组织灰棕色至黑棕色，细胞多皱缩，内含棕色核状物（熟地黄）。草酸钙簇晶存在于无色薄壁细胞中，有时数个排列成行（牡丹皮）。果皮表皮细胞橙黄色，表面观类多角形，垂周壁连珠状增厚（酒萸肉）。薄壁细胞类圆形，有椭圆形纹孔，集成纹孔群；内皮层细胞垂周壁波状弯曲，较厚，木化，有稀疏细孔沟（泽泻）。

(2) 取本品水丸 3g、水蜜丸 4g，研细；或取小蜜丸或大蜜丸 6g，剪碎。加甲醇 25ml，超声处理 30 分钟，滤过，滤液蒸干，残渣加水 20ml 使溶解，用正丁醇-乙酸乙酯（1：1）混合液振摇提取 2 次，每次 20ml，合并提取液，用氨溶液（1→10）20ml 洗涤，弃去氨液，正丁醇液蒸干，残渣加甲醇 1ml 使溶解，作为供试品溶液。另取莫诺苷对照品、马前苷对照品，加甲醇制成每 1ml 各含 2mg 的混合溶液，作为对照品溶液。吸取供试品溶液 5μl、对照品溶液 2μl，分别点于同一硅胶 G 薄层板上，以三氯甲烷-甲醇（3：1）为展开剂，展开，取出，晾干，喷以 10% 硫酸乙醇溶液，在 105℃ 加热至斑点显色清晰，在紫外光灯（365nm）下检视。供试品色谱中，在与对照品色谱相应的位置上，显相同颜色的荧光斑点。

(3) 取本品水丸 4.5g、水蜜丸 6g，研细；或取小蜜丸或大蜜丸 9g，剪碎，加硅藻土 4g，研匀。加乙醚 40ml，回流 1 小时，滤过，滤液挥去乙醚，残渣加丙酮 1ml 使溶解，作为供试品溶液。另取丹皮酚对照品，加丙酮制成每 1ml 含 1mg 的溶液，作为对照品溶液。吸取上述两种溶液各 10μl，分别点于同一硅胶 G 薄层板上，以环己烷-乙酸乙酯（3：1）为展开剂，展开，取出，晾干，喷以盐酸酸性 5% 三氯化铁乙醇溶液，加热至斑点显色清晰。供试品色谱中，在与对照品色谱相应的位置上，显相同颜色的斑点。

(4) 取本品水丸 4.5g、水蜜丸 6g，研细；或取小蜜丸或大蜜丸 9g，剪碎，加硅藻土 4g，研匀。加乙酸乙酯 40ml，加热回流 20 分钟，放冷，滤过，滤液浓缩至约 0.5ml，作为供试品溶液。另取泽泻对照药材 0.5g，加乙酸乙酯 40ml，同法制成对照药材溶液。吸取上述两种溶液各 5~10μl，分别点于同一硅胶 G 薄层板上，以三氯甲烷-乙酸乙酯-甲酸（12：7：1）为展开剂，展开，取出，晾干，喷以 10% 硫酸乙醇溶液，在 105℃ 加热至斑点显色清晰。供试品色谱中，在与对照药材色谱相应位置上，显相同颜色的斑点。

【检查】应符合丸剂项下有关的各项规定。

【含量测定】

色谱条件与系统适用性试验：以十八烷基硅烷键合硅胶为填充剂；以乙腈为流动相 A，0.3% 磷酸溶液为流动相 B，按表 15-4 规定进行梯度洗脱；莫诺苷和马前苷检测波长为 240nm，丹皮酚检测波长为 274nm；柱温 40℃。理论板数按莫诺苷、马前苷峰计算不低于 4000。

表 15-4 六味地黄丸含量测定流动相配比

时间（分钟）	流动相 A（%）	流动相 B（%）
0~5	5→8	95→92
5~20	8	92
20~35	8→20	92→80
35~45	20→60	80→40
45~55	60	40

对照品溶液的制备：取莫诺苷对照品、马钱苷对照品和丹皮酚对照品适量，精密称定，加 50% 甲醇制成每 1ml 含莫诺苷与马钱苷各 20μg、含丹皮酚的溶液 45μg 的混合溶液，即得。

供试品溶液的制备：取水丸，研细，取约 0.5g，或取水蜜丸，研细，取约 0.7g，精密称定；或取小蜜丸或重量差异项下的大蜜丸，剪碎，取约 1g，精密称定。置具塞锥形瓶中，精密加入 50% 甲醇 25ml，密塞，称定重量，加热回流 1 小时，放冷，再称定重量，用 50% 甲醇补足减失的重量，摇匀，滤过，取续滤液，即得。

【测定法】分别精密吸取对照品溶液与供试品溶液各 10μl，注入液相色谱仪，测定，即得。

本品含酒萸肉以莫诺苷（$C_{17}H_{26}O_{11}$）和马钱苷（$C_{17}H_{26}O_{10}$）的总量计，水丸每 1g 不得少于 0.9mg；水蜜丸每 1g 不得少于 0.75mg；小蜜丸每 1g 不得少于 0.50mg；大蜜丸每丸不得少于 4.5mg；含牡丹皮以丹皮酚（$C_9H_{10}O_3$）计，水丸每 1g 不得少于 1.3mg；水蜜丸每 1g 不得少于 1.05mg；小蜜丸每 1g 不得少于 0.70mg；大蜜丸每丸不得少于 6.3mg。

解析：蜜丸中含有大量的蜂蜜，在测定成分提取时，需先把蜜丸剪碎，加硅藻土研磨使分散均匀。从本品制法可知，处方中的六味药经粉碎成细粉后直接制丸，也就是说在该丸剂中保留了原药材的组织结构学特点，因此可采用显微鉴别法，根据各味药特殊的显微特征分别进行鉴别。

第四节 中药制剂质量标准的制定

中药质量标准是根据药品质量标准的要求所制定的符合中药特点、控制中药质量的技术规范。中药质量标准的制定是中药新药研究开发阶段重要的组成部分，也是确保中药安全有效、稳定和质量可控的重要手段。由于中药成分复杂、干扰物质多，在分析测定时选用的方法及手段有别于化学药物。中药质量标准制定出来是为了控制中药质量，要具有科学性、先进性和实用性。

一、中药制剂质量标准研究前提

制定质量标准的前提条件是处方组成固定、原料固定和生产工艺固定。处方药味与比例不同，药物中有效成分含量会发生较大变化。原料质量直接影响中药制剂的质量和临床疗效，原料应明确种、药用部分、采收时间、加工炮制方法及贮藏条件等，多来源中药可规定其拉丁名。生产工艺的不同，会造成所含成分改变，将影响鉴定、检查及含量测定等项目的建立和限度的规定。

二、中药制剂质量标准主要内容

中药制剂质量标准正文包括：名称、处方、制法、性状、鉴别、检查、含量测定、功能与主治、用法与用量、注意、贮藏等。

（一）名称
名称包括中文名与汉语拼音。

（二）处方
中药制剂中使用的辅料及附加剂一般不列入处方中，仅在制法中加以说明。

（1）中药制剂中药味名称均应列出构成处方。处方中药物名称应选择规范名称，一般采用《中国药典》名称，《中国药典》未收录的，选择地方药品标准或地方药物志（中药志）收载的名称。若使用炮制品，则应在药味名称后加括号注明，如香附（四炙）等。

（2）处方中药味的排列顺序根据中医药理论按君、臣、佐、使排列，书写从左到右，从上到下。

（3）处方量：处方中各药味用量一律使用法定计量单位，重量以"g"、容量以"ml"表示。全处方量应以制成 1000 个剂型单位的成品量为准，如片剂折算成 1000 片的投料量。

（4）原料均应制定质量标准，药材标准应包括药材名称、来源、药用部分、采收加工、性状、鉴别、检查、浸出物、含量测定、炮制、性味与归经、功能与主治、用法与用量、注意、贮藏等。《中国药典》收录的中药，选择药典标准；《中国药典》未收录的，选择地方药品标准；均未收录的品种，需企业制定标准，以确保制剂质量。

（三）制法

简要描述制剂工艺过程，附工艺流程图。关键工艺须列出工艺技术条件（如设备、方法、时间、温度、压力、pH 值等）并说明理由。制定质量标准的样品一般为中试产品。

制剂工艺一般针对处方中有效成分的理化性质来设计。如含挥发油的药物，须先用水蒸气蒸馏法收集挥发油，然后再加水煎煮、浓缩，挥发油应在制剂的最后工艺阶段加入或用环糊精包合后加入。

（四）性状

制剂的性状常与原料的质量和工艺有关，能初步反映其质量情况。只要原料药质量保证，工艺恒定，则成品的性状应基本一致。制剂的性状是指成品的形状、颜色及气味。通常是指除去包装后的外观性状。如硬胶囊应描述除去囊壳后内容物的颜色、气味。如制剂的颜色是由二种色调组合的，则次色调在前、主色调在后，如棕红色、橙黄色等。

（五）鉴别

中药制剂多为复方制剂，处方中含有几味至几十味。一般首选君药和臣药进行鉴别；贵重药、毒剧药物也应作鉴别，并规定毒剧药含量或限度，以确保制剂的安全性。鉴别方法有显微鉴别、一般理化鉴别及色谱鉴别等方法。《中国药典》主要以色谱鉴别为主。

1. 显微鉴别 应用于含有原药材粉末的制剂。复方制剂组成药物多，粉末显微特征互相干扰。一般应观察三批次的样品，每次应不少于 5 片。

2. 一般理化鉴别 理化鉴别反应多数属于官能团反应，凡具有相同官能团或母核的成分均可能呈现正反应，专属性不强。同时，分析时应特别注意排除蛋白质、多肽、鞣质及含酚羟基成分的干扰。

3. 色谱鉴别 中药制剂鉴别中应用最多的是薄层色谱法。中药制剂与对照品（对照药材）的薄层色谱图比较，即可确定某一原料药材的存在。中药制剂多为复方，成分复杂，干扰物质多，每一种薄层色谱鉴别均应设阴性对照试验。所谓阴性对照试验，是指在原处方中减去待鉴定生药，其余药物的组成、比例及生产工艺均与样品相同，并按相同的方法制备试验溶液，在相同条件下进行色谱分析。在进行鉴别时，将样品、阴性对照品、对照药材和化学对照品分别点于同一块薄层板上进行色谱分离，观察结果。影响薄层色谱分离效果和重现性的因素较多，如供试液的制备、吸附剂的活性及环境温度、湿度等。

（六）检查

中药制剂的检查主要是用来控制制剂加工、生产和储存过程需控制的物质或物理参数，参照《中国药典》四部通则项下规定进行检测。包括：一般杂质检查、特殊杂质与有关物质检查、农药残留量检查、黄曲霉素检查、二氧化硫残留量检查、树脂残留物及溶剂残留物检查。

1. 一般杂质检查 一般杂质是在药材采收、加工及制剂过程中引入的，包括氯化物、硫酸盐、铁盐、重金属、砷盐及水分等。如原料药材中夹杂的泥砂、杂草、非药用部位等；药材种植过程污染有害金属汞、铝、镉、铬等；水洗过程引入氯化物、硫酸盐及铁盐等。重金属、砷盐需要做限量检查。不同剂型有不同的基本质量要求，检查方法参照《中国药典》规定进行。如固体制剂要求测定水分，酊剂与酒剂要求测定含醇量、总固体、相对密度、pH 值等，片剂要求测定重量差异、崩解度、均匀度及溶出度等。

2. 特殊杂质与有关物质检查 特殊杂质是指在制剂的生产或储存过程中，根据其原料、生产工艺及药品性质可能引入的杂质，主要用于监测伪品的掺入、药物的纯度及安全性。特殊杂质收录于中药制剂检查项下。如大黄中土大黄苷的检查；川乌、草乌炮制品中乌头碱的检查等。其中毒副作用较强的成分需要做限量检查，如附子理中丸中乌头碱的限量检查。

3. 真菌霉素、农药及二氧化硫残留量检查 中药在种植过程中，为减少昆虫和真菌等的危害，常使用农药。此外土壤残留农药也可引入药材中。农药对人体危害较大，经常采用气相色谱法进行检查。真菌霉素采用高效液相色谱法和高效液相色谱-串联质谱法检查，二氧化硫采用酸碱滴定法、气相色谱法和离子色谱法进行检查。

（七）浸出物测定

根据不同剂型的需要和参照，《中国药典》浸出物测定规定，选择水、稀乙醇或乙醇进行测定，并规定限度指标。一般选择对中药制剂中有效成分溶解度高的溶剂进行测定，测定时注意辅料的影响。如辅料为糊精的颗粒剂，糊精可溶于水中，选择水为溶剂测定就会出现误差。

（八）含量测定

中药制剂组成复杂，不同药物在治疗疾病过程中均起着不同作用。君药起主要作用，在含量测定成分选择时，首选君药有效成分进行含量测定。对多成分进行质量控制的特征图谱、一测多评、近红外光谱分析法也逐渐被采用。

（九）功能与主治

用中医术语简明扼要的描述，突出主要功能，能指导主治并与主治相衔接。主治要先描述中医病症，若包括西医病名，列于中医病症之后。

（十）用法用量

用法用量描述服用方法、一次用量及每日次数。若同时可供外用，列于服法之后。一般用量为成人剂量，若可供儿童使用，需注明儿童剂量及不同年龄儿童剂量。剧毒药注明极量。

（十一）注意

注意包括各种禁忌。如孕妇及其他患者和体质方面禁忌、饮食禁忌或注明药物毒性。

（十二）规格

规格可分为以重量计、以装量计、以标示量计等。如丸剂以重量计，散剂、胶囊剂以装量计，片剂以标示量计。规格单位为 mg、g 或 ml。

（十三）贮藏

对中药制剂贮存与保管的基本要求。根据制剂的特性，对其保存条件加以要求。一般品种可要求"密封"；需要在干燥保存的品种要求"密封，防潮"；需要在干燥保存又怕热的品种要求"置阴凉干燥处"；遇光易变质的品种要求"避光"等。

三、中药制剂质量标准起草说明

质量标准起草说明是质量标准制定的详尽技术资料，对质量标准正文中各项均应作逐项说明，阐述列入正文内容的理由，实验的过程及具体数据，反映质量标准制定过程，说明质量标准的合理性、科学性。

（一）名称

名称包括中文名和汉语拼音。要求是明确、简短、科学，不用易混淆、误解和夸大的名称，不应与已有的药品名称重复。另外，药品应以一方一名。

（二）处方

说明该药处方来源与方解（君、臣、佐、使）。如系保密品种，其处方需完整地列在起草说明中。

（三）制法

说明制备工艺过程的每一步骤的意义，解释关键工艺的各项技术要求含义及相关半成品的质量标准。列出在工艺研究中各种技术条件及方法的对比数据，确定最终制备工艺及技术条件的理由。

（四）性状

叙述在性状描述中需要说明的问题。性状主要以中试产品为依据加以描述，观察 3~5 批样品。有些中药制剂贮藏期间会发生颜色加深、析出沉淀等，可根据实际观察情况加以描述。

（五）鉴别

在此说明中药制剂定性鉴别项目选定的依据和方法。

1. 选定鉴别项目 根据处方组成及研究资料确定鉴别项目，原则上处方各药味均应进行试验研究，根据试验情况，有选择的列入标准中。君药、贵重药、毒性药需进行鉴别。处方含量小，鉴别特征不明显的，可不列入质量标准。

2. 实验条件 选定过程的说明包括显色剂、吸附剂、展开剂选定过程。理化鉴别和色谱鉴别需列阴性对照试验结果，以证明其专属性，并提供有三批以上样品的试验结果。《中国药典》未收载的试液，应注明配制方法及依据。

3. 附相关的图谱 如显微鉴别照片、薄层色谱图照片，照片应清晰、真实。

4. 实验材料 色谱鉴别所用对照品及对照药材首选现行国家药品标准收载者；由植、动物提取的要说明原料的科名、拉丁学名和药用部位；化学合成品注明供应来源；验证已知结构的化合物需提供必要的参数及图谱，并应与文献值或图谱一致，未知物要求提供足以确证其结构的参数。鉴别用对照品纯度检查可用薄层色谱法，点样量为鉴别常规点样量的 10 倍量，选择两个以上溶剂系统展开，色谱中应不显杂质斑点。

（六）检查

检查是中药制剂质量的重要内容，有多种检查项目，可根据不同剂型作出规定。

（1）中药制剂检查项目参照《中国药典》四部通则项下规定内容进行，如与规定不符，需列出数据并说明理由。检测通则外项目时，要说明理由及详尽方法和结果。

（2）中药制剂原料药材均应为合格药材，一般中药制剂不做总灰分检查。新药需做重金属、砷盐等有害物质的考察，并提供检测数据。

（3）需要规定限度的制剂品种，如重金属、砷盐和甲醇等项目，至少需 10 批次 20 个测定数据，并将限度列入正文中。有毒药材需对毒性成分制定限度指标。

（七）浸出物测定

（1）在确定无法建立含量测定标准时，可暂定浸出物测定作为质量控制项目，但必须选择合适的溶剂和提取条件，针对中药制剂有效成分测定。收载含量测定项的，可不规定该项。

（2）说明该项规定理由，采用溶剂及方法依据，列出实验数据，确定浸出物限度。

（八）含量测定

1. 药味的选定 首选处方中的君药、贵重药、剧毒药，确保中药制剂临床应用的安全性和有效性。中药制剂中含量测定药味，原料必须有质量标准，以确保产品质量。若上述药味研究薄弱或无法进行含量测定时，也可依次选择臣药及其他药味进行测定。

2. 测定成分的选择 对于有效成分清楚，药理作用与功能主治一致的成分作为首选。毒性较强，容易产生副作用的成分，应作为质量控制指标之一，以保证中药制剂的安全性。如含有附子的制剂中，乌头碱毒性较强，作为控制指标之一。有效成分不明确的选指标性成分、浸出物或物理常数等为测定指标。

3. 含量测定方法的确定 参考有关质量标准或文献，根据制剂的处方和剂型及被测成分与干扰成分性质综合考虑。所选择的测定方法应具有"准确、简便、快速"的特点，同时要考虑方法的专属性、重现性、稳定性、适用性等。

4. 方法学考察内容

（1）提取条件的选择 应以能最大限度地提取被测成分、测定结果稳定为标准。首先选择合适的提取方法，如超声提取、热回流、连续热回流、冷浸法等。一般要用不同溶剂、不同提取方法、不同时间、不同温度及 pH 值等条件比较后，才能确定合理的提取条件。

（2）净化分离方法的选定原则 除去干扰杂质，被测成分损失小。并应结合回收率试验，选择简便的处理方法。

（3）测定条件的选择 测定条件对于获得良好的测定结果至关重要。在中药质量标准制定过程中要根据测试方法和仪器性能进行优选。包括高效液相色谱法中固定相、流动相、检测器、最大吸收波长（UV 检测器）、柱效、分离度等；气相色谱法中色谱柱、检测器、内标物、柱效、分离度等；紫外分光光度法中最佳 pH 值、最大吸收波长及吸收系数；显色反应中显色剂用量、溶液 pH 值、显色时间、温度、溶剂、消除干扰的方法等。通过优选，获得最佳测定条件，在起草说明中需列出优选过程并说明选定最终条件的理由。

（4）专属性考察　在中药制剂分析中，常用阴性对照法，用于确定测定信息的来源是否仅为被测成分。常用的阴性对照样品（空白样品）的制备方法为制备不含被测成分药材的成药，采用供试品溶液制备方法制备获得。

（5）线性关系及线性范围　目的是确定被测成分浓度与仪器响应信号是否呈线性关系及呈现线性的浓度范围。测定结果经处理获得回归方程及相关系数（r），HPLC-UV 法和气相色谱法要求 $r>0.999$，HPLC-ELSD 法要求 $r>0.990$，薄层色谱扫描法要求 $r>0.995$ 等。

（6）稳定性试验　目的是确定测定最佳的时间范围。一般每隔一定时间测定一次，延续几个小时，根据测定结果的 RSD 值确定被测成分的稳定时间范围。延续时间由供试品溶液制备到完成测定所需时间确定。

（7）精密度试验　精密度系指在规定的测试条件下，同一供试品，经多次测定所得结果之间的接近程度。分光光度法及气相、液相色谱法应对同一供试液进行多次测定；薄层扫描法应对同一薄层板及异板多个同量斑点扫描测定，考察其精密度。

重复性：在相同条件下，由同一分析人员测定所得结果的精密度称为重复性。实验要求在规定范围内，取同一浓度的样品，用 6 个测定结果进行评价；或设 3 个不同浓度的样品，每个浓度分别制备 3 份供试品溶液进行测定，用 9 个测定结果进行评价。

中间精密度：在同一实验室，不同时间由不同分析人员，用不同设备测定结果之间的精密度，称为中间精密度。考察不同日期、不同分析人员及不同设备变动因素影响。

重现性：在不同实验室由不同分析人员测定结果之间的精密度。

起草说明中需列出具体数据及计算结果（RSD 值），并对结果加以简要分析说明。

（8）检测限　检测限是指供试品中被测物能被测出的最低量。常用的方法有信噪比法和直观法。直观法是用一系列已知浓度的供试品进行分析，试验出能被可靠测出的最低浓度或量。信噪比法仅适用于能显示基线噪音的分析方法，一般信噪比为 3∶1 或 2∶1 时相应浓度或注入仪器的量为检测限。

（9）定量限　指供试品中被测成分被定量测定的最低量，测定结果应具有一定的准确度和精确度。用于限量检查的定量测定分析方法应确定定量限。一般以信噪比为 10∶1 时相应浓度或注入仪器的量进行确定。

（10）准确度试验　用加样回收实验说明分析方法的误差和操作过程的损失，以评价方法的可靠性。在规定范围内，取同一浓度 6 个测定结果，或 3 个浓度、9 个测定结果进行评价，一般中间浓度加入量与所取供试品含量之比在 1∶1 左右。回收率试验一般要求 95%～105%，RSD<3%。

（11）耐用性　指在测定条件有小的变动时，测定结果保持稳定的承受程度。考察的典型变动因素是不同品牌色谱柱、流动相配比及 pH 值和流速微小变化、检测波长、柱温等条件。

5. 含量限（幅）度　含量限度是在保证药物成分对临床安全和疗效稳定的情况下，由具代表性的样品试验数据为基础，结合药材含量及工艺收率综合分析制定的。根据实测数据（临床用样品至少有 3 批、6 个数据，生产用样品至少有 10 批、20 个数据）制定。毒性成分的含量必须规定幅度。

6. 对照品　如为现行国家药品标准收载者可直接采用，但所用对照品须源自中国食品药品检定研究院。若所用对照品为《中国药典》以外的品种，则需要补充对照品的来源、结构确证参数及图谱、纯度检查、含量及杂质测定方法、稳定性考察等资料，同质量标准草案一同上报。

（九）功能与主治

说明药理试验及临床试验研究的结果；制定功能与主治项的理由。

（十）用法与用量

说明制定用法与用量项的理由。

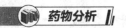

（十一）注意

说明制定注意事项的理由。

（十二）规格

规格要考虑与常用剂量相衔接，方便临床的使用。

（十三）贮藏

说明贮存理由；需特殊贮存条件的也应说明理由。

知识拓展

李时珍与《本草纲目》

李时珍在数十年行医及阅读古典医籍的过程中，发现古代本草书中存在着不少错误，决心重新编纂一部本草书籍。明世宗嘉靖三十一年（1552年），李时珍着手开始编写《本草纲目》。

在编写《本草纲目》的过程中，最使李时珍头痛的就是由于药名混杂，往往弄不清药物的形状和生长的情况。过去的本草书，虽然作了反复的解释，但是由于有些作者没有深入实际进行调查研究，而是在书本上抄来抄去，所以越解释越糊涂，而且矛盾百出，使人莫衷一是。例如药物远志，南北朝著名医药学家陶弘景说它是小草，像麻黄，但颜色青，开白花，宋代马志却认为它像大青，并责备陶弘景根本不认识远志。又如狗脊一药，有的说它像草薢，有的说它像拔葜，有的又说它像贯众，说法很不一致。在父亲的启示下，李时珍认识到，"读万卷书"固然需要，但"行万里路"更不可少。于是，他既"搜罗百氏"，又"采访四方"，深入实际进行调查。

李时珍自1565年起，多次离家外出考察，先后到武当山、庐山、茅山、牛首山及湖广、安徽、河南、河北等地收集药物标本和处方，并拜渔人、樵夫、农民、车夫、药工、捕蛇者为师，参考历代医药等方面书籍925种，考古证今、穷究物理，记录上千万字札记，弄清许多疑难问题，历经27个寒暑，三易其稿，于明万历十八年（1590年）完成了192万字的巨著《本草纲目》，此外对脉学及奇经八脉也有研究。著述有《奇经八脉考》《濒湖脉学》等。

李时珍这种深入实际调查研究、锲而不舍的科学严谨作风，深深值得我们学习和发扬。我国一直倡导科学工作者要有钻研精神，坚持追求真理、严谨治学，以实事求是的态度研究科学规律，自觉抵制浮夸急躁、急功近利、投机取巧等不良行为；甘坐"冷板凳"，肯下"苦功夫"，才有可能在各个科学领域取得新突破、做出新贡献。

本章小结

1. 中药分析是以中医药理论为基础，运用现代分析方法，研究中药质量控制的学科。中药分析具有分析对象复杂性、多样性，有效成分非单一性；质量受多种因素影响；质量标准制定应以中医药理论为指导；分析方法先进性，强调分离分析方法的运用等特点。

2. 中药分析时，供试品溶液的制备是关键，供试品溶液制备的原则是最大限度地保留被测定成分、除去干扰成分、浓缩富集被测成分，使之达到分析方法最小检测限所需浓度。

3. 中药检验的基本工作程序包括取样、供试品的制备、样品的分析（主要包括性状观察、鉴别、检查和含量测定）、记录和书写检验报告等。其中，中药材及其饮片的检查项目包括水分、灰分、杂质、毒性成分、重金属及有害元素、二氧化硫残留、农药残留、黄曲霉毒素及内源性有害物质检查等。

4. 中药所含化学成分多种多样，每一类成分均具有特定的结构，表现出特定的理化性质。在进行研究质量评价时，可根据其特殊的理化性质，选择恰当的分析方法。生物碱、黄酮、三萜皂苷、醌类为中药中常见的有效成分。四类成分多采用薄层色谱法进行鉴别实验，采用高效液相色谱法或薄层色谱法测定单体成分含量，用高效液相色谱法或比色法（分光光度法）测定总成分含量。

5. 中药制剂分析要根据其所含辅料、成分和剂型的差异选择合适的分析方法。要求掌握液体、半固体、固体中药制剂的一般质量要求及特点。

6. 中药质量标准研究必须具备处方组成固定、原料和生产工艺固定三个条件，包括中药制剂质量标准正文和起草说明两部分。

练 习 题

题库

一、选择题

A 型题（最佳选择题）

1. 中药制剂分析的任务是（　　）。
   A. 对中药制剂的原料进行质量分析　　B. 对中药制剂的半成品进行质量分析
   C. 对中药制剂的成品进行质量分析　　D. 对中药制剂的各个环节进行质量分析

2. 中药制剂分析的特点（　　）。
   A. 制剂工艺的复杂性　　　　　　　　B. 化学成分的多样性和复杂性
   C. 中药材炮制的重要性　　　　　　　D. 多由大复方组成

3. 中医药理论在中药分析中的作用是（　　）。
   A. 指导合理用药　　　　　　　　　　B. 指导合理撰写说明书
   C. 指导检测有毒物质　　　　　　　　D. 指导检测贵重药材

4. 中药分析中最常用的分析方法是（　　）。
   A. 光谱分析法　　　　　　　　　　　B. 化学分析法
   C. 色谱分析法　　　　　　　　　　　D. 联用分析法

5. 薄层色谱法鉴别麻黄碱时常用的显色剂是（　　）。
   A. 10%硫酸-乙醇溶液　　　　　　　　B. 茚三酮试剂
   C. 硝酸钠试剂　　　　　　　　　　　D. 硫酸铜试剂

6. 可用于中药制剂中总生物碱的含量测定方法是（　　）。
   A. 薄层色谱法　　　　　　　　　　　B. 分光光度法
   C. 气相色谱法　　　　　　　　　　　D. 正相高效液相色谱法

7. 需进行甲醇量检查的剂型是（　　）。
   A. 酒剂和酊剂　　　　　　　　　　　B. 酒剂和口服液
   C. 合剂和口服液　　　　　　　　　　D. 合剂和酒剂

8. 测定蜜丸中脂溶性成分的含量时，可采用哪种方法除去蜂蜜（　　）。
   A. 水洗法　　　　B. 超声法　　　　C. 回流法　　　　D. 吸附法

9. 中药制剂的处方量中重量单位应为（　　）。
   A. μg　　　　　　　B. mg　　　　　　C. g　　　　　　　D. kg

10. 质量标准的制定必须坚持（　　）。
    A. 安全有效　　B. 技术先进　　　　C. 经济合理　　　D. 质量第一

11. 中药制剂的显微鉴别最适用于（　　）。
    A. 中药醇提取物的鉴别　　　　　　　B. 水煎法制成制剂的鉴别
    C. 制取挥发油方法制成制剂的鉴别　　D. 含有原生药粉的中药饮片或制剂的鉴别

12. 大黄流浸膏的显微化学鉴别，发生升华的是（　　）物质。

    A. 酚酸　　　　　　B. 结合蒽醌　　　　　C. 游离蒽醌　　　　　D. 冰片

13. 中药的理化鉴别中，首选的方法为（　　）。

    A. UV 法　　　　　B. TLC 法　　　　　C. HPLC 法　　　　　D. GC 法

14. 蒽醌类成分遇（　　）试剂发生显色反应。

    A. 碱性　　　　　　B. 茚三酮　　　　　C. 盐酸-镁粉　　　　D. Liebermann-Burchard

15. 黄酮类成分可发生（　　）反应。

    A. 异羟肟酸铁　　　B. 茚三酮　　　　　C. 盐酸-镁粉　　　　D. Liebermann-Burchard

16. 影响薄层色谱分析的主要因素之一为（　　）。

    A. 相对湿度　　　　B. 对照品数量　　　C. 原药材来源　　　D. 供试品数量

17. 在薄层定性鉴别中，最常用的吸附剂是（　　）。

    A. 硅胶 G　　　　　B. 微晶纤维素　　　C. 硅藻土　　　　　D. 氧化铝

18. 辛夷中水分测定采用（　　）。

    A. 气相色谱法　　　B. 烘干法　　　　　C. 减压干燥法　　　D. 甲苯法

19. 鉴别含游离酚羟基的黄酮苷及苷元时采用聚酰胺作为吸附剂，采用展开系统应该是（　　）。

    A. 弱极性　　　　　B. 较强极性　　　　C. 纯水　　　　　　D. 非水溶剂

20. 薄层色谱法鉴别黄酮类成分的常用显色剂是（　　）。

    A. 10%硫酸乙醇液　　　　　　　　B. 碘化铋钾试液

    C. 甲酸钠试液　　　　　　　　　　D. 三氯化铝试液

X 型题（多项选择题）

1. 中药制剂分析的特点是（　　）。

    A. 化学成分的多样性和复杂性　　　B. 有效成分的单一性

    C. 原料药材质量的差异性　　　　　D. 制剂杂质来源的多途径性

    E. 制剂工艺及辅料的特殊性

2. 影响中药制剂质量的因素有（　　）。

    A. 原料药材的品种、规格不同　　　B. 原料药材的产地不同

    C. 原料药材的采收季节不同　　　　D. 原料药材的产地加工方法不同

    E. 饮片的炮制方法不同

3. 有关三萜皂苷单体成分定量分析描述正确的是（　　）。

    A. 人参皂苷等在紫外区有强吸收，HPLC-UV 法检测灵敏度高

    B. 三七皂苷等在紫外区仅有末端吸收，HPLC-UV 法检测灵敏度差

    C. HPLC-ELSD 法检测人参、三七皂苷等基线稳定、重现性和灵敏度较好

    D. 远志皂苷在紫外区有强吸收，HPLC-UV 法检测灵敏度高

    E. HPLC 法不适宜分析皂苷类成分

4. 质量标准本身具有的特性为（　　）。

    A. 权威性　　　　　B. 科学性　　　　　C. 进展性

    D. 稳定性　　　　　E. 可控性

5. 制定质量标准的前提是（　　）。

    A. 药物组成固定　　　　　　　　　B. 原料稳定

    C. 制备工艺稳定　　　　　　　　　D. 药物有特异性成分

    E. 具有简单有效的检测方法

6. 中药的鉴别包括（　　）。

    A. 显微鉴别　　　　B. 性状鉴别　　　　C. 理化鉴别

    D. 生物鉴别　　　　E. 指纹图谱和特征图谱

7. 中药的色谱鉴别方法有（　　）。

 A. 纸色谱法 B. 薄层色谱法 C. 高效液相色谱法

 D. 气相色谱法 E. 硅胶柱色谱法

8. 中药的检查项目包括（　　）。

 A. 黄曲霉毒素 B. 灰分   C. 重金属及有害元素

 D. 二氧化硫残留 E. 农药残留

9. 《中国药典》收载的中药"重金属及有害元素"的检查方法有（　　）。

 A. 原子吸收分光光度法   B. 电化学法

 C. 电感耦合等离子体质谱法 D. 重量法

 E. 容量法

10. 《中国药典》收载的用于黄曲霉毒素检查的方法有（　　）。

 A. 气相色谱法   B. 液相色谱法

 C. 酶联免疫法   D. 液相色谱–串联质谱法

 E. 薄层色谱法

二、简答题

1. 简述中药制剂有效成分非单一性的含义。

2. 简述中药制剂化学成分的多样性。

3. 简述中药分析检验的基本程序。

4. 简述 HPLC 法测定人参皂苷应选择何种检测器？原因是什么？

5. 生物碱在硅胶 G 薄层上展开时出现拖尾现象，如何解决？

6. 结合型蒽醌的含量如何测定？

三、分析方案设计

1. 杞菊地黄丸的质量分析方案设计

处方：枸杞子、菊花、熟地黄、酒萸肉、牡丹皮、山药、茯苓、泽泻。

制法：以上八味，经适宜的加工、炮制、粉碎混匀，制成水蜜丸。

要求：请设计本品的定性鉴别、检查及含量测定分析方法。

2. 二妙丸的质量分析方案设计

处方：苍术、黄柏。

制法：以上二味，粉碎成细粉，过筛，混匀，用水泛丸，干燥，即得。

要求：请设计本品的定性鉴别、检查及含量测定分析方法。

（平欲晖　麻秋娟）

第十六章

PPT　思维导图

生物制品分析

生物制品（biological products）是以微生物、细胞、动物或人源组织和体液等为起始原材料，用生物学技术制成，用于预防、治疗和诊断人类疾病的制剂，如疫苗、血液制品、生物技术药物、微生态制剂、免疫调节剂、诊断制品等。

生物制品国家标准收载于《中国药典》三部，由凡例、生物制品通则、总论与正文（各论）及其引用的检测方法通则（简称通则）共同构成。正文（各论）系根据生物制品自身的理化与生物学特性，按照批准的原材料、生产工艺、贮藏、运输条件等所制定的，用以监测生物制品质量是否达到用药要求并衡量其质量是否稳定均一的技术规定。正文（各论）内容根据品种和剂型的不同，按顺序有：1. 品名（包括中文通用名称、汉语拼音与英文名称）；2. 定义、组成及用途；3. 基本要求；4. 制造；5. 检定（原液、半成品、成品）；6. 保存、运输及有效期。

第一节　生物制品的种类

《中国药典》根据生物制品的用途将其分为三大类：预防类、治疗类、诊断类。预防类生物制品：细菌类疫苗、病毒类疫苗和联合疫苗等。治疗类生物制品：抗毒素及抗血清、血液制品及生物技术制品等；诊断类生物制品包括体内诊断类和体外诊断类（国家法定用于血源筛查的体外诊断试剂）。另外，根据所采用的材料、制法或用途，生物制品分为以下几类。

一、疫苗类药物

疫苗（vaccines）是以病原微生物或其组成成分、代谢产物为起始材料，采用生物技术制备而成，用于预防、治疗人类相应疾病的生物制品。按组成成分和生产工艺可分为以下类型。

1. 灭活疫苗　病原微生物经培养、增殖，用理化方法灭活后制成的疫苗，如《中国药典》收载的百日咳疫苗、甲型肝炎灭活疫苗。

2. 减毒活疫苗　采用病原微生物的自然弱毒株或经培养传代等方式减毒处理后获得致病力减弱、免疫原性良好的病原微生物减毒株制成的疫苗，如《中国药典》收载的皮内注射用卡介苗、麻疹减毒活疫苗等。

3. 亚单位疫苗　病原微生物经培养后，提取、纯化其主要保护性抗原成分制成的疫苗，如《中国药典》收载的A群脑膜炎球菌多糖疫苗等。

4. 基因工程重组蛋白疫苗　采用基因重组技术将编码病原微生物保护性抗原的基因重组到细菌（如大肠埃希菌）、酵母或细胞，经培养、增殖后，提取、纯化所表达的保护性抗原制成的疫苗，如《中国药典》收载的重组乙型肝炎疫苗等。

5. 其他类疫苗　由不同病原微生物抗原混合制成的疫苗为联合疫苗，如《中国药典》收载的吸附百白破联合疫苗；由同种病原微生物不同血清型的抗原混合制成的疫苗为多价疫苗，如《中国药典》收载的双价肾综合征出血热灭活疫苗；由病原微生物的保护性抗原组分与蛋白质载体结合制成的疫苗为结合疫苗，如《中国药典》收载的A群C群脑膜炎球菌多糖结合疫苗。

二、抗毒素及抗血清类药物

用细菌类毒素或毒素免疫马或其他大动物所取得的免疫血清叫抗毒素或抗毒血清（antitoxin and antisera），如《中国药典》收载的白喉抗毒素、破伤风抗毒素、多价气性坏疽抗毒素、肉毒抗毒素等。用细菌或病毒本身免疫马或其他大动物所取得的免疫血清叫抗菌或抗病毒血清，如《中国药典》收载的抗蝮蛇毒血清、抗五步蛇毒血清、抗眼镜蛇毒血清、抗银环蛇毒血清等。

三、血液制品

由健康人血浆或经特异免疫的人血浆，经分离、提纯或由重组DNA技术制成的血浆蛋白组分，以及血液细胞有形成分统称为血液制品（blood products）。如《中国药典》收载的人血白蛋白、人免疫球蛋白、人凝血因子、人纤维蛋白原等。

四、重组DNA制品

重组DNA制品（recombinant DNA products，rDAN protein products）是指采用重组DNA技术，对编码所需蛋白质的基因进行遗传修饰，利用质粒或病毒载体将目的基因导入适当的宿主细胞，表达并翻译成蛋白质，经过提取和纯化等步骤制备而成的具有生物学活性的蛋白质制品，用于疾病的预防和治疗。

1. 细胞因子类　如《中国药典》收载的人干扰素（IFN-α1b、IFN-α2a、IFN-α2b、IFN-γ）、人白细胞介素-11、人促红素、人粒细胞刺激因子等。

2. 生长因子类　如《中国药典》收载的人表皮生长因子、牛碱性成纤维细胞生长因子等。

3. 激素类　如《中国药典》收载的人生长激素、人胰岛素。

4. 酶类　如《中国药典》收载的人凝血酶。

5. 单克隆抗体　如《中国药典》收载的尼妥珠单抗注射液。

五、诊断制品

用于检测相应的抗原、抗体或机体免疫状态的制品，叫诊断制品（diagnostic reagents），分为体内诊

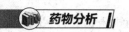

断制品和体外诊断制品。

1. 体内诊断制品 由变态反应原或有关抗原材料制成的免疫诊断制剂，如《中国药典》收载的结核菌素纯蛋白衍生物、卡介菌纯蛋白衍生物、布氏菌纯蛋白衍生物、锡克试验毒素。

2. 体外诊断制品 由特定抗原、抗体或有关生物物质制成的免疫诊断试剂或诊断试剂盒，如《中国药典》收载的乙型肝炎病毒表面抗原诊断试剂盒、人类免疫缺陷病毒抗体诊断试剂盒、梅毒螺旋体抗体诊断试剂盒、抗 A 抗 B 血型定型试剂等。

第二节　生物制品的质量控制

生物制品的生产不同于一般的化学药物，它来源于生物体包括细菌和细胞，制造过程涉及生物材料和生物学特征，产品工艺存在易变性和安全性问题。不同的生物制品具有自身独特的工艺流程与检定方法。为此，必须针对具体的品种，进行原材料、生产过程（包括培养和纯化工艺过程）和最终产品的全程质量控制。

生物制品的质量控制，应包括安全性、有效性、可控性。各种需要控制的物质，系指该品种按规定工艺进行生产和贮藏过程中需要控制的成分，包括非目标成分（如残留溶剂、残留宿主细胞蛋白质及目标成分的聚合物、降解产物等）。

为保证生物制品临床使用的安全性、有效性，必须严格遵守 GMP 标准，对药品生产、检定过程进行全程质量控制。药品标准，尤其是《中国药典》，是药品生产、供应、使用和监督部门共同遵守的法定技术标准，也是药品生产和临床用药水平的重要标准。

（1）生产过程中如采用有机溶剂或其他物质进行提取、纯化或灭活处理等，生产的后续工艺应能有效去除，去除工艺应经验证，经充分验证证明生产工艺对上述工艺相关杂质已有效控制或去除，并持续达到可接受水平，或残留物含量低于检测方法的检测限，相关残留物可不列入成品的常规例行检定中。有机溶剂残留量应符合残留溶剂测定法的相关规定。

（2）除另有规定外，制品有效性的检测应包括有效成分含量和效力的测定。

（3）各品种中每项质量指标均应有相应的检测方法，以及明确的限度或要求。

（4）除另有规定外，可量化的质量标准应设定限度范围。

（5）复溶冻干制品的稀释剂应符合现行版《中国药典》的规定，若现行版药典未收载的稀释剂，其制备工艺和质量标准应经国家药品监督管理部门批准。

第三节　生物制品的检定

根据制品关键质量属性、对生物制品和工艺理解认识的积累和风险评估的原则，制定相应质量控制策略。制品检定采用的检测方法应经验证并符合要求。纳入质量标准的检定项目、可接受标准限度，应结合来自于临床前和（或）临床研究时多批样品的数据、用于证明生产一致性批次的数据、稳定性等研究数据来综合确定。

生物制品的检定内容和方法收载于正文（各论）中"检定"项下，包括原液检定、半成品检定和成品检定。生物制品的检定大致分为鉴别试验、理化检定、安全检定和生物活性检定几个方面。

一、鉴别试验

采用高度特异的、基于分子结构和（或）其他专属性的分析方法，对供试品进行鉴别。根据制品的性质，可选择适宜的方法，如毛细管区带电泳（CZE）、离子交换高效液相色谱法（IEX-HPLC）、肽图、生物和（或）免疫学方法中的一种或一种以上，对供试品进行鉴别，测定结果应在规定的范围内。必要时应将供试品与参比品比较。以下介绍几种在生物制品成品检定中常用的免疫学鉴别法。

1. 免疫印迹法和免疫斑点法　免疫印迹法和免疫斑点法原理相同，以供试品与特异性抗体结合后，抗体再与酶标抗体特异性结合，通过酶学反应的显色，对供试品的抗原特异性进行检查。《中国药典》收载的注射用人促红素、人干扰素α1b及其制剂、人干扰素α2及其制剂、人干扰素α2b及其制剂、外用人表皮生长因子等均采用这两种方法鉴别。

实例解析

实例16-1：注射用人干扰素α1b的鉴别

取硝酸纤维素膜，用EBM缓冲液浸泡15分钟，将供试品、阴性对照液（可用等量的人白蛋白）及阳性对照品点在膜上，上样量应大于10ng。室温干燥60分钟。取出硝酸纤维素膜，浸入封闭液（10%新生牛血清的TTBS缓冲液，或其他适宜的封闭液）封闭60分钟。弃去液体，加入TTBS缓冲液10ml，摇动加入适量的供试品抗体，室温过夜。硝酸纤维素膜用TTBS缓冲液淋洗1次，再用TTBS缓冲液浸洗3次，每次8分钟。弃去液体，更换TTBS缓冲液10ml，摇动加入适量的生物素标记的第二抗体，室温放置40分钟。硝酸纤维素膜用TTBS缓冲液淋洗1次，再用TTBS缓冲液浸洗3次，每次8分钟。弃去液体，更换TTBS缓冲液10ml，摇动加入适量的亲和素溶液和生物素标记过的辣根过氧化物酶溶液，室温放置60分钟。硝酸纤维素膜TTBS缓冲液淋洗1次，再用TTBS缓冲液浸洗4次，每次8分钟。弃去液体，加入适量底物缓冲液置于室温避光条件下显色，显色程度适当时水洗终止反应。供试品应为阳性。

解析：经生物素标记的第二抗体，其功能是识别第一抗体，同时将信号放大，与显色剂显色而被检测。

---

2. 免疫双扩散法　在琼脂糖凝胶板上按一定距离打数个小孔，在相邻的两孔内分别加入抗原与抗体，若抗原、抗体互相对应，浓度、比例适当，则一定时间后，在抗原与抗体孔之间形成免疫复合物沉淀线，以此对供试品的特异性进行检查。该方法在治疗类生物中应用广泛，《中国药典》中A群脑膜炎球菌多糖疫苗，白喉抗毒素，肉毒抗毒素，抗五步蛇毒血清，人血白蛋白，人免疫球蛋白等均采用此法鉴别。

实例解析

实例16-2：人免疫球蛋白的鉴别

将完全溶胀的1.5%琼脂糖凝胶溶液倾倒于水平玻板上，凝固后，打孔，直径3mm，孔距3mm（方阵型）。中央孔加入抗血清，周边孔加入供试品溶液，并留1孔加入相应阳性对照血清。每孔加样20μl，然后置水平湿盒中，37℃水平扩散24小时。用0.85%~0.90%氯化钠溶液充分浸泡琼脂糖胶板，以除去未结合蛋白质。将浸泡好的琼脂糖凝胶板放入0.5%氨基黑溶液中染色。用脱色液脱色至背景无色，沉淀线呈清晰蓝色为止。

解析：人免疫球蛋白与相应的抗血清在适宜条件下产生特异性结合，形成沉淀线。应仅与抗人血清或血浆产生沉淀，与抗马、抗猪、抗牛、抗羊血清或血浆不产生沉淀。

3. 免疫电泳法　《中国药典》中抗人血白蛋白，人免疫球蛋白，狂犬病人免疫球蛋白等采用此法鉴别。

实例解析

实例16-3：人血白蛋白的鉴别

将1.5%琼脂糖凝胶溶液倾倒于大小适宜的水平玻璃板上，厚度约3mm，静置，待凝胶凝固成无气泡的均匀薄层后，于琼脂糖凝胶板负极1/3处的上下各打1孔，孔径3mm，孔距10~15mm。测定孔加供试品溶液10μl和溴酚蓝指示液1滴，对照孔加正常人血清或人血浆10μl和溴酚蓝指示液1滴。用3层滤纸搭桥和巴比妥缓冲液（电泳缓冲液）接触，100V恒压电泳约2小时（指示剂迁移到前沿）。电泳结束后，在两孔之间距离约两端约3~5mm处挖宽3mm槽，向槽中加入血清抗体或人血浆抗体，槽满但不溢出。放湿盒中37℃扩散24小时。扩散完毕后，用0.85%~0.90%氯化钠溶液充分浸泡琼脂糖胶板，以除去未结合蛋白质。将浸泡好的琼脂糖凝胶板放入0.5%氨基黑溶液中染色，再用脱色液脱色至背景基本无色。与正常人血清或血浆比较，主要沉淀线应为白蛋白。

解析： 将供试品通过电泳分离呈区带的各抗原，然后与相应的抗体进行双相免疫扩散，当两者比例合适时形成可见的沉淀弧。将沉淀弧与已知标准抗原、抗体生成的沉淀弧的位置和性状进行比较，即可分析供试品中的成分及其性质。

---

4. 酶联免疫法　《中国药典》规定抗毒素和抗血清制品采用酶联免疫法鉴别。无细胞百日咳疫苗、冻干乙型脑炎灭活疫苗（Vero细胞）和重组乙型肝炎疫苗（CHO细胞）均采用此法鉴别。

实例解析

实例16-4：抗五步蛇毒血清的鉴别

取供试品溶液及对照品溶液，分别以100μl/孔加至酶标板内，供试品溶液及对照品溶液均做双孔，用封口膜封好，2~8℃放置16~20小时；用洗涤液洗板3次，用封闭液以200μl/孔加至酶标板内，用封口膜封好，37℃放置1小时；将封闭好的酶标板用洗涤液洗板3次，用稀释液按1:2000稀释辣根过氧化物酶标记的兔抗马IgG抗体，以100μl/孔加至酶标板内，用封口膜封好，37℃放置1小时；用洗涤液洗板6次，以100μl/孔加入底物液，室温避光放置5~15分钟；以100μl/孔加入终止液终止反应。用酶标仪在波长450nm处测定吸光度。取4种阴性对照中吸光度最高的计算Cutoff值。供试品吸光度应大于Cutoff值。

解析： 取4种阴性对照中吸光度最高的计算Cutoff值，Cutoff值为阴性对照吸光度（2孔平均值）的2.1倍。阳性对照的吸光度大于Cutoff值则试验成立，供试品吸光度大于Cutoff值时为阳性。

二、理化检定

（一）物理检查

1. 外观　外观可直观、初步反映生物制品的质量。通过特定的人工光源进行目测，对类型不同的生物制品，有不同的要求。如人免疫球蛋白，应为无色或淡黄色澄明液体，可带乳光，不应出现浑浊；冻干人免疫球蛋白，应为白色或灰白色的疏松体，无融化迹象。复溶后应为无色或淡黄色澄明液体，可带乳光，不应出现浑浊；静脉注射人免疫球蛋白（pH4），应为无色或淡黄色澄明液体，可带乳光，不应出现浑浊。

2. 渗透压摩尔浓度　输液、营养液、电解质或渗透利尿药等制剂，应在药品说明书上表明其渗透压摩尔浓度，以便临床医生根据实际需要对所用制剂进行适当处置。渗透压摩尔浓度的单位，通常以每千克溶剂中溶质的毫渗透压摩尔来表示，常采用测量溶液的冰点下降来间接测定其渗透压摩尔浓度。

具体操作：取适量新沸放冷的水调节渗透压摩尔浓度测定仪零点，然后选择两种标准溶液（供试品溶液的渗透压摩尔浓度应介于两者之间）校正仪器，测定供试品溶液的渗透压摩尔浓度或冰点下降值。

《中国药典》对不同药物的渗透压摩尔浓度做了相应规定。如静脉注射人免疫球蛋白（pH4）：应不低于240mOsmol/kg（四部通则0632）；尼妥珠单抗注射液：依法检查（四部通则0632），应为240~360mOsmol/kg；注射用人白介素-11：依法检查（四部通则0632），应符合批准的要求。

3. 装量　制剂通则各剂型项下，规定了不同剂型的装量检查法。如眼用制剂和注射剂均采用容量法检查装量，凝胶剂和涂剂采用重量法或容量法检查装量，均应符合规定。如人表皮生长因子滴眼液，依法检查（四部通则0942），应符合规定；尼妥珠单抗注射液，依法检查（四部通则0102），应符合规定；人表皮生长因子凝胶，依法检查（四部通则0114），应符合规定；人表皮生长因子外用溶液（Ⅰ），依法检查（四部通则0118），应符合规定。

4. 可见异物　可见异物检查法有灯检法和光散射法。一般常用灯检法，灯检法不适用的品种，如用深色透明容器包装或液体色泽较深（一般深于各标准比色液7号）的品种可选用光散射法；混悬液、乳状液型注射液和滴眼液不能使用光散射法。

供试品中不得检出金属屑、玻璃屑、长度超过2mm的纤维、最大粒径超过2mm的块状物及静置一定时间后轻轻旋转时肉眼可见的烟雾状微粒沉积物、无法计数的微粒群或摇不散的沉淀，以及在规定时间内较难计数的蛋白质絮状物等明显可见异物。如人干扰素α1a滴眼液，依法检查（四部通则0904），应符合规定；注射用人干扰素α2a，依法检查（四部通则0904），应符合规定；人免疫球蛋白，依法检查（四部通则0904），除允许有可摇散的沉淀外，其余应符合规定。

5. 不溶性微粒　静脉注射液（溶液型注射液、注射用无菌粉末、注射用浓溶液）及供静脉注射用无菌原料药，在可见异物检查符合规定后，检查不溶性微粒的大小和数量。常用方法包括光阻法和显微计数法。当光阻法测定结果不符合规定或供试品不适用于光阻法测定时，应采用显微计数法进行测定，并以显微计数法的测定结果作为判定依据。

标示量为100ml或100ml以上的静脉用注射液，除另有规定外，每1ml中含10μm及10μm以上的微粒数不得过25粒，含25μm及25μm以上的微粒数不得过3粒。标示量为100ml以下的静脉用注射液、静脉注射用无菌粉末、注射用浓溶液及供注射用无菌原料药，除另有规定外，每个供试品容器（份）中含10μm及10μm以上的微粒数不得过6000粒，含25μm及25μm以上的微粒数不得过600粒。如，冻干静注乙型肝炎人免疫球蛋白（pH4），依法检查（四部通则0903第一法），应符合规定。

（二）化学检定

1. pH值　静注乙型肝炎人免疫球蛋白（pH4），用0.85%~0.90%氯化钠溶液将供试品蛋白质含量稀释成10g/L，依法检查（四部通则0631），pH值应为3.8~4.4；注射用人干扰素α1b，应为6.5~7.5（四部通则0631）。

2. 纯度　纯度检查通常采用电泳法和高效液相色谱法。

电泳法是指利用溶液中带有不同量电荷的阳离子或阴离子，在外加电场中使供试品组分以不同的迁移速度向对应的电极移动，实现分离并通过适宜的检测方法记录或计算，达到测定目的的分析方法。《中国药典》三部收载毛细管电泳法和区带电泳法，其中区带电泳法包括醋酸纤维素薄膜电泳法、琼脂糖凝胶电泳法、SDS-聚丙烯酰胺凝胶电泳法和等电聚焦电泳法。如人血白蛋白、人免疫球蛋白、抗人T细胞猪免疫蛋白、抗人T细胞兔免疫蛋白等采用醋酸纤维素薄膜电泳法进行纯度分析；人干扰素（IFN-α1b、IFN-α2a、IFN-α2b、IFN-γ）、人白细胞介素-2、人促红素、人粒细胞刺激因子等采用

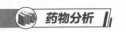

SDS-PAGE 进行纯度分析。

实例解析

实例 16-5：注射用鼠神经生长因子的"纯度"

电泳法依法测定（《中国药典》四部通则 0541 第五法）。用非还原型 SDS-聚丙烯酰胺凝胶电泳法，分离胶浓度为 15%，加样量应不低于 10μg（考马斯亮蓝 R250 染色法）。

高效液相色谱法依法测定（《中国药典》四部通则 0512）。色谱柱以适合分离分子量为 5~60kD 蛋白质的色谱用凝胶为填充剂；流动相为 0.25mol/L 磷酸盐缓冲液（含 0.15mol/L 磷酸氢二钠溶液和 0.1mol/L 磷酸二氢钠溶液）-乙腈（85：15）；上样量应不低于 20μg，在波长 280nm 处检测，以鼠神经生长因子色谱峰计算的理论板数应不低于 1000。

解析：电泳法测定注射用鼠神经生长因子的纯度应不低于 98.0%；按面积归一化法计算，高效液相色谱法测定注射用鼠神经生长因子主峰面积应不低于总面积的 95%。

3. 分子量分布　对于大分子生物制品而言，即使组分相同，往往由于相对分子质量不同而产生不同的生理活性。所以，生物制品常常需要进行相对分子质量的测定。常用方法有凝胶色谱法、SDS-PAGE 法等。

实例解析

实例 16-6：伤寒 V_i 多糖疫苗

多糖分子的 K_D 值在 0.25 以前的洗脱液多糖回收率应在 50% 以上。

取供试品约 1ml（含多糖抗原 3~5mg），加至已标定的色谱柱中，用流动相洗脱，流速为每小时 15~20ml，用组分收集器收集洗脱液，每管 3~5ml。测定每管洗脱液中 O-乙酰基的含量，求出 O-乙酰基含量最高时的洗脱体积，即为多糖主峰峰顶洗脱体积 V_e。

按式计算供试品分配系数：

$$K_D = (V_e - V_o) / (V_i - V_o)$$

式中，K_D 为供试品分配系数；V_e 为供试品洗脱体积，ml；V_o 为空流体积，ml；V_i 为柱床体积，ml。

按式计算供试品在 K_D 值≤0.25 的多糖回收率：

$$R_x(\%) = A_x / A_t \times 100$$

式中，R_3 为 K_D 值≤0.25 的供试品的多糖回收率；A_x 为供试品在 K_D 值≤0.25 各管洗脱液等体积合并液的 O-乙酰基的含量；A_t 为所有管洗脱液等体积合并液的 O-乙酰基的含量。

解析：色谱柱固定相为琼脂糖 4B 凝胶或琼脂糖 CL-4B 凝胶。

色谱柱的标定：量取蓝色葡聚糖 2000 溶液 1ml 与维生素 B_{12} 溶液 0.2ml，混匀后加至已平衡的色谱柱中，以流动相洗脱，流速每小时 15~20ml，检测波长 206nm，用组分收集器收集洗脱液，记录色谱图，色谱图中第一个色谱峰为蓝色葡聚糖 2000 峰，峰顶的洗脱液体积为空流体积 V_o；第二峰为维生素 B_{12} 峰，峰顶的洗脱液体积为柱床体积 V_i。

三、安全检定

来自生物体的生物制品由于自身独特的大分子结构、高效的生物活性，以及制造、纯化、贮藏过程带来的潜在的危险因素，使安全检查成为生物制品质量标准中的一个必不可少的检查项目，是保证临床用药安全、有效的重要指标。

（一）检查对象

检查对象主要包括主要原材料、原液、半成品和成品四方面。

> **实例解析**
>
> **实例 16-7：**人血白蛋白"制造"项下"原料血浆"
>
> 血浆的采集和质量应符合"血液制品生产用人血浆"的规定；组分Ⅳ沉淀为原料时，应符合本品种附录"组分Ⅳ沉淀原料质量标准"；组分Ⅳ沉淀应冻存于-30℃以下，运输温度不得超过-15℃，低温冰冻保存期限不得超过1年；组分Ⅴ沉淀应冻存于-30℃以下，应规定其有效期。
>
> **解析：**用于生产的菌、病毒种，投产前必须按《中国药典》或有关规定要求，进行毒力、特异性等试验，检查其生物学活性是否存在异常；用于生产血液制品的血浆，采血前必须对献血者进行严格的体检，采集血后还应进行必要的复查，以防止含有病原物质（如HIV等）的血液投入生产。
>
> **实例 16-8：**流感全病毒灭活疫苗"单价原液检定"项下"病毒灭活验证试验"
>
> 将病毒灭活后的尿囊液样品做10倍系列稀释，取原倍、10^{-1}及10^{-2}倍稀释的病毒液分组接种鸡胚尿囊腔，每组接种10枚9~11日龄鸡胚，每胚接种0.2ml，置33~35℃培养72小时。24小时内死亡的不计数，每组鸡胚须至少存活80%。自存活的鸡胚中每胚取0.5ml尿囊液，按组混合后，再盲传一代，每组各接种10枚胚，每胚接种0.2ml，经33~35℃培养72小时后，取尿囊液进行血凝试验，结果应不出现血凝反应。
>
> **解析：**在生产过程中，主要检查对活菌、活毒或毒素的处理是否完善，半成品是否有杂菌或有害物质的污染。
>
> **实例 16-9：**人粒细胞刺激因子注射液"成品检定"项下包括无菌检查、细菌内毒素检查、异常毒性检查等安全性检查内容
>
> **解析：**成品在分装后，必须进行出厂前安全检查，以确保生物制品的安全性。根据具体制品品种，制定相应的检查内容和方法，如无菌检查、异常毒性检查、热原试验、热稳定性试验等。

（二）检查内容

1. 无菌检查 无菌检查法系用于确定要求无菌的生物制品包括相关辅料等是否无菌的一种方法。由于要求无菌的生物制品一般是在无菌（生产用菌种除外）条件下制造、纯化的，且多采用杀菌剂、加热、过滤等方法除菌，而不能高温灭菌，因此，生物制品质量标准中无菌检查项目就显得十分重要。

无菌检查应在无菌条件下进行，试验环境必须达到无菌检查的要求，检验全过程应严格遵守无菌操作，防止微生物污染，防止污染的措施不得影响供试品中微生物的检出。单向流空气区、工作台面及环境应定期按医药工业洁净室（区）悬浮粒子、浮游菌和沉降菌的测试方法的现行国家标准进行洁净度确认。隔离系统应定期按相关要求进行验证，其内部环境的洁净度须符合无菌检查的要求。日常检验还需对试验环境进行监控。

无菌检查法包括薄膜过滤法和直接接种法。只要供试品性质允许，应采用薄膜过滤法。供试品无菌

检查所采用的检查方法和检验条件，应与方法适用性试验确认的方法相同。

(1) 薄膜过滤法　薄膜过滤法一般采用封闭式的薄膜过滤器。无菌检查用的滤膜孔径应不大于 0.45μm，直径约为 50mm。

水溶液供试品：取规定量，直接过滤，或混合至含不少于 100ml 适宜稀释液的无菌容器中，混匀，立即过滤。如供试品具有抑菌作用，须用冲洗液冲洗滤膜，冲洗次数一般不少于 3 次，所用的冲洗量、冲洗方法同方法适用性试验。生物样品冲洗，2 份滤器中加入 100ml 硫乙醇酸盐流体培养液，1 份滤器中加入 100ml 胰酪大豆胨液体培养基。

将接种供试品后的培养基容器分别按各培养基规定的温度培养 14 天；接种生物制品供试品的硫乙醇酸盐流体培养基的容器应分成两等份，一份置 30~35℃培养，另一份置 20~25℃培养。培养期间应逐日观察并记录是否有菌生长。如在加入供试品后或在培养过程中，培养基出现浑浊，培养 14 天后，不能从外观上判断有无微生物生长，可取该培养液不少于 1ml 转种至同种新鲜培养基中，培养不少于 4 天，观察接种的同种新鲜培养基是否再出现浑浊；或取培养液涂片、染色、镜检，判断是否有菌。

结果判断：若供试品管均澄清，或虽显浑浊但经确证无菌生长，判供试品符合规定；若供试品管中任何一管显浑浊并确证有菌生长，判供试品不符合规定，除非能充分证明试验结果无效，即生长的微生物非供试品所含。

(2) 直接接种法　直接接种法适用于无法用薄膜过滤法进行无菌检查的供试品，即取规定量供试品分别等量接种至硫乙醇酸盐流体培养基和胰酪大豆胨液体培养基中。生物制品无菌检查时硫乙醇酸盐流体培养基和胰酪大豆胨液体培养基接种的瓶或支数为 2∶1。除另有规定外，每个容器中培养基的用量应符合接种的供试品体积不得大于培养基体积的 10%，同时，硫乙醇酸盐流体培养基每管装量不少于 15ml，胰酪大豆胨液体培养基每管装量不少于 10ml。供试品检查时，培养基的用量和高度同方法适用性试验。

非水溶性供试品：取规定量，混合，加入适量的聚山梨酯 80 或其他适宜的乳化剂及稀释剂使其乳化，等量接种至各管培养基中。或直接等量接种至含聚山梨酯 80 或其他适宜乳化剂的各管培养基中。

培养基的培养及结果判断同薄膜过滤法。

若供试品符合无菌检查法的规定，仅表明了供试品在该检验条件下未发现微生物污染。

2. 异常毒性检查　异常毒性有别于药物本身所具有的毒性特征，是指由生产过程中引入或其他原因所致的毒性。

本法系给予动物一定剂量的供试品溶液，在规定时间内观察动物出现的异常反应或死亡情况，检查供试品中是否污染外源性毒性物质及是否存在意外的不安全因素。

除另有规定外，异常毒性试验应包括小鼠试验和豚鼠试验，试验中应设同批动物空白对照，观察期内，动物全部健存，且无异常反应，到期时每只动物体重应增加，则判定试验成立。

(1) 小鼠试验法　除另有规定外，取小鼠 5 只，注射前每只小鼠称体重，应为 18~22g。每只小鼠腹腔注射供试品溶液 0.5ml，观察 7 天。观察期内，小鼠应全部健存，且无异常反应，到期时每只小鼠体重应增加，判定供试品符合规定。如不符合上述要求，应另取体重 19~21g 的小鼠 10 只复试 1 次，判定标准同前。

(2) 豚鼠试验法　除另有规定外，取豚鼠 2 只，注射前每只豚鼠称体重，应为 250~350g。每只豚鼠腹腔注射供试品溶液 5.0ml，观察 7 天。观察期内，豚鼠应全部健存，且无异常反应，到期时每只豚鼠体重应增加，判定供试品符合规定。如不符合上述要求，可用 4 只豚鼠复试 1 次，判定标准同前。

3. 热原检查　本法系将一定剂量的供试品，静脉注入家兔体内，在规定时间内，观察家兔体温升高的情况，以判定供试品中所含热原的限度是否符合规定。

检查法：取适用的家兔 3 只，测定其正常体温后 15 分钟以内，自耳静脉缓缓注入规定剂量并温热至约 38℃的供试品溶液，然后每隔 30 分钟按前法测量其体温 1 次，共测 6 次，以 6 次体温中最高的一次减去正常体温，即为该兔体温的升高度数（℃）。如 3 只家兔中有 1 只体温升高 0.6℃或高于 0.6℃，或 3 只家兔体温升高的总和达 1.3℃或高于 1.3℃，应另取 5 只家兔复试，检查方法同上。

结果判断：在初试 3 只家兔中，体温升高均低于 0.6℃，并且 3 只家兔体温升高总和低于 1.3℃；或在复试的 5 只家兔中，体温升高 0.6℃或高于 0.6℃的家兔不超过 1 只，并且初试、复试合并 8 只家兔的体温升高总和为 3.5℃或低于 3.5℃，均判定供试品的热原检查符合规定。

在初试 3 只家兔中，体温升高 0.6℃或高于 0.6℃的家兔超过 1 只；或在复试的 5 只家兔中，体温升高 0.6℃或高于 0.6℃的家兔超过 1 只；或在初试、复试合并 8 只家兔的体温升高总和超过 3.5℃，均判定供试品的热原检查不符合规定。

4. 细菌内毒素 本法系利用鲎试剂来检测或量化由革兰阴性菌产生的细菌内毒素，以判断供试品中细菌内毒素的限量是否符合规定的一种方法。

细菌内毒素检查包括两种方法，即凝胶法和光度测定法，后者包括浊度法和显色基质法。供试品检测时，可使用其中任何一种方法进行试验。当测定结果有争议时，除另有规定外，以凝胶限度试验结果为准。

本试验操作过程应防止内毒素的污染。

细菌内毒素的量用内毒素单位（EU）表示，1EU 与 1 个内毒素国际单位（IU）相当。

细菌内毒素国家标准品系自大肠埃希菌提取精制而成，用于标定、复核、仲裁鲎试剂灵敏度、标定细菌内毒素工作标准品的效价，干扰试验及检查法中编号 B 和 C 溶液的制备、凝胶法中鲎试剂灵敏度复核试验、光度测定法中标准曲线可靠性试验。

细菌内毒素工作标准品系以细菌内毒素国家标准品为基准标定其效价，用于干扰试验及检查法中编号 B 和 C 溶液的制备、凝胶法中鲎试剂灵敏度复核试验、光度测定法中标准曲线可靠性试验。

细菌内毒素检查和热原检查中生物制品质量标准中非常普遍。对于生物活性高的细胞因子类生物制品，如人干扰素 α1b、α2a、α2b、γ 和人白介素-2 等，在家兔热原试验中常出现难以判定的结果，《中国药典》采用细菌内毒素检查代替热原检查。

5. 支原体检查 主细胞库、工作细胞库、病毒种子批、对照细胞及临床治疗用细胞进行支原体检查时，应同时进行培养法和指示细胞法（DNA 染色法）。病毒类疫苗的病毒收获液、原液采用培养法检查支原体，必要时，亦可采用指示细胞法筛选培养基。也可采用经国家药品检定机构认可的其他方法。

（1）培养法

①供试品如在分装后 24 小时以内进行支原体检查者可贮存于 2~8℃；超过 24 小时应置 −20℃ 以下贮存。

②检查支原体采用支原体液体培养基和支原体半流体培养基（或支原体琼脂培养基）。半流体培养基（或琼脂培养基）在使用前应煮沸 10~15 分钟，冷却至 56℃左右，然后加入灭能小牛血清（培养基：血清为 8∶2），并可酌情加入适量青霉素，充分摇匀。液体培养基除无需煮沸外，使用前亦应同样补加上述成分。

取每支装量为 10ml 的支原体液体培养基各 4 支，相应的支原体半流体培养基各 2 支（已冷至 36℃±1℃），每支培养基接种供试品 0.5~1.0ml，置 36℃±1℃培养 21 天。于接种后的第 7 天从 4 支支原体液体培养基中各取 2 支进行次代培养，每支培养基分别转种至相应的支原体半流体培养基及支原体液体培养基各 2 支，置 36℃±1℃培养 21 天，每隔 3 天观察 1 次。

③结果判定：培养结束时，如接种供试品的培养基均无支原体生长，则供试品判为合格；如疑有支原体生长，可取加倍量供试品复试，如无支原体生长，供试品判为合格，如仍有支原体生长，则供试品判为不合格。

（2）指示细胞培养法（DNA 染色法） 将供试品接种于指示细胞（无污染的 Vero 细胞或经国家药品检定机构认可的其他细胞）中培养后，用特异荧光染料染色。如支原体污染供试品，在荧光显微镜下可见附在细胞表面的支原体 DNA 着色。

于制备好的指示细胞培养板中加入供试品（细胞培养上清液）2ml（毒种或其他供试品至少1ml），置5%二氧化碳孵箱36℃±1℃培养3～5天。指示细胞培养物至少传代1次，末次传代培养用含盖玻片的6孔培养板培养3～5天后，吸出培养孔中的培养液，加入固定液5ml，放置5分钟，吸出固定液，再加5ml固定液固定10分钟，吸出固定液，使盖玻片在空气中干燥，加二苯甲酰胺荧光染料（或其他DNA染料）工作液5ml，加盖，室温放置30分钟，吸出染液，每孔用水5ml洗3次，吸出水，盖玻片于空气中干燥，取洁净载玻片加封片液1滴，分别将盖玻片面向下盖在封片液上制成封片。用荧光显微镜观察。

用无抗生素培养基2ml替代供试品，同法操作，作为阴性对照。

用已知阳性的供试品标准菌株2ml替代供试品，同法操作，作为阳性对照。

结果判定：

①阴性对照：仅见指示细胞的细胞核呈现黄绿色荧光。

②阳性对照：荧光显微镜下除细胞外，可见大小不等、不规则的荧光着色颗粒。

当阴性及阳性对照结果均成立时，试验有效。

如供试品为阴性，则供试品判为合格；如供试品为阳性或可疑时，应进行重试；如供试品仍为阳性时，供试品判为不合格。

6. 外源病毒因子检查　病毒类制品中毒种选育和生产过程中，经常使用动物或细胞基质培养，因此，有可能受到外源因子的污染。为了保证制品质量，需要对毒种和对照细胞进行外源病毒因子的检测。

对病毒主种子批或工作种子批，应抽取足够检测试验需要量的供试品进行外源病毒因子检测。根据病毒的特性，有些检测需要在试验前中和病毒。病毒中和时尽可能不稀释，但当中和抗体不能有效中和病毒而需要稀释病毒时，应选择可被中和的最大病毒量，但至少不得超过生产接种时毒种的稀释倍数。进行病毒中和时，应采用非人源和非猴源（特殊情况除外）的特异性抗体中和本病毒，为降低样品中外源病毒被中和的可能性，最好采用单克隆抗体，中和过程不应干扰外源病毒的检测。制备抗血清（或单克隆抗体）所用的免疫原应采用与生产疫苗（或制品）不同种而且无外源因子污染的细胞（或动物）制备。如果病毒曾在禽类组织或细胞中繁殖过，则抗体不能用禽类来制备。若用鸡胚，应来自SPF鸡群。

针对病毒种子批外源因子检查，《中国药典》收载了3个方法：动物试验法、细胞培养法和鸡胚检查法；生产用对照细胞外源病毒因子检查，有两个方法：非血吸附病毒检查和血吸附病毒检查。

（三）杂质检查

生物制品的杂质检查主要包括一般杂质和特殊杂质。一般杂质检查同化学药物中的一般杂质检查。本节主要介绍生物制品中特殊杂质检查。生物制品中的特殊杂质，可能存在的毒性会引起安全问题；可能影响产品的生物学活性或药理作用，或使产品变质；同时，特殊杂质的存在也反映了产品生产工艺的稳定性。根据生物制品的生产工艺特点与产品稳定性，其特殊杂质可分为生物污染物、产品相关杂质和工艺添加剂三大类。生物污染物包括：微生物污染、宿主细胞蛋白、外源性DNA、培养基成分等；产品相关杂质包括：二聚体和多聚体、脱氨或氧化产物、突变物、裂解产物等；工艺添加剂包括：残余抗生素、蛋白分离剂聚乙二醇、乙醇、佐剂氢氧化铝，产品稳定剂如辛酸钠、肝素，防腐剂苯酚、硫柳汞，细菌与病毒灭活剂甲醛、戊二醛等。

对于生物制品的特殊杂质，世界各国和世界卫生组织（WHO）、国际药品注册协调组织（ICH）均制定严格的检查项目。例如根据WHO颁布的有关规定，在生物制品的原液和成品检定中应该至少列入外源DNA、外源蛋白质等检测项目，并且还建议通过对生产过程的严格管理和认证，消除最终产品中细菌、病毒、培养基成分及防腐剂等有害物质的潜在威胁。《中国药典》严格规定了生物制品中某些不应存在的污染物检测项目。

1. 宿主细胞（菌）蛋白残留量的检查　残留在生物制品中的宿主细胞蛋白（host cell protein，HCP）属异源蛋白，既包括宿主细胞的结构蛋白也包括宿主细胞（传代细胞）分泌的促生长因子。有研究报告的 HCP 不仅能引起机体的过敏反应还有可能引起机体对蛋白质物质产生抗体。重组药物很难做到绝无宿主细胞（菌）蛋白残留量，需控制宿主细胞（菌）蛋白残留量以防超量引起机体免疫反应，尤其是临床中需要反复多次注射（肌内注射）的药品，必须进行宿主细胞（菌）蛋白残留量的测定，以符合现行版《中国药典》的规定。

宿主细胞（菌）蛋白残留量的测定方法，《中国药典》中均采用酶联免疫法，如大肠埃希菌菌体蛋白质残留量测定法、假单胞菌菌体蛋白质残留量测定法、酵母工程菌菌体蛋白质残留量测定法。

2. 外源性 DNA 残留量的检查　生物制品的宿主细胞（菌）残留 DNA（外源性 DNA）时，生物制品中一个不纯的、应该去掉的杂质，不应该视为一个潜在的危险因素，为此有关外源性 DNA 的限量要求也随之放宽。

外源性 DNA 的测定方法目前有三种，即分子杂交技术（hybridization）、基于 DNA 结合蛋白(threshold®分析系统)和实时定量 PCR（Q-PCR）方法。

《中国药典》收载的外源性 DNA 残留量的测定方法有两种：第一法，DNA 探针杂交法；第二法，荧光染色法；第三法，定量 PCR 法。

3. 残余抗生素的检查　对于生物制品的制造工艺，原则上不主张使用抗生素。如《中国药典》收载的人促红素注射液限制抗生素的使用，产品的检定，包括原液、半成品、成品，都不必检查残余抗生素活性。如果生物制品在生产过程中使用了抗生素，则不仅要在纯化工艺中去除，而且要在原液检定中增加残余抗生素活性的检测项目。如《中国药典》收载的大肠埃希菌表达系统生产的生物制品：人干扰素（IFN-α1b、IFN-α2a、IFN-α2b、IFN-　）、人白细胞介素-2 等，原液制造过程中使用了适量抗生素培养基，因此这些生物制品的原液和成品检定，都要检查残余抗生素活性。

《中国药典》收载的抗生素残留量检查法（培养法），可检查供试品中氨苄西林或四环素残留量。该法依据培养基内抗生素对微生物的抑制作用，比较对照品与供试品产生抑菌圈的大小，检查供试品中氨苄西林或四环素的残留量。另外，在检测中应该考虑，生物制品中含有十二烷基硫酸钠（SDS）时，会对方法产生干扰，因此要采取相应措施。如《中国药典》收载的注射用人白介素-2 产品，对于原液和成品中残余抗生素活性检测规定，不应含有残余氨苄西林或其他抗生素活性。如制品中含有 SDS，应将 SDS 浓度至少稀释至 0.01% 进行测定。

4. 其他杂质　生物制品在生产制造、分离纯化和贮藏保存过程中产生的与产品结构类似的同系物、异构体、突变物、氧化物、聚合体或降解物等，也成为产品相关杂质。在这些杂质中，有许多结构确定、与生物制品本身具有相同生物活性的组分，因此可能被认为是活性成分。而且，许多产品相关杂质是均匀的和非免疫原性的，但由于生物效应没有经过严格的安全性试验研究，应制定允许的限度加以控制。

产品相关杂质常用检查方法为 HPLC 法和电泳法。如，人促红素注射液：每 10000IU 人促红素不高于 100pg；破伤风抗毒素：将供试品稀释至 2% 的蛋白质浓度，进行琼脂凝胶电泳分析，应不含或仅含痕量白蛋白迁移率的蛋白质成分。

（四）其他检查

1. 肽图和 N-末端氨基酸序列　在大分子生物制品中，由于有效结构或分子量不确定，其结构的确证很难沿用化学药物或结构已知的生化药物所常用的四大光谱（IR、UV、MS、NMR）加以证实，往往还需要选择生物化学分析如氨基酸组成、N-末端氨基酸序列、肽图等方法加以证实。

肽图检查法系通过蛋白酶或化学物质裂解蛋白质后，采用适宜的分析方法鉴定蛋白质一级结构的完整性和准确性。《中国药典》收载两个方法检查肽图：第一法，胰蛋白酶裂解-反相高效液相色谱法；第二法，溴化氰裂解法。N-末端氨基酸序列以氨基酸序列分析仪测定。

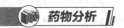

实例解析

实例 16-10：人促红素注射液

（1）肽图　供试品经透析、冻干后，用1%碳酸氢铵溶液溶解并稀释至1.5mg/ml，依法测定，其中加入胰蛋白酶（序列分析纯），37℃±0.5℃保温6小时，色谱柱为反相C$_8$柱（25cm×4.6mm 粒度 5μm，孔径 30nm），柱温为 45℃±0.5℃；流速为 0.75ml/分钟；进样量为 20μl；按表16-1进行梯度洗脱（表中 A 为 0.1%三氟乙酸水溶液，B 为 0.1%三氟乙酸-80%乙腈水溶液）。

表 16-1　流动相梯度洗脱表

编号	时间/分钟	流速/ml	A/%	B/%
1	0.00	0.75	100.0	0.0
2	30.00	0.75	85.0	15.0
3	75.00	0.75	65.0	35.0
4	115.00	0.75	15.0	85.0
5	120.00	0.75	0.0	100.0
6	125.00	0.75	100.0	0.0
7	145.00	0.75	100.0	0.0

肽图应与人促红素对照品一致。

（2）N-末端氨基酸序列　Ala-Pro-Pro-Arg-Leu-Ile-Cys-Asp-Ser-Arg-Val-Leu-Glu-Arg-Tyr

解析：大分子生物制品需用生化法确证结构。按规定至少每半年测定一次产品肽图，结果应与对照品图形一致；同时至少每年测定一次产品 N-末端氨基酸序列，用氨基酸序列分析仪测定。

2. 紫外光谱　注射用鼠神经生长因子：用水或 0.85%～0.90%氯化钠溶液将供试品稀释至 100～500μg/ml，在光路 1cm，波长 230～360nm 下进行扫描，最大吸收峰波长应为 280±3nm。

四、生物学活性测定

生物学活性测定应基于制品实现确定的生物学效应的特定能力或潜力。采用体外或体内方法或生物化学（包括免疫化学试验）方法或适宜的物理化学分析方法进行评估，如效价测定（以单位或国际单位表示）或含量（以质量/重量表示）测定。

（一）含量测定

采用适宜的方法和参考品作为对照，测定原液和成品的含量。如确定供试品 280nm 的特异消光系数，采用分光光度法进行总蛋白质含量测定，并建议采用第二种含量测定的绝对溯源方法进行验证。供试品测定结果应在规定的范围内。

实例解析

实例 16-11：注射用鼠神经生长因子

采用 HPLC 法，应为标示量的 80%~120%。

色谱条件：以适合分离分子质量为 5~60kD 蛋白质的色谱用凝胶为填充剂；以 0.25mol/L 磷酸盐缓冲液（含 0.15mol/L 磷酸氢二钠溶液和 0.1mol/L 磷酸二氢钠溶液）-乙腈（85：15）为流动相；检测波长为 214nm。供试品溶液中鼠神经生长因子与人血白蛋白的分离度应符合要求。

测定法：取供试品和标准品适量，用流动相分别稀释制成每 1ml 中含鼠神经生长因子 50μg 的溶液，精密量取 20μl 注入液相色谱仪，记录 30 分钟。标准品溶液、供试品溶液均进样 3 次，记录色谱图并计算峰面积。按外标法以峰面积计算供试品中鼠神经生长因子的含量。

解析：生物制品的含量测定方法与化学药物类似，多为理化法，其中 HPLC 是最常用的含量测定方法。

（二）效价测定

效价测定是以制品生物学特性相关属性为基础的生物学活性定量分析，原则上效价测定方法应尽可能反映或模拟其作用机制。比活性（每毫克制品具有的生物学活性单位）对证明制品的一致性具有重要的价值。

通过一定条件下比较供试品和标准品所产生的特定生物反应剂量间的差异，来测定供试品的效价。效价测定，应采用适宜的国家或国际标准品或参考品对每批原液和成品进行。尚未建立国际标准品/国家标准品或参考品的，应采用经批准的内控参比品。标准品和参考品的建立或制备应符合"生物制品国家标准物质制备和标定规程"。

1. 生化法

（1）酶分析法　酶分析法通常包括两种类型：一种是以酶为分析对象，测定样品中的酶的含量或活性，如注射用重组链激酶的生物学活性测定；另一种是以酶为分析工具或分析试剂，主要以测定样品中酶以外的其他物质的含量，如酶联免疫法。这两种类型检测的对象虽然有所不同，但原理和方法都是以酶的专一、高效的催化能力为基础，通过对酶反应速度的测定或对底物、生成物等浓度的测定，检测相应物质的含量或活性。

（2）电泳法　电泳法灵敏度高、重现性好、操作简单，并兼备分离、鉴定、分析等优点，已成为生物制品分析的重要手段之一，在生物制品的纯度分析、鉴别和含量测定中，电泳法的应用尤为广泛。

实例解析

实例 16-12：伤寒 Vi 多糖疫苗中多糖的含量测定

称取 0.5~0.6g 琼脂糖，加入 0.05mol/L 巴比妥缓冲液（pH8.6）40ml 中，加热溶胀完全，待冷却至约 56℃时，加入伤寒 Vi 血清 1ml，混匀后迅速倾倒于 12cm×6cm 的洁净水平玻板上，待凝胶凝固后用直径 3mm 的打孔器在距底边 1.5cm 处打孔。各孔中分别加入各稀释好的伤寒 Vi 抗原标准品溶液（浓度分别为：100μg/ml、50μg/ml、25μg/ml、12.5μg/ml、6.25μg/ml）和本品 5μl（本品做双孔）。靠近边缘一孔中可加入 10μl 溴酚蓝指示液。加样后将玻板置于电泳槽上，滤纸搭桥，加样端与电泳仪负极相连。采用 0.05mol/L 巴比妥缓冲液（pH8.6）为电极缓冲液，8V/cm

恒压电泳至指示剂迁移到前沿。取下玻板浸泡于 0.85% ~ 0.90% 氯化钠溶液 1~2 小时后，覆盖洁净滤纸移至培养箱中过夜烤干。用考马斯亮蓝染色液染色至火箭峰出现，用甲醇-乙酸溶液脱色至背景清晰。准确测量火箭峰高，以标准品浓度的对数和相应的峰高作直线回归，得直线回归方程，将本品的峰高均值代入直线回归方程，求出本品浓度。每 1 次人用剂量多糖含量应不低于 30μg。

解析： 本法是以琼脂糖为基质的一种电泳法。琼脂糖凝胶具有较大的孔径，因而适用于相对较大分子的电泳分离。

2. 生物检定法　生物检定法是利用药物对细胞、器官组织和生物体等所起的药理作用来检定药物效价或活性的方法。由于生物制品的结构复杂，生物活性各异，生物检定法是其效价测定最常用方法。生物检定法属于生物分析法，它以药理作用为基础，生物检定统计法为工具，运用特定的试验设计，在一定条件下比较供试品和对照品所产生的特定生物反应，通过等反应剂量对比，来测得供试品的效价。

生物检定法包括整体和离体测定。整体测定直接反应药物对生物的综合作用，但需要动物、供试品用量多、试验耗时长、精密度和灵敏度较差。离体测定个体差异小，试验时间较短，精密度和灵敏度较高，能在一定程度上保留药理作用的特性，缺点是不一定能反映供试品在整体动物上的作用。

（1）整体测定：整体测定是以生物体来测定供试品的生物活性或效价的一种方法，通过一定条件下比较供试品和相应标准品所产生的特定生物反应剂量间的差异，来测定供试品的效价。

①免疫力试验：将生物制品对动物进行自动（或被动）免疫后，用活菌、病毒或毒素攻击，从而判断制品的保护力强弱。如《中国药典》中，用破伤风毒素攻击经吸附破伤风疫苗与标准品分别免疫后的小鼠（豚鼠），比较其存活率，计算出吸附破伤风疫苗的效价；依据抗毒素能中和毒素的作用，将气性坏疽抗毒素与标准品做系列稀释，分别与相应毒素结合，注入小鼠体内，在规定时间内，比较小鼠存活和死亡情况，以测定气性坏疽抗毒素效价；依据狂犬病免疫球蛋白能中和狂犬病毒素的作用，将狂犬病免疫球蛋白与标准品做系列稀释，分别与狂犬病病毒悬液结合，小鼠脑内注射，在规定时间内观察小鼠存活和死亡情况，以测定狂犬病免疫球蛋白效价。

②病毒滴度测定：灭活疫苗多以病毒滴度表示其效价。

实例解析

实例 16-13：森林脑炎灭活疫苗的效价测定

将供试品腹腔免疫体重 10 ~ 12g 小鼠 30 只，免疫 2 次，间隔 7 天，每只小鼠每次腹腔注射 0.3ml。另取同批小鼠 30 只作为空白对照。初次免疫后第 14 天以适宜稀释度的"森张"株病毒悬液分别进行小鼠腹腔攻击，每个病毒稀释度分别攻击 6 只，每只 0.3ml，攻击后 3 天内死亡者不计（动物死亡数量应不得超过试验动物总数的 20%），观察 21 天判定结果。对照组病毒滴度应不低于 $7.5 lgLD_{50}/0.3ml$，免疫保护指数应大于 5.0×10^5。

解析： 病毒滴度是指病毒的毒力，或毒价，衡量病毒滴度的单位有最小致死量（MLD）、最小感染量（MID）和半数致死量（LD_{50}），其中以 LD_{50} 最常用，它是指在一定时间内能使半数实验动物致死的病毒量。

（2）离体测定

①血清学试验：基于抗体抗原的相互作用，常以血清学方法检查抗原或抗体活性，并多在体外进行试验，包括沉淀试验、凝集试验、间接血凝抑制试验、反向血凝抑制试验、补体结合试验和中和试验等。

《中国药典》用人凝血因子Ⅱ缺乏血浆为基质血浆，采用一期法测定供试品人凝血因子Ⅱ效价。

②细胞法：以离体细胞作为反应载体，测定生物制品效价，如《中国药典》中，根据抗人T细胞免疫球蛋白与人淋巴细胞结合，在补体存在下破坏淋巴细胞，根据淋巴细胞死亡率测定供试品人T细胞免疫球蛋白效价；依据小鼠骨髓白血病细胞（NFS-60细胞）的生长状况因人粒细胞刺激因子（G-CSF）生物学活性的不同而不同，以此检测G-CSF的生物学活性。

知识拓展

天花病毒及其疫苗

天花（smallpox）是由天花病毒引起的一种烈性传染病，也是在世界范围内被人类消灭的一种传染病。天花病毒繁殖速度快，通过空气快速传播，没患过天花或未接种过天花疫苗的人均有可能被感染，致死率惊人。

在天花防治历史长河中，我国古人做出了重要贡献。我国对天花的记载始见于距今约1800年的东晋《肘后方》，医治天花主要方式是始于唐、兴于宋的人痘接种法，随着天花疫苗接种的不断创新，预防接种方法分为痘浆法、旱苗法、水苗法及痘衣法等四种。人痘接种技术为阻止天花在中国的传播起到了积极的预防作用，并传播到临近的俄罗斯、日本、朝鲜等国家，并且传播到阿拉伯、土耳其和欧洲，之后又从欧洲越过大西洋传到美洲大陆，在世界范围内挽救了无数的生命。

18世纪，天花席卷了整个欧洲，死亡人数高达1亿5千万人。天花的广泛流行使人们惊恐战栗，谈"虎"色变。直到18世纪末期，英国医生爱德华·琴纳（Edward Jenner）受我国人痘接种法的启示，在长期医疗实践过程中，发现挤奶女工通过挤压感染牛痘的牛乳而感染牛痘，在痊愈后便终生对牛痘免疫，同时对天花也能终身免疫。受此启发，1796年5月17日，詹纳将牛痘接种到8岁男孩菲普斯的胳膊上。两天后，菲普斯出现了牛痘感染症状，但很快就消失。不久之后，詹纳琴纳从天花病人身上取来了痘痂的脓液，接种在菲普士身上。如预期一致，菲普斯没有感染天花。经过多次反复试验，最终研制出历史上第一种安全有效的生物制品——牛痘苗（vaccinia）。牛痘苗的发明，使人类免受天花的灾难，1979年，世界卫生组织郑重宣布"天花在地球上绝迹"。因为接种牛痘是一种比接种人痘更安全、更有效的免疫方法，所以才逐渐取代了人痘接种法。在19世纪初，牛痘接种法逐渐在世界普及。

人类用来战胜天花病毒的武器是疫苗，也正是因为有天花疫苗，才出现了现代医学中的免疫学。回顾从人痘传出到牛痘传入的历史，可谓免疫学发展史上的一段佳话。1980年5月，第23届世界卫生大会正式宣布天花被完全消灭，天花病毒在自然界已不存在，只有少数实验室还保存样本用于科学研究。迄今为止，全世界没有出现新的天花病例。在人类同疾病做斗争的历史上，天花成为唯一被消灭的传染病，这一人类医学史上的光辉典范，中国的贡献不可磨灭！

本章小结

一、生物制品分类

根据采用的材料、制法或用途不同，生物制品分为以下几类。

1. 疫苗类药物，如甲型肝炎灭活疫苗、麻疹减毒活疫苗等。

2. 抗毒素及抗血清类药物，如抗蝮蛇毒血清等。

3. 血液制品，如人血白蛋白等。

4. 重组DAN制品，如人干扰素、注射用链激酶、尼妥珠单抗注射液等。

5. 诊断制品，如卡介菌纯蛋白衍生物、人类免疫缺陷病毒抗体诊断试剂盒等。

二、生物制品检定

1. 鉴别试验：免疫印迹法和免疫斑点法、免疫双扩散法、免疫电泳法和酶联免疫法。

2. 理化检定：外观、渗透压摩尔浓度、装量、可见异物和不溶性微粒检查；pH值、纯度、分子量分布。

3. 安全检定：对主要原材料、原液、半成品和成品进行安全检定。检查内容包括无菌、异常毒性、热原、细菌内毒素、支原体和外源病毒因子检查。杂质检查也属于安全检定内容，其中特殊杂质检查如宿主细胞（菌）蛋白残留量、外源性DNA残留量、残余抗生素等检查。

其他检查：肽图和N-末端氨基酸序列、紫外光谱。

4. 生物活性检定：含量测定（HPLC）；效价测定（生化法：酶法、电泳法。生物检定法：整体测定、离体测定）。

练习题

题库

一、选择题

A型题（最佳选择题）

1. 下列不属于生物制品的是（　　）。

    A. 疫苗类药物   B. 抗毒素及抗血清类药物

    C. 血液制品   D. 重组RNA制品

2. 以下不属于抗毒素及抗毒血清类药物的是（　　）。

    A. 白喉抗毒素   B. 人免疫球蛋白

    C. 抗蝮蛇毒血清   D. 肉毒抗毒素

3. 以下不属于血液制品的是（　　）。

    A. 人血白蛋白   B. 人免疫球蛋白

    C. 人凝血因子   D. 抗眼镜蛇毒血清

4. 不属于重组DNA制品的是（　　）。

    A. 细胞因子类   B. 生长因子类

    C. 激素类   D. 蛋白质类

5. 以下不属于体内诊断制品的是（　　）。

    A. 破伤风抗毒素   B. 结核均素纯蛋白衍生物

    C. 卡介菌纯蛋白衍生物   D. 布氏菌纯蛋白衍生物

6. 生物制品的质量控制应包括（　　）。

    A. 安全性、有效性、准确性   B. 安全性、有效性、可控性

    C. 安全性、有效性、进展性   D. 科学性、有效性、可控性

7. 为保证生物制品临床使用的安全性、有效性，必须严格遵守（　　）。

    A. 生产标准   B. 质量标准

    C. GMP标准   D. 国家标准

8. 《中国药典》中，人免疫球蛋白采用（　　）鉴别。

    A. 免疫斑点法   B. 免疫双扩散法

    C. 免疫印迹法   D. HPLC法

9. 《中国药典》规定（　　）采用酶联免疫法鉴别。

    A. 注射用人促红素   B. 人干扰素α1b

    C. 抗五步蛇血清   D. 人干扰素α2b

10. 《中国药典》伤寒 Vi 多糖疫苗中多糖的含量测定方法是（　　）。

    A. 免疫斑点法　　　　　　　　　　B. 免疫扩散法

    C. 酶联免疫法　　　　　　　　　　D. 电泳法

X 型题（多项选择题）

1. 生物制品包括（　　）。

    A. 疫苗类药物　　　　　　　　　　B. 抗毒素及抗血清类药物

    C. 血液制品　　　　　　　　　　　D. 重组 DAN 制品

    E. 诊断制品

2. 疫苗类药物包括（　　）。

    A. 灭活疫苗　　　　　　　　　　　B. 减毒活疫苗

    C. 亚单位疫苗　　　　　　　　　　D. 基因工程重组蛋白疫苗

    E. 其他类疫苗

3. 抗毒素及抗血清类药物包括（　　）。

    A. 破伤风抗毒素　　　　　　　　　B. 锡克试验毒素

    C. 抗五步蛇毒血清　　　　　　　　D. 人免疫球蛋白

    E. 人粒细胞刺激因子

4. 重组 DNA 制品包括（　　）。

    A. 细胞因子类　　　　　　　　　　B. 生长因子类

    C. 激素类　　　　　　　　　　　　D. 酶类

    E. 单克隆抗体

5. 诊断制品包括（　　）。

    A. 体内诊断制品　　　　　　　　　B. 体外诊断制品

    C. 细菌诊断制品　　　　　　　　　D. 病毒诊断制品

    E. 蛋白质诊断制品

二、简答题

1. 生物制品的安全检查包括哪些内容？

2. 按用途分，生物制品分为哪几类？每类列举两个代表药物。

3. 简述外源病毒因子检查的对象和方法。

（崔力剑　王　静）

第十七章

药物分析的发展趋势及新技术

第一节　药物分析的发展趋势

药物分析是研究药物的质量规律与实施发展药品全面质量分析与控制的学科，涉及药品的研究、生产、流通和临床使用等环节。其内容包括药物质量分析控制的法典规范、基本方法技术要求和常用代表性药物的分析规律。随着人类医药事业的快速发展，各国医药产业的监督、管理水平有了显著的提高，药品质量和安全保障得到了不断地改善。药品质量实现了基础研究、生产流通、临床使用和监督管理等多方面的控制与发展。现代药物分析，观念不断更新，分析领域、分析技术都已经大大拓展。从静态分析发展到动态分析，从体外分析发展到体内分析，从质量分析发展到生物活性分析，从单一技术发展到联用技术，从小样本分析发展到高通量分析，从人工分析发展到计算机辅助分析，使得药物分析从20世纪初的一种专门技术，逐步发展完善成为一门日臻成熟的科学，并作为药物科学研究的工具和眼睛，贯穿于工业药学和临床药学研究的始终。随着人类基因组计划的完成，基因组学及蛋白质组学在新药开发中日益受到重视，对药物分析学提出了新的挑战和机遇，药物分析学正向着微型化、高通量、信息化方向发展。

一、药物分析技术的发展

药物的鉴定与质量评估是药物分析的一项重要任务，也是医疗安全性和有效性的保障。人们对用药安全性和有效性要求的日益提高，不断促进药物分析技术的发展和进步。药物分析学发展初期主要是应用化学分析方法对药物进行定性和定量分析测定，在 20 世纪 70 年代以前，容量分析法在药物分析技术中一直占据主导地位。之后，随着色谱和光谱等仪器分析技术的发展和成熟，它们已经逐步成为药物质量控制分析的主要技术手段，药物分析技术从此走上了仪器分析为主的发展道路。从 20 世纪 90 年代开始，随着色谱-光谱等现代联用技术的发展和广泛应用，使药物分析技术进一步向自动化、高灵敏度和高通量方向发展。使药物微量有关物质的分析鉴定和检查、药物体内过程的测定和代谢研究、药物复杂体系的全面分析和控制、假冒伪劣产品的检查和打击等得以有效和顺利的实施，药物质量的分析和控制水平得到了全面的提高。

随着科学技术的发展，药物分析新技术也在不断涌现。联用技术如 SPME-GC、HS-GC/MS、PT（吹扫捕集）-GC-MS、热裂解-GC-MS 和 LPME（液相微萃取）-HPLC 等可使样品制备与分析一体化，而HPLC-DAD、LC-MS、LC-NMR、多柱色谱（柱切换技术）和二维色谱（二维气相色谱、二维液相色谱及二维电泳）等大大提高了对被分析物的分离分析与鉴定能力，这些技术的应用促进了药物分析方法向自动化、智能化和微量化发展。

二、药物分析内容的发展

药物分析的主要任务是在药物的研发、生产、流通和使用过程中，采用准确的分析方法对药物原料及其制剂的质量进行有效控制，用现代分析技术对其体内过程进行研究，以确保用药的安全性和有效性。

（一）化学药物分析

近年来，我国药物分析学科就整体水平较以往已有长足的进步，用于药物分析的现代技术和方法日益增多，所用仪器类型日趋先进，仪器分析在药物分析中所占比例越来越大。尤其是色谱及其各种联用分析技术的应用，使常规药物分析方法更加准确、简便和自动化。对化学药物的体内分析方法更加趋向于灵敏、微量、专属和快速，实际研究水平发展迅速。《中国药典》中绝大部分化学药物采用了先进的仪器分析方法进行含量测定，这一点基本上与现行版国外药典接轨。随着药物新剂型的发展，尤其是纳米技术的应用和缓释、控释制剂的出现，对其质控要求如粒度测定及相关技术，近红外的无损伤快速测定的研究都已成为药物分析的重要内容。

（二）中药分析

中药及其复方是中华民族的瑰宝，也是全人类共有的财富。国家投入了大量的人力和物力进行多学科、全方位的开发研究，特别是对中药复杂体系中有效物质的分析研究方面取得了丰硕成果，发现并分离纯化得到了大部分中药药材的有效部位和有效成分，建立起了相应的分析研究方法，也逐步增加了现代分析技术的应用，使中药分析研究水平不断提高，进而形成了我国药物分析的特色领域。但是，中药以定性分析为主的局面仍有待改观。采用指纹图谱控制中药质量已引起人们兴趣，得到了广泛的研究，尤其对中药注射液已有明文要求。例如采用 HPLC-DAD 将 45 个色谱峰作为共有峰用以评估不同生产厂家的双黄连口服液质量，并定量其中的 11 个特征峰。采用 CE-DAD 法，建立土茯苓的指纹图谱，确认了 9 个色谱峰，其中 6 个为共有峰，建立的指纹图谱可用于区别白土茯苓（*Rhizoma Heterosmilacis*）和菝葜（*Rhizoma Smilacis Chinae*）。

借助于分析技术的迅速发展，中药药效物质基础研究模式有了很大的变化，而多种方法和技术的整合为以多组分为研究对象的中药物质基础研究提供了良好的解决方案。其中，多组分同时分析的定性定量技术是重要的研究手段。例如我国学者采用 RRLC（快速液相色谱）-TSQ-MS 的 MRM 扫描模式快速分析了元胡止痛片中的 17 个活性成分，最低定量限为 30ng/L；采用亲水作用色谱-飞行时间质谱

（HILIC-TOF-MS）和 RPLC-TOF-MS 结合的方法测定冠心宁注射液中糖类、酚酸类、氨基酸类、有机酸类及苯并呋喃类共计 50 种化合物；利用高效液相色谱-线性离子阱-电场轨道阱回旋共振组合式质谱联用仪（HPLC-LTQ-Orbitrap-MS）的高分辨特征和多级裂解技术分析中药复方制剂心可舒中的化学成分，对其中 51 个成分进行了初步结构鉴定。

此外，在安全性方面，进一步加强了对药材饮片重金属及有害元素、禁用农药残留、真菌毒素及内源性有毒成分的控制。

结合中药分析的实施及发展情况，中药的全面质量控制存在的相关问题具体表现如下。

（1）定量分析指标与其主要药效作用间缺乏相关性，使分析水平难以反映中药尤其是中药复方的质量水平，而且也制约了中药体内分析研究的发展。

（2）与化学药物相比，中药是一个由多成分、多因素构成的复杂体系，目前还需要建立起一套有效的中药复杂体系定量分析标准。

（3）迄今为止，大多数中药毒性成分、毒性机制不清楚，毒性成分含量限度缺乏科学依据，安全标准的缺失难以保证临床用药的安全。

（三）生物技术药物分析

20 世纪 80 年代后兴起的氨基酸、肽、蛋白质、核酸类等生物制品，异军突起、发展迅速。生物制品具有结构不确定性、分子不均一性及与内源性物质相似等特点，这些特点使其定量分析受到诸多限制，传统生物制品分析方法主要是以配体结合分析为主，但方法开发过程冗长、成本较高、线性范围小、且易受交叉反应的干扰。近年来，针对该类药物的分析研究，我国虽然做了大量的基础性工作，但与世界水平仍有差距，如何开发特异性强、灵敏度高和重复性好的定量分析方法是该类药物研发的一个重要课题。

（四）手性药物分析

手性是自然界存在的一种普遍现象，在药物化学领域尤为突出，已知药物中有 30% ~ 40% 是手性的，而手性药物的不同对映体常显示出不同的药理学、毒理学和药动学特性。如 β 受体阻断剂普萘洛尔（Propranolol）的两个对映异构体的体外活性相差 98 倍。因此，手性分离对于研究手性药物对映体的药动学、药效学和手性药物质量控制就显得尤为重要。对于手性药物，我国的药物分析工作者从分析方法、分析材料及分析对象方面作了大量的基础研究工作，特别是国家自然科学基金委员会，在"九五"期间将其作为重大课题进行了多学科综合研究，其中包括手性药物体内差异性和代谢动力学分析在内的多项研究课题均取得了重大进展，从而缩小了这一研究领域与国外的差距，推动了我国手性技术的发展。手性色谱学，尤其是手性高效液相色谱法、手性气相色谱法和手性毛细管电泳法等的发展，为手性药物对映体的分离提供了有效的手段。

（五）杂质分析

杂质是药品的关键质量属性，可影响产品的安全性和有效性。杂质分析主要应用化学、色谱、光谱方法对结构各异的药物及其降解产物等杂质进行分析检测。例如采用液相色谱-电喷雾-傅立叶变换离子回旋共振质谱（HPLC-ESI-FTICRMS/MS"）技术对吗替麦考酚酯原料药进行分析，获得主成分及有关物质的高分辨质谱数据和多级质谱数据，并对有关物质结构进行推断。

抗生素多为半发酵、半合成产品，所含杂质的种类与含量比普通化学合成药物复杂。例如氨基糖苷类抗生素没有特征紫外吸收，国外倾向采用电化学检测器分析杂质，而国内的大量研究采用 HPLC-ELSD（蒸发光散射检测器）检测，亦能满足检测要求。对微量毒性杂质的控制是杂质控制的热点，如对引发 β-内酰胺抗生素过敏反应的聚合物类杂质的控制。《中国药典》使用 Sephadex G-10 凝胶对多种 β-内酰胺抗生素中的高分子杂质进行分析，但在实践中其柱效低、分离效果差；利用高效凝胶色谱法可克服 Sephadex G-10 凝胶色谱系统的部分不足。关于生物制品中有机杂质的研究，我国学者建立了 SPE（固相萃取）-LC-MS/MS 法测定重组人粒细胞刺激因子注射液中的氨苄青霉素残留。硫酸根离子、氯离子、硫离子等在产品中的残留一般采用药典中的经典方法进行检测，硫酸根离子不具备光吸收特征，《英国药典》和《中国药典》分别采用容量法和 IP-RPLC-ELSD 法测定氨基糖苷类抗生素中的硫酸根，现也可用毛细管区带电泳（CZE）-间接紫外检测技术检测氨基糖苷类抗生素中的硫酸根。

（六）体内药物分析

随着临床药学、药动学和生物药剂学等研究领域的迅猛发展，体内药物分析已成为国内外药学研究领域的热点，中药药动学的研究更是方兴未艾，但值得注意的是，中药药动学是一门新兴学科，加之中药及其复方应用的特殊性与复杂性，常规化学药动学研究方法显然难以客观反映中药及其方剂的药动学特点。因此，探索与建立适合中药临床实际的药动学研究方法是当务之急。目前，UPLC-MS/MS 技术逐渐得到广泛应用，与传统的 LC-MS/MS 相比，UPLC-MS/MS 显著提高了复杂体系中药物定量分析的速度。因此，运用多级串联质谱和各种高分辨质谱进行体内药物及代谢物的结构确证仍是体内药物分析的研究热点。

三、药物分析学科重点发展方向

运用现代化分析方法科学、有效和全面地控制药物的质量，了解药物复杂体系的作用过程及规律，一直是药物分析领域努力探索和研究的重大课题。今后药物分析学科重点发展方向具体包括以下八个方面：①系统的中药物质基础研究；②中药物质基础与药理作用相关性研究；③中药有效组分与中药方剂的体内过程比较研究；④化学计量学在复杂体系药物分析中的应用研究；⑤药物代谢组学研究；⑥手性药物的高效拆分介质与分析技术研究；⑦药物与靶体相互作用研究；⑧低剂量药物体内分析的高灵敏分析方法研究。

随着现代药物分析技术的不断创新和学科交叉的加强，药物分析势必将得到更为迅猛的发展。在新药研发、生产和临床应用等各个方面，药物分析将发挥所长，解决更为关键的药学科学前沿问题。综上所述，我国今后应充分重视药物分析的基础性研究工作及新技术和新方法的推广应用，并随着国家经济实力的增强，加快分析仪器的普及与应用，提高药物分析工作的整体水平和效率，尽快缩短与世界先进水平的差距，以促进我国药学事业的发展。

第二节　药物分析的新技术

一、毛细管电泳技术

毛细管电泳（capillary electrophoresis，CE），亦称高效毛细管电泳，是以高压电场为驱动力，以毛细管作为分离通道，依据样品中各组分之间的淌度和分配行为的差异而实现分离的一类液相分离技术。从 20 世纪 80 年代到现在得到了迅速的发展，具有电泳和色谱技术的双重优点：分离效率高、速度快、灵敏度高、所需样品量少、溶剂消耗少、分析成本低且毛细管柱的费用远低于高效液相色谱柱。此外，它还具有抗污染能力强、分离模式多等特点。特别适合于药物中多种样品中各类化学成分的分析。以下我们重点讨论毛细管电泳的主要分离模式，以及其在药物分析中的应用。

（一）毛细管电泳法的主要分离模式

结合传统电泳的工作方式与色谱技术的特点，毛细管电泳一般存在以下七种分离模式。

1. 毛细管区带电泳（capillary zone electrophoresis，CZE）　CZE 由于操作简单，是目前 CE 中最基本、应用最广泛的一种模式，待分析组分在电场作用下，按阳离子、中性粒子和阴离子及其电荷大小的顺序实现分离，中性组分不带电荷彼此不能分离。它的应用范围很广泛，包括多肽分析、氨基酸分析、离子分析、对映体和很多其他离子态物质的分析。

2. 胶束电动毛细管色谱（micellarelectrokinetic capillary chromatography，MECC 或 MEKC）

MECC是一种新型高效的液相色谱法，柱效高达数十万，其原理是在缓冲液中加入离子型表面活性剂如十二烷基硫酸钠，形成胶束，被分离物质在水和胶束两相分配，各溶质因分配系数的差别而实现分离。疏水性较强的中性物质，与胶束结合较稳定，在两相之间的分配系数大，随电渗流先流出。

MECC结合了毛细管区带电泳的高效及胶束液相色谱的高选择性两大优点，在生化、医药、异构体分析方面取得了进展，适用于酚类、取代苯类、芳香酸、胺及其衍生物等的分析，该方法具有简单、快速、高效的特点。

3. 毛细管凝胶电泳（capillary gel electrophoresis，CGE） CGE是毛细管中装入单体和引发剂引发聚合反应生成凝胶作支持物进行的电泳，主要用于生物大分子的分离。生物大分子，如DNA和被十二烷基磺酸钠饱和的蛋白质，由于其质量电荷比与分子大小无关，若没有凝胶存在就不可能分离。例如，DNA链每增加一个核苷酸，就增加了一个相对的质量和电荷电位，对其在自由溶液中的淌度没有影响。

GCE与传统的板式或管式凝胶电泳相比，具有以下特点：①分析速度快；②分辨率高，因为毛细管电泳可以施加比板式电泳高10~100倍的场强，毛细管本身已经具有抗对流作用，不必使用具有抗对流性的凝胶；③灵敏度高，毛细管电泳为柱上检测，如使用激光诱导荧光检测器，检测限可以提高到10^{-18}~10^{-21}mol/L；④定量更加准确，避免了电泳染色时，因时间、温度、染色剂浓度和放置时间的不同而产生的误差；⑤实现自动化操作。

交联聚丙烯酰胺和琼脂是毛细管凝胶电泳中广泛使用的基体，这种凝胶柱制备方法繁琐，对使用和保管的要求较高。最近使用较多的是线性聚合物，它是聚合物浓度超过阈值时形成的一种动态筛分介质，可以利用压力充入毛细管内，随用随聚，操作方便，也被称为无胶筛分毛细管电泳。

4. 毛细管等速电泳（capillary isotachor-phoresis，CITP） CITP是一种根据迁移率而进行的离子成分电泳分离法，是在恒流条件下的毛细管柱进行的。CITP需要两种电解质，若用样品离子的中等迁移率作为标准，一种是前导电解质，所含的离子具有最大电泳迁移率；另一种是后随电解质，所含的离子具有最小电泳迁移率，而样品离子则处于中间，三者均具有共同的逆向离子。在毛细管中充入前导电解质后进样，电极槽中换用后随电解质进行电泳分析，带不同电荷的组分迁移至各个狭窄的区带，然后依次通过检测器。

5. 毛细管等电聚焦电泳（capillary isoelectric focusing，CIEF） CIEF是将带有两性基团的样品、载体两性电解质、缓冲剂和辅助添加剂的混合物注入毛细管内，当在毛细管两端加上直流电压时，载体两性电解质可以在管内形成一定范围的pH梯度，样品组分依据其所带电性向阴极或阳极泳动，柱内pH值与该组分的等电点（pI）相同时，溶质分子的净电荷为零，宏观上该组分将聚集在该点不再进一步迁移，达到使复杂样品中各组分分离的目的。

6. 毛细管电色谱（capillary electrochromatography，CEC） CEC是将毛细管柱内填充固定相颗粒、管壁键合固定相或者制成连续床形式，以电渗流驱动、压力驱动或者电渗流结合压力驱动，使样品根据它们在固定相和流动相中分配系数不同及电泳速率不同实现分离。

CEC技术具备了高灵敏度，高分辨率和高速的特点。近年来，随着电色谱基本理论的进一步完善，电色谱在生化药物分析、制药工业、手性药物拆分等领域得到广泛应用，特别是CEC技术在分离检测核酸、蛋白质和小肽等生物大分子方面具有广泛的应用前景。

7. 微芯片毛细管电泳（microchip electrophoresis） 微芯片毛细管电泳是近年来快速发展和具有广泛应用前景的新技术。该技术是在常规毛细管电泳原理的基础上发展起来的，利用微电子机械系统技术在玻璃、聚合物、硅等基片上制作一系列微管道等结构单元，利用微芯片体积小、热传导效率高等优点实现对生化样本更加高速、高效的分离分析。

实例解析

实例 17-1：高效毛细管电泳法测定双黄连口服液中苯甲酸类化合物含量

对照品溶液的制备：精密称取适量对照品苯甲酸、水杨酸、乙酰水杨酸和焦性没食子酸，分别配制 1mg/ml 质量浓度的水溶液为储备液（棕色瓶避光，4℃冰箱保存），使用时稀释为不同浓度，并由 0.45μm 醋酸滤膜滤过，作为对照品溶液。

供试品溶液的制备：取双黄连口服液样品 1ml 稀释至 10ml，0.45μm 醋酸滤膜滤过，作为供试品溶液。

电泳条件：以 15mmol/L 的硼砂和十二烷基硫酸钠（pH 值为 8.5）为电泳分析的缓冲溶液，运行电压为 16kV，温度为 25℃，采用重力差进样法，在高差为 10cm 下进样 10s，检测波长为 250nm，所有溶液使用前超声处理 30 分钟，以除去细小气泡，并经 0.45μm 醋酸滤膜滤过，以涂层开窗的石英毛细管柱（内径为 50μm，有效长度为 60cm）为分离通道，毛细管柱依次用 0.1mol/L NaOH 溶液、水和缓冲溶液分别冲洗 10 分钟，然后进行电泳分离测定。每次电泳后用缓冲溶液冲洗 5 分钟，以保持迁移时间和峰面积良好的重现性。

样品测定：在同一电泳条件下，进行 5 次平行测定，谱图如图 17-1 所示。苯甲酸的保留时间为 4.198 分钟，水杨酸的保留时间为 5.149 分钟，乙酰水杨酸的保留时间为 4.878 分钟，焦性没食子酸的保留时间为 5.753 分钟。其均值含量见表 17-1。

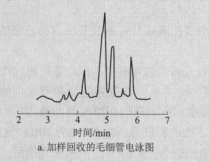
a. 加样回收的毛细管电泳图

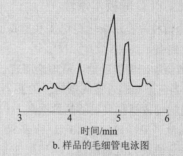
b. 样品的毛细管电泳图

图 17-1　加样回收率及样品的毛细管电泳图

表 17-1　样品中苯甲酸类化合物的含量（mg/ml）

化合物	苯甲酸	水杨酸	乙酰水杨酸	焦性没食子酸
含量	1.1	6.9	32	0.08

解析：苯甲酸类化合物的分析一般采用紫外分光光度法、离子对色谱法、气相色谱法、高效液相色谱法和高效毛细管电泳法等进行检测，多数是对单一物质进行定性、定量分析本实例采用高效毛细管电泳法，建立了同时检测 4 种苯甲酸类化合物的分析方法。

在检测波长为 250nm，硼砂和十二烷基硫酸钠的缓冲液浓度均为 15mmol/L（pH 值为 8.5），工作电压为 16kV，毛细管内径为 50μm 条件下，建立了高效毛细管电泳同时测定苯甲酸、水杨酸、乙酰水杨酸和焦性没食子酸 4 种化合物的分析方法。该方法操作简单方便，试剂用量少，有较好的线性关系、稳定性、精密度和回收率。

二、超高效液相色谱技术

随着现代社会与科学技术的发展，对各种复杂样品分离分析的要求越来越高，特别是在食品安全、环境监测、药物开发、生命科学等领域。"更好、更快地得到分析检验结果"这是广大分析工作者的愿望。2004 年，美国 Waters 公司推出了第一台最新研制的超高效液相色谱（Ultra Performance Liquid Chromatography，UPLC），并成功地应用于各种分析领域。各仪器公司也基于类似技术纷纷推出自己的超高效液相色谱产品。例如 Agilent 公司的高分离度快速液相色谱仪（RRLC）、岛津公司的 Prominenece UFLC、Accela 高速液相色谱系统（Accela High Speed LC）、Jasco X-treme LC。

（一）UPLC 的基本原理

采用细粒径填料（1.7μm）和细内径柱子而获得柱效高达（100000/m～300000/m）的液相色谱技术，简称 UPLC。UPLC 系统是利用创新技术进行整体设计，从而大幅度改善色谱分离度、样品通量和灵敏度的最新液相色谱技术。相对于当今分析速度最快的 HPLC，UPLC 的分析速度提高了 9 倍，分辨率提高了 2 倍，灵敏度提高了 3 倍，一次分析所得到的信息量大大超过了 HPLC。而这一分析分离领域的创新，是基于著名的 Van Deemter 方程，该方程是一个描述线速度和理论塔板高度（柱效）之间的经验性方程。

Van Deemter 理论可以得到几点启示：色谱柱中装填固定相的颗粒度是对色谱柱性能产生影响的最重要因素。首先，颗粒度越小，柱效越高；其次，不同的颗粒度有各自最佳柱效的流速；最后，固定相粒径越小其获得最佳柱效的流速范围越宽。所以减小固定相粒径不但能提高柱效，同时还能提高分析速度和灵敏度。

（二）实现 UPLC 的技术条件

1. 高柱效色谱柱　应用杂化颗粒技术合成了新型全多孔球形 1.7μm 反相固定相色谱填料，并采用新型的装填技术，制备了高柱效的色谱柱。

2. 高速检测器和新型流通池　就理论而言，使用 1.7μm 颗粒填料的 UPLC 系统可以产生半峰宽小于 1 秒的色谱峰，当色谱峰通过检测器时，检测器必须有一个非常高的采样速度和非常小的时间常数，使它能够在整个色谱峰内捕捉到足够的数据点，以获得准确、可重现的保留时间和峰面积。采用新型光导纤维传导的流通池，采样速度达 40 点/秒或 80 点/秒，池体积仅为 500nl（约为 HPLC 池体积的 1/20），当光束通过光导纤维进入流通池后，利用聚四氟乙烯池壁的全折射特征，不损失光能量，而使检测灵敏度比 HPLC 增加 2～3 倍。

3. 小体积快速度自动进样器　自动进样过程应满足自动化、高容量、小体积、低交叉污染的要求。此外在 UPLC 中为保护色谱柱不受极端高压力波动的影响，进样过程应当相对无压力波动；进样系统的死体积必须足够小，以降低样品谱带的扩展。

4. 耐高压色谱系统　传统 HPLC 可承受最大压力为 30～40MPa，而 UPLC 系统可以承受的最大压力可达 103.5MPa。泵、自动进样器和检测器均可在超高压下保持稳定的工作性能。

5. 实现系统综合性能的整体优化设计　除了采用以上技术外，还注意各部分之间的连接管线和接头，整体系统的死体积远低于常规的 HPLC 系统，实现优化的超低系统体积。同时开发创新软件平台，控制整套设备。

（三）UPLC 的特点及存在的问题

1. UPLC 的先进性

（1）超高分离度　色谱工作者正面临分离复杂混合物的挑战，如中药复杂体系、药物微量杂质及体内代谢物等，为了使分离能完全优化就需要一个超高性能的色谱系统。据统计，UPLC 系统的 1.7μm 颗粒比 HPLC 5μm 颗粒提供的柱效高了 3 倍，分离度提高了 70%。目前，UPLC 系统因其超高的分离度已成为分析复杂混合物强有力的工具。

（2）超高速度　对于面对大批量的样品，在单位时间内提供更多的信息和处理更多的样品并保证提供高质量的数据已成为分析中的难点。而 UPLC 系统的超高分析速度正是解决这一问题的不二选择。由于 UPLC 系统使用 1.7μm 颗粒，柱长比用 5μm 颗粒的 HPLC 系统缩短 3 倍而保持柱效不变，而且使分离在高 3 倍的流速下进行，结果使分离过程快了 9 倍而分离度保持不变。UPLC 的快速分析也使方法认证变得简单快捷。

（3）超高灵敏度和简单方便的方法转换 对痕量组分的分析要求较高的分析灵敏度，小颗粒技术的 UPLC 系统可以得到更高的柱效、更窄的色谱峰宽，在保证分离度的同时使灵敏度显著提高。

此外，UPLC 与 HPLC 基于相同的分离机制，故相互之间的方法转换非常容易和方便。现有 HPLC 方法可以按照比例直接转换成 UPLC 方法；UPLC 方法也很容易可以转换成 HPLC 方法供常规 HPLC 系统使用。

（4）易于与质谱串联 UPLC 的设计能够充分考虑质谱检测器的诸多特点和需求，成为质谱检测器的最佳液相色谱入口。UPLC 与 HPLC 相比流速小，其色谱峰扩散不大，增加了峰浓度，有利于提高离子源的效率。UPLC 的超强分离能力有助于提高被分析物和与之竞争电离的干扰物之间的分离，从而解决了质谱检测器的离子抑制导致灵敏度降低的问题。UPLC 与质谱联用，可以实质性地改善质谱检测结果的质量，获得更丰富的质量信息，极大地促进了复杂体系中多组分分析的发展。

2. 存在的问题 UPLC 在具有以上特点的同时也存在着一些不足。主要体现在以下几个方面：①仪器的费用相对比传统的 HPLC 昂贵的多；②由于对色谱柱的高要求，而有能力生产高质量色谱柱的企业并不多，推广扩展过程中存在一些障碍；③由于色谱柱的柱颗粒小，必须对样品提出更高的要求来避免堵塞；④在 UPLC 中，实验压力往往超过 100MPa，通常要考虑溶剂的压缩性、摩擦热效应、扩散系数等，同时必须考虑安全因素。

实例解析

实例 17-2：参芪益气固本片中皂苷类成分的 UPLC-MS 测定

参芪益气固本片是由人参、黄芪、白芍、连翘等 8 味制剂组成的复方中药，活性成分多种多样，主要包括皂苷类，黄酮类等。本研究采用 UPLC-MS 同时测定了参芪益气固本片中芍药苷、人参皂苷 Re、人参皂苷 Rg₁、连翘苷、人参皂苷 Rb₁、黄芪甲苷的含量，为参芪益气固本片的质量控制提供依据，也可以为其他含有该成分或类似成分的中成药制剂制定标准提供参考。

液相条件：ACQUITY UPLᴿ BEH C₁₈ 色谱柱（2.1mm×100mm，1.7μm），流动相乙腈（A）-0.1% 甲酸水溶液（B），梯度洗脱（0~1 分钟，2%~5% A；3~4 分钟，15%~40% A；4~6 分钟，40%~80% A；6~7 分钟，80%~2% A；7~8 分钟，2% A），柱温 45℃，流速 0.5ml/min，进样体积 2μl。

质谱条件：质谱条件电喷雾离子源（ESI），负离子模式检测，源喷雾电压（IS）-5000V，辅助加热气温度 450℃，雾化气 50psi，辅助气 40psi，气帘气 30psi，解簇电，采集方法压-55V，采集方法为 TOF-MS/MS 方法，准确质量数用自动校正系统（CDS）进行校正，6 种被测定成分质谱参数见表 17-2。

表 17-2 6 种成分的质谱参数

成分	保留时间（分钟）	分子式	相对分子质量	离子模式	增强子离子（m/z）	碰撞能量（eV）
1	0.97	$C_{23}H_{28}O_{11}$	480.47	$[M-H]^-$	301.0702	-40
2	1.52	$C_{48}H_{82}O_{18}$	947.15	$[M+HCOO]^-$	945.5508	-40
3	2.18	$C_{42}H_{72}O_{14}$	801.01	$[M+HCOO]^-$	799.4931	-45
4	1.52	$C_{27}H_{34}O_{11}$	534.55	$[M+HCOO]^-$	695.3685	-45
5	5.09	$C_{54}H_{92}O_{23}$	109.29	$[M+HCOO]^-$	107.6096	-35
6	6.42	$C_{41}H_{68}O_{14}$	784.97	$[M+HCOO]^-$	783.4631	-43

供试品溶液的制备：称取参芪益气固本片内容物，研细，精密称定 0.3g，置具塞锥形瓶中，加入甲醇 50ml，称定质量，超声处理 30 分钟（功率 250W，频率 40kHz），放冷，称重，用甲醇补足减失的质量，摇匀，过 0.2μm 滤膜即得。

对照品溶液的制备：精密称取对照品黄芪甲苷，人参皂苷 Rb，人参皂苷 Re，人参皂苷 Rg，连翘苷适量，加甲醇溶解，分别得到质量浓度约为 0.5g/L 的对照品储备液。

标准曲线及线性关系考察：分别精密吸取 6 种对照品储备液适量置于同一 25ml 量瓶中，甲醇定容至刻度，摇匀，得到混合对照品溶液，1~6 的质量浓度分别为 15.12、18.07、25.02、19.28、21.30、16.45mg/L。将此混合对照品溶液逐级稀释成一系列浓度，进行测定。以质量浓度为横坐标，峰面积为纵坐标进行回归分析。结果表明，6 种成分在各自线性范围内均呈现良好的线性关系，得回归方程。依法完成精密度、稳定性、重复性及加样回收率实验。

样品含量的测定：取参芪益气固本片 10 批，制备供试品溶液，按上述色谱条件进样分析，如图 17-2 所示，分别对 10 批参芪益气固本片样品中的 6 种有效成分进行含量测定，结果见表 17-3。

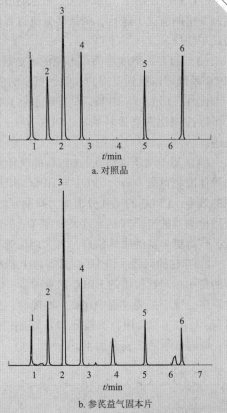

a. 对照品

b. 参芪益气固本片

图 17-2　参芪益气固本片 UPLC 色谱图
1. 芍药苷；2. 人参皂苷 Re；3. 人参皂苷 Rg_1；
4. 连翘苷；5. 人参皂苷 Rb_1；6. 黄芪甲苷

表 17-3　10 批参芪益气固本片中 6 种成分含量测定

批号	成分（mg/g）					
	1	2	3	4	5	6
130801	0.11	0.22	0.64	0.37	0.27	0.17
130802	0.15	0.18	0.58	0.28	0.26	0.20
130803	0.12	0.25	0.61	0.32	0.30	0.15
130804	0.10	0.20	0.55	0.37	0.27	0.17
130805	0.11	0.24	0.49	0.41	0.25	0.22
130806	0.15	0.28	0.65	0.37	0.20	0.13
130807	0.12	0.16	0.50	0.40	0.24	0.18
130808	0.18	0.22	0.61	0.38	0.22	0.10
130809	0.13	0.25	0.67	0.34	0.42	0.23
1308010	0.16	0.19	0.57	0.43	0.66	0.16

解析：采用本方法测定参芪益气固本片中的 6 种成分方法准确度高、仪器精密度良好，可以用于该制剂的质量控制方法，同时本文使用了 UPLC-MS 方法，与传统的 HPLC-MS 比较，能够提高分离度、降低药品的生产成本，可以为其他含有该成分的中成药制剂制定标准提供参考。

三、高效液相色谱-质谱联用技术及应用

高效液相色谱-质谱（LC-MS）联用技术自 20 世纪 70 年代进行研究工作以来，经过了多年发展已趋于成熟，且各类商品化仪器相继出现。LC-MS 主要由液相色谱系统、样品导入系统、接口、质量分析器、离子检测器、真空系统和计算机数据处理系统组成（图 17-3）。

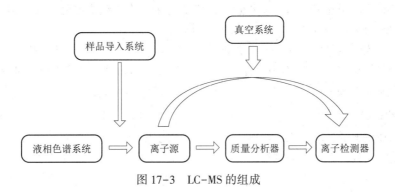

图 17-3　LC-MS 的组成

样品通过高效液相色谱分离后，先在接口中离子化，生成的气相离子通过质量分析器以质荷比（m/z）的大小顺序分离，通过离子检测器将离子信号转化为电信号，再经电子倍增器检测，信号放大后传入计算机处理系统。

LC-MS 联用技术实际上是以高效液相色谱为分离手段，质谱为检测手段，集 LC 的高分离能力与 MS 的高灵敏度、高专属性于一体，现已成为药物杂质检测、体内药物代谢、代谢产物的动力学研究等方面的有效分析方法之一。

（一）样品导入系统

1. 与 LC 联机导入　采用"泵-分离柱-ESI 接口"串联方式，将紫外检测器与质谱串接，同时获得紫外信号及总离子流色谱图。优点为快速，简单，可自动化；缺点是仪器比较复杂，容量有限，要求分流。

2. 直接注入　以注射器泵推动注射器将样品连续注入离子化室。优点是简单快速；缺点是要求样品量较大，自动化程度低。

3. 流动注射（FIA）　以注射器泵串接一个六通阀来进行。优点是相对简单，可自动化，需要样品量较少；缺点是具有稀释作用，引起峰拓宽。

（二）接口技术和离子化方式

高效液相色谱的流动相为液态，MS 要求在高真空条件下操作，因此雾化并除去流动相是接口技术首先需要解决的问题。液质联用的发展即是接口技术的发展。目前常用的为大气压离子化接口（API）。其操作模式分为三种。

1. 电喷雾离子化（ESI）　电喷雾离子化技术利用强静电场从溶液直接产生气态离子化分子。ESI 可以与液相色谱、高效液相色谱、毛细管 IEF 及毛细管电泳等多种进样器联用。一般分为正离子 ESI 和负离子 ESI 两类。ESI 的原理是：在一个金属喷嘴的针尖上加有 2.5~6kV 高电压，经强电场作用，样品溶液从针尖小孔喷出，成为一个个带正电的液滴。在迎面吹来的热气流的作用下，液滴表面溶剂蒸发，液滴变小，液滴的电荷密度骤增。当静电排斥力等于液滴的表面张力时，液滴便发生崩解，形成更小的液滴。如此形成的小液滴以类似的方式继续崩解，于是，液滴中的溶剂迅速蒸干，产生多电荷正离子，在质谱仪内被分析记录。负离子 ESI 的过程与此类似，唯电性相反。

ESI-MS 的组成：①大气压腔。为去雾化、去溶剂和离子化区，由液相入口、雾化喷口等组成。②真空接口和离子传输区。作用是将待测物离子从大气压腔传输至高真空的质量分析器中，由传输毛细管、CID 区，锥形分离器，八极杆，离子透镜等组成。③质量分析器。常用四极杆质量分析器，亦可用四极离子阱、飞行时间、扇形磁场和傅里叶变换离子回旋共振等质量分析器。

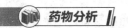

2. 气动辅助电喷雾离子化（APCI）

（1）APCI-MS 的组成　APCI 与 ESI 接口的区别主要在于：①增加了一根电晕放电针，作用为发射自由电子并启动后续的离子化过程；②增加了一个用于对喷雾气体进行加热的 APCI 蒸发器，同时扩大了干燥气体的可加热范围。

（2）APCI 的原理　APCI 是在大气压条件下采用电晕放电方式使流动相离子化，然后流动相作为化学离子反应气，使样品离子化的技术。样品分子的离子化通过质子化或电荷转移来实现，此外，还可通过去质子、电子捕获及形成加合物的方式来实现。

3. 大气压光离子化（APPI）　Bruins 于 2000 年首次提出的大气压光离子化技术可用来提高 LC-MS 对非极性有机化合物的响应。APPI 作为一种新的 API 技术，是 ESI 和 APCI 应用的补充，在药物、环境、食品及生物领域都有着重要应用。

（三）质量分析器

质量分析器为质谱上的核心，它能将离子源产生的离子按质荷比的不同，通过离子在空间位置、时间先后顺序或轨道稳定性方面的不同进行分离，得到按质荷比大小顺序排列的质谱图。常用的质量分析器有四极杆质量分析器（Q）、三级四极杆质量分析器（TQ）、离子阱质量分析器、飞行时间质量分析器（TOF）及傅里叶变换质量分析器（FT）等。

（四）离子检测器

离子检测器的作用是接受离子、计数并转换成电压信号放大后传至计算机系统。在液质联用中，较常使用的是电子倍增器和光倍增器。

（五）LC-MS 使用注意事项

根据化合物的类型来进行流动相的选择，在实际操作中优先选择有机相比例较高的溶液，这样有利于离子化效率的提高。一般正离子方式用甲醇，负离子方式用乙腈。

对磷酸盐、枸橼酸盐等非挥发性盐，与系统不匹配，应以挥发性溶剂代替，例如：甲酸、醋酸铵、氨水等。

流动相设为梯度的目的是快速分离，缩短分析时间，当梯度变化太快对离子化效率影响很大时，应尽量保证待测组分出峰时流动相停止变化或变化很小。

实例分析

实列 17-3：以药西瓜中三萜类成分的分析研究 LC-MS/MS 的应用

仪器：Agilent1260 系列高效液相色谱仪（美国 Agilent Technologies 公司），配备在线脱气机，二元梯度泵，自动进样器，柱温箱，紫外检测器，QTRAP 型四极杆-线性离子阱串联质谱仪（美国 Applied Biosys-tems/MDS SCIEX 公司）、配有 TurboIonspray（ESI）离子源；数据采集及处理软件采用 Analyst software（Version 1.5.2）。

试药：药西瓜药材（新疆昌吉州马纳斯县栽培），为葫芦科（Cucurbitaceae）毛茎攀缘藤本植物药西瓜 *Citrulluscolocynthis*（L.）Schrad. 的干燥成熟果实。

色谱条件：采用 Phenomenex-Pack ODS 色谱柱（250mm×4.6mm，5μm），流动相为 0.4% 乙酸水溶液（A）-乙腈（B），梯度洗脱（0~10 分钟，5%B；10~20 分钟，5%~15%B；20~70 分钟，15%~75%B；70~75 分钟，75%~5%B），流速 1.0ml/min，柱后 3：1 分流（1/4 进入质谱仪），检测波长 228nm，柱温 30℃，进样量 10μl。

质谱条件：在一个质谱数据采集周期内同时进行高、低不同碰撞能量的 2 个 EMS 扫描，负离子扫描模式，喷雾电压-4.5kV，解簇电压（DP）-45V，入口电压（EP）-9V，碰撞电压（CE）-35V；

正离子扫描模式，喷雾电压 5.5kV，DP 电压 65V，EP 电压 9V，CE 电压 35V，雾化气（N_2）压力 413.7kPa，干燥气（N_2）压力 344.7kPa，温度 450℃，质量扫描范围为 m/z 100~1000。

解析： 采用上述建立的分析方法，开展了药西瓜中化学成分的质谱分析研究（图 17-4，17-5），同时结合已知的葫芦素类化合物的裂解规律及文献报道，初步分析推断出可能含有的 9 个化学成分，其中包括 5 个四环三萜苷和 3 个葫芦烷类化合物（表 17-4）。研究中发现，保留时间为 43.34 分钟的组分葫芦素 E-2-O-β-D-葡萄糖苷在（-）LC-ESI-MS/MS 总离子流色谱图中相对强度最高，与文献报道吻合，其在药西瓜中的含量最高，约占药材含量的 3.08%。不同的是，在新疆人工栽培的药西瓜 LC-MS/MS 图谱在 44.2 分钟处还分离出了葫芦素 E-2-O-β-D-葡萄糖苷的同分异构体。

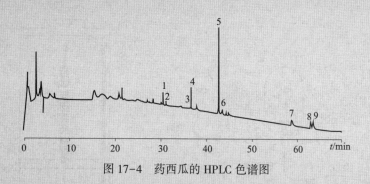

图 17-4 药西瓜的 HPLC 色谱图

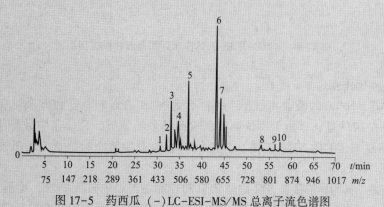

图 17-5 药西瓜（-）LC-ESI-MS/MS 总离子流色谱图

表 17-4 药西瓜中可能存在的化学成分 LC-MS/MS 数据

No.	T_R/min	[M+H]⁺/[M+Na]⁺/[M+K]⁺	[M-H]⁻/[M+Cl]⁻	Mr	可能化合物名称
1	30.73	433.3	431.3	32	牡荆素
2	32.13	679.4/701.5/717.4	677.7/713.7	78	葫芦素 L-2-O-β-D-葡萄糖苷
3	36.53	829.3	805	06	药西瓜苷 B
4	37.03	699.4/715.2	675.5/711.6/735.6	76	葫芦素 I-2-O-β-D-葡萄糖苷
5	43.34	741.4/757.3	717.6/699.5	18	葫芦素 E-2-O-β-D-葡萄糖苷
6	43.34	741.4/757.3	717.6/699.5	18	组分 5 的同分异构体
7	53.30	583.3/599.2	559.5/595.5	60	双氢异葫芦素 B-25-乙酯
8	56.47	579.3/595.3	555.5/591.5/601.5	56	葫芦素 E
9	57.62	581.3	557.5/593.4	58	双氢葫芦素 E

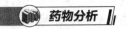

四、液相色谱-核磁共振联用技术

近年来，虽然 LC-MS 已成为复杂体系中化合物结构分析的重要方法，但 MS 无法完全解决位置异构、立体异构等化学结构问题，如对药物代谢产物的结构鉴定往往通过核磁共振（NMR）来获得。因 NMR 对样品纯度的要求很高，分析前需要进行大量的分离纯化工作，如果在 NMR 仪器前配置一套 HPLC 系统，使样品被分离后直接进入 NMR 进行扫描，可以大幅度简化分析时间与流程。

HPLC-NMR 技术联用并不是简单的技术组合，NMR 的检测灵敏度大大低于 HPLC 的检测器，并且 HPLC 的流动相也会影响溶质峰的正确检测。随着近几年的科技进步，高性能脉冲梯度场技术和选择性激发技术的出现，以及高场探头性能的不断改进，大幅提高了 NMR 的灵敏度，HPLC-NMR 联用技术已经进入实用阶段（图 17-6）。

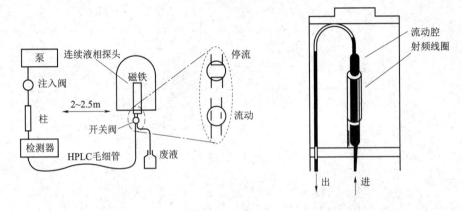

图 17-6 HPLC-NMR 的试验布局图及液相探头剖面图

HPLC-NMR 基本操作模式如下所示。

1. 连续流动方式 HPLC 的流动相是连续的，不受 NMR 的影响，这种方法可在短时间内快速完成样品分析并得到结构信息，适用于需快速得到检测结果的分析，为操作中最简单的一种。但是限制也较多，只能检测 ^{1}H、^{19}F 的 NMR 谱图，且必须准确知道溶剂峰的位置，还不能够测定样品的二维图谱。

2. 停流操作模式 其为标准接口，软件驱动自动检测 HPLC 中较大的峰，检测到后停止流动相，整个色谱过程被停止，直到该峰取得满意的 NMR 谱图，再对下一个流份峰进行测定。

3. 环路收集模式 也称峰存储模式，分为收集和分析两个阶段。收集阶段，当 HPLC 检测器检测到一个组分峰时，环路延迟计数器被激发，将此组分收集至某一环路中，直到延迟完毕，切换阀将通道切至下一个环路，收集下一个组分。分析阶段，停液相泵离线进行一个环路中组分的 NMR 测定，采样结束后，重启液流，进行下一个环路组分分析。该装置将组分分开后分别存储在不同环路中，避免了流动相停流操作造成的峰扩散问题。

五、手性高效液相色谱技术

手性是生物系统的基本特征，作为生命活动重要基础的生物大分子，如蛋白质、多糖、核酸和酶等均为手性成分。绝大多数的药物是由手性分子构成的手性药物（单一对映体药物）在人体内通过与生物大分子间相互手性匹配和分子识别而发挥治疗作用。20 世纪 80 年代以前，药物研究属于二维药理学和治疗学阶段，除天然和半合成外，市场上的手性药物主要为消旋体形式。进入 90 年代，人们进一步认识到手性药物的不同异构体可能具有不同的生物活性，也可能对生物活性都有贡献，不同异构体还可能相互影响，产生药理学和药代动力学相互作用，如熟知的沙利度胺的两个异构体对小鼠有相似的镇静作用，但其 S-(−)-异构体及其代谢产物对胚胎有毒性和致畸作用，而 R-(+)-异构体没有这种毒性和致畸作用；普萘洛尔 L-异构体的药物活性比 D-异构体大 100 倍；DL-(±)-氯霉素的疗效仅为 D-(−)-氯霉素的一半；(−)-美沙酮是强止痛药，而(+)-美沙酮则无药效；D-天门冬素是甜味，而 L-天门冬素则是苦味。

因此建立快速、准确、高效的手性药物分离和测定方法，对以下四个方面的工作具有重要意义：①测定药物对映体纯度；②监测生物样本中对映体的立体选择性、血药浓度与临床疗效的关系；③评价单个对映体的效价、毒性、不良反应与药动学性质；④对必须进行拆分的手性对映体药物进行分离制备。

（一）手性药物拆分方法及其原理

手性药物对映体分为优映体和劣映体，与受体具有高亲和力或高活性的对映体称为优映体，具有低亲和力或低活性的对映体称为劣映体。手性药物对映体之间除对偏正光的偏转方向不一样外，其他理化性质基本相同，在非手性环境中很难达到分离纯化的目的。传统的方法有分步结晶法、酶消化法等，具有操作繁复、耗时，不适于微量分析等缺点，色谱法在分离和测定对映体方面具有方便、快速等优势，已成为重要的手性分离分析方法。1950 年 Dalgleish 首次采用纸色谱法成功拆分了手性芳族氨基酸，并提出了"三点手性作用模式"的对映体拆分理论：在两个对映体中，只有其中一个具有合适的手性特征，从而能与 CSP（手性固定相）同时有三个相互作用点如图 17-7 所示。而另一个对映体无论怎么旋转，三点不可能吻合，至多两个点能吻合，因此，与 CSP 同时有三个作用点的对映体的保留时间较长；反之，若第三点不能吸引而是排斥，则保留的时间就会较短，容易被洗脱。

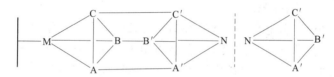

图 17-7　三点相互作用示意图

随着大量商品化 HPLC 手性固定相的问世及手性识别机制认识的深入，HPLC 法迅速广泛应用于药物对映体的分离和测定。手性 HPLC 拆分方法一般分为直接法和间接法两大类。对映体混合物在分离前，先与高光学纯度手性试剂（chiral derivatization reagent，CDR）反应形成非对映体，然后以常规（偶也见手性）固定相分离，称为间接法，也称手性衍生化法；未进行上述处理，使用 CSP 或手性流动相（chiral mobile phase，CMP）进行拆分的方法，称为直接法。两者的共同特点是：均以现代 HPLC 技术为基础，并引入不对称中心（或光学活性分子）；不同的是手性衍生化试剂法是将其引入分子（溶质）内，而手性流动相添加剂法和手性固定相法则引入分子间，引入手性环境使对映体呈现物理特征的差异是 HPLC 进行光学异构体拆分的基础。

1. 手性衍生化法　如果利用对映体分子中的反应基团与某一光学纯试剂（对映异构体与手性试剂反应，如醇类与手性酸或酰氯酯化，胺或氨基酸与手性异硫氰酸酯类或硫脲等）反应形成非对映光学异构体混合物，其物理性质就会有较大的差异，就可以在普通固定相上实现分离。本法需要高光学纯度的手性衍生化试剂（chiral derivatization reagent，CDR），衍生化反应比较繁琐费时，各对映体衍生化反应的速率有时也不相同。但是由于它可以采用价格便宜、柱效较高的非手性柱且通过适当的衍生化反应可提高检测灵敏度及衍生化过程中可伴随样品的纯化等优点，故柱前衍生化的方法仍然是当前手性药物拆分，尤其是生物样品中药物对映体分离和测定的常用方法。

手性衍生化试剂及其衍生化反应需满足下列条件：①手性试剂和反应产物具有足够的光学纯度和稳定性；②手性试剂和反应产物在衍生化反应和色谱条件下应稳定；③溶质分子至少需有一个功能团供衍生，如氨基（—NH₂）、羟基（—OH）、羧基（—COOH）；④反应产物在色谱分离时应显示高柱效。

2. 手性流动相法　手性流动相拆分法也称手性流动相添加剂法（chiral mobile phase additives，

CMPA），拆分的原理主要有以下两点：①流动相中手性添加剂与药物对映体形成非对映体配合物，由于分配和保留时间不同而得到拆分；②手性添加剂吸附在固定相上形成暂时的手性固定相，与对映异构体产生不同作用而使之得到拆分。

其优点是：①使用常规色谱柱及普通流动相即可，无需其他设备，减少成本消耗；②不用手性试剂衍生，操作更简便；③可供选择的手性添加剂种类多，选择范围宽；④能够在分离后得到单一对映异构体。

缺点是：①流动相消耗大；②手性流动相添加剂法拆分机制较复杂，方法的建立较困难；③更换流动相时，系统较长时间才能平衡；④某些添加剂不够稳定可能干扰检测。

常用的手性添加剂如下。

（1）配体交换型手性添加剂　在众多手性添加剂中以该类添加剂的基础理论研究较成熟，应用也较广。在配体交换型手性添加剂中，手性配体多为光活性氨基酸或其衍生物。它们和二价金属离子螯合，以适当的浓度分布于流动相中，遇药物消旋体，共同形成配位络合物对，然后在反相或正相柱上完成拆分。

（2）环糊精添加剂　环糊精是由吡喃葡萄糖通过 α-（1,4）-连接构成的环状低聚糖，其分子呈截头圆锥状，边缘排列有许多羟基，内部则是相对疏水的空腔。如果待分析化合物的分子大小与空腔相符合，则可形成环糊精包合物，具有对溶剂分子基团体积直径的选择性及其手性识别作用，颇有应用前景。如我国研究者采用 β-环糊精、2,6-二甲基-β-环糊精、2,3,6-三甲基-β-环糊精分别作为手性流动相添加剂系统地研究了 R/S-酮基布洛芬对映体在系统中的拆分，建立了以 2,3,6-三甲基-β-环糊精为手性流动相添加剂分离 R/S-酮基布洛芬对映体方法。

（3）手性离子对添加剂　荷电药物能与手性离子对缔合成电中性络合物，即离子对分布于固定相上，其保留特征可采用手性离子对浓度及其种类调节外，还可由外加的手性络合剂控制。常用的手性反离子有奎宁、奎尼丁、N-苯甲酰氧基羰基-甘氨酸-L-脯氨酸等；使用的固定相有硅胶、CN、Diol 等。

除上述几种类型的手性流动相添加剂外，还有基于其他作用的手性试剂。如：动态手性固定相、万古霉素类添加剂、蛋白质复合物和手性诱导吸附剂等。

3. 手性固定相法　目前，以商品出售的 CSP 有 100 种左右。CSP 的分类方法较多，其中根据拆分过程中固定相与对映体之间相互作用的类型，可分为吸附型、模拟酶移植型、电荷转移型、配体交换型等；根据固定相的材料，CSP 又可分为：①Pirkle 型（"刷型"）手性固定相；②手性聚合物固定相；③大环类手性固定相；④蛋白质手性固定相；⑤配体交换手性固定相；⑥分子印迹等。

（1）Pirkle 型 CSP　Pirkle 型 CSP 通常都具有确定的化学结构和共同的结构特征，在手性部位可能含有下列基团：极性氢键给体-受体；π-酸或 π-碱芳基，能在手性识别过程中发生 π-π 电荷转移的相互作用；大体积的非极性基团，能提供范德华作用、立体位阻或构型控制作用；形成偶极相互作用的极性基团。这类 CSP 的特点是：一般通过一定的间隔臂，连接一个单分子层的手性分子到硅胶基质上而制得，所以被称为"刷型"或"束型"CSP。其特有的优点是：①较高的色谱性能，基质上键合手性分子的密度大，可承受较大的进样量却不改变固定相的性能；②经久耐用，共价键的存在使得硅胶上的键合物不易流失、可承受过载的样品量、可用强溶剂作为洗脱剂、可适用于超临界流体色谱及柱子可完全再生等；③较宽的线性范围，从分析到制备都可以使用；④被分离手性对映体的流出顺序可以颠倒；⑤较广泛的溶剂适用性，正相、反相色谱都适用。正是由于上述优势，使得 Pirkle 型 CSP 在手性对映体的拆分中占有了极其重要的地位。

（2）蛋白质型 CSP　蛋白质型 CSP 是通过疏水和极性相互作用进行手性拆分的。蛋白质是由手性单元 L-氨基酸组成的聚合物，是手性药物分子的天然识别体。制作该类 CSP 的常用蛋白质有：α-酸性糖蛋白（AGP），分子量为 40000 左右，它是碱性药物主要的血浆结合蛋白；牛血清蛋（BSA 和 HSA），分子量超过 60000，不含糖基，分子构象对环境的变化非常敏感，适用于中性、酸性和内源性药物；卵类蛋白，分子量为 2700 左右，其作用与 AGP 类似，但有更好的稳定性。蛋白质型 CSP 一般适用于反相条件，用于生物医学分析，对手性分子的选择性较强，但对 pH 值、有机调节剂的含量变化很敏感。蛋白质型 CSP 的适用范围在所有手性 CSP 中是最广的，但其柱容量很低、拆分性能也大多不高，很少用于拆分制备。

（3）环糊精型 CSP　环糊精（cyclodextrin，CD）是复曲面环状寡糖，主要因其环内腔对脂肪烃类侧链或芳烃的包含作用，以及环外壳上的仲醇羟基与对映体分子之间发生氢键作用来实现对映体选择。环糊精 CSP 可以用于正相条件，但流动相极性应较大，更多的则是用于反相条件，通常选用含甲醇、乙醇、乙腈作为有机改性剂的缓冲溶液作流动相。这类 CSP 已经得到了广泛的应用，许多药物如 β 受体阻断剂类药物、非甾体类药物等都可用这类 CSP 进行拆分，且能承受生物样品的直接进样。

（4）纤维素和多糖衍生物 CSP　纤维素三酯衍生物——微晶纤维素己酸酯（MCTA）涂覆在大孔硅胶上，被首个用作 CSP，能直接分离许多药物对映体。其氨基甲酸酯的部位与被拆分分子之间形成的氢键或偶极-偶极作用，或被拆分分子进入纤维素网状腔而导致腔内立体幻境的改变，实现了该类 CSP 的手性识别作用。这类 CSP 的标准流动相为正己烷-异丙醇混合物，也可用甲醇-水、乙醇-水等作流动相。这类 CSP 的应用也较为广泛，尤其是 3,5-二甲苯基-氨基酸酯（TDMPC）衍生物制作的 CSP，可拆分多类药物对映体，对 β 受体阻断剂类药物尤其有着非常好的拆分效果。

（5）合成手性聚合物 CSP　此类 CSP 的制备途径有三种：一是用手性单体聚合；二是在手性条件下不对称聚合；三是在"锁钥"作用原理基础上发展起来的分子烙印技术。将这类手性聚合物涂覆或键合到硅胶等基质上制作成 CSP，柱容和柱效都较高，但对被拆分药物的立体构型有着严格要求。聚丙烯酰胺和聚甲基丙烯酰胺衍生物是最先被利用合成的手性高分子，目前最常用的手性单体是丙烯酸酯类。

（6）大环抗生素 CSP　自 Armstrongll 等首次将糖肽类抗生素作为手性选择剂用于 CSP 的制作以来，这类 CSP 获得了广泛的关注，被证明是一种十分有效的 CSP。大环抗生素分子具有多个手性中心，能与被拆分的对映体形成多种功能团互相作用，从而有着广泛且良好的手性识别能力；而且大环抗生素分子上的离子基团和亲水基团使其具有很好的水溶性，也方便于其在流动相中使用。目前，糖肽类是大环抗生素中应用较为广泛的 CSP 手性选择剂，如万古霉素、利福霉素 B、硫链丝菌素、替考拉宁、去甲万古霉素等。

（7）分子印迹类 CSP　分子印迹是一种很有发展潜力的分离新技术。因其高选择性和高强度的优点，制作简单且模板分子可回收重复使用的特点，吸引了人们广泛的关注。它是将功能单体在模板分子的存在下，交联聚合，然后洗脱去模板分子制得的聚合物，这样聚合物内就留下了与模板分子具有互补结构的手性印迹空腔。分子印迹空腔能非常有效地识别与模板分子具有相同或相近结构的手性分子。

4. 三类手性分离方法的比较　间接法的优点是应用条件简易，只需要采用普通的固定相和流动相即可，而且通过衍生化有利于增加检测的灵敏度；缺点是样品中相关化合物须预先分离，衍生化试剂的光学纯度的要求高及异构体对的衍生化速率不一。

CMP 法的优点是不必做柱前的衍生化，对固定相无特殊要求，样品的非对映异构化络合具有可逆性而且利于制备。其主要的缺点是可拆分的化合物范围有限，某些添加剂不够稳定而且往往会干扰检测。

CSP 法的优点较多能够广泛适用于各类化合物，适用于常规及生物样品的分析测定，制备分离方便，定量分析的可靠性较高。其缺点就是样品有时也要求作柱前衍生化，对样品结构有一定的限制，其适用性尚不及普通固定相那样广泛。

实例解析

实例17-4： 柱前衍生化高效液相色谱法测定当归酸性多糖的单糖组成

中药当归是常用中药，具有补血活血、调经止痛、润肠通便的功效。近十几年来，经过国内外学者的研究，发现多糖是当归的主要成分之一。药理学研究表明，当归多糖具有抗血栓及改善血液流变、保护心血管系统、抑菌、抗肿瘤、保护肺部组织细胞、利胆保肝、补血等生物活性。多糖的单糖组成分析是控制多糖质量和分析多糖结构的重要环节，因此建立高效的分离方法对于单糖的有效分离与解析十分重要。

当归酸性多糖的提取和纯化：将当归药材粉碎，称1kg置于圆底烧瓶中，加入5倍量的95%乙醇回流提取三次，每次2小时。用纱布过滤，药渣晾干。干燥的药渣重新置于圆底烧瓶中，加入8倍量的1.0mol/L的NaOH溶液，回流提取两次，每次1小时；提取完成后再次用纱布过滤，收集滤液，4000r/min离心10分钟，55℃用旋转蒸发仪浓缩至小体积（约40ml），置于4℃过夜，再次离心取上清，加入4倍量无水乙醇，4℃过夜，离心，得到的褐色沉淀即为当归酸性粗多糖。将粗多糖用适量蒸馏水溶解，反复冻融法除掉蛋白质。溶液透析24小时后冻干，得到的褐色物质即为当归酸性总多糖（AAPS）。

AAPS的水解：精密称取样品5.0mg于安瓿中，加入2mol/L的三氟乙酸2.5ml，充氮气封管，110℃水解6小时。冷却至室温，反应混合物离心后取上清液，加入2mol的NaOH溶液调节pH值至7.0。

PMP（1-苯基-3-甲基-5-吡唑啉）衍生物的制备：精密称取AAPS和9种单糖各5.0mg，分别加入5mg Fuc（D-岩藻糖）作为内标，置于试管中，加入1ml去离子水溶解；分别取400μl糖溶液加入离心管中，依次加入400μl 0.5mol/L的PMP甲醇溶液和200μl 0.3mol/L的NaOH溶液，混匀。70℃水浴反应30分钟，取出，冷却10分钟，用0.3mol/L的HCl中和。加入2ml水和4ml三氯甲烷涡旋萃取，静置10分钟。用注射器小心吸弃下层三氯甲烷层，重复3次。上层水相即为PMP衍生化产物。

HPLC分析方法：采用岛津LC-2010A HT色谱系统，检测波长为250nm，柱温为室温，流动相由乙酸铵水溶液（100mmol/L，pH=5.0）、乙腈和四氢呋喃以81:17:2的体积比组成，流速为1.0ml/min，进样体积为20μl。

单糖组成结果如图17-8所示，与单糖混合标准品衍生物谱图比较得知，AAPS是由甘露糖、氨基葡萄糖、鼠李糖、氨基半乳糖、葡萄糖醛酸、半乳糖醛酸和葡萄糖组成。谱图中氨基葡萄糖峰面积最大，说明AAPS主要是由氨基葡萄糖构成。经计算，AAPS是由甘露糖、氨基葡萄糖、鼠李糖、氨基半乳糖、葡萄糖醛酸、半乳糖醛酸和葡萄糖按照1.5:14.1:1.7:1.6:2.0:2.3:1.0的摩尔比例组成。

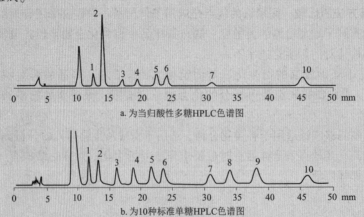

a. 为当归酸性多糖HPLC色谱图

b. 为10种标准单糖HPLC色谱图

图17-8 当归酸性多糖 HPLC 分析色谱图

1. 甘露糖；2. 氨基葡萄糖；3. 鼠李糖；4. 氨基半乳糖；5. 葡萄糖醛酸；6. 半乳糖醛酸；
7. 葡萄糖；8. 半乳糖；9. 阿拉伯糖；10. 岩藻糖

解析： 本实验建立了一种能够准确精密地测定当归酸糖单糖组成的方法。研究发现，当归酸性总多糖由甘露糖、氨基葡萄糖、鼠李糖、氨基半乳糖、葡醛酸、半乳糖醛酸和葡萄糖按照 1.5：14.1：1.6：2.0：2.3：1.0 的摩尔比例组成的。

实例 17-5： 直链淀粉手性固定相拆分西那卡塞对映体

盐酸西那卡塞（cinacalcet hydrochloride）是由美国 NPSPharmaceuticals 公司研制的第二代拟钙剂，于 2004 年首次在美国上市，是 FDA 批准上市的第一个拟钙剂，临床上主要用于治疗慢性肾脏疾病接受透析而引起的继发性甲状旁腺功能亢进症及甲状旁腺肿瘤患者的高钙血症。由于细胞表达的不同，使得西那卡塞对映体在药代动力学方面存在显著差异。文献表明，西那卡塞右旋体的药效是其左旋体的 1000 倍。因此建立一种高效、准确的西那卡塞对映体的拆分方法对其质量研究和控制具有重要意义。

溶液配制：准确称取 1.0mg 外消旋西那卡塞标准品，于 10ml 棕色容量瓶中，用异丙醇定容至刻度，配制成 0.1g/L 外消旋西那卡塞对照品溶液，密封，置冰箱 4℃ 保存，备用。取 R-西那卡塞适量，同法配制成浓度为 0.1g/L 的溶液，低温保存，所有配制溶液经 0.45μm 微孔滤膜过滤后使用。

色谱条件：色谱柱为 ChiralpakAD-H（250mm×4.6mm，5μm）；流动相为正己烷：异丙醇：三乙胺 = 90：10：0.1（*V/V/V*）；柱温为 30℃；进样量为 20μl；流速为 1.0ml/min；检测波长为 λ=224nm。

解析： ChiralpakAD-H 手性柱的填料为表面涂敷了直链淀粉-三 [3,5-二甲基苯基氨基甲酸酯] 的球形硅胶，颗粒直径约为 10μm，样品经过该固定相时，会与其产生氢键 π-π 相互作用或者空间位置作用，从而产生手性拆分效果。本文通过对手性色谱柱拆分外消旋西那卡塞的各个影响因素考察，优化了 ChiralpakAD-H 柱分离西那卡塞及其手性对映体的色谱条件，按照上述的色谱条件，西那卡塞与其 S-异构体可以完全分离，各个对映体的峰形较好，出峰时间在 20 分钟之内，连续进样外消旋西那卡塞 6 次，其对映体保留时间的相对标准偏差（RSD）分别为 0.7% 和 0.6%，峰面积的相对标准偏差分别为 1.2% 和 1.4%，说明本方法的精密度良好。分离图谱如图 17-9 所示。

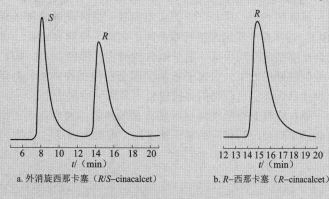

a. 外消旋西那卡塞（*R/S*-cinacalcet）　　b. *R*-西那卡塞（*R*-cinacalcet）

图 17-9　西那卡塞对映体手性拆分色谱图

六、气相色谱-质谱联用技术

气相色谱仪与质谱仪的联用技术起源于 20 世纪 50 年代。1957 年，Holmes 和 Morrell 首次将气相色谱仪与质谱仪相连接，用色谱仪代替质谱系统中的进样装置，而质谱系统作为色谱的检测系统，两者经过接口的联接，即构成了气相-色谱质谱联用仪。气相色谱-质谱联用仪（GC-MS）经历了飞速的发展，充分发挥并融合了气相色谱和质谱两种仪器的优点，是分析实验室和各领域应用最普遍的分析仪器，已经广泛应用于复杂混合物的定性、定量及痕量分析。

气相色谱仪和质谱仪的联用技术解决了两种仪器单独使用时的局限性。色谱仪作为质谱系统的进样装置，首先将复杂的混合物进行分离，然后各个组分分别进入质谱系统，克服了质谱仪单独使用时的缺点。同时联用技术还可以对质谱仪的进样量进行有效的控制，减少质谱仪的污染。而质谱仪作为色谱仪的检测器，可以得到化合物的质谱图，克服了色谱定性分析的局限性。同时，质谱有多种离子源和质量分析器，并有全扫描和选择离子扫描方式，提高了定性和定量分析的准确性。气相色谱和质谱得到的只有二维信息，而气相色谱–质谱联用仪的数据系统存储的是时间、质荷比和强度的三维信息，提高了定性定量分析的能力。

气相色谱–质谱联用仪由气相色谱装置、质谱装置、接口装置、仪器控制装置和数据系统组成。GC–MS 仪的接口组件是气–质联用的关键组件，它起传输试样、匹配两者工作流量的作用。理想的接口应去除全部载气而使试样毫无损失地进入质谱。要求试样传输产率高，浓缩系数大，时间短，色谱峰展宽小。一般接口可以分为三类：直接导入型、分流型和浓缩型。目前最常用的是直接导入型接口。

色谱柱一般分为填充柱和毛细管柱两类。毛细管柱易与 GC–MS 离子源连接，而且键合或横向交联的固定相在使用时流失较少，所以现代 GC–MS 大多采用这种色谱柱。

（一）GC–MS 定量分析方法

GC–MS 的定量分析方法主要包括以下三种：峰匹配定量、总离子流色谱定量和选择离子检测定量的分析方法。

1. 峰匹配定量　峰匹配定量法是大中型质谱仪的一个重要功能，要求试验人员具备相当熟练的操作技术，必须在样品待测组分的保留时间内将二个峰匹配好，具体做法是选择样品待测组分的某一特征离子质量与标准物质碎片的参比质量相匹配。

2. 总离子流色谱定量　样品经色谱分离后的组分分子进入离子源后被电离成离子，同时，在离子源内的残余气体和一部分载气分子也被电离成离子，这部分离子构成本底。样品离子和本底离子通过离子源的加速电压加速，射向质量分析器。在离子源内设一个总离子检测极，收集总离子的一部分，经放大并扣除本底离子后，记录下该样品的总离子流（total ion current，TIC）色谱图。其优点在于 GC–MS 联用，以色谱保留时间和质谱图双重因素对待测物质定性后再定量。

3. 选择离子检测定量　选择离子检测定量是 GC–MS 联用中一种高灵敏度、高选择性的检测技术，是混合物进行定量分析的一种常用方法，具有广泛的应用前景。选择能够表征该成分的一个质谱峰进行检测叫做单离子检测（SID），选择多个质谱峰进行检测叫做多离子检测（MID）。单离子检测的灵敏度要高于多离子检测，尤其适合于复杂混合物中某一痕量组分的测定。即使在 GC 条件下分离效果不够理想，应用单离子检测法也可以收到较好的效果。多离子检测法即全扫描工作方式，适用于未知化合物的定性和定量分析，对目标化合物或目标类别化合物的寻找应采用多离子检测法。

测定时选用的信号离子碎片应具有特征性并尽可能有强的高峰。做成适当的衍生物往往会有利于碎片信号峰的产生。通过记录多个碎片及其相应的离子强度比，可大大提高它的专一性。

实例解析

实例 17-6：GC–MS 法检测冰片的质量

冰片为常用中药，以往多外用，近年来在心脑血管中成药中的应用十分普遍。现在临床上已少用梅片等传统品种，多用机制冰片（合成龙脑），关于其质量《中国药典》一部规定，本品含龙脑不得少于 55.0%。而我们在研究工作中采用 GC–MS 检测发现，机制冰片并不稳定，临床上使用样品的质量经常不符合药典要求，应该引起足够的重视。

GC-MS 色谱条件：GC：DB-1 石英毛细管色谱柱（30m×0.25mm）；样口温度 250℃，接口温度 230℃；载气为氦气，流速为 1.3ml/min；柱压为 80kPa；分流比 30：1，进样量为 1.0μl；升温程序：柱温 60℃，以 3℃/min 的速率升到 130℃，保持 5 分钟，可达到较好分离。MS：EI 源（70eV），双灯丝；质量范围 m/z 40～450 全程扫描，扫描间歇 1.0 秒。

样品检测：取各批次冰片各 10g，加无水乙醇溶于 100ml 量瓶中，吸取 1.0μl 进样分析，检测结果见表 17-5，总离子流图如图 17-10 所示。通过计算机自动检索与标准图谱对照，鉴定了其中 3 个主要化合物。

表 17-5　5 个药店冰片检测结果

样品	主要成分相对含量（%）		
	樟脑	异龙脑	龙脑
药店 1	45.52	20.73	30.16
药店 2	0.68	34.88	62.87
药店 3	97.29	0.05	0.13
药店 4	96.87	0.08	0.20
药店 5	12.08	32.41	52.89

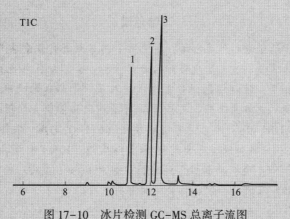

图 17-10　冰片检测 GC-MS 总离子流图
1. 樟脑；2. 异龙脑；3. 龙脑

解析： 5 个药店的冰片仅一家合格，尤其有两家的冰片已经几乎完全转化成了樟脑，推测放置时间过长所致。冰片的用途很多，尤其涉及开发新药及诸如药代动力学等方面的研究时，应力求先搞清冰片的组分，否则即使是这么简单的一味中药，都无法避免科研实验不可重复的前后矛盾。GC-MS 不失为一种简便明确的检测技术。

七、其他药物分析新技术

随着医学和生命科学的迅速发展，药物分析技术逐步形成与多学科交叉融合的特点与优势，如细胞膜色谱、质谱成像、微流控芯片、肠道菌分析技术，及活细胞成像分析技术等，这些前沿技术不仅有效地应用于药物安全性和有效性评价，而且也推进了药物体内代谢过程、靶点的发现与验证、药物活性筛选、新药研究与评价等药学相关研究领域的发展。

（一）质谱成像技术（mass spectrometry imaging）

质谱成像技术是以质谱技术为基础的成像方法，通过质谱直接扫描生物样品成像。作为一种新型的分子影

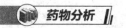

像技术，可以获得样品表面多种分子化学组成及各组分的空间立体结构信息，其样品前处理过程简单，无需荧光或放射性同位素标记，空间分辨率高、质量分辨率高，可以实现从元素、小分子到多肽、蛋白质的检测。

（二）微流控芯片技术（microfluidic chip）

微流控芯片技术将大型实验室的各个单元集成在微米，甚至纳米级微结构芯片上，具有体积小，样品和分析试剂消耗量少，分析速度快，样品处理简单，分离效能高，兼具微型化和可集成化等特点，可以同时实现进样、反应、过滤、分离、检测等多种功能。微流控芯片技术作为用于体外评估生化反应的新兴技术，对未来临床研究有重要意义。

（三）拉曼光谱技术（Raman spectroscopy）

拉曼光谱又叫拉曼散射光谱，是通过拉曼散射效应来研究分子振动和转动信息，获得分子结构信息的一种非弹性散射光谱分析技术。相比红外光谱，拉曼光谱清晰尖锐，具有无损测量、无需对样品前处理及水的信号很弱等优点，在药物定性定量检测及假药辨别等方面应用广泛。同时，由于拉曼光谱对药物分子骨架、空间排列等变化极为敏感，也可用于药物固态特征分析，如晶型识别、光学异构体区分等。各国药典先后将拉曼光谱法作为通则分析方法进行收载，用于药品质量研究和药品质量控制。

知识链接

二维色谱

二维色谱最早应用于纸色谱和薄层色谱，即使用不同溶剂进行双向展开，分离效率大大提高。二维色谱能够显著提高峰容量以适应复杂样品的分离分析。全二维气相色谱（GC×GC）和全二维液相色谱（LC×LC）的出现，使二维色谱分离技术进入了一个崭新的天地。目前，二维色谱尤其是二维电泳在蛋白组学研究中极为活跃，可检测具有差异化的蛋白，联用基质辅助激光解吸电离飞行时间质谱（MALDI-TOF-MS）及电喷雾串联质谱（ESI-Q-TOF）技术可用于鉴定目标蛋白。而色谱聚焦-无孔硅胶反相分离和强阳离子交换(SCX)-反相（RP）分离等二维液相色谱技术弥补了二维电泳不能很好显示低丰度、疏水性、偏碱性、极大和极小蛋白、费时、费力、难以自动化等不足，有望成为蛋白组学及大分子化合物分析的有力手段之一。

知识拓展

以人民健康为出发点发展药物质量控制方法

2018年7月，缬沙坦原料药、厄贝沙坦制剂、氯沙坦钾制剂中相继检测出 N-亚硝基类基因毒性杂质，引发了制药行业的广泛关注，各国药品监管部门纷纷发布检测方法，要求加强对 N-亚硝胺类化合物的监测。

为了进一步保障人民用药安全，《中国药典》（2020年版）参考 ICH 相关指导原则，新增"遗传毒性杂质控制指导原则"并对以上品种新增了"生产要求"的规定，要求：应对生产工艺等进行评估以确定形成遗传毒性杂质 N,N-二甲基亚硝胺和 N,N-二乙基亚硝胺等的可能性。必要时，应采用适宜的分析方法对产品进行分析，以确认 N,N-二甲基亚硝胺和 N,N-二乙基亚硝胺等的含量符合我国药品监管部门相关指导原则或 ICH M7 指导原则的要求。

目前，N-亚硝胺类化合物的检测主要采用基于现代联用技术的色谱串联质谱法。联用技术具有检测范围广、分析效率高、灵敏度高的优点，但是沙坦类化合物中 N-亚硝胺类化合物的检测仍然存在一些亟待突破的难点。比如，N-亚硝胺类化合物与沙坦类化合物极性相近，且含量极微，因此如何有效、简便的进行前处理，或运用选择性更强的分析方法，是药品中 N-亚硝胺类化合物检测必须解决的难题。

以上事例，不难看出，只有以人民健康为出发点发展药物质量控制方法，探究药物分析的新技术，才能让更多的药物造福于人类，改变人类的生活。

本章小结

1. 毛细管电泳分离模式：毛细管区带电泳；胶束电动毛细管色谱；毛细管凝胶电泳；毛细管等速电泳；毛细管等电聚焦电泳；毛细管电色谱；微芯片毛细管电泳。

2. UPLC 的特点：超高分离度；超高速度；超高灵敏度和简单方便的方法转换；易与质谱串联。

3. HPLC-MS 离子化方式：电喷雾离子化（ESI）；气动辅助电喷雾离子化（APCI）；大气压光离子化（APPI）。

4. HPLC-NMR 基本操作模式：连续流动操作模式、停流操作模式、环路收集模式。

5. 手性 HPLC 拆分方法：手性衍生化法（CDR）、手性流动相添加剂法（CMP）和手性固定相法（CSP）。

6. GC-MS 的定量分析方法：峰匹配定量、总离子流色谱定量和选择离子检测定量的分析方法。

7. 其他药物分析新技术：质谱成像技术、微流控芯片技术、拉曼光谱技术。

练习题

题库

简答题

1. 列举五种药物分析的新技术方法。

2. UPLC 的先进性有哪些？

3. HPLC-MS 的主要组成部分有哪些？

（杨 雪 王 静）

练习题参考答案

第一章

一、选择题
A 型题（最佳选择题）

1. D 2. B 3. C 4. C

X 型题（多项选择题）

1. ABCD 2. BCD 3. ABC

二、简答题
略

第二章

一、选择题
A 型题（最佳选择题）

1. A 2. B 3. B 4. C 5. B 6. B 7. A

B 型题（配伍选择题）

1. B 2. C 3. A 4. E

X 型题（多项选择题）

1. ABC 2. ABCDE

二、简答题
略

第三章

一、选择题
A 型题（最佳选择题）

1. D 2. B

X 型题（多项选择题）

1. ADE 2. ABE

二、简答题
略

三、计算题

1. 0.0005% 2. 0.5%

第四章

一、选择题
A 型题（最佳选择题）

1. B 2. A 3. D 4. C

B 型题（配伍选择题）

1. E 2. D 3. B 4. C

X 型题（多项选择题）

1. ABD 2. ABCD

二、简答题
略

三、计算题

1. 标示量% = 96.8%

2. 含量% = 99.4%

第五章

一、选择题
A 型题（最佳选择题）

1. C 2. A 3. C 4. C 5. B 6. B

B 型题（配伍选择题）

1. B 2. B 3. B 4. B 5. A 6. A 7. A 8. B

9. A 10. D

X 型题（多项选择题）

1. ABCDE 2. ABCDE 3. ADE 4. CE 5. BCD

6. CDE 7. ABC

二、简答题
略

第六章

一、选择题
A 型题（最佳选择题）

1. B 2. D 3. A

B 型题（配伍选择题）

1. E 2. C 3. B 4. A 5. D

X 型题（多项选择题）

1. ABC 2. ABCDE

二、简答题
略

第七章

一、选择题
A 型题（最佳选择题）

1. B 2. A 3. B 4. B 5. C 6. C

B 型题（配伍选择题）

1. D 2. C 3. A 4. B 5. E 6. A 7. B 8. E

9. C 10. B 11. A 12. E

X 型题（多项选择题）

1. BCD 2. BE 3. ABCDE 4. BCD 5. ABCD

二、简答题

略

三、计算题

含量% = 99.8%

第八章

一、选择题

A 型题（最佳选择题）

1. D 2. B 3. C 4. B 5. A 6. D 7. A

B 型题（配伍选择题）

1. C 2. D 3. C

X 型题（多项选择题）

1. BCD 2. BCD 3. AB 4. AD 5. BD 6. BCE

7. ABCD 8. BD 9. ADE

二、简答题

略

三、计算题

99.3%

第九章

一、选择题

A 型题（最佳选择题）

1. A 2. B 3. A 4. A 5. A 6. A 7. B 8. C

9. B 10. C 11. B 12. D 13. B 14. C 15. C

B 型题（配伍选择题）

1. D 2. B 3. B 4. A 5. B 6. D 7. A 8. B

X 型题（多项选择题）

1. AB 2. CD 3. AD 4. BC

二、简答题

略

三、计算题

1. 含量% = 99.8%

2. 含量% = 99.1%

第十章

一、选择题

A 型题（最佳选择题）

1. C 2. A 3. D 4. D 5. C

B 型题（配伍选择题）

1. B 2. B 3. E 4. C 5. D

X 型题（多项选择题）

1. BE 2. DE 3. ABCDE 4. BDE 5. ABE

二、简答题

略

三、计算题

1. 该片剂标示量的百分含量为99.7%。

2. 奥沙西泮的百分含量为99.3%。

第十一章

一、选择题

A 型题（最佳选择题）

1. C 2. A 3. B 4. D 5. B 6. D 7. D 8. B

9. B 10. D

B 型题（配伍选择题）

1. E 2. C 3. B 4. D

X 型题（多项选择题）

1. AC 2. ABDE 3. ABC 4. CD 5. BC

二、简答题

略

三、计算题

标示量% = 96.2%

第十二章

一、选择题

A 型题（最佳选择题）

1. A 2. C 3. D 4. D 5. B 6. B 7. A 8. D

9. A 10. D

X 型题（多项选择题）

1. BD 2. BCDE 3. ABCDE 4. ABD 5. ABD

二、简答题

略

三、计算题

1. L% = 0.5%

2. 标示量% = 97.1%

第十三章

一、选择题

A 型题（最佳选择题）

1. D 2. A 3. B 4. A 5. B 6. A 7. D 8. B

9. B 10. C

二、简答题

略

三、计算题

96.7%

第十四章

一、选择题

A 型题（最佳选择题）

1. A 2. C 3. B 4. A 5. C 6. A

X 型题（多项选择题）

1. ABD 2. ABDE 3. ABC 4. ACE 5. ACDE

二、简答题

略

三、计算题

0.005%

第十五章

一、选择题

A 型题（最佳选择题）

1. D 2. B 3. B 4. C 5. B 6. B 7. A 8. A
9. C 10. D 11. D 12. C 13. B 14. A 15. C
16. A 17. A 18. A 19. B 20. D

X 型题（多项选择题）

1. ACDE 2. ABCDE 3. BCD 4. ABC 5. ABC
6. ABCDE 7. ABCD 8. ABCDE 9. AC 10. BCD

二、简答题

略

三、分析方案设计

略

第十六章

一、选择题

A 型题（最佳选择题）

1. D 2. B 3. D 4. D 5. A 6. B 7. C 8. B
9. C 10. D

X 型题（多项选择题）

1. ABCDE 2. ABCDE 3. AC 4. ABCDE 5. AB

二、简答题

略

第十七章

简答题

略

参 考 文 献

1. 张振秋，马宁. 药物分析[M]. 北京：中国医药科技出版社，2016.

2. 杭太俊. 药物分析[M]. 8 版. 北京：人民卫生出版社，2016.

3. 都述虎，冯雪松. 药物分析[M]. 武汉：华中科技大学出版社，2020.

4. 宋粉云，傅强. 药物分析：案例版[M]. 2 版. 北京：科学出版社，2017.

5. 李好枝. 体内药物分析[M]. 2 版. 北京：中国医药科技出版社，2011.

6. 葛雨琦，叶晓霞，乐健，等. N-亚硝胺类基因毒性杂质毒性与检测方法研究进展[J]. 药物分析杂志，2020，40（1）：83-89.

7. 潘丽，王峥涛，杨莉. 中药质量标准研究的关键科学问题与相关前沿分析技术应用展望[J]. 上海中医药杂志，2020，54（1）：14-20.

8. 桂罗兰，董立厚，宋海峰，等. 基于配体结合分析-液相色谱串联质谱技术的生物技术药物定量分析方法研究进展[J]. 药物分析杂志，2020，40（7）：1150-1159.

9. 沈齐英，吕晨曦，修米迪. 高效毛细管电泳法测定苯甲酸类化合物含量[J]. 现代化工，2015，35（4）：178-180.

10. 安军永，王世华，李云鹏，等. 参芪益气固本片中皂苷类成分的 UPLC-MS 测定[J]. 中国实验方剂学，2015，21（1）：99-102.

11. 魏刚，林双峰，方永奇. GC-MS 法检测冰片的质量[J]. 中成药，2005，27（3）：353-354.

12. 李卫燕，李萍，曹蔚. 柱前衍生化高效液相色谱法测定当归酸性多糖单糖组成的新方法[J]. 科学技术与工程，2015，15（10）：151-154.

13. 卢定强，孙生柏，凌岫泉，等. 直链淀粉手性固定相拆分西那卡塞对映体[J]. 化学研究与应用，2015，27（6）：882-885.

14. 毛艳贺，金华，顾政一，等. 药西瓜中三萜类成分的 LC-MS/MS 分析研究[J]. 药物分析杂志，2014，34（7）：1192-1196.

15. 解笑瑜，甄雪燕，于航，等. 2018 年度药物分析技术研究进展[J]. 药物分析杂志，2020，40（5）：767-784.